동의보감
건강약초 100가지

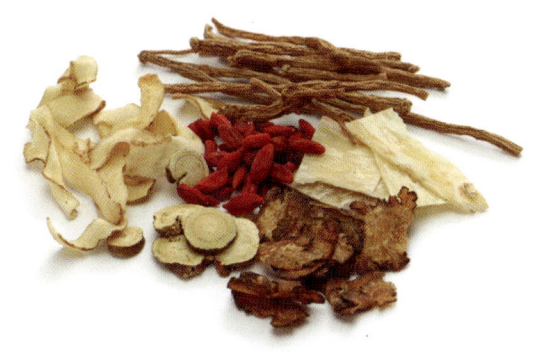

동의보감 건강약초 100가지

초판인쇄 : 2021년 10월 11일
초판발행 : 2021년 10월 18일

글·사진 | 박종철
펴 낸 이 | 고명흠
펴 낸 곳 | 푸른행복

출판등록 | 2010년 1월 22일 제312-2010-000007호
주   소 | 경기도 고양시 덕양구 통일로 140(동산동)
          삼송테크노밸리 B동 329호
전   화 | (02)356-8402 / FAX (02)356-8404
E-MAIL | bhappylove@daum.net
홈페이지 | www.munyei.com

ISBN 979-11-5637-204-2 (93510)

※ 이 책의 내용을 저작권자의 허락 없이 복제, 복사, 인용, 무단전재하는 행위는
   법으로 금지되어 있습니다.
※ 잘못된 책은 바꾸어 드리겠습니다.

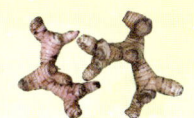 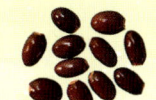 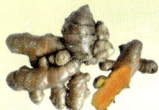 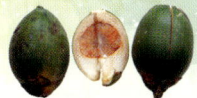 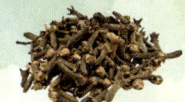 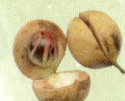

동의보감
건강약초 / 100가지

- 동의보감의 효능·한방 효능·약효 해설·한방 작용부위·약용법·식약처 공인 약초 -

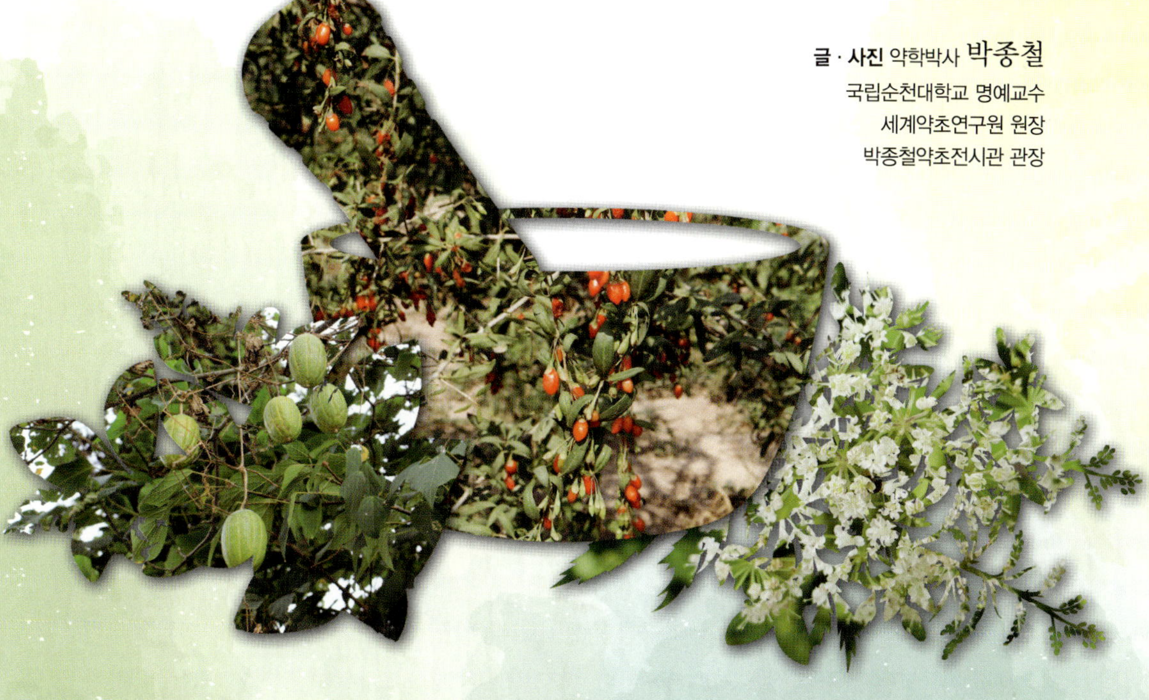

글·사진 약학박사 **박종철**
국립순천대학교 명예교수
세계약초연구원 원장
박종철약초전시관 관장

푸른행복

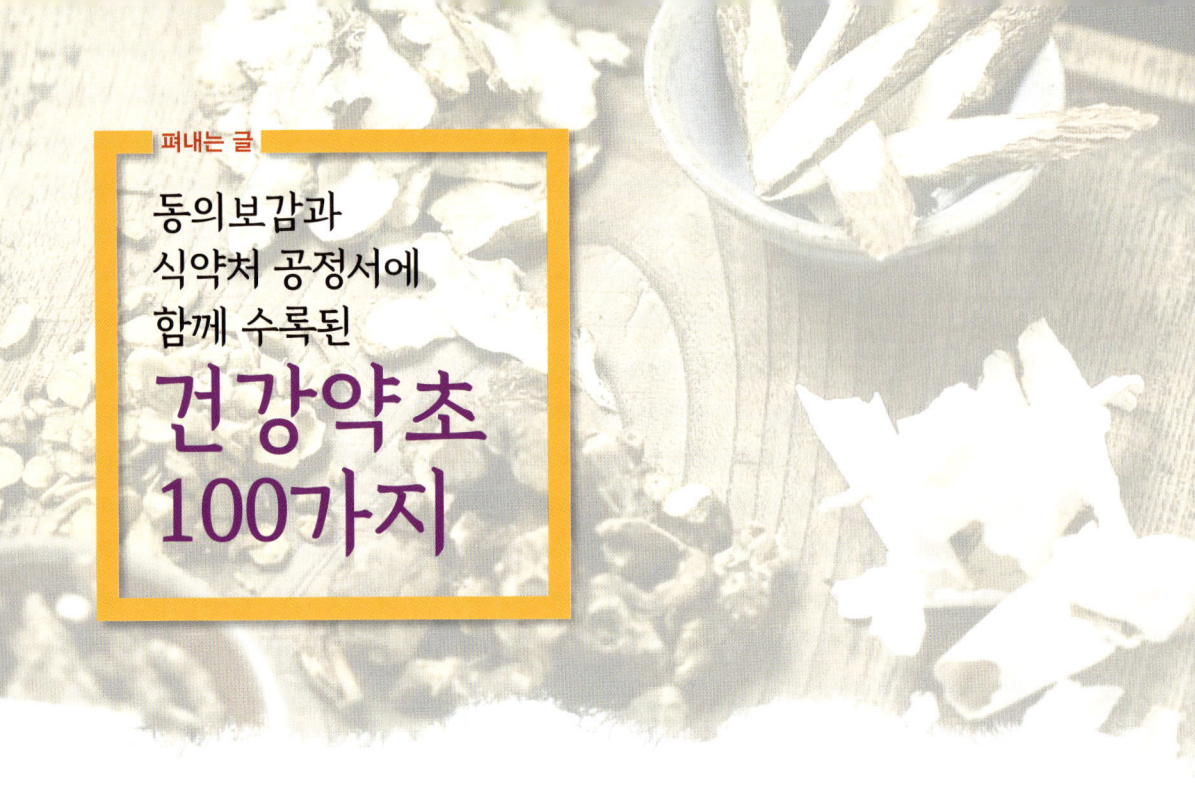

펴내는 글

동의보감과 식약처 공정서에 함께 수록된 건강약초 100가지

　《동의보감》은 선조의 어의였던 허준 선생이 왕명을 받아서 중국과 우리나라의 의학서적을 하나로 모아 편집에 착수하여 광해군 2년(1610)에 완성하고 3년이 지난 후인 광해군 5년(1613)에 총 25권 25책으로 출판한 의학서적이다. 《동의보감》은 우리나라에서 출간된 뒤 중국에서 30여 차례, 일본에서 수차례 간행되어 주변 국가에 많은 영향을 미쳤다. 중국과 일본에도 소개되었고, 현재까지 우리나라 최고의 한방의서로 인정받고 있으며 2009년에는 유네스코 세계 기록 유산으로 지정되었다.

　《동의보감》은 내경, 외형, 잡병, 탕액, 침구의 다섯 편으로 나누어져 있다. 그중 한약과 관련된 분야는 탕액편이며 수록된 전체 한약은 물 33종, 흙 18종, 곡식 107종, 인부 4종, 새 107종, 짐승 236종, 물고기 53종, 벌레 95종, 과일 91종, 채소 123종, 풀 266종, 나무 158종, 구슬 4종, 돌 55종 그리고 쇠돌 33종 등 1,383종이다.

　우리나라 의약품 공정서는 식품의약품안전처에서 발행한 《대한민국약전》(KP)과 《대한민국약전외한약(생약)규격집》(KHP) 2종이다. 약전(藥典, Pharmacopoeia)은 국가 또는 국가가 공인한 기관 등에서 제정한 의약품에 대한 품질 규격서로 법적인 효력을 가지는 의약품 규격을 위한 대표적인 공정서(公定書)다. 두 공정서에는 약 520종의 천연물 약재가 수록되어 있다.

현재 우리나라 식약처에서 인정하는 의약품 공정서에 수록된 약초 520종과 조선왕조에서 발간한 의서인 《동의보감》에 수록된 약초 1,383종 중에서 공통적으로 수록한 약초 288종의 약재를 정리했다. 이 책 1부에서 100종의 약재 효능에 대해 상세히 설명하고, 2부에서는 188종 약재를 간략하게 소개했다. 현대 대한민국의 정부와 조선의 정부가 공동으로 인정하는 약초이므로 그 의미가 크다고 판단하였다. 필자가 국내외에서 직접 촬영한 288종 약초의 사진 1,157장을 함께 수록했다.

이 책의 자랑 중 하나는 필자가 인도에서 촬영한 식물 자단(*Pterocarpus santalinus* Linné)의 사진을 국내 처음으로 실은 점이다. 국내에서 발행된 여러 식물도감에는 자단의 유사한

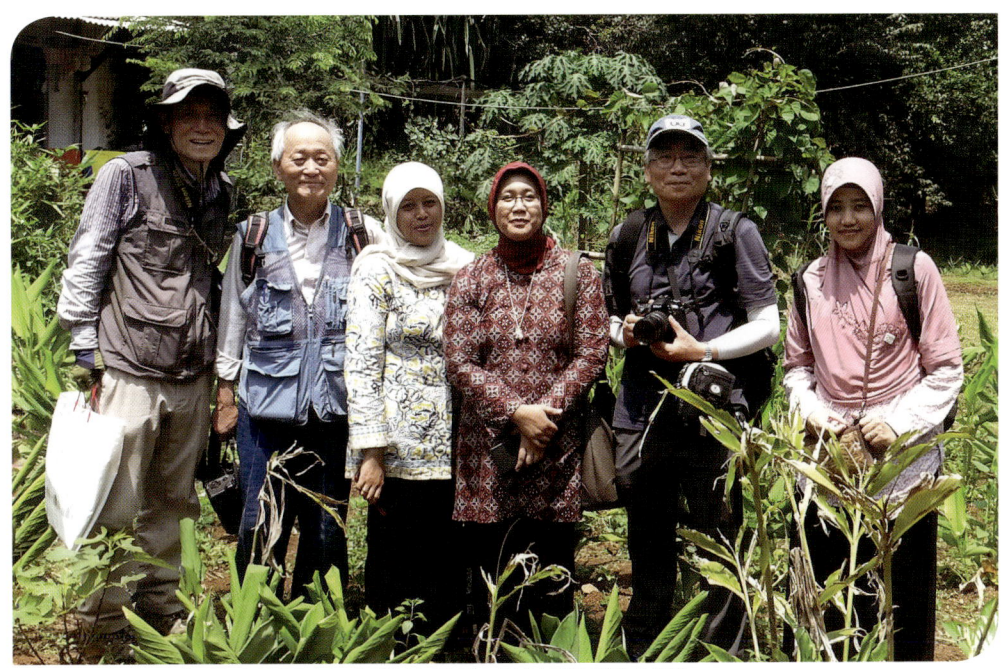

보고르농과대학교 약초원 담당선생님과 기념촬영 중인 인도네시아 약초 답사단 일행.
왼쪽부터 주영승 교수(우석대 한의대), 배기환 명예교수(충남대 약대)이고, 오른쪽 두 번째가 필자이다.

식물인 인도자단(*Pterocarpus indicus* Willd.)의 사진이 대신 실려 있다. 국내 도감에서는 자단의 사진을 발견할 수가 없었다. 필자도 그동안 자단은 동남아시아에서 찾기가 어려워 인도네시아에서 촬영한 인도자단의 사진을 약초도서에 대신 활용했다. 이 책에서 우리나라 최초로 자단을 공개할 수 있어 감개가 무량하다.

자단은 우리나라에서 나지 않는 귀한 약용식물이다. 《동의보감》에도 수록된 이 약재는 조선시대부터 수입에 의존해서 치료약으로 사용했다. 자단의 나무줄기 중심부에 있는 단단한 부분을 약재인 자단향(紫檀香)으로 부른다. 어혈을 제거하고 경맥을 통해 운행되는 정기인 영기(營氣)가 부족하거나 한쪽으로 몰린 것을 조화롭게 하는 효능이 있다.

풍부한 약초 사진과 약초 효능, 약효 해설 등을 담은 이 책이 건강에 관심 많은 분들은 물론 약초 분야를 공부하는 학부생과 대학원생을 포함한 과학자들에게도 곁에 두고 가까이 지낼 수 있는 길잡이가 되었으면 한다.

책 발간에 있어서 큰 도움을 주신 한국한의학연구원 최고야 책임연구원께 고마운 마음을 전한다. 출판을 승낙해주시고 모든 호의를 베풀어주신 도서출판 푸른행복 여러분께도 감사드린다.

필자의 개인 사무실인 '세계약초연구원'과 전시관인 '박종철약초전시관' 두 곳을 마련해주신 죽암그룹 김종욱 회장님께 깊은 감사의 말씀을 드린다. 이 책의 저술 활동과 교정 작업은 세계약초연구원에서 이루어졌다.

세계약초연구원에서
박종철

국립순천대학교 명예교수
세계약초연구원 원장
박종철약초전시관 관장

일러두기

1. 이 책은 우리나라 식약처 공정서(KP, KHP)에 수재된 약재 중에서 《동의보감》 탕액편에 기재된 의약품을 1부에 100종, 2부에 188종을 정리하여 약재명 가나다순으로 배열했다. 이 책에 수록된 모든 약물은 식약처 공정서와 《동의보감》에 동시에 실려 있는 약재인 셈이다.

2. 이 책에 수록된 사진은 저자가 국내외 현지에서 직접 촬영한 것이다. 촬영지 나라명은 괄호 속에 표기했으나 한국, 중국, 일본의 경우는 기재하지 않았다. 단 주요한 식물은 중국, 일본을 표기했다. 일부 사진은 기증자 및 출판사로부터 제공받아 사용했다. 허준박물관에서 주최한 저자의 개인전인 '세계의 약초 특별전'의 도록 사진도 일부 활용했다.

3. 《동의보감》 원본은 남산당에서 발행한 《원본 동의보감》을 활용했으며 원본 아래에 해당 약재가 수록된 페이지를 기록했다.

4. '기원식물의 해설'에서 자주 인용한 '박종철, 최고야. 한약정보연구회지, 2016;4(2):9-35' 논문의 주 저자는 한국한의학연구원 최고야 책임연구원이다.

5. '북한에서의 효능'은 《조선민주주의인민공화국 약전 제7판》[의학과학출판사, 평양(2011)] 내용을 그대로 옮긴 것이며 우리나라 한글 맞춤법에 부합하지 않더라도 고치지 않고 그대로 실었다. 단, 우리나라에서 잘 쓰이지 않는 생소한 용어는 괄호 안에 설명했다.

감사의 글

약초의 귀한 사진을 제공해주시거나 한약 및 약초의 사진 촬영에 도움 주신 분들의 성함을 아래에 기록해 둡니다. 대단히 감사합니다.

사진을 제공해주신 분(무순)
- **황완균** 교수(중앙대 약대) : 육종용 지상부인 꽃(p.217)
- **안삼현** 시인 : 연꽃 재배지(p.304)

약초 분류 및 한약 자료 제공에 도움 주신 분(무순)
- **배기환** 명예교수(충남대 약대)
- **주영승** 교수(우석대 한의대)
- **최고야** 책임연구원(한국한의학연구원)
- **이위** 선임연구원(한국한의학연구원)
- **양선규** 기술연구원(한국한의학연구원)

사진 촬영에 도움 주신 분(무순)
- **주영승** 교수(우석대 한의대 본초학교실 한약자료관)
- **이영종** 명예교수, **서정범** 박사(가천대 한의대 본초학교실 한약자료관)
- **오명숙** 교수, **최진규** 책임연구원(경희대 약대 한약박물관)
- **김진웅** 교수, **한상일** 선생님(서울대 약대 약초원)
- **오성윤** 팀장(제주한의약연구원)
- **이경희** 졸업생(순천대)

※ 괄호 안은 도움 주신 분들의 당시 소속 기관명입니다.

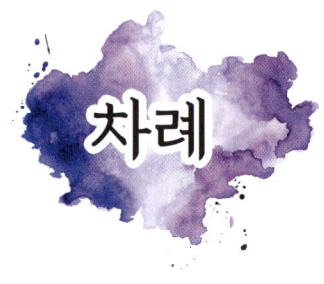

차례

펴내는 글 · 4
일러두기 | 감사의 글 · 7

제1부 건강약초 100가지의 효능

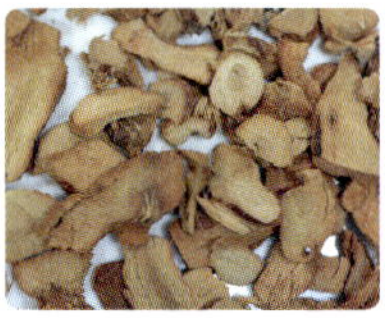

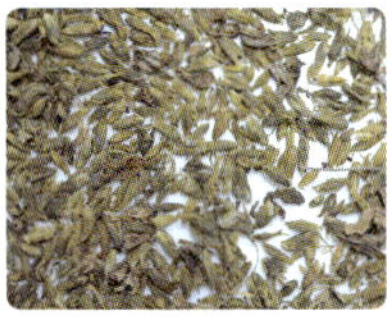

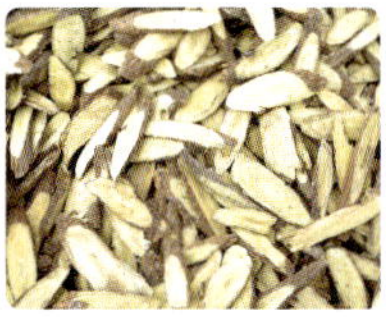

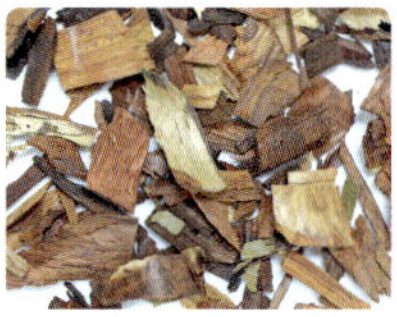

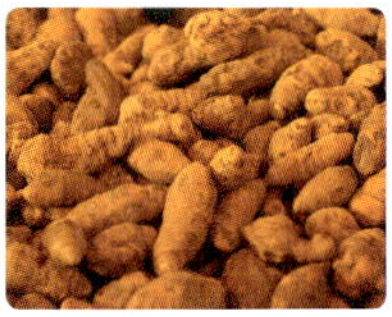

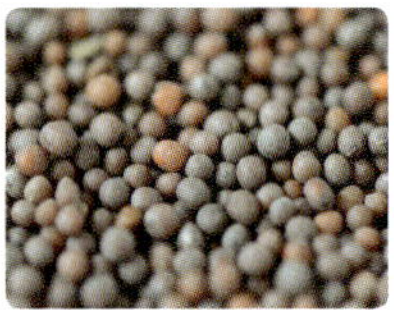

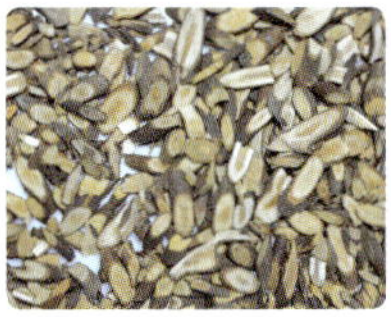

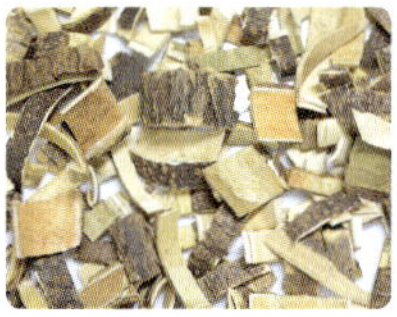

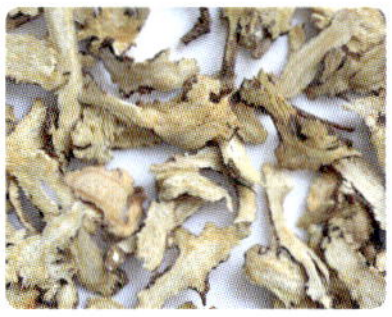

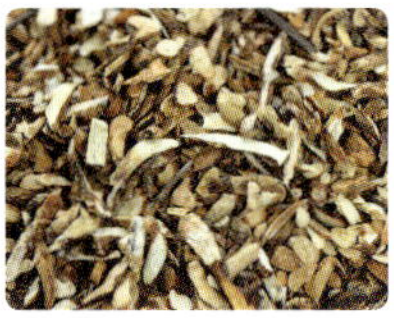

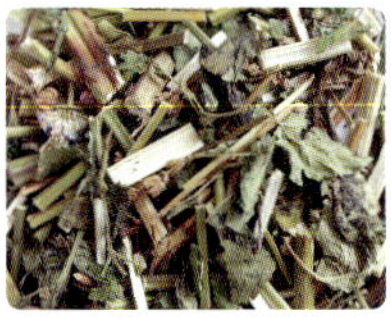

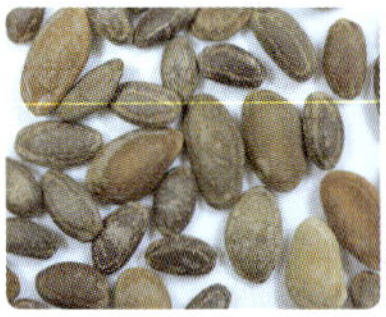

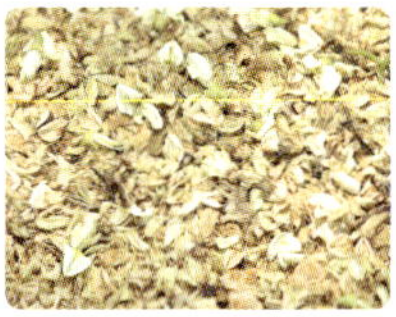

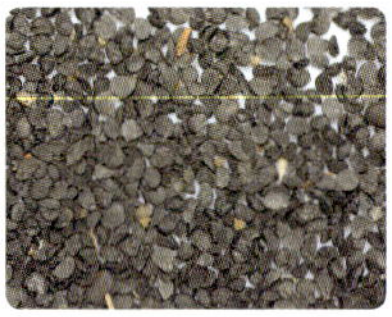

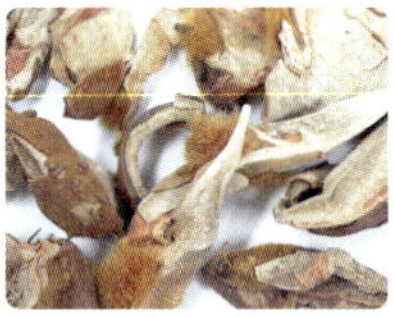

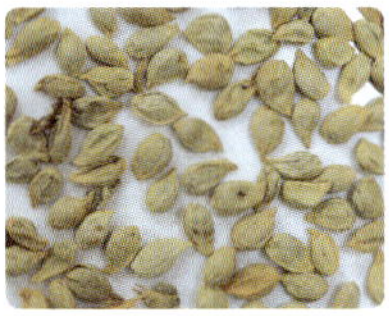

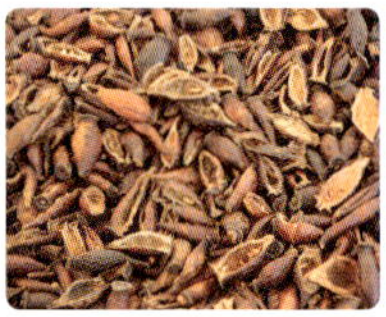

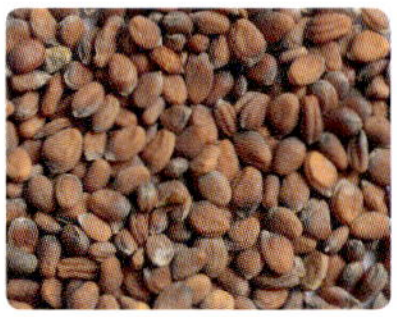

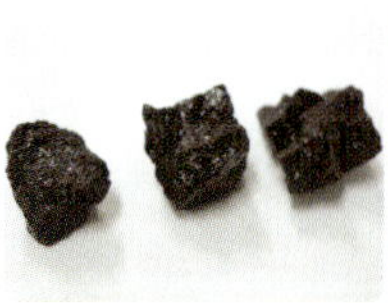

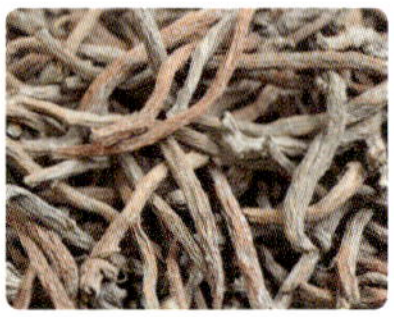

갈화(칡) 14	감초(감초) 17	강향(강향단) 21	강황(강황) 24	개자(갓) 27
계지(육계) 30	고량강(고량강) 33	고련피(멀구슬나무) 36	고본(고본) 39	골쇄보(곡궐) 42
곽향(배초향) 45	괄루인(하늘타리) 48	괴화(회화나무) 52	구자(부추) 56	구척(금모구척) 59
귤핵(귤나무) 62	금앵자(금앵자) 65	내복자(무) 68	노회(알로에) 71	단삼(단삼) 74

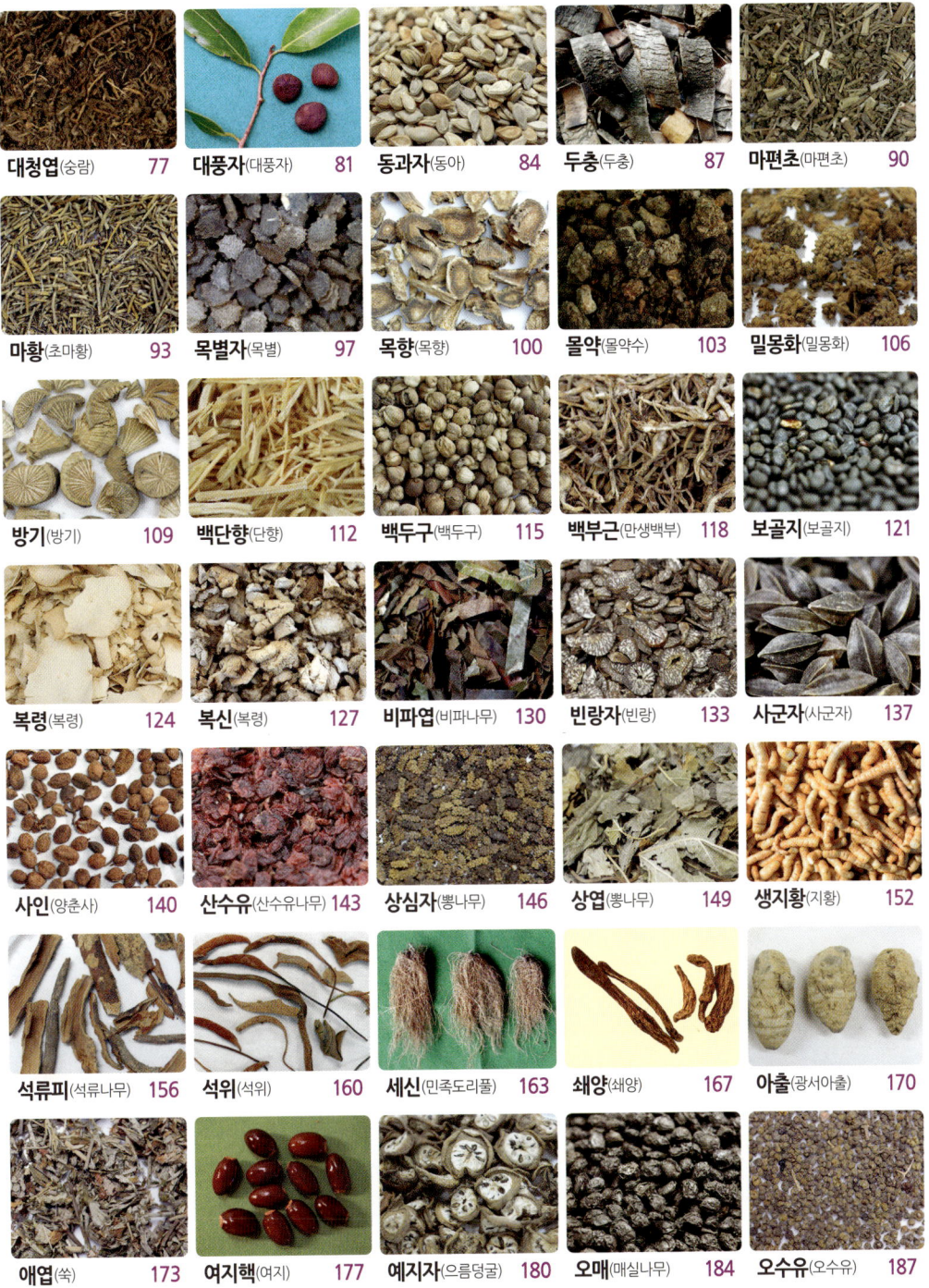

대청엽(숭람) 77	대풍자(대풍자) 81	동과자(동아) 84	두충(두충) 87	마편초(마편초) 90
마황(초마황) 93	목별자(목별) 97	목향(목향) 100	몰약(몰약수) 103	밀몽화(밀몽화) 106
방기(방기) 109	백단향(단향) 112	백두구(백두구) 115	백부근(만생백부) 118	보골지(보골지) 121
복령(복령) 124	복신(복령) 127	비파엽(비파나무) 130	빈랑자(빈랑) 133	사군자(사군자) 137
사인(양춘사) 140	산수유(산수유나무) 143	상심자(뽕나무) 146	상엽(뽕나무) 149	생지황(지황) 152
석류피(석류나무) 156	석위(석위) 160	세신(민족도리풀) 163	쇄양(쇄양) 167	아출(광서아출) 170
애엽(쑥) 173	여지핵(여지) 177	예지자(으름덩굴) 180	오매(매실나무) 184	오수유(오수유) 187

9

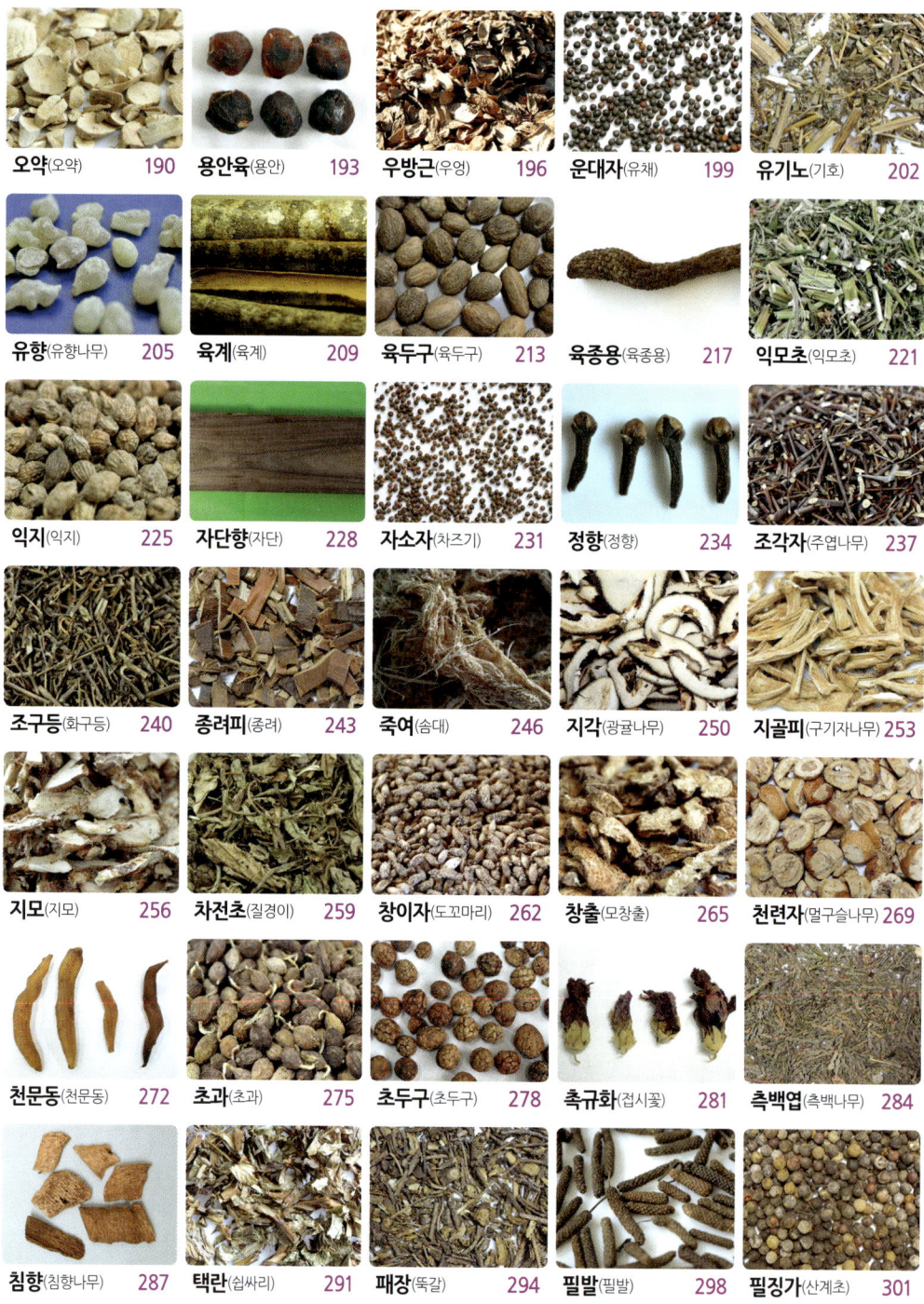

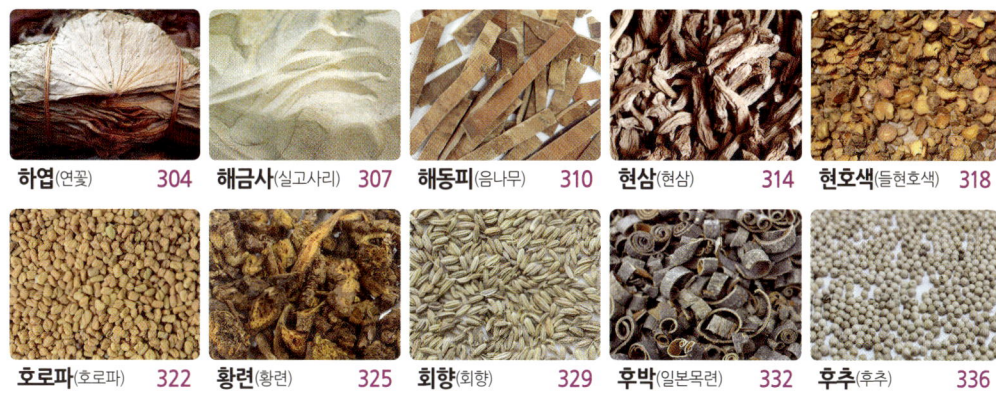

제2부 의약품공정서(KP, KHP) 수재 약초의
동의보감 효능

갈근(칡)	340	길경(도라지)	349	마인(삼)	358	백렴(가회톱)	367
감국(감국)	340	낙석등(털마삭줄)	349	마치현(쇠비름)	358	백미(백미꽃)	367
강활(강활)	341	노근(갈대)	350	만형자(순비기나무)	359	백부자(백부자)	368
검인(가시연꽃)	341	녹두(녹두)	350	맥문동(맥문동)	359	백선피(백선)	368
결명자(결명)	342	누로(뻐꾹채)	351	맥아(보리)	360	백자인(측백나무)	369
경천(꿩의비름)	342	능소화(능소화)	351	모과(모과나무)	360	백지(구릿대)	369
계관화(맨드라미)	343	담죽엽(조릿대풀)	352	모근(띠)	361	백출(삽주)	370
고삼(고삼)	343	당귀(참당귀)	352	목근피(무궁화나무)	361	백편두(편두)	370
곡정초(곡정초)	344	대계(엉겅퀴)	353	목단피(목단)	362	백합(참나리)	371
과체(참외)	344	대두황권(콩)	353	목적(속새)	362	복분자(복분자딸기)	371
관중(관중)	345	대복피(빈랑)	354	목통(으름덩굴)	363	부평(개구리밥)	372
괄루근(하늘타리)	345	대산(마늘)	354	무이(왕느릅나무)	363	비자(비자나무)	372
괴각(회화나무)	346	대추(대추나무)	355	박하(박하)	364	비해(도코로마)	373
구기자(구기자나무)	346	대황(장엽대황)	355	반하(반하)	364	사간(범부채)	373
구맥(술패랭이꽃)	347	도인(복숭아나무)	356	방풍(방풍)	365	사삼(잔대)	374
국화(국화)	347	독활(독활)	356	백과(은행나무)	365	사상자(벌사상자)	374
권백(부처손)	348	동규자(아욱)	357	백급(자란)	366	산사(산사나무)	375
귀전우(화살나무)	348	등심초(골풀)	357	백두옹(할미꽃)	366	산약(마)	375

산자고(약난초)	376	왕불류행(장구채)	390	전호(바디나물)	405	파두(파두)	419
산조인(산조)	376	용규(까마중)	391	절패모(중국패모)	405	편축(마디풀)	420
산초(초피나무)	377	용담(용담)	391	접골목(딱총나무)	406	포공영(민들레)	420
삼릉(흑삼릉)	377	용아초(짚신나물)	392	정공등(정공등)	406	포황(부들)	421
상기생(뽕나무겨우살이)	378	우방자(우엉)	392	정력자(다닥냉이)	407	피마자(피마자)	421
상륙(자리공)	378	우슬(쇠무릎)	393	제니(모시대)	407	하고초(꿀풀)	422
상백피(뽕나무)	379	욱리인(이스라지)	393	조협(조각자나무)	408	학슬(담배풀)	422
상산(상산)	379	울금(강황)	394	죽력(솜대)	408	한련초(한련초)	423
생강(생강)	380	원지(원지)	394	지부자(댑싸리)	409	합환피(자귀나무)	423
석곡(철피석곡)	380	위령선(으아리)	395	지실(탱자나무)	409	해송자(잣나무)	424
석류(석류나무)	381	유백피(왕느릅나무)	395	지유(오이풀)	410	행인(살구나무)	424
석창포(석창포)	381	율초(한삼덩굴)	396	진교(큰잎용담)	410	향부자(향부자)	425
선복화(금불초)	382	음양곽(삼지구엽초)	396	진피(귤나무)	411	향유(향유)	425
소계(조뱅이)	382	의이인(율무)	397	진피(물푸레나무)	411	혈갈(기린갈)	426
소목(소목)	383	인동(인동덩굴)	397	질려자(남가새)	412	형개(형개)	426
숙지황(지황)	383	인삼(인삼)	398	차전자(질경이)	412	호도(호도나무)	427
승마(승마)	384	인진호(사철쑥)	398	천궁(천궁)	413	호동루(호양)	427
시호(시호)	384	임자(들깨)	399	천마(천마)	413	호장근(호장근)	428
신이(백목련)	385	자근(지치)	399	천초근(꼭두서니)	414	홍화(잇꽃)	428
안식향(안식향나무)	385	자소엽(차즈기)	400	청상자(개맨드라미)	414	화피(만주자작나무)	429
양제근(참소리쟁이)	386	자완(개미취)	400	청피(귤나무)	415	황금(속썩은풀)	429
어성초(약모밀)	386	작약(작약)	401	청호(개똥쑥)	415	황기(황기)	430
여로(참여로)	387	장뇌(녹나무)	401	총백(파)	416	황백(황벽나무)	430
연교(의성개나리)	387	저령(저령)	402	충위자(익모초)	416	황정(층층갈고리둥굴레)	431
연자육(연꽃)	388	저마근(모시풀)	402	치자(치자나무)	417	훤초근(원추리)	431
영실(찔레꽃)	388	저백피(가죽나무)	403	택사(질경이택사)	417	흑두(콩)	432
오가피(오갈피나무)	389	저실자(꾸지나무)	403	토사자(갯실새삼)	418	흑사당(사탕수수)	432
오미자(오미자)	389	적소두(팥)	404	통초(통탈목)	418	흑지마(참깨)	433
와송(바위솔)	390	적전(천마)	404	파극천(파극천)	419	희렴(털진득찰)	433

참고문헌 • 434
찾아보기 • 436

제1부
건강약초 100가지의 효능

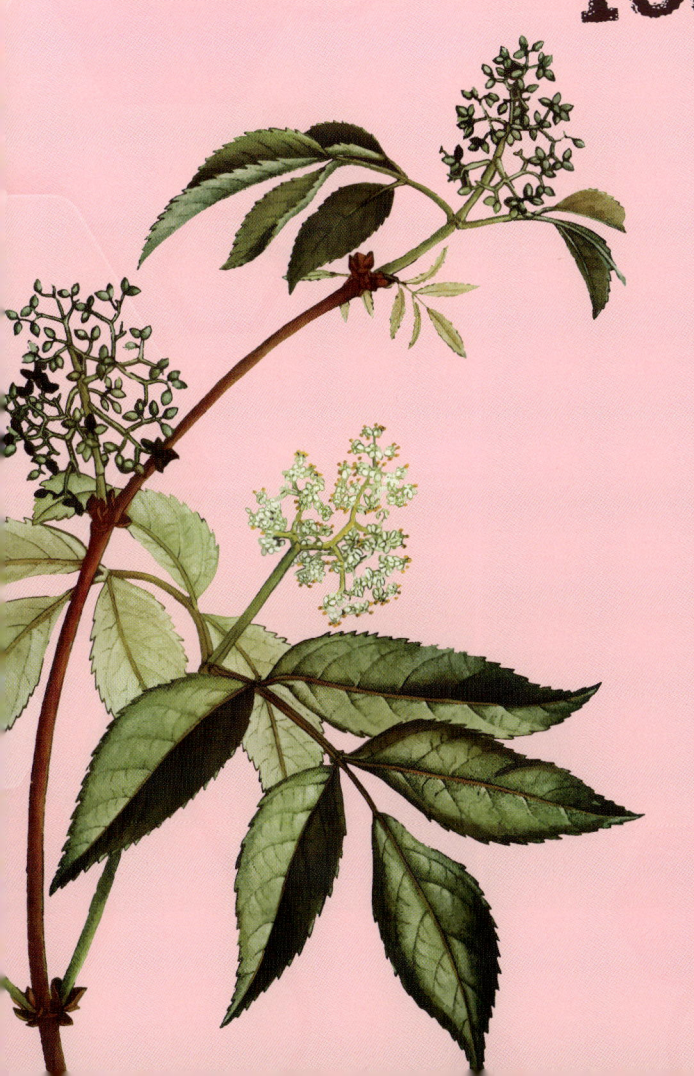

| KHP[대한민국약전외한약(생약)규격집] 수재 약재 |

약재명
갈화

약초명 칡

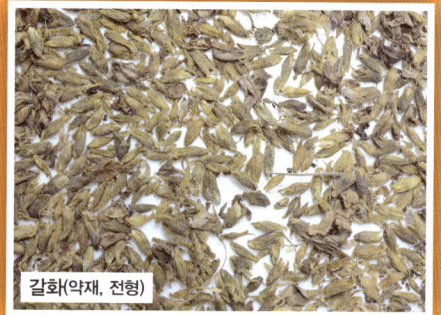
갈화(약재, 전형)

| 한자명 | 葛花　　| 약초명 및 학명 | 칡 *Pueraria lobata* Ohwi　　| 과명 | 콩과(Leguminosae)
| 약용부위 | 꽃봉오리 또는 막 피기 시작한 꽃

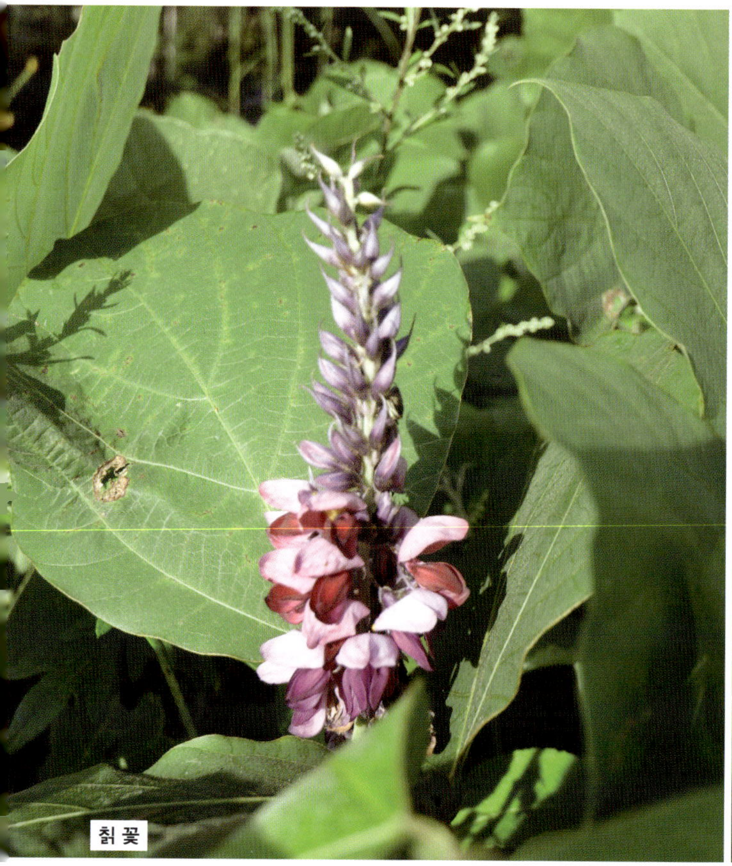

칡 꽃

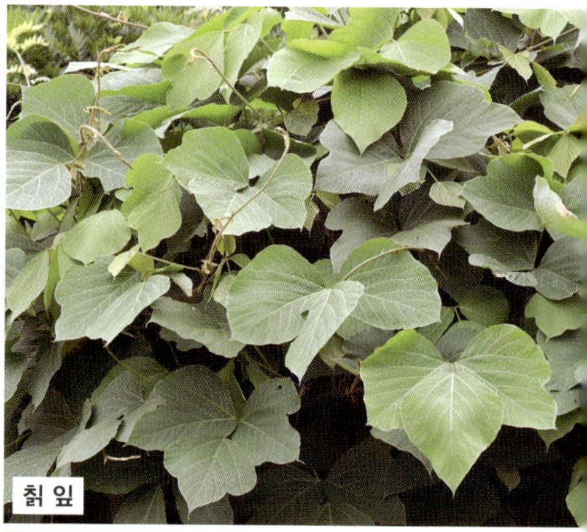

칡 잎

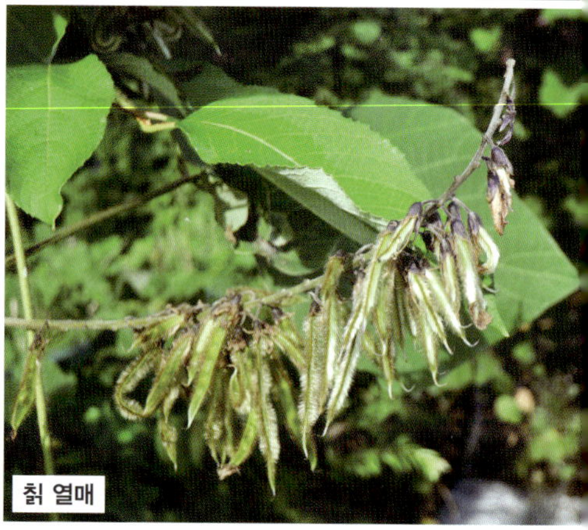

칡 열매

동의보감의 효능

- **약재의 조선시대 의서(醫書) 수재** : 갈화는 《동의보감》 탕액편의 풀부(部)에 수재되어 있다.
- **《동의보감》 탕액편의 효능** : 갈화(葛花, 칡 꽃)는 술독을 없앤다.
- **《동의보감》 탕액편의 원문**
  갈화(葛花) : 主消酒毒.

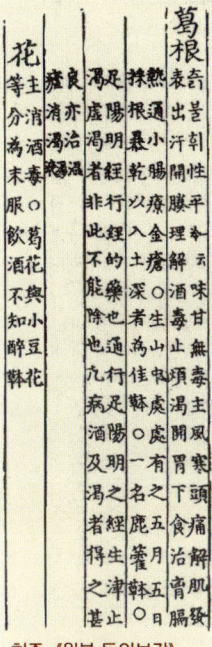

허준, 《원본 동의보감》, 726쪽, 남산당(2014)

식약처 공인(公認) 약초

- **약초·약재의 식약처 공정서 수재** : 갈화는 식품의약품안전처의 의약품 공정서인 《대한민국약전외한약(생약)규격집(KHP)》에 수재되어 있다.
- **약재의 분류** : 식물성 약재
- **약재의 라틴어 생약명** : Puerariae Flos
- **약재의 이명 또는 영명** : 갈조화(葛條花), Pueraria Flower
- **약재의 기원** : 이 약(갈화)은 칡 *Pueraria lobata* Ohwi(콩과 Leguminosae)의 꽃봉오리 또는 막 피기 시작한 꽃이다.
- **약재 저장법** : 밀폐용기(고형의 이물이 들어가는 것을 방지하고 내용의약품이 손실되지 않도록 보호할 수 있는 용기)

약재의 효능

- **한방 약미(藥味)와 약성(藥性)** :
  + **한방 약미** – 맛은 달고 맵다.

  | 酸 | 苦 | **甘** | **辛** | 鹹 | 澁 | 淡 |

  + **한방 약성** – 성질은 서늘하다.

  | 大寒 | 寒 | 微寒 | **凉** | 平 | 微溫 | 溫 | 熱 | 大熱 |

- **한방 작용부위(귀경, 歸經)** : 갈화는 주로 비장, 위장 질환에 영향을 미친다.
- **한방 효능** : 숙취를 해소하고 비위를 정상화한다(解酒醒脾 해주성비). 출혈을 멎게 한다(止血 지혈).
- **약효 해설** : 술을 지나치게 마셔서 열이 나고 가슴이 답답하며 갈증이 나는 증상에 사용

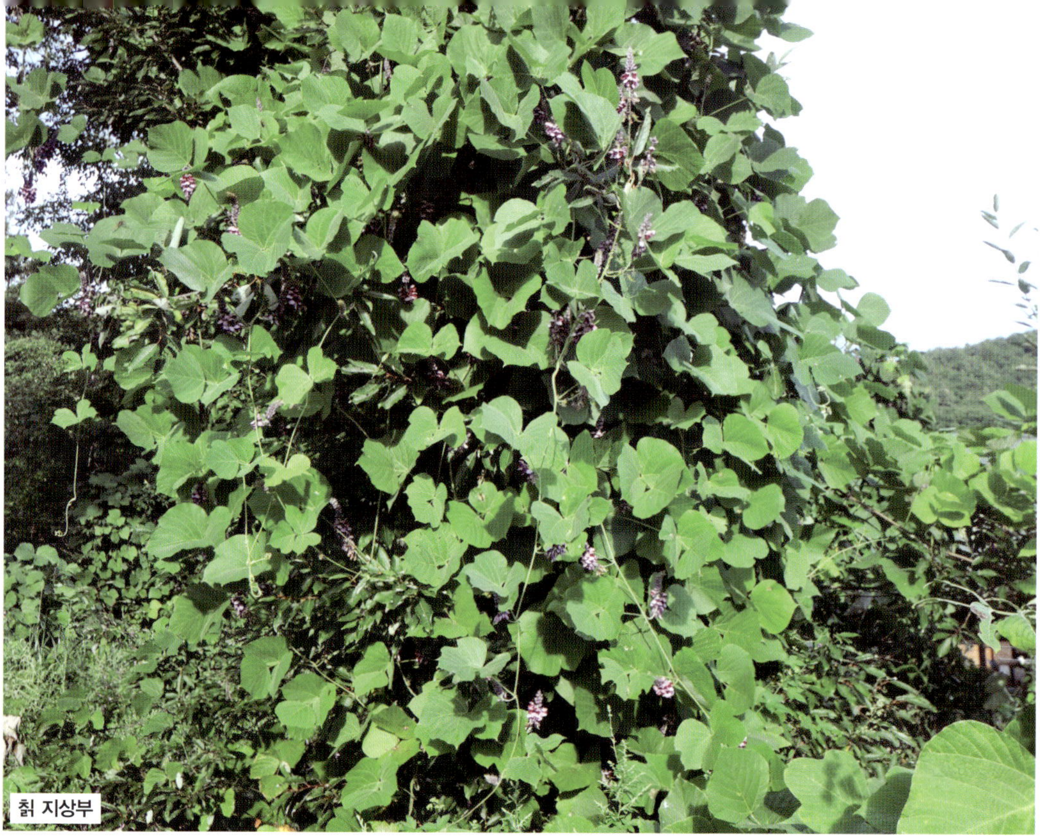

칡 지상부

한다. 현기증이 나며 머리가 아프고 어지러워 주위가 빙빙 도는 것 같은 증상에 효과가 있다. 속이 메스꺼워 토하고 싶은 증상에 유효하다. 식욕부진, 직장궤양 출혈을 낫게 한다.

북한에서의 효능

- **북한의 약재명** : 칡꽃
- **약재의 이명** : 갈화
- **효능** : 주독을 풀고 갈증을 멈추며 비위를 든든하게 한다.
- **주치** : 주독, 목이 마른데, 입맛이 없고 소화가 안되는데 쓴다.

약용법 꽃 3~9g을 물 800mL에 넣고 달여서 반으로 나누어 아침저녁으로 마시거나 또는 가루나 환(丸)으로 만들어 복용한다.

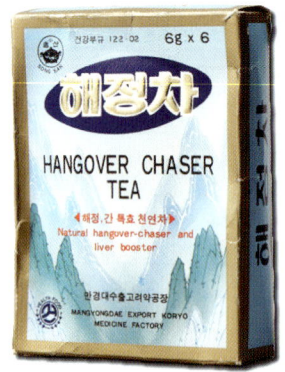

갈화를 사용한 숙취해소차(북한)

| KP(대한민국약전) 수재 약재 |

감초
약재명

약초명 감초, 광과감초, 창과감초

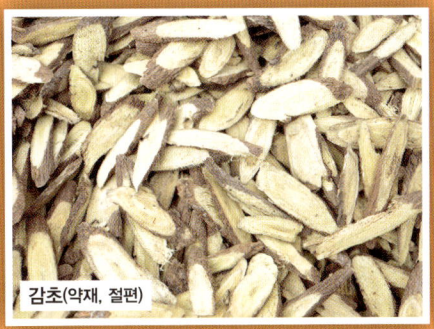
감초(약재, 절편)

|한자명| 甘草 |약초명 및 학명| 감초 *Glycyrrhiza uralensis* Fischer, 광과감초(光果甘草) *Glycyrrhiza glabra* Linné, 창과감초(脹果甘草) *Glycyrrhiza inflata* Batal. |과명| 콩과(Leguminosae) |약용부위| 뿌리 및 뿌리줄기로서 그대로 또는 주피를 제거한 것

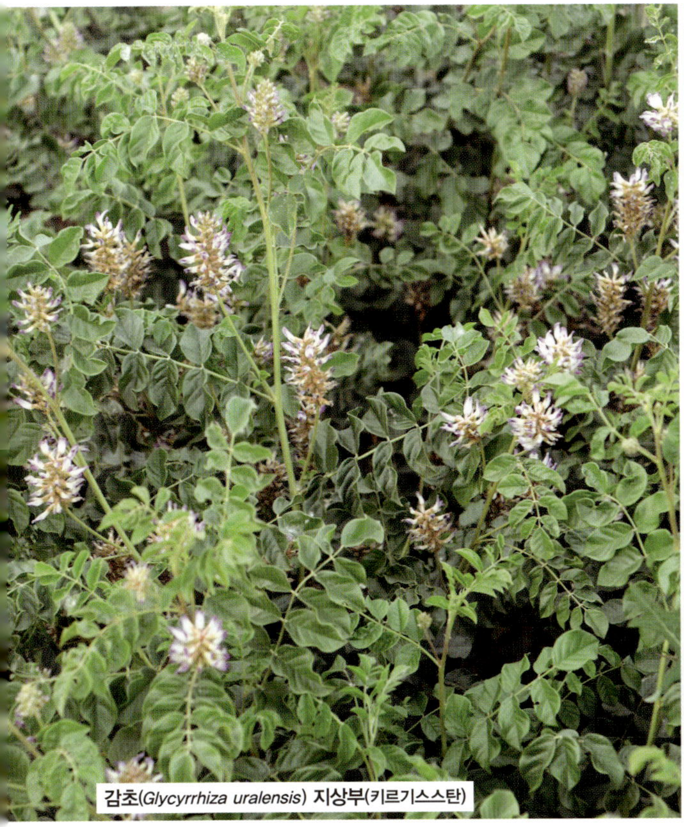

감초(*Glycyrrhiza uralensis*) 지상부(키르기스스탄)

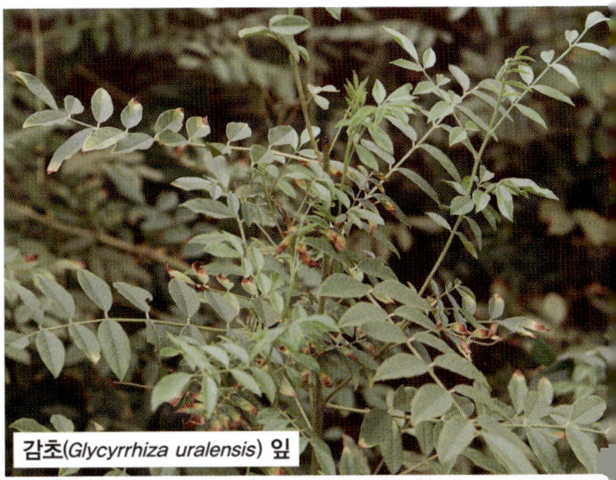

감초(*Glycyrrhiza uralensis*) 잎

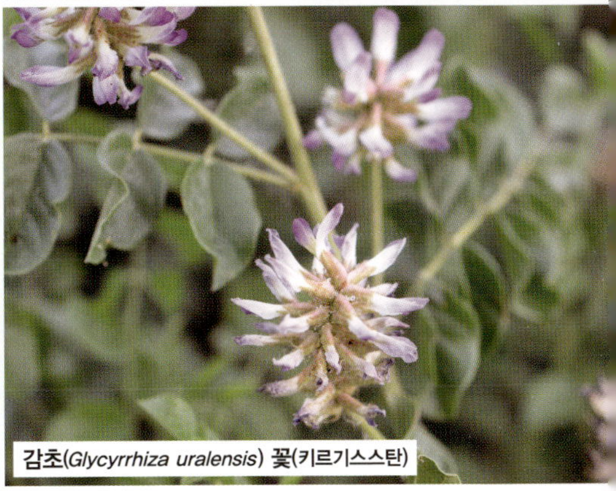

감초(*Glycyrrhiza uralensis*) 꽃(키르기스스탄)

동의보감의 효능

- **약재의 조선시대 의서(醫書) 수재** : 감초는 《동의보감》 탕액편의 풀부(部)와 《방약합편》의 산초(山草)편에 수재되어 있다.
- **《동의보감》 탕액편의 효능** : 감초(甘草, 감초 뿌리줄기)의 성질은 보통이고[平] 맛이 달며[甘] 독이 없다. 온갖 약의 독을 풀어준다. 아홉 가지 흙의 기운을 받아 72종의 광물성 약재와 1,200종의 식물성 약재를 조화시킨다. 여러 약을 조화시켜 약효를 내게 하므로 국로(國老)라고 한다. 5장 6부의 한열과 사기[寒熱邪氣]에 주로 쓴다. 몸에 있는 9개의 구멍을 통하게 하고 모든 혈맥을 잘 돌게 한다. 근육과 뼈를 튼튼하게 하고 살찌게 한다. 구워서 쓰면 비위(脾胃)를 조화시키고 생으로 쓰면 화(火)를 내린다[탕액]. 구토하거나 속이 그득하거나 술을 즐기는 사람은 오랫동안 먹거나 많이 먹으면 안 된다[정전].
- **《동의보감》 탕액편의 원문**

  감초(甘草) : 性平 味甘 無毒. 解百藥毒. 爲九土之精 安和七十二種石 一千二百種草. 調和諸藥 使有功 故號爲國老. 主五藏六府寒熱邪氣. 通九竅 利百脈 堅筋骨 長肌肉. 灸則和中 生則瀉火.[湯液] 嘔吐中滿嗜酒之人 不可久服多服.[正傳]

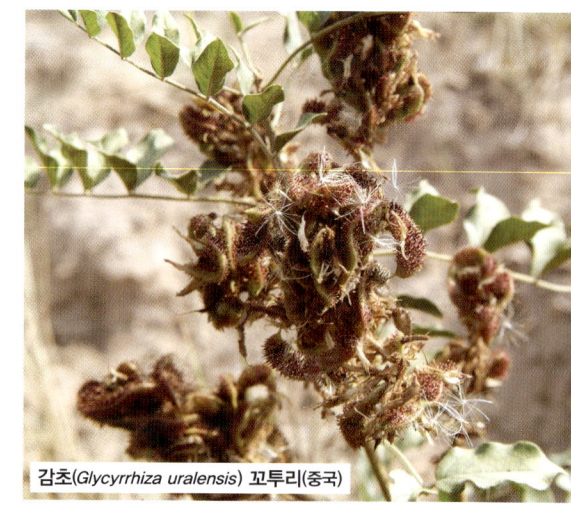

허준, 《원본 동의보감》, 720쪽, 남산당(2014)

식약처 공인(公認) 약초

- **약초·약재의 식약처 공정서 수재** : 감초는 식품의약품안전처의 의약품 공정서인 《대한민국약전(KP)》에 수재되어 있다.
- **약재의 분류** : 식물성 약재
- **약재의 라틴어 생약명** : Glycyrrhizae Radix et Rhizoma
- **약재의 이명 또는 영명** : Licorice
- **약재의 기원** : 이 약(감초)은 감초 *Glycyrrhiza uralensis* Fischer, 광과감초(光果甘草) *Glycyrrhiza glabra* Linné 또는 창과감초(脹果

감초(*Glycyrrhiza uralensis*) 꼬투리(중국)

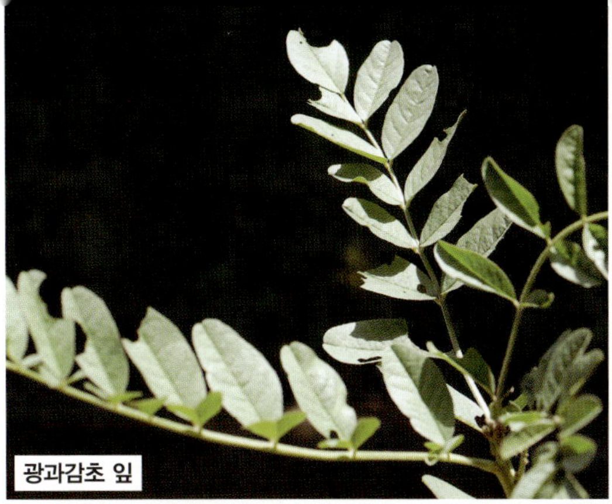

| 광과감초 잎 | 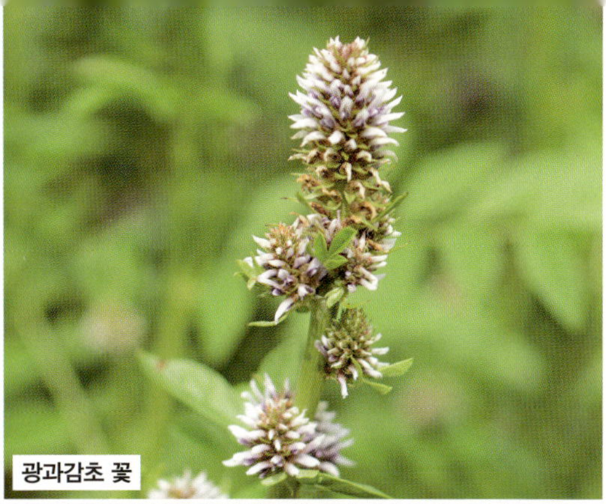 광과감초 꽃 |
| 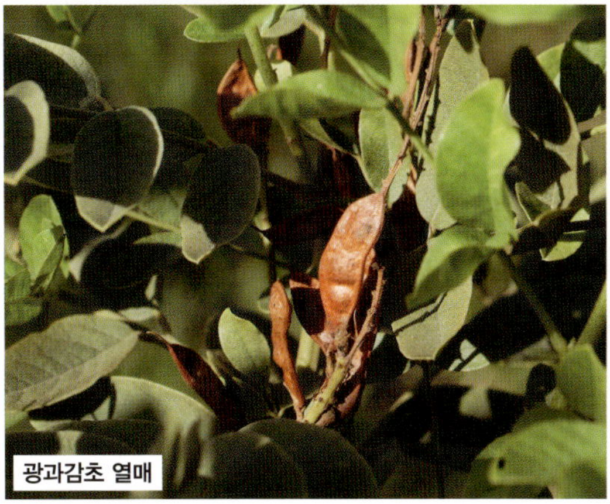 광과감초 열매 | 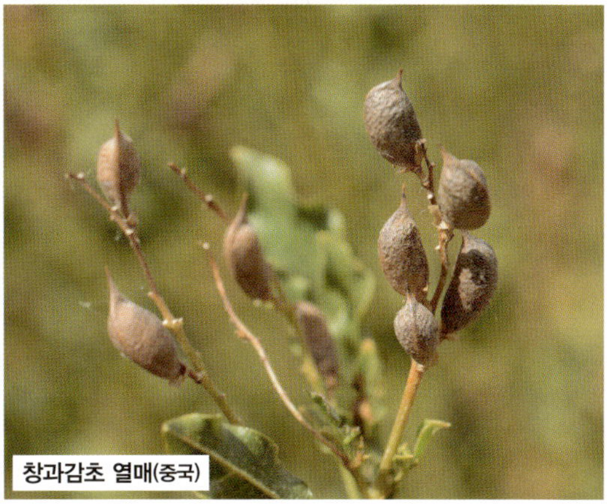 창과감초 열매(중국) |

甘草) *Glycyrrhiza inflata* Batal.(콩과 Leguminosae)의 뿌리 및 뿌리줄기로서 그대로 또는 주피를 제거한 것이다.

- **약재 저장법** : 밀폐용기(고형의 이물이 들어가는 것을 방지하고 내용의약품이 손실되지 않도록 보호할 수 있는 용기)

약재의 효능

- **한방 효능군 분류** : 보익약(補益藥, 보약)-보기약(補氣藥, 기운을 보하는 약)
- **한방 약미(藥味)와 약성(藥性)** :
  - **한방 약미** – 맛은 달다.

    | 酸 | 苦 | 甘 | 辛 | 鹹 | | 澁 | 淡 |

  - **한방 약성** – 성질은 보통이다.

    | 大寒 | 寒 | 微寒 | 凉 | 平 | 微溫 | 溫 | 熱 | 大熱 |

감초

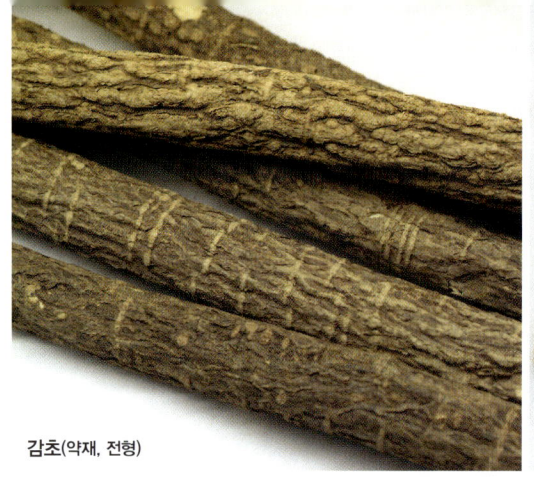
감초(약재, 전형)

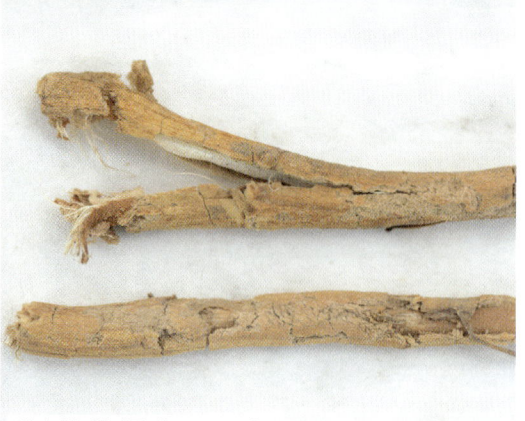
창과감초 뿌리줄기(채취품, 중국)

- **한방 작용부위(귀경, 歸經)** : 감초는 주로 심장, 폐, 비장, 위장 질환에 영향을 미친다.
- **한방 효능** : 비(脾)를 보하고 원기를 보충한다(補脾益氣 보비익기). 열독(熱毒)을 해소한다(淸熱解毒 청열해독). 담(痰)을 제거하고 기침을 멎게 한다(祛痰止咳 거담지해). 화독(火毒)을 없앤다(瀉火解毒 사화해독). 여러 약물을 조화롭게 한다(調和諸藥 조화제약).
- **약효 해설** : 비위(脾胃) 허약에 사용하고 원기를 돕는 효능이 있다. 가슴이 두근거리며 호흡이 얕고 힘이 없으며 숨이 차는 증상에 사용한다. 가래가 많은 기침을 제거한다. 복부의 동통, 식욕부진 증상에 유효하다. 팔다리의 근육 경련을 풀어준다. 약물과 식품의 중독에 쓰인다. 부신피질 호르몬과 유사한 작용이 있다.

북한에서의 효능

- **북한의 약재명** : 감초
- **효능** : 보기약으로서 비기, 폐기 및 심기를 보하고 열을 내리우며 독을 풀고 기침을 멈춘다. 새살이 살아나게 하고 완화작용을 하며 약성을 조화시킨다.
- **주치** : 비허설사, 만성위염, 위십이지장궤양, 위경련, 기관지천식, 심기부족으로 인한 가슴두근거림, 부정맥, 약물중독, 급성 및 만성B형간염, 인두염, 후두염, 편도염, 만성 신상선피질기능부전증, 습진에 쓴다.

약용법 뿌리 및 뿌리줄기 2~10g을 물 800mL에 넣고 달여서 반으로 나누어 아침저녁으로 마신다. 외용할 때는 적당량을 가루 내어 환부에 붙인다.

주의사항 많은 양을 장기간 사용하면 부종, 고혈압 등의 증상이 나타날 수 있다.

| KHP[대한민국약전외한약(생약)규격집] 수재 약재 |

약재명

강향

약초명 강향단

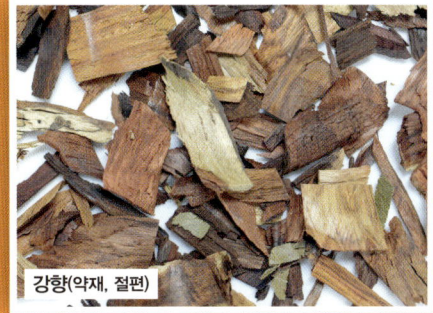
강향(약재, 절편)

| 한자명 | 降香　　| 약초명 및 학명 | 강향단(降香檀) *Dalbergia odorifera* T. Chen.
| 과명 | 콩과(Leguminosae) | 약용부위 | 변재(邊材)를 제거한 뿌리의 심재(心材)

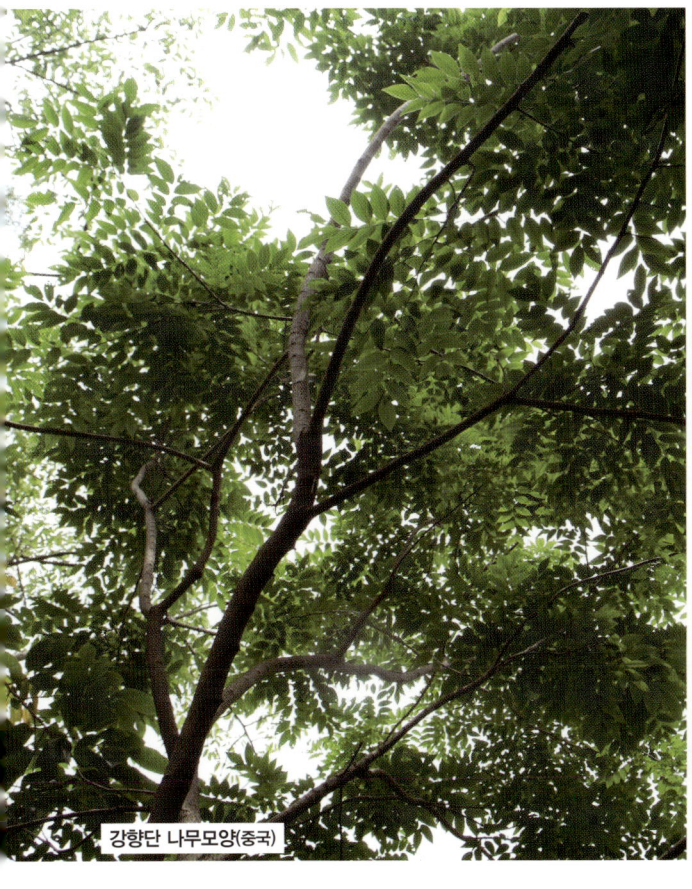
강향단 나무모양(중국)

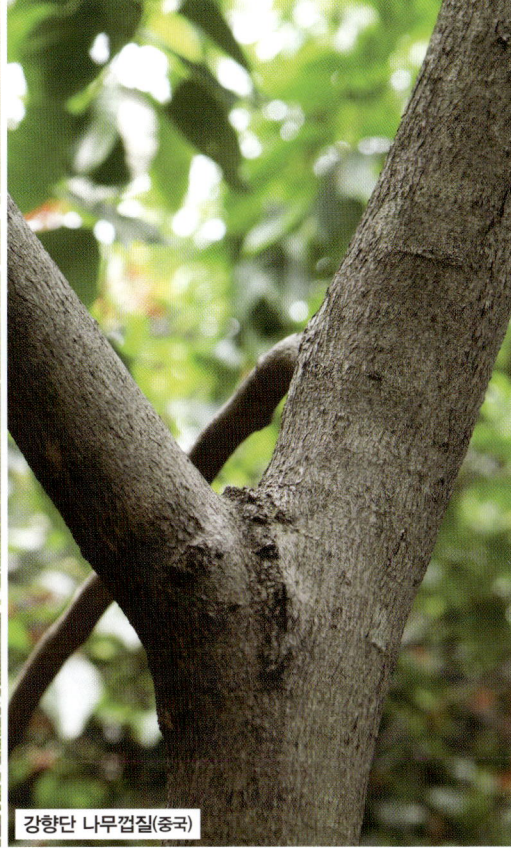
강향단 나무껍질(중국)

강향 21

> 동의보감의 효능

- **약재의 조선시대 의서(醫書) 수재** : 강향은 《동의보감》 탕액편의 나무 부(部)에 수재되어 있다.
- **《동의보감》 탕액편의 효능** : 강진향(降眞香, 강향단 뿌리의 심재)의 성질은 따뜻하며[溫] 보통이고[平] 독이 없다. 유행병과 집에 이상한 기운이 있을 때 주로 쓴다. 태워서 나쁜 기운을 물리친다.
- **《동의보감》 탕액편의 원문**
  강진향(降眞香) : 性溫平 無毒. 主天行時氣. 宅舍怪異. 燒之辟邪惡之氣.

> 식약처 공인(公認) 약초

- **약초·약재의 식약처 공정서 수재** : 강향은 식품의약품안전처의 의약품 공정서인 《대한민국약전외한약(생약)규격집(KHP)》에 수재되어 있다.
- **약재의 분류** : 식물성 약재
- **약재의 라틴어 생약명** : Dalbergiae Odoriferae Lignum
- **약재의 이명 또는 영명** : 강진향(降眞香)
- **약재의 기원** : 이 약(강향)은 강향단(降香檀) *Dalbergia odorifera* T. Chen.(콩과 Leguminosae)의 변재(邊材)를 제거한 뿌리의 심재(心材)이다.
- **약재 저장법** : 밀폐용기(고형의 이물이 들어가는 것을 방지하고 내용의약품이 손실되지 않도록 보호할 수 있는 용기)

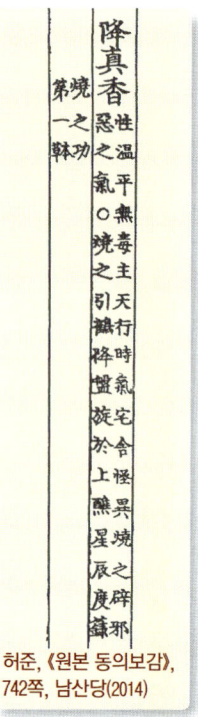

허준, 《원본 동의보감》, 742쪽, 남산당(2014)

> 약재의 효능

- **한방 약미(藥味)와 약성(藥性)** :
  - **한방 약미** – 맛은 맵다.

    | 酸 | 苦 | 甘 | **辛** | 鹹 | | 澁 | 淡 |

  - **한방 약성** – 성질은 따뜻하다.

    | 大寒 | 寒 | 微寒 | 凉 | 平 | 微溫 | **溫** | 熱 | 大熱 |

- **한방 작용부위(귀경, 歸經)** : 강향은 주로 간장, 비장 질환에 영향을 미친다.

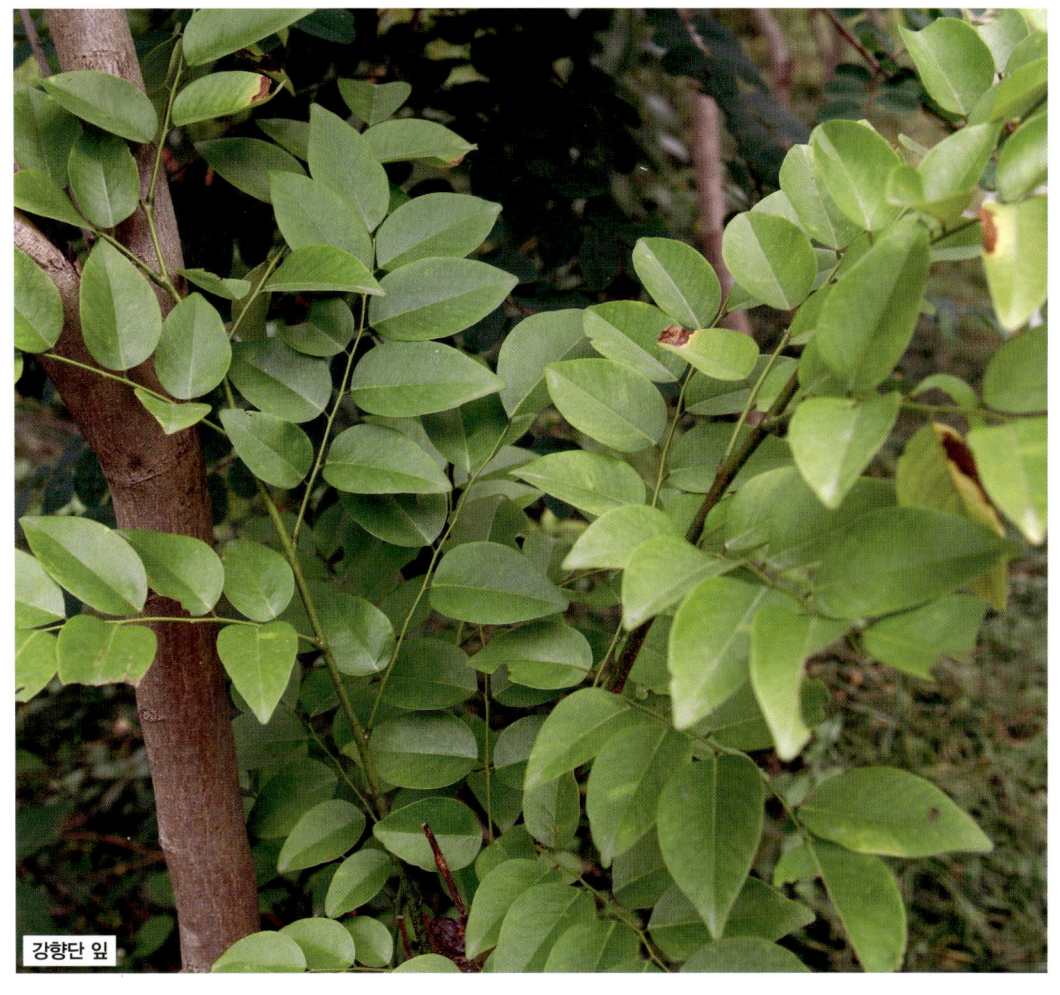

강향단 잎

- **한방 효능**: 어혈을 없애고 지혈시킨다(化瘀止血 화어지혈). 기의 순환을 촉진시켜 통증을 멈추게 한다(理氣止痛 이기지통).
- **약효 해설**: 가슴이 막힌 듯이 답답하며 찌르듯이 아픈 병증에 사용한다. 가슴과 옆구리 부위가 그득하여 편하지 않은 병증을 낫게 한다. 타박상, 토혈, 각혈, 외상출혈에 쓰인다. 구토, 복통에 유효하다.

약용법 뿌리 9~15g을 물 800mL에 넣고 달여서 반으로 나누어 아침저녁으로 마시거나 외용으로 적당량 사용한다.

| KP(대한민국약전) 수재 약재 |

약재명
강황

약초명 강황

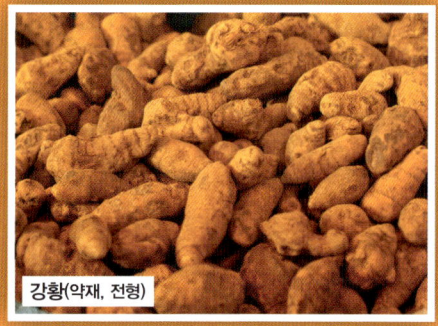
강황(약재, 전형)

| 한자명 | 薑黃 | 약초명 및 학명 | 강황(薑黃) *Curcuma longa* Linné | 과명 | 생강과 (Zingiberaceae) | 약용부위 | 뿌리줄기로서 속이 익을 때까지 삶거나 쪄서 말린 것

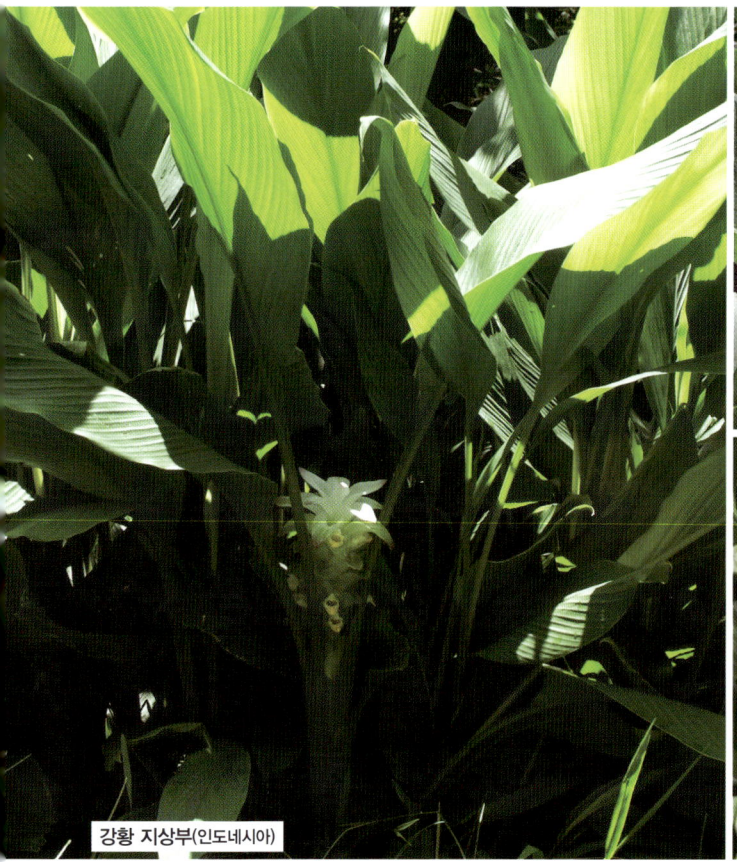
강황 지상부(인도네시아)

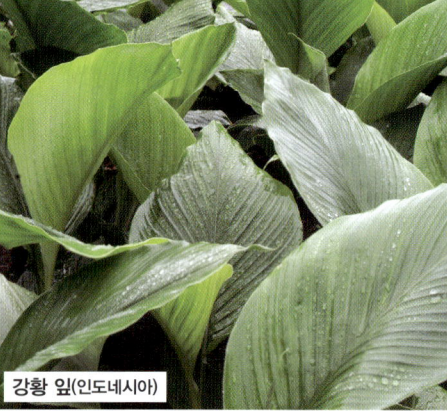
강황 잎(인도네시아)

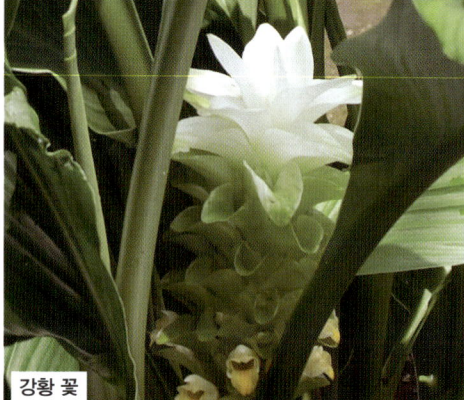
강황 꽃

동의보감의 효능

- **약재의 조선시대 의서(醫書) 수재** : 강황은 《동의보감》 탕액편의 풀부(部)와 《방약합편》의 방초(芳草, 향기가 좋은 풀)편에 수재되어 있다.
- **《동의보감》 탕액편의 효능** : 강황(薑黃, 강황 뿌리줄기)의 성질은 뜨겁고[熱] 맛은 맵고[辛] 쓰며[苦] 독이 없다. 배 속에 생긴 덩어리, 혈액이 체내에서 정체해 응고된 덩어리, 옹종(癰腫)을 치료한다. 월경을 통하게 하고 넘어지거나 맞아서 멍든 것을 풀어준다. 찬 기운과 바람의 기운을 없애고 기가 정체되어서 배가 부풀어 오르는 증상을 낫게 한다.
- **《동의보감》 탕액편의 원문**
  강황(薑黃) : 性熱 味辛苦 無毒. 主癥瘕血塊癰腫. 通月經 治撲損瘀血 破冷除風 消氣脹.

식약처 공인(公認) 약초

- **약초·약재의 식약처 공정서 수재** : 강황은 식품의약품안전처의 의약품 공정서인 《대한민국약전(KP)》에 수재되어 있다.
- **약재의 분류** : 식물성 약재
- **약재의 라틴어 생약명** : Curcumae Longae Rhizoma
- **약재의 이명 또는 영명** : Curcuma Longa Rhizome
- **약재의 기원** : 이 약(강황)은 강황(薑黃) *Curcuma longa* Linné(생강과 Zingiberaceae)의 뿌리줄기로서 속이 익을 때까지 삶거나 쪄서 말린 것이다.

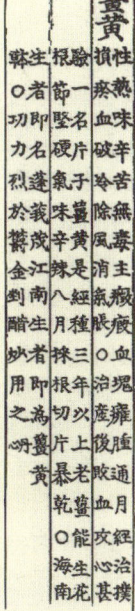

허준, 《원본 동의보감》, 731쪽, 남산당(2014)

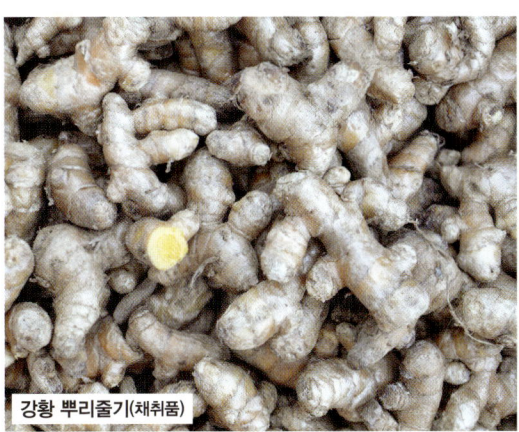

강황 뿌리줄기(채취품)

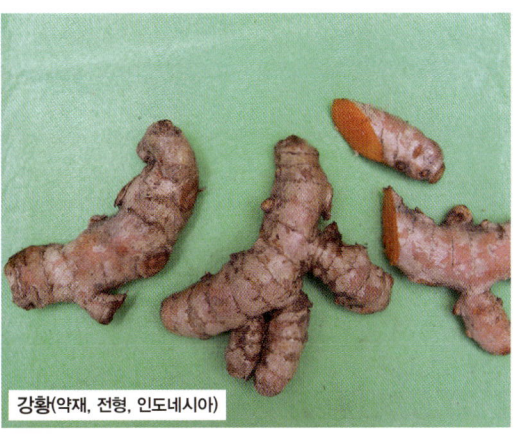

강황(약재, 전형, 인도네시아)

- **약재 저장법** : 밀폐용기(고형의 이물이 들어가는 것을 방지하고 내용의약품이 손실되지 않도록 보호할 수 있는 용기)

> 약재의 효능

- **한방 효능군 분류** : 활혈거어약(活血祛瘀藥, 혈액순환을 촉진하고 어혈을 제거하는 약)
- **한방 약미(藥味)와 약성(藥性)** :
  - **한방 약미** – 맛은 쓰고 맵다.

  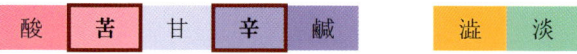

  - **한방 약성** – 성질은 따뜻하다.

  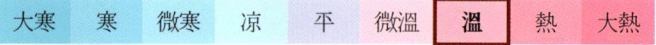

- **한방 작용부위(귀경, 歸經)** : 강황은 주로 비장, 간장 질환에 영향을 미친다.
- **한방 효능** : 어혈을 깨뜨려 기운이 잘 통하게 한다(破血行氣 파혈행기). 경락을 잘 통하게 하여 통증을 멎게 한다(通經止痛 통경지통).
- **약효 해설** : 가슴이 막히는 듯하면서 아픈 병증에 유효하다. 관절통에 효과가 있다. 출산 후에 어혈이 막아 복통이 있는 증상을 치료한다. 담즙분비 촉진, 혈압강하 작용이 있다. 건위(健胃), 식욕증진 작용이 있다.

> 북한에서의 효능

- **북한의 약재명** : 강황
- **효능** : 행혈약으로서 피순환을 돕고 어혈을 없애며 기를 통하게 하고 아픔을 멈추며 월경을 정상화한다.
- **주치** : 무월경, 심와부아픔, 옆구리아픔, 배가 불어나며 아픈데, 간염, 담석증에 쓴다.

> 약용법

뿌리줄기 3~10g을 물 800mL에 넣고 달여서 반으로 나누어 아침저녁으로 마시거나 또는 가루나 환(丸)으로 만들어 복용한다. 외용할 때는 적당량을 가루 내어 환부에 붙인다.

> 주의사항

임신부에게는 쓰지 않는다.

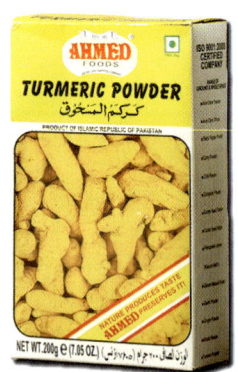

강황 제품(네팔)

| KHP[대한민국약전외한약(생약)규격집] 수재 약재 |

약재명

개자

약초명 갓

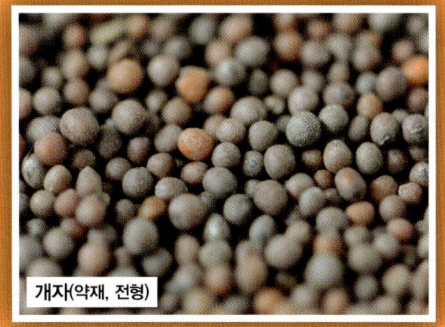
개자(약재, 전형)

|한자명| 芥子　　|약초명 및 학명| 갓 *Brassica juncea* Czern. et Coss.
|과명| 십자화과(Cruciferae)　　|약용부위| 잘 익은 씨

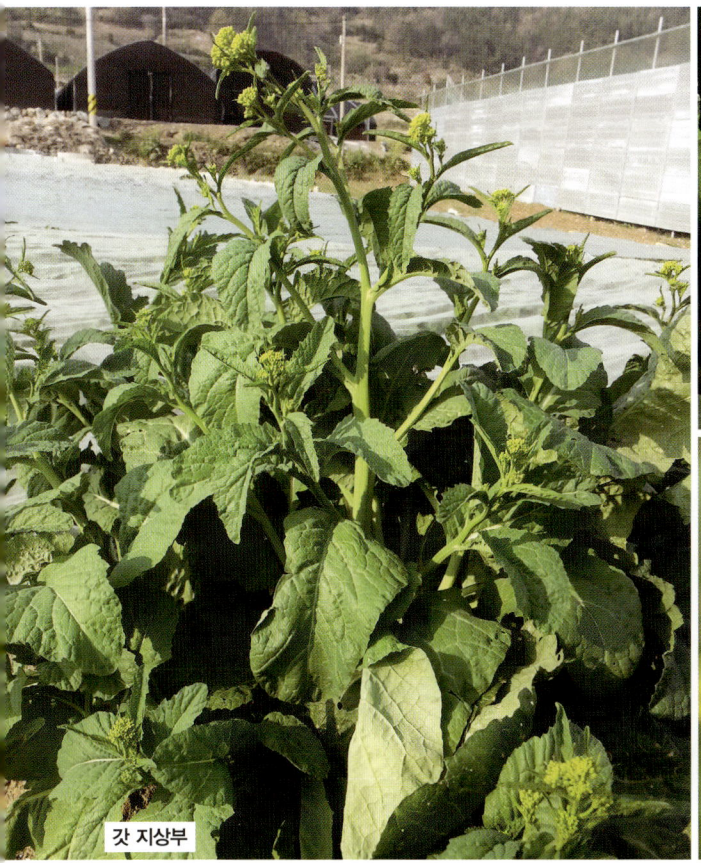
갓 지상부

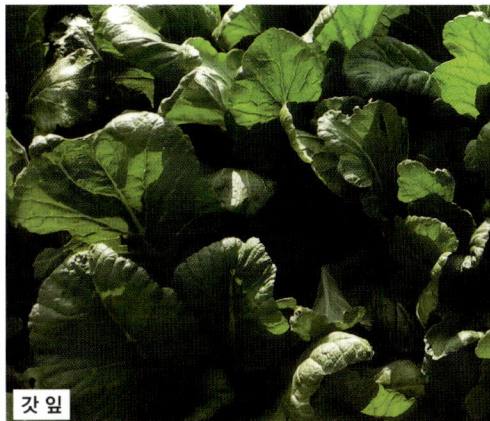
갓 잎

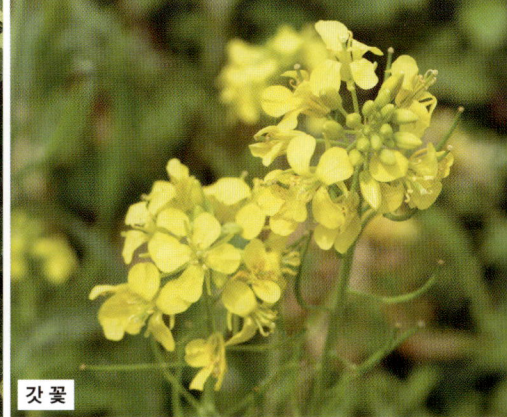
갓 꽃

동의보감의 효능

- **약재의 조선시대 의서(醫書) 수재** : 개자는 《동의보감》 탕액편의 채소부(部)에 수재되어 있다.
- **《동의보감》 탕액편의 효능** : 개자(芥子, 갓 씨)는 풍독증(風毒證)으로 붓고 마비된 것, 부딪히거나 맞아서 생긴 어혈, 허리가 아픈 것, 신(腎)이 찬[冷] 것, 가슴이 아픈 것을 치료한다.
- **《동의보감》 탕액편의 원문**

  개자(芥子) : 治風毒腫及麻痺 撲損瘀血 腰痛 腎冷心痛.

식약처 공인(公認) 약초

- **약초·약재의 식약처 공정서 수재** : 개자는 식품의약품안전처의 의약품 공정서인 《대한민국약전외한약(생약)규격집(KHP)》에 수재되어 있다.
- **약재의 분류** : 식물성 약재
- **약재의 라틴어 생약명** : Brassicae Semen
- **약재의 이명 또는 영명** : 겨자, Mustard Seed
- **약재의 기원** : 이 약(개자)은 갓 *Brassica juncea* Czern. et Coss. 또는 그 변종(십자화과 Cruciferae)의 잘 익은 씨이다.
- **약재 저장법** : 기밀용기(고형 또는 액상의 이물이 침입하지 않고 내용의약품의 손실, 풍화, 흡습 용해 또는 증발을 방지할 수 있는 용기)

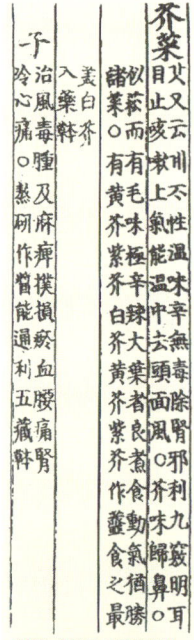

허준, 《원본 동의보감》, 716쪽, 남산당(2014)

약재의 효능

- **한방 효능군 분류** : 화담지해평천약(化痰止咳平喘藥, 담음을 없애고 기침을 멈추며 천식을 안정시키는 약)-온화한담약(溫化寒痰藥, 차가운 담음을 없애는 약)
- **한방 약미(藥味)와 약성(藥性)** :
  - **한방 약미** – 맛은 맵다.

    | 酸 | 苦 | 甘 | **辛** | 鹹 | 澁 | 淡 |

  - **한방 약성** – 성질은 따뜻하다.

    | 大寒 | 寒 | 微寒 | 凉 | 平 | 微溫 | **溫** | 熱 | 大熱 |

- **한방 작용부위(귀경, 歸經)** : 개자는 주로 폐 질환에 영향을 미친다.

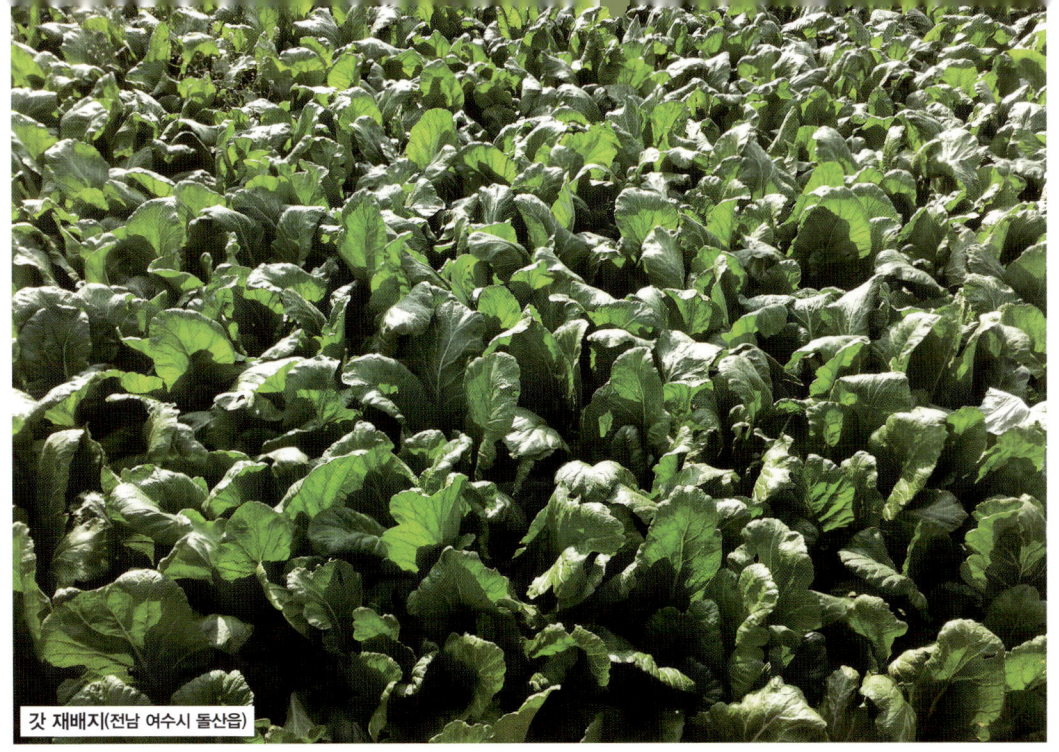

갓 재배지(전남 여수시 돌산읍)

- **한방 효능** : 배 속을 따뜻하게 하여 추위를 없앤다(溫中散寒 온중산한). 담음(痰飮)을 제거하여 정신을 맑게 한다(豁痰利竅 활담이규). 경락을 잘 통하게 하고 종기를 가라앉힌다(通絡消腫 통락소종).
- **약효 해설** : 가래가 많은 기침 증상에 효과가 있다. 팔다리의 감각 기능이 제대로 발휘되지 못하는 병증에 사용한다. 관절의 마비, 동통을 풀어준다. 가슴과 배가 차면서 아픈 증상에 유효하다. 급성 인후염으로 목이 부은 통증에 쓰인다.

북한에서의 효능

- **북한의 약재명** : 겨자
- **효능** : 화담약으로서 폐를 덥혀주고 가래를 삭이며 기침을 멈추고 부종을 내리우며 아픔을 멈춘다.
- **주치** : 한담으로 기침이 나고 숨이 가쁜데, 담으로 옆구리가 결리고 아픈데, 폐염, 신경통, 류마치스성관절염에 쓴다.

약용법 씨 3~9g을 물 800mL에 넣고 달여서 반으로 나누어 아침저녁으로 마시거나 외용으로 적당량 사용한다.

| KHP[대한민국약전외한약(생약)규격집] 수재 약재 |

약재명

계지

약초명 육계

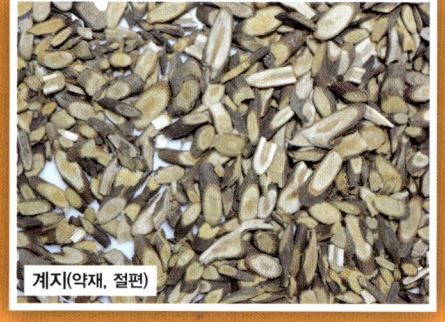

계지(약재, 절편)

| 한자명 | 桂枝 | 약초명 및 학명 | 육계(肉桂) *Cinnamomum cassia* Presl
| 과명 | 녹나무과(Lauraceae) | 약용부위 | 어린가지

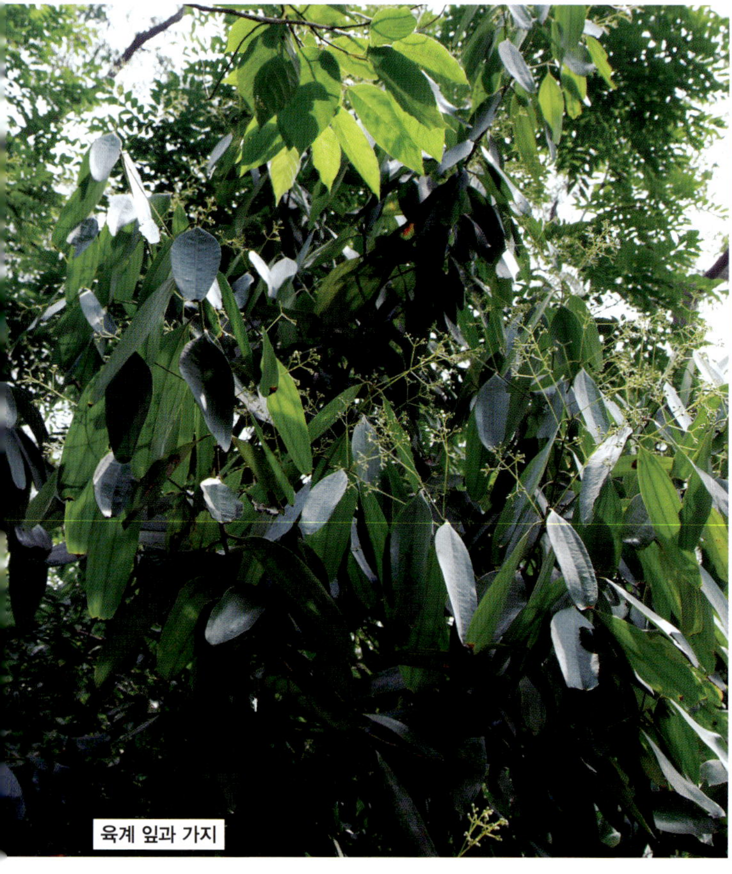

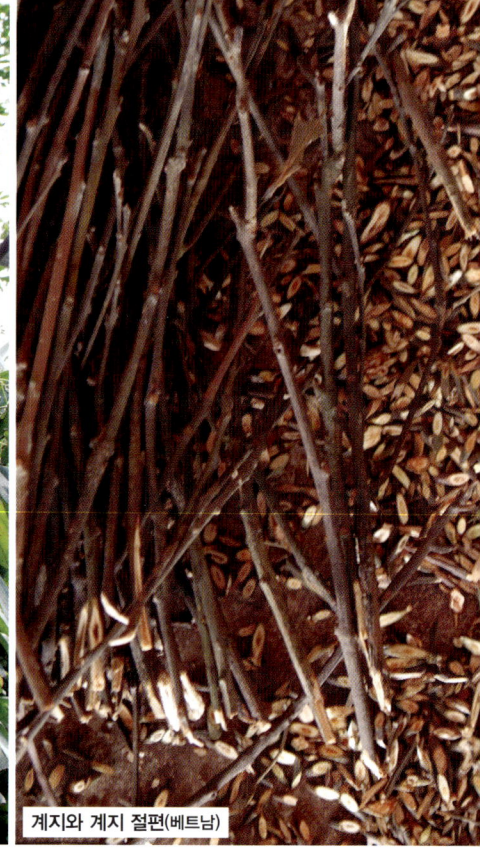

육계 잎과 가지

계지와 계지 절편(베트남)

동의보감의 효능

- **약재의 조선시대 의서(醫書) 수재**: 계지는 《동의보감》 탕액편의 나무부(部)와 《방약합편》의 향목(香木, 향나무)편에 수재되어 있다.
- **《동의보감》 탕액편의 효능**: 계지(桂枝, 육계 나뭇가지)의 지(枝)는 나뭇가지[枝條]이며 나무 몸통[身幹]이 아니다. 나뭇가지의 겉껍질을 쓴다. 가볍고 얇아서 발산(發散)하는 작용이 있으니 《내경》의 "매운맛과 단맛은 발산하므로 양(陽)에 속한다"는 뜻에 맞다.
- **《동의보감》 탕액편의 원문**

  계지(桂枝): 枝者 枝條 非身幹也. 盖取其枝上皮 取其輕薄而能發散 正合內經辛甘發散爲陽之義.

식약처 공인(公認) 약초

- **약초·약재의 식약처 공정서 수재**: 계지는 식품의약품안전처의 의약품공정서인 《대한민국약전외한약(생약)규격집(KHP)》에 수재되어 있다.
- **약재의 분류**: 식물성 약재
- **약재의 라틴어 생약명**: Cinnamomi Ramulus
- **약재의 이명 또는 영명**: 유계(柳桂)
- **약재의 기원**: 이 약(계지)은 육계(肉桂) *Cinnamomum cassia* Presl(녹나무과 Lauraceae)의 어린가지이다.

허준, 《원본 동의보감》, 738쪽, 남산당(2014)

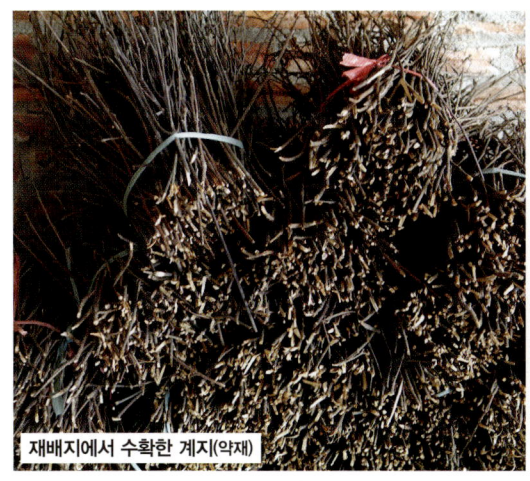

재배지에서 수확한 계지(약재)

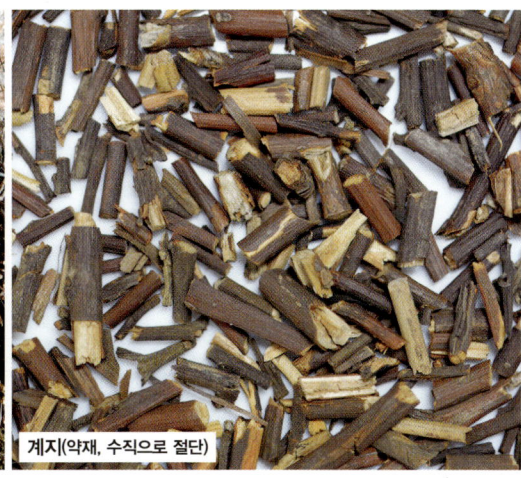

계지(약재, 수직으로 절단)

- **약재 저장법** : 밀폐용기(고형의 이물이 들어가는 것을 방지하고 내용의약품이 손실되지 않도록 보호할 수 있는 용기)

약재의 효능

- **한방 효능군 분류** : 해표약[解表藥, (땀을 내어) 체표를 풀어주는 약]-발산풍한약(發散風寒藥, 체표에 머물러 있는 차가운 기운을 발산시키는 약)
- **한방 약미(藥味)와 약성(藥性)** :
  - **한방 약미** – 맛은 달고 맵다.

  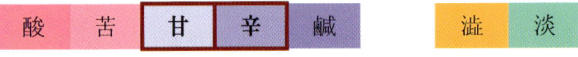

  - **한방 약성** – 성질은 따뜻하다.

  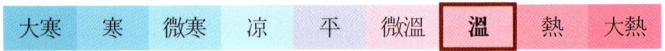

- **한방 작용부위(귀경, 歸經)** : 계지는 주로 심장, 폐, 방광 질환에 영향을 미친다.
- **한방 효능** : 땀을 내어 뭉친 근육을 풀어준다(發汗解肌 발한해기). 경락을 따뜻하고 잘 통하게 한다(溫通經脈 온통경맥). 양기를 보충하고 기운을 풀어준다(助陽化氣 조양화기).
- **약효 해설** : 어깨, 팔다리가 쑤시고 아픈 병증에 사용한다. 발한(發汗)시키고 두통을 없앤다. 양기(陽氣)를 도와준다. 가슴이 두근거리면서 불안해하는 증상에 쓰인다. 몸이 붓는 증상에 효과가 있다.

북한에서의 효능

- **북한의 약재명** : 계지
- **약재의 이명** : 육계나무
- **효능** : 풍한표증약으로서 풍한을 내보내고 기혈을 정상화하며 영위를 조화시킨다.
- **주치** : 풍한표증, 풍한감기, 어깨와 팔이 쏘는데, 월경아픔에 쓴다.

약용법 어린가지 3~10g을 물 800mL에 넣고 달여서 반으로 나누어 아침저녁으로 마신다.

주의사항 출혈 환자, 임신부, 월경과다증에는 쓰지 않는다.

| KP(대한민국약전) 수재 약재 |

약재명
고량강

약초명: 고량강

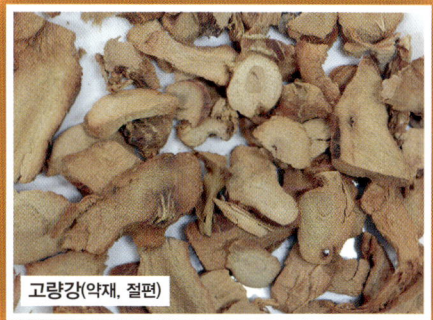
고량강(약재, 절편)

| 한자명 | 高良薑　　| 약초명 및 학명 | 고량강(高良薑) *Alpinia officinarum* Hance
| 과명 | 생강과(Zingiberaceae)　　| 약용부위 | 뿌리줄기

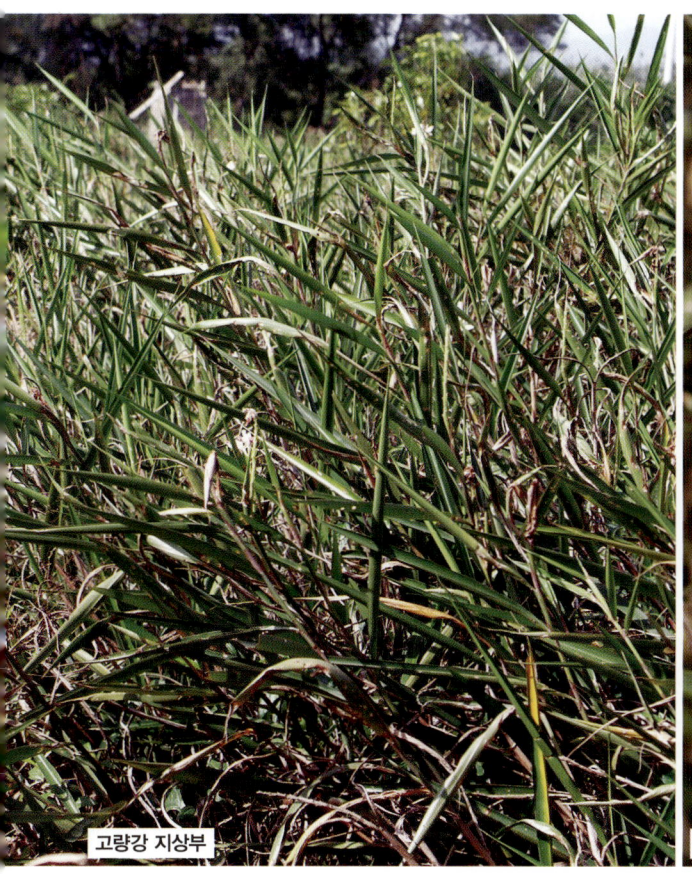
고량강 지상부

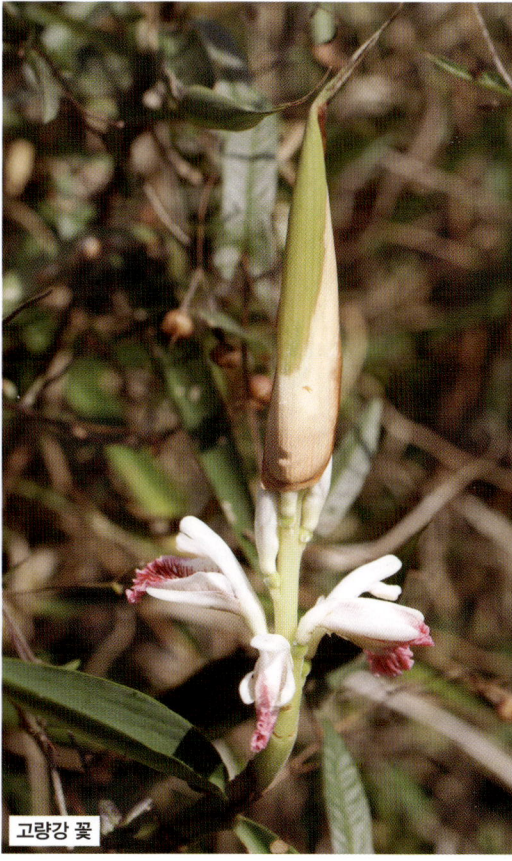
고량강 꽃

동의보감의 효능

- **약재의 조선시대 의서(醫書) 수재** : 고량강은 《동의보감》 탕액편의 풀부(部)와 《방약합편》의 방초(芳草, 향기가 좋은 풀)편에 수재되어 있다.
- **《동의보감》 탕액편의 효능** : 고량강(高良薑, 고량강 뿌리줄기)의 성질은 약간 뜨겁고[微熱] 맛은 맵고[辛] 쓰며[苦] 독이 없다. 위(胃) 속에서 찬 기운이 치미는 것, 곽란(霍亂)으로 토하고 설사하는 것을 낫게 한다. 복통을 멎게 하고 설사, 이질을 치료하며 묵은 식체[宿食]를 내려가게 하고 술독을 풀어준다.
- **《동의보감》 탕액편의 원문**

   고량강(高良薑) : 性熱 味辛苦 無毒. 治胃中冷逆 霍亂吐瀉. 止腹痛 療瀉痢 消宿食 解酒毒.

식약처 공인(公認) 약초

- **약초·약재의 식약처 공정서 수재** : 고량강은 식품의약품안전처의 의약품 공정서인 《대한민국약전(KP)》에 수재되어 있다.
- **약재의 분류** : 식물성 약재
- **약재의 라틴어 생약명** : Alpiniae Officinari Rhizoma
- **약재의 이명 또는 영명** : Alpinia Officinarum Rhizome

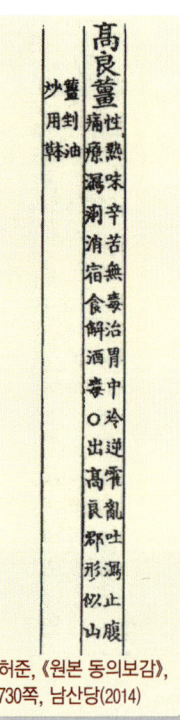

허준, 《원본 동의보감》, 730쪽, 남산당(2014)

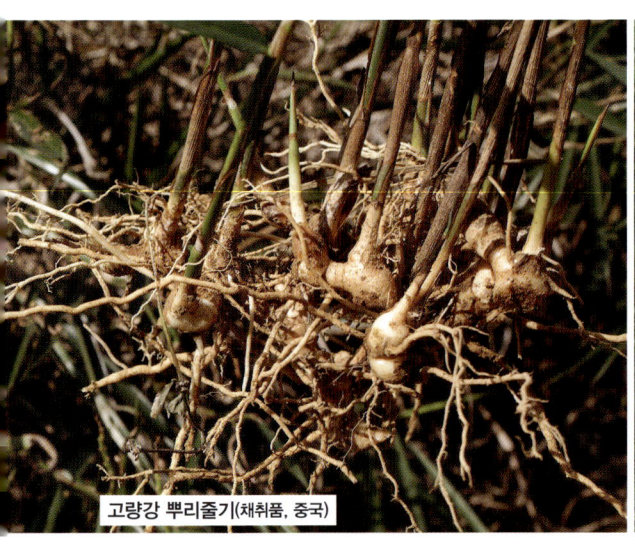

고량강 뿌리줄기(채취품, 중국)

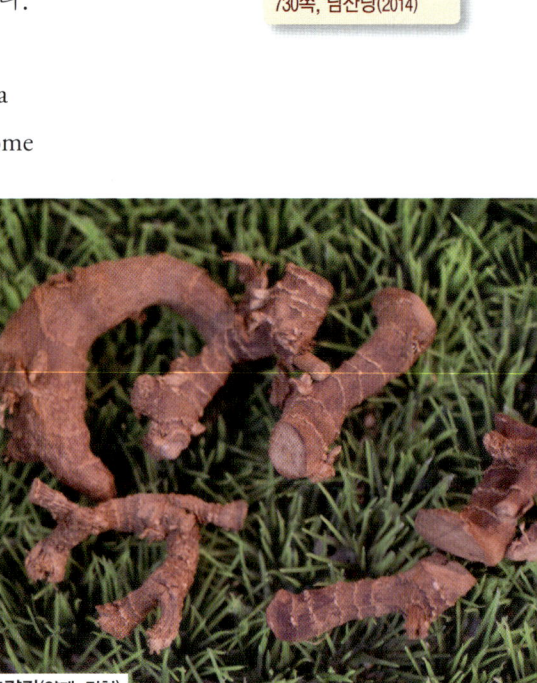

고량강(약재, 전형)

- ■ **약재의 기원** : 이 약(고량강)은 고량강(高良薑) *Alpinia officinarum* Hance(생강과 Zingiberaceae)의 뿌리줄기이다.
- ■ **약재 저장법** : 밀폐용기(고형의 이물이 들어가는 것을 방지하고 내용의약품이 손실되지 않도록 보호할 수 있는 용기)

약재의 효능

- ■ **한방 효능군 분류** : 온리약(溫裏藥, 속을 따뜻하게 하는 약)
- ■ **한방 약미(藥味)와 약성(藥性)** :
  - ✦ **한방 약미** – 맛은 맵다.

  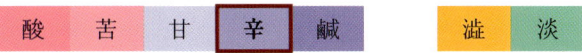

  - ✦ **한방 약성** – 성질은 뜨겁다.

  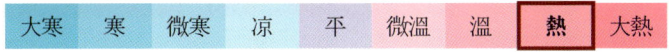

- ■ **한방 작용부위(귀경, 歸經)** : 고량강은 주로 비장, 위장 질환에 영향을 미친다.
- ■ **한방 효능** : 위(胃)를 따뜻하게 하여 구토를 멎게 한다(溫胃止嘔 온위지구). 한사(寒邪)를 없애고 통증을 멎게 한다(散寒止痛 산한지통).
- ■ **약효 해설** : 복부가 차고 아픈 증상에 쓰인다. 음식을 지나치게 많이 먹고 위(胃)에 쌓여 생기는 병증에 사용한다. 음식물이 들어가면 토하는 증상을 치료한다.

북한에서의 효능

- ■ **북한의 약재명** : 량강뿌리
- ■ **약재의 이명** : 고량강
- ■ **효능** : 거한약으로서 비위를 덥혀주고 한을 없애며 소화를 돕고 아픔을 멈춘다.
- ■ **주치** : 비위허한증, 위염, 게우기(구토), 설사에 쓴다.

약용법 ▶ 뿌리줄기 3~6g을 물 800mL에 넣고 달여서 반으로 나누어 아침저녁으로 마신다.

| KHP[대한민국약전외한약(생약)규격집] 수재 약재 |

약재명: 고련피

약초명: 멀구슬나무, 천련

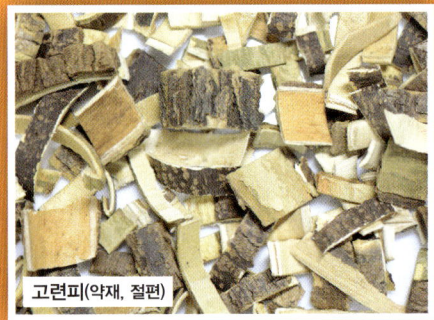
고련피(약재, 절편)

| 한자명 | 苦楝皮　| 약초명 및 학명 | 멀구슬나무 *Melia azedarach* Linné, 천련(川楝) *Melia toosendan* Sieb. et Zucc. | 과명 | 멀구슬나무과(Meliaceae)
| 약용부위 | 나무껍질 또는 뿌리껍질

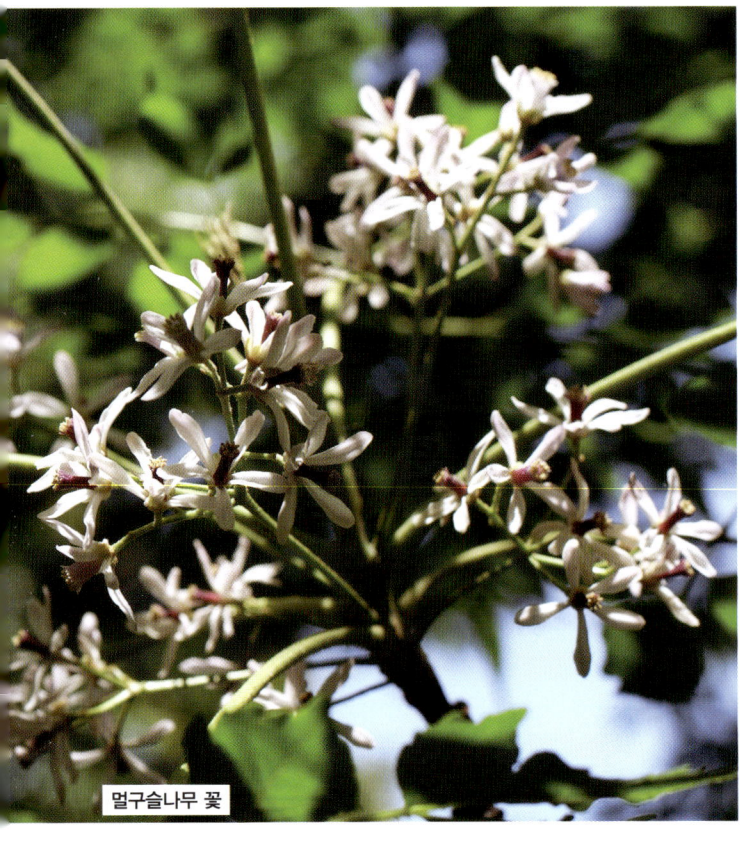
멀구슬나무 꽃

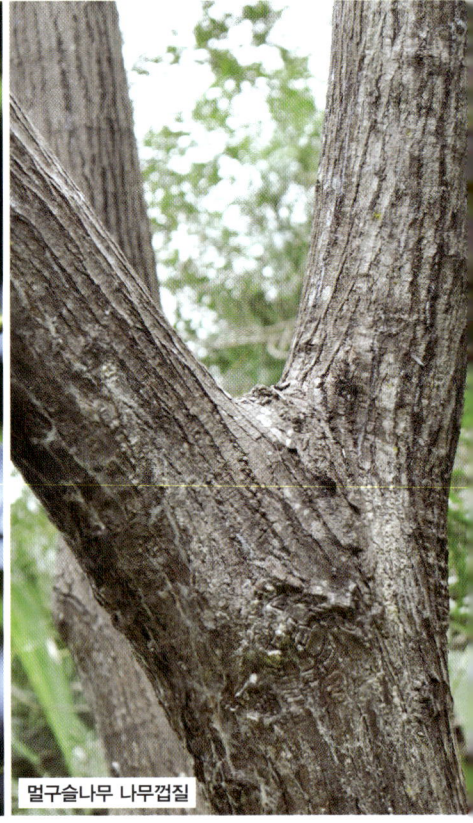
멀구슬나무 나무껍질

동의보감의 효능

- **약재의 조선시대 의서(醫書) 수재** : 고련피는 《동의보감》 탕액편의 나무부(部)와 《방약합편》의 교목(喬木, 줄기가 곧고 굵으며 높이 자라는 나무)편에 수재되어 있다.
- **《동의보감》 탕액편의 효능** : 연근(練根, 멀구슬나무 뿌리)의 성질은 약간 차며[微寒] 맛은 쓰고[苦] 독이 약간 있다. 여러 가지 충을 죽이고 대장을 돕는다.
- **《동의보감》 탕액편의 원문**

    연근(練根) : 性微寒 味苦 微毒. 殺諸蟲 利大腸.

허준, 《원본 동의보감》, 745쪽, 남산당(2014)

식약처 공인(公認) 약초

- **약초·약재의 식약처 공정서 수재** : 고련피는 식품의약품안전처의 의약품 공정서인 《대한민국약전외한약(생약)규격집(KHP)》에 수재되어 있다.
- **약재의 분류** : 식물성 약재
- **약재의 라틴어 생약명** : Meliae Cortex
- **약재의 이명 또는 영명** : 고련근피(苦楝根皮)
- **약재의 기원** : 이 약(고련피)은 멀구슬나무 *Melia azedarach* Linné 또는 천련(川楝) *Melia toosendan* Sieb. et Zucc.(멀구슬나무과 Meliaceae)의 나무껍질 또는 뿌리껍질이다.
- **약재 저장법** : 밀폐용기(고형의 이물이 들어가는 것을 방지하고 내용의약품이 손실되지 않도록 보호할 수 있는 용기)

약재의 효능

- **한방 효능군 분류** : 구충약(驅蟲藥, 소화기 기생충을 구제하는 약)
- **한방 약미(藥味)와 약성(藥性)** :
    + **한방 약미** – 맛은 쓰다.

酸	苦	甘	辛	鹹	澁	淡

    + **한방 약성** – 성질은 차며 독이 있다.

大寒	寒	微寒	凉	平	微溫	溫	熱	大熱

고련피 37

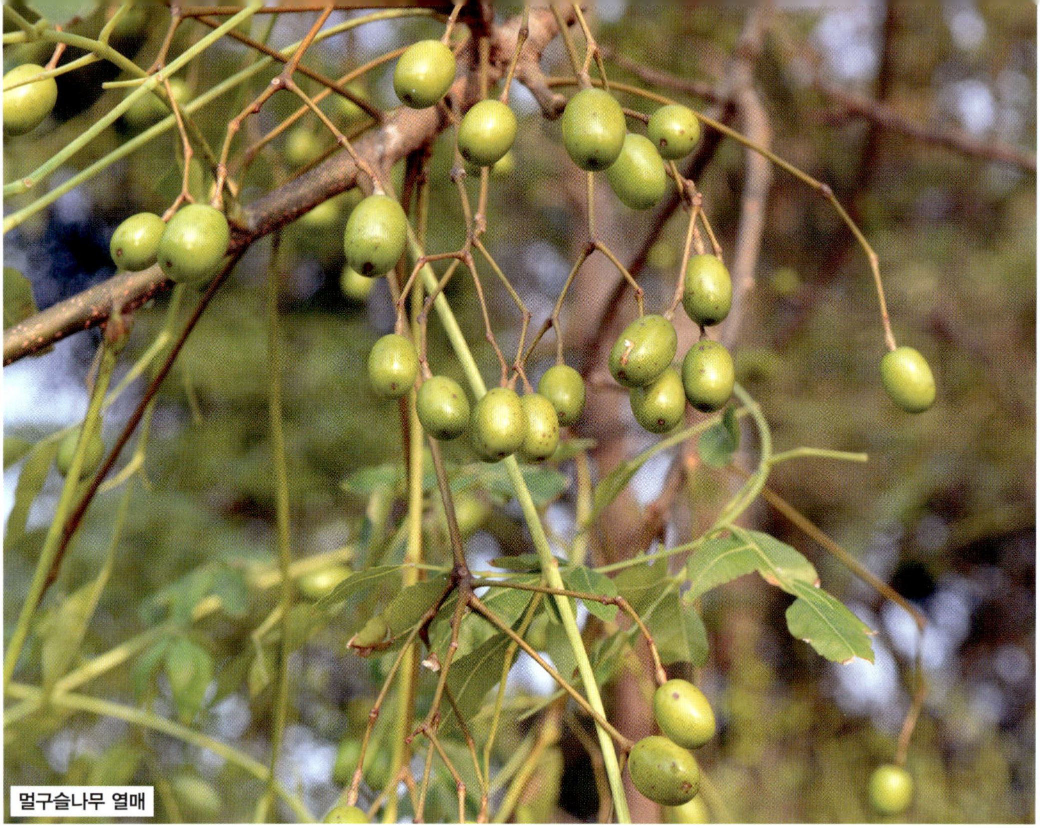

멀구슬나무 열매

- **한방 작용부위(귀경, 歸經)** : 고련피는 주로 간장, 비장, 위장 질환에 영향을 미친다.
- **한방 효능** : 기생충을 죽인다(殺蟲 살충). 가려움증을 없앤다(療痒 요양).
- **약효 해설** : 구충, 항말라리아 작용이 있다. 피임의 약리작용이 있다.

약용법 나무껍질 또는 뿌리껍질 3~6g을 물 800mL에 넣고 달여서 반으로 나누어 아침저녁으로 마신다.

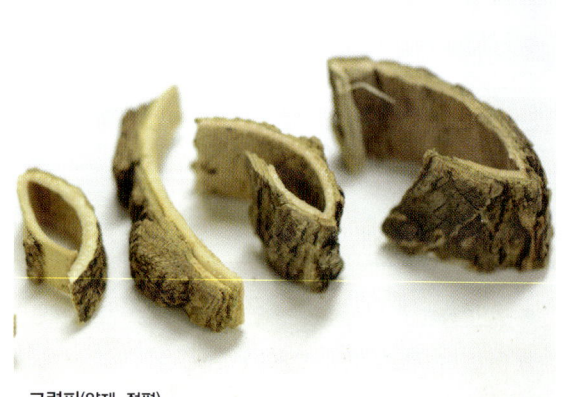

고련피(약재, 절편)

주의사항 임신부 및 간장과 신장 기능이 좋지 않은 사람은 복용을 삼간다.

| KHP[대한민국약전외한약(생약)규격집] 수재 약재 |

약재명
고본

약초명 고본, 중국고본, 요고본

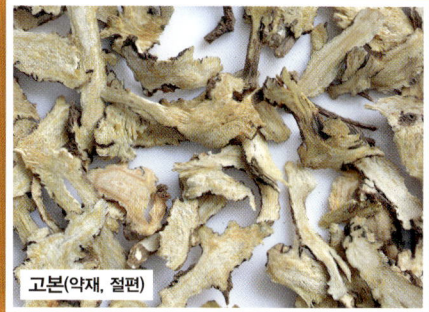
고본(약재, 절편)

|한자명| 藁本　|약초명 및 학명| 고본 *Ligusticum tenuissimum* Kitagawa, 중국고본(中國藁本) *Ligusticum sinense* Oliv., 요고본(遼藁本) *Ligusticum jeholense* Nakai et Kitagawa

|과명| 산형과(Umbelliferae)　|약용부위| 뿌리줄기 및 뿌리

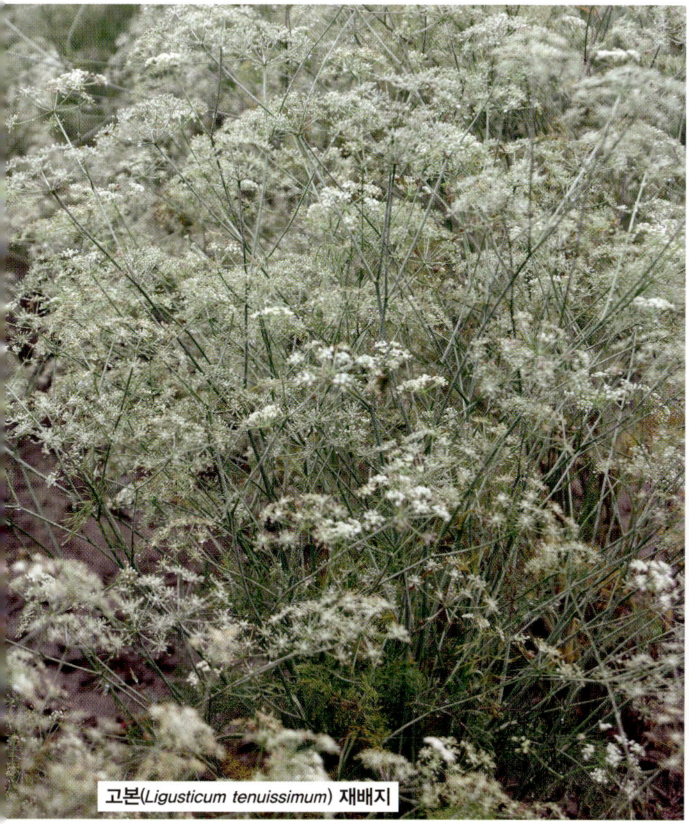

고본(*Ligusticum tenuissimum*) 재배지

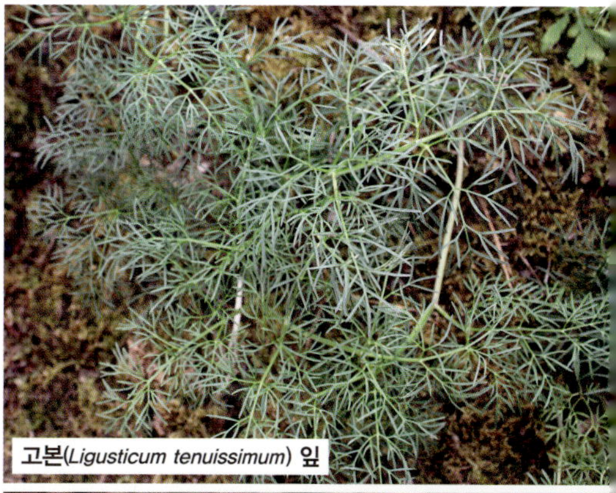

고본(*Ligusticum tenuissimum*) 잎

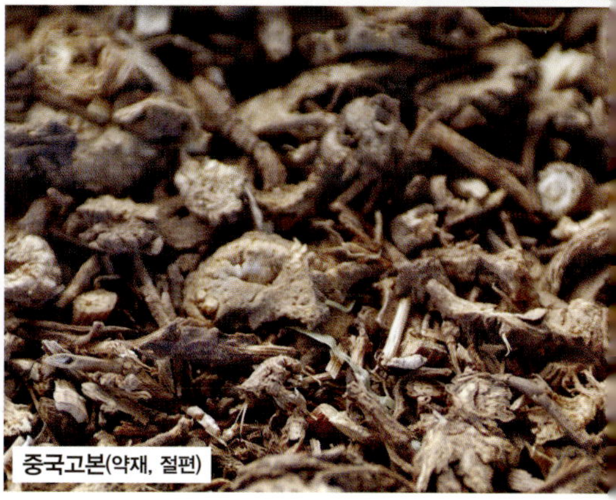

중국고본(약재, 절편)

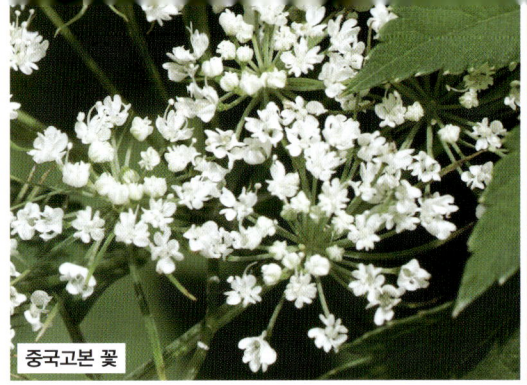
중국고본 꽃

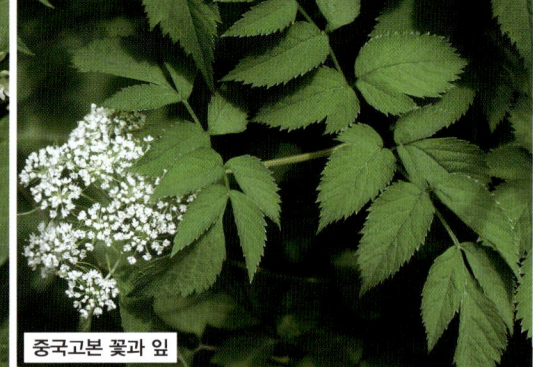
중국고본 꽃과 잎

동의보감의 효능

- **약재의 조선시대 의서(醫書) 수재** : 고본은 《동의보감》 탕액편의 풀부(部)와 《방약합편》의 방초(芳草, 향기가 좋은 풀)편에 수재되어 있다.
- **《동의보감》 탕액편의 효능** : 고본(藁本, 고본 뿌리)의 성질은 약간 따뜻하고[微溫](약간 차다[微寒]고도 한다) 맛은 맵고[辛] 쓰며[苦] 독이 없다. 160가지의 악풍(惡風)을 낫게 하고 바람[風]으로 생긴 두통을 낫게 한다. 안개와 이슬에 상한 것을 물리치고 풍사로 몸이 고달픈 것과 쇠붙이에 다친 상처를 치료한다. 살과 피부를 잘 자라게 하고 안색을 좋게 한다. 주근깨[䵟, 간], 주사비[酒皶], 여드름을 없애준다. 목욕하는 약과 얼굴에 바르는 약으로 만들 수 있다.
- **《동의보감》 탕액편의 원문**

  고본(藁本) : 性微溫[一云微寒] 味辛苦 無毒. 治一百六十種惡風 除風頭痛. 辟霧露 療風邪軃曳 療金瘡. 長肌膚 悅顔色 去面䵟酒皶粉刺 可作沐藥面脂.

허준, 《원본 동의보감》, 729쪽, 남산당(2014)

식약처 공인(公認) 약초

- **약초·약재의 식약처 공정서 수재** : 고본은 식품의약품안전처의 의약품 공정서인 《대한민국약전외한약(생약)규격집(KHP)》에 수재되어 있다.
- **약재의 분류** : 식물성 약재
- **약재의 라틴어 생약명** : Ligustici Tenuissimi Rhizoma et Radix
- **약재의 기원** : 이 약(고본)은 고본 *Ligusticum tenuissimum* Kitagawa, 중국고본(中國藁本) *Ligusticum sinense* Oliv. 또는 요고본(遼藁本) *Ligusticum jeholense* Nakai et Kitagawa(산형과 Umbelliferae)의 뿌리줄기 및 뿌리이다.

- **약재 저장법** : 밀폐용기(고형의 이물이 들어가는 것을 방지하고 내용의약품이 손실되지 않도록 보호할 수 있는 용기)

약재의 효능

- **한방 효능군 분류** : 해표약[解表藥, (땀을 내어) 체표를 풀어주는 약]-발산풍한약(發散風寒藥, 체표에 머물러 있는 차가운 기운을 발산시키는 약)
- **한방 약미(藥味)와 약성(藥性)** :
  - **한방 약미** – 맛은 맵다.

    | 酸 | 苦 | 甘 | **辛** | 鹹 | 澁 | 淡 |

  - **한방 약성** – 성질은 따뜻하다.

    | 大寒 | 寒 | 微寒 | 涼 | 平 | 微溫 | **溫** | 熱 | 大熱 |

- **한방 작용부위(귀경, 歸經)** : 고본은 주로 방광 질환에 영향을 미친다.
- **한방 효능** : 풍사(風邪)를 흩어지게 하고 축축하고 습한 기운을 없앤다(疏風除濕 소풍제습). 한사(寒邪)를 없애고 통증을 멎게 한다(散寒止痛 산한지통).
- **약효 해설** : 팔다리를 잘 쓰지 못하고 마비되며 아픈 증상에 사용한다. 눈이 갑자기 붓고 붉어지며 아픈 증상에 쓰인다. 피부 진균을 억제하는 작용이 있다. 두통, 발열, 콧물 증상에 유효하다.

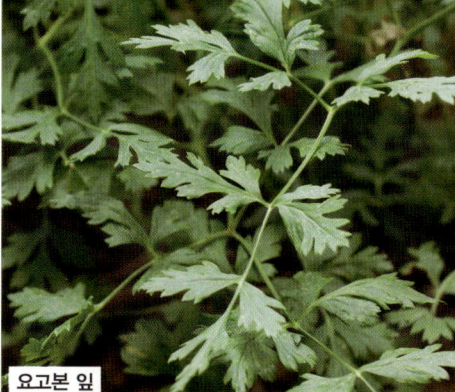
요고본 잎

북한에서의 효능

- **북한의 약재명** : 고본뿌리
- **효능** : 풍한표증약으로서 풍한을 내보내고 아픔을 멈춘다.
- **주치** : 풍한표증, 머리아픔에 쓴다.

약용법 뿌리줄기 및 뿌리 3~10g을 물 800mL에 넣고 달여서 반으로 나누어 아침저녁으로 마신다.

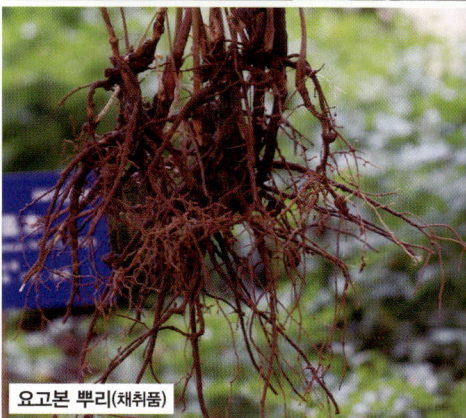
요고본 뿌리(채취품)

고본 41

| KP(대한민국약전) 수재 약재 |

약재명

골쇄보

약초명 곡궐

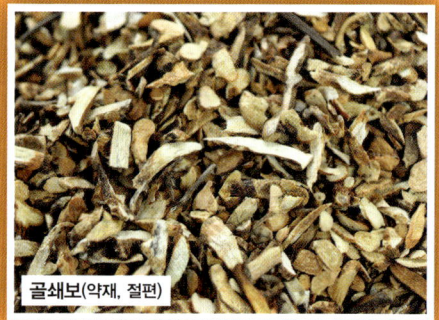
골쇄보(약재, 절편)

| 한자명 | 骨碎補 | 약초명 및 학명 | 곡궐(槲蕨) *Drynaria fortunei* J. Smith | 과명 | 고란초과 (Polypodiaceae) | 약용부위 | 뿌리줄기로서 그대로 또는 비늘조각을 태워 제거한 것

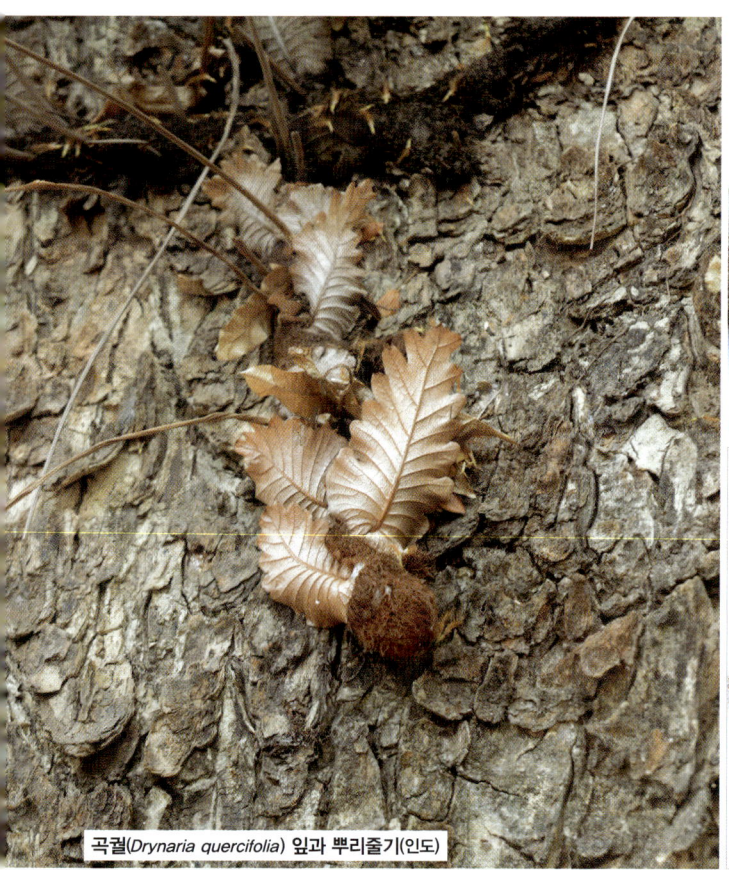
곡궐(*Drynaria quercifolia*) 잎과 뿌리줄기(인도)

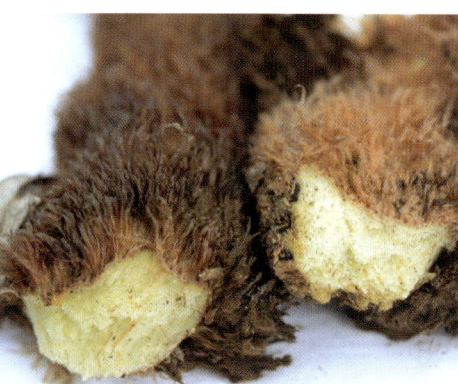
곡궐(*Drynaria quercifolia*) 뿌리줄기(단면, 인도)

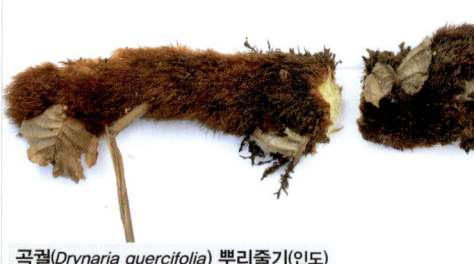
곡궐(*Drynaria quercifolia*) 뿌리줄기(인도)

> **동의보감의 효능**

- **약재의 조선시대 의서(醫書) 수재** : 골쇄보는 《동의보감》 탕액편의 풀부(部)와 《방약합편》의 석초(石草)편에 수재되어 있다.
- **《동의보감》 탕액편의 효능** : 골쇄보(骨碎補, 곡궐 뿌리줄기)의 성질은 따뜻하고[溫](보통이다[平]고도 한다) 맛은 쓰며[苦] 독이 없다. 어혈을 깨뜨리고 지혈시키며 부러진 것을 이어지게 한다. 피부가 헐어 아프고 가려우며 벌겋게 부어 곪는 것을 낫게 한다. 충을 죽인다.
- **《동의보감》 탕액편의 원문**

   골쇄보(骨碎補) : 性溫[一云平] 味苦 無毒. 主破血 止血 補折傷. 治惡瘡蝕爛 殺蟲.

> **식약처 공인(公認) 약초**

- **약초·약재의 식약처 공정서 수재** : 골쇄보는 식품의약품안전처의 의약품 공정서인 《대한민국약전(KP)》에 수재되어 있다.
- **약재의 분류** : 식물성 약재
- **약재의 라틴어 생약명** : Drynariae Rhizoma
- **약재의 이명 또는 영명** : Drynaria Rhizome
- **약재의 기원** : 이 약(골쇄보)은 곡궐(槲蕨) *Drynaria fortunei* J. Smith(고란초과 Polypodiaceae)의 뿌리줄기로서 그대로 또는 비늘조각을 태워 제거한 것이다.
- **약재 저장법** : 밀폐용기(고형의 이물이 들어가는 것을 방지하고 내용의약품이 손실되지 않도록 보호할 수 있는 용기)

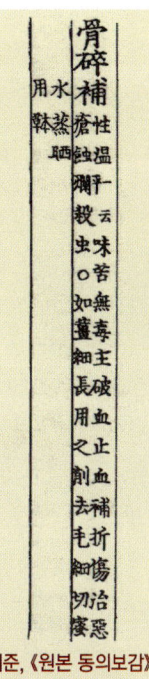

허준, 《원본 동의보감》, 736쪽, 남산당(2014)

> **약재의 효능**

- **한방 효능군 분류** : 보익약(補益藥, 보약)-보양약(補陽藥, 양기를 보하는 약)
- **한방 약미(藥味)와 약성(藥性)** :

   + **한방 약미** – 맛은 쓰다.

酸	**苦**	甘	辛	鹹	澁	淡

   + **한방 약성** – 성질은 따뜻하다.

大寒	寒	微寒	凉	平	微溫	**溫**	熱	大熱

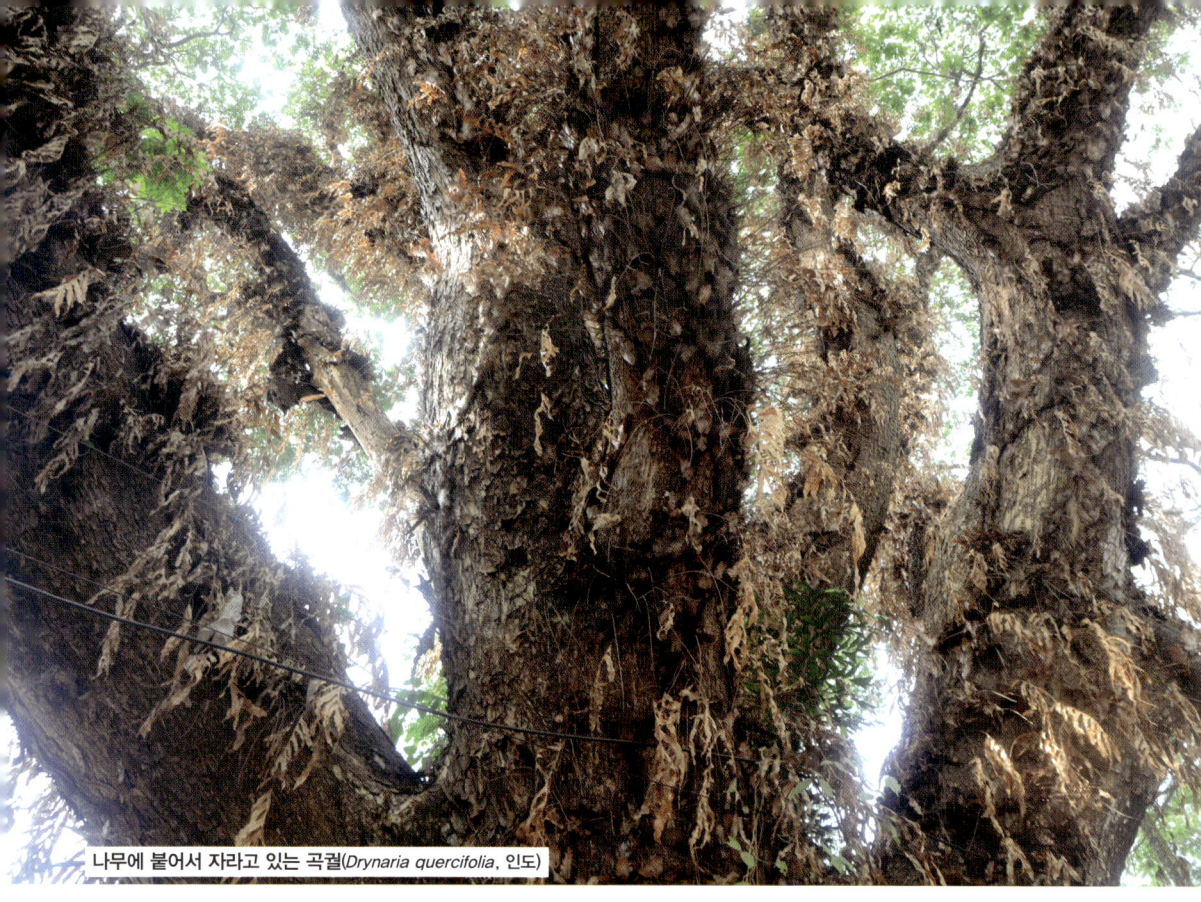

나무에 붙어서 자라고 있는 곡궐(Drynaria quercifolia, 인도)

- **한방 작용부위(귀경, 歸經)** : 골쇄보는 주로 간장, 신장 질환에 영향을 미친다.
- **한방 효능** : 신(腎)을 보하고 뼈를 튼튼하게 한다(補腎强骨 보신강골). 혈액순환을 촉진하고 통증을 멎게 한다(活血止痛 활혈지통).
- **약효 해설** : 힘줄과 뼈가 부러진 것을 낫게 한다. 신장의 기능이 허약해져서 나타나는 요통(腰痛) 치료에 좋다. 귀울림과 소리를 듣지 못하는 증상이 함께 일어나는 것에 사용한다. 잇몸이 패어서 치아 뿌리가 드러나고 이가 흔들리면서 아픈 증상에 효과가 있다. 치통, 원형탈모증에 쓰인다. 만성설사 치료에 도움이 된다. 살갗이 색소가 빠져 하얗게 되는 병증에 외용(外用)한다.

약용법 뿌리줄기 3~9g을 물 800mL에 넣고 달여서 반으로 나누어 아침저녁으로 마신다.

| KHP[대한민국약전외한약(생약)규격집] 수재 약재 |

약재명
곽향

약초명 **배초향**

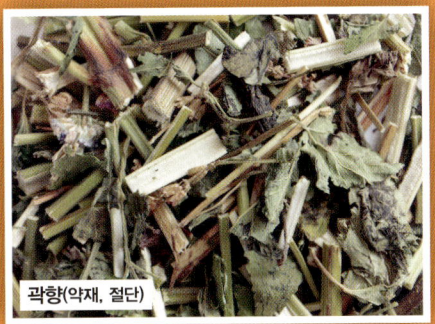
곽향(약재, 절단)

|한자명| 藿香　　|약초명 및 학명| 배초향 *Agastache rugosa* (Fischer et Meyer) O. Kuntze
|과명| 꿀풀과(Labiatae)　　|약용부위| 지상부

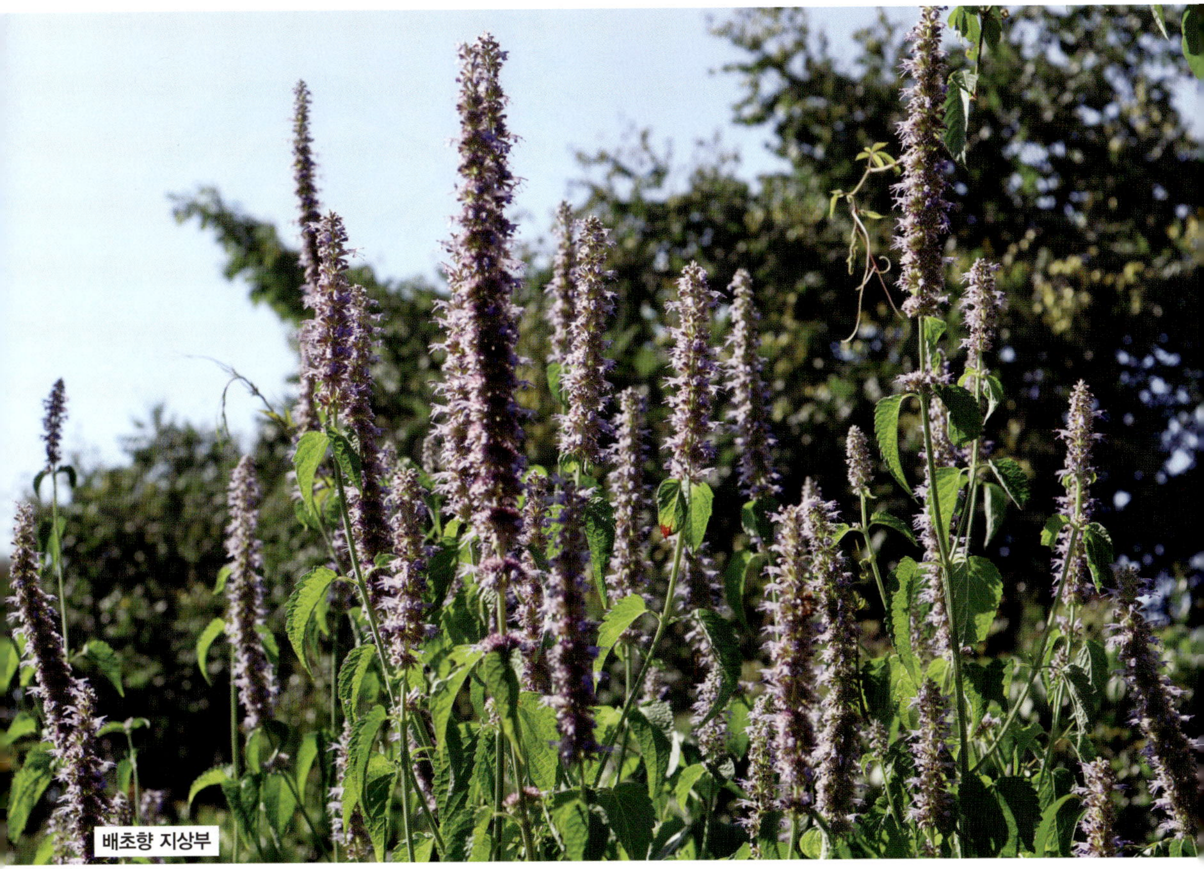

배초향 지상부

곽향 45

동의보감의 효능

- **약재의 조선시대 의서(醫書) 수재** : 곽향은 《동의보감》 탕액편의 나무부(部)와 《방약합편》의 방초(芳草, 향기가 좋은 풀)편에 수재되어 있다.
- **《동의보감》 탕액편의 효능** : 곽향(藿香, 배초향 지상부)의 성질은 약간 따뜻하며[微溫] 맛은 맵고[辛] 독이 없다. 풍수독(風水毒)으로 부은 데 주로 쓴다. 나쁜 기운을 없애고 음식이 체하여 구토하고 설사하는 것을 멎게 한다. 비위(脾胃)병으로 오는 구토와 구역질을 낫게 하는 데 가장 중요한 약이다[治脾胃吐逆爲最要之藥][본초].
- **《동의보감》 탕액편의 원문**

  곽향(藿香) : 性微溫 味辛 無毒. 療風水毒腫. 去惡氣 止霍亂. 治脾胃吐逆爲最要之藥.[本草]

식약처 공인(公認) 약초

- **약초·약재의 식약처 공정서 수재** : 곽향은 식품의약품안전처의 의약품 공정서인 《대한민국약전외한약(생약)규격집(KHP)》에 수재되어 있다.
- **약재의 분류** : 식물성 약재
- **약재의 라틴어 생약명** : Agastachis Herba
- **약재의 이명 또는 영명** : 토곽향(土藿香), 배초향(排草香)
- **약재의 기원** : 이 약(곽향)은 배초향 *Agastache rugosa* (Fischer et Meyer) O. Kuntze(꿀풀과 Labiatae)의 지상부이다.

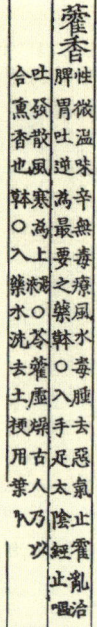

허준, 《원본 동의보감》, 741쪽, 남산당(2014)

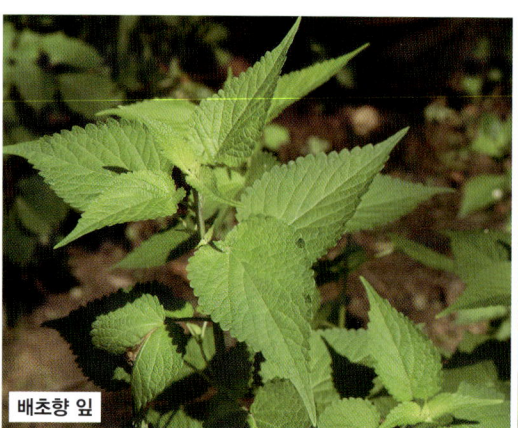

배초향 잎

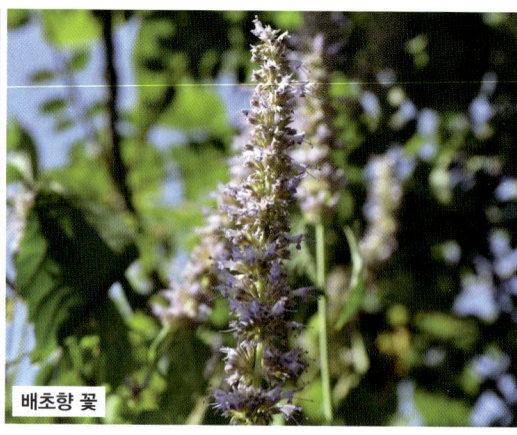

배초향 꽃

- **약재 저장법** : 밀폐용기(고형의 이물이 들어가는 것을 방지하고 내용의약품이 손실되지 않도록 보호할 수 있는 용기)

약재의 효능

- **한방 효능군 분류** : 방향화습약(芳香化濕藥, 방향성이 있어 습기를 제거하는 약)
- **한방 약미(藥味)와 약성(藥性)** :
  + **한방 약미** – 맛은 맵다.

  | 酸 | 苦 | 甘 | **辛** | 鹹 | 澁 | 淡 |

  + **한방 약성** – 성질은 약간 따뜻하다.

  | 大寒 | 寒 | 微寒 | 凉 | 平 | **微溫** | 溫 | 熱 | 大熱 |

- **한방 작용부위(귀경, 歸經)** : 곽향은 주로 폐, 비장, 위장 질환에 영향을 미친다.
- **한방 효능** : 여름철 더위로 인한 표증(表證)을 없앤다(祛暑解表 거서해표). 습기를 없애고 위장을 편안하게 한다(化濕和胃 화습화위).
- **약효 해설** : 여름철 감기, 축농증 치료에 효과가 있다. 오한과 발열이 있으면서 나타나는 두통을 없앤다. 가슴과 배 부위가 결리고 괴로운 증상에 쓰인다. 입냄새 제거에 좋다. 복부창만, 식욕부진에 유효하다. 구토, 설사, 이질을 치료하다.

북한에서의 효능

- **북한의 약재명** : 방아풀
- **약재의 이명** : 곽향
- **효능** : 거서약으로서 땀을 내고 서습을 없애며 비위의 기를 잘 통하게 하고 게우기(구토)를 멈춘다.
- **주치** : 서습증, 여름철감기, 입맛이 없고 소화가 잘 안되며 배가 불어나고 아픈데, 게우기(구토), 설사, 태동불안에 쓴다.

약용법 지상부 6~10g을 물 800mL에 넣고 달여서 반으로 나누어 아침저녁으로 마시거나 또는 가루나 환(丸)으로 만들어 복용한다. 외용할 때는 적당량을 짓찧어서 환부에 붙인다.

| KP(대한민국약전) 수재 약재 |

약재명
괄루인

약초명 하늘타리, 쌍변괄루

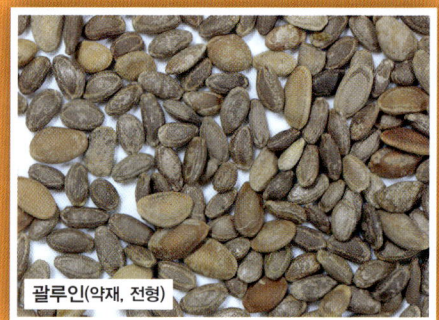
괄루인(약재, 전형)

|한자명| 栝樓仁 |약초명 및 학명| 하늘타리 *Trichosanthes kirilowii* Maximowicz, 쌍변괄루(雙邊栝樓) *Trichosanthes rosthornii* Harms |과명| 박과(Cucurbitaceae) |약용부위| 잘 익은 씨

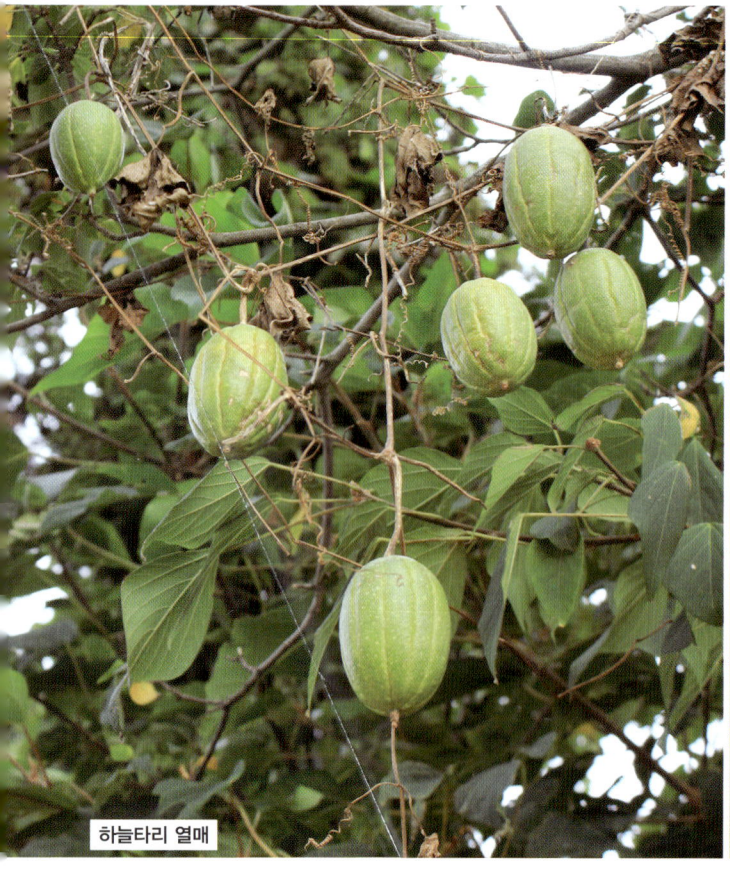
하늘타리 열매

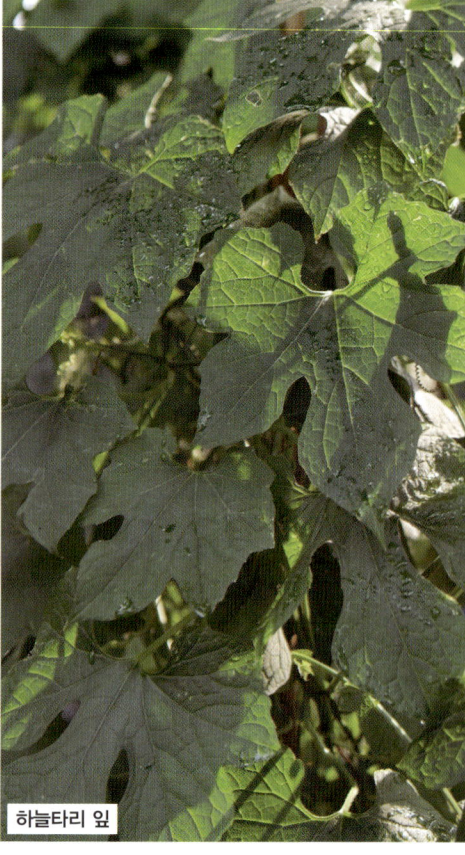
하늘타리 잎

동의보감의 효능

- **약재의 조선시대 의서(醫書) 수재** : 괄루인은 《동의보감》 탕액편의 풀부(部)와 《방약합편》의 만초(蔓草, 덩굴풀)편에 수재되어 있다.
- **《동의보감》 탕액편의 효능** : 과루인(瓜蔞仁, 하늘타리 씨)은 하늘타리 열매 속에 있는 씨다. 성질은 윤기가 나고[潤] 맛은 달다[甘]. 폐를 보한다. 윤기는 기를 내리게 한다[潤能降氣]. 가슴에 담화(痰火)가 있을 때 달고 완화하며[甘緩] 윤택하고 내리는[潤下] 약으로 도와주면 담(痰)은 저절로 내려간다. 그러므로 이 약은 기침을 낫게 하는 데 중요한 약이다[단심].
- **《동의보감》 탕액편의 원문**

  과루인(瓜蔞仁) : 卽瓜蔞實中之子也. 性潤味甘 能補肺. 潤能降氣. 胸有痰火者 得甘緩潤下之助 則痰自降 宜爲治嗽要藥也. [丹心]

허준, 《원본 동의보감》, 726쪽, 남산당(2014)

식약처 공인(公認) 약초

- **약초·약재의 식약처 공정서 수재** : 괄루인은 식품의약품안전처의 의약품 공정서인 《대한민국약전(KP)》에 수재되어 있다.
- **약재의 분류** : 식물성 약재

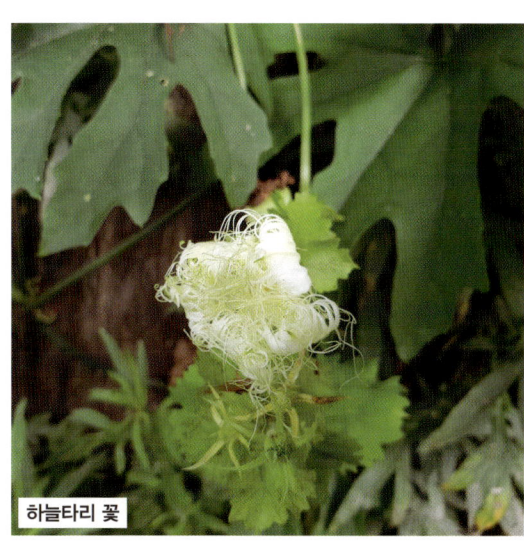

하늘타리 꽃

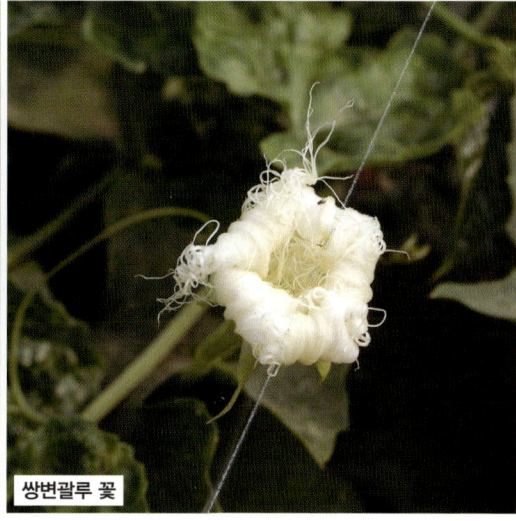

쌍변괄루 꽃

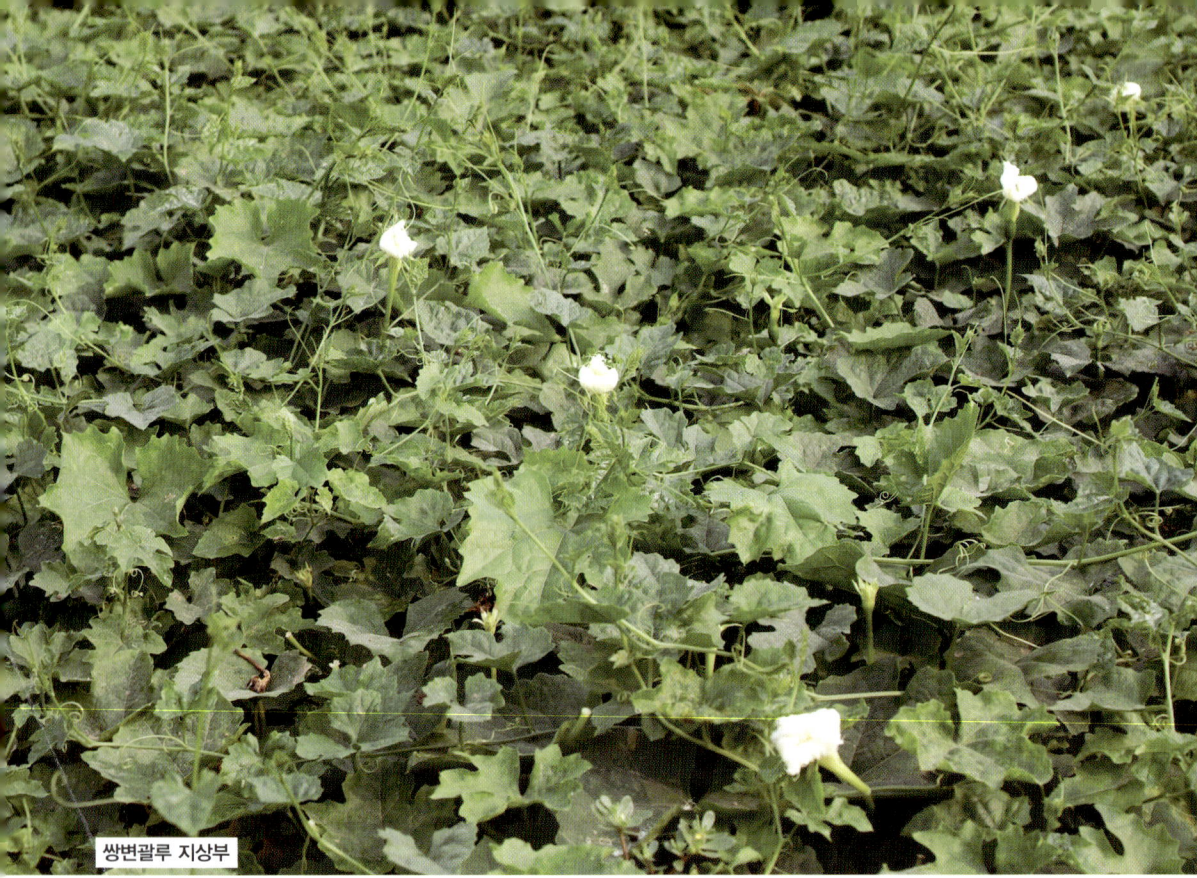

쌍변괄루 지상부

- 약재의 라틴어 생약명 : Trichosanthis Semen
- 약재의 이명 또는 영명 : 과루자, Trichosanthes Seed
- 약재의 기원 : 이 약(괄루인)은 하늘타리 *Trichosanthes kirilowii* Maximowicz 또는 쌍변괄루(雙邊栝樓) *Trichosanthes rosthornii* Harms(박과 Cucurbitaceae)의 잘 익은 씨이다.
- 약재 저장법 : 밀폐용기(고형의 이물이 들어가는 것을 방지하고 내용의약품이 손실되지 않도록 보호할 수 있는 용기)

기원식물의 해설 KP에는 괄루인의 기원식물을 '하늘타리'로 표기하고 있다. 국가표준식물목록에는 *Trichosanthes kirilowii* Maxim.의 식물명을 '하늘타리'로 추천하고 있다.

약재의 효능

- 한방 효능군 분류 : 화담지해평천약(化痰止咳平喘藥, 담음을 없애고 기침을 멈추며 천식을 안정시키는 약)-청화열담약(淸化熱痰藥, 뜨거운 담음을 없애는 약)

- 한방 약미(藥味)와 약성(藥性) :
  + **한방 약미** – 맛은 달다.

酸	苦	甘	辛	鹹	澁	淡

  + **한방 약성** – 성질은 차다.

大寒	寒	微寒	凉	平	微溫	溫	熱	大熱

- **한방 작용부위(귀경, 歸經)** : 괄루인은 주로 폐, 위장, 대장 질환에 영향을 미친다.
- **한방 효능** : 폐를 촉촉하게 하고 가래를 없앤다(潤肺化痰 윤폐화담). 대변이 잘 나오게 한다(滑腸通便 활장통변).
- **약효 해설** : 건조한 기침을 하면서 가래가 끈끈하게 나오는 증상에 쓰인다. 장(腸)의 진액이 부족하여 대변을 보기 어려운 증상에 사용한다. 젖의 부족을 치료한다. 열기로 고갈된 폐의 진액을 보충하여 윤택하게 한다.

북한에서의 효능

- **북한의 약재명** : 하늘타리씨
- **약재의 이명** : 과루인
- **효능** : 화담약으로서 열을 내리우고 가래를 삭이며 폐를 눅여주고 기침을 멈추며 대변을 잘 누게 한다.
- **주치** : 열담으로 기침하는데, 조담으로 기침하는데, 마른기침, 변비에 쓴다.

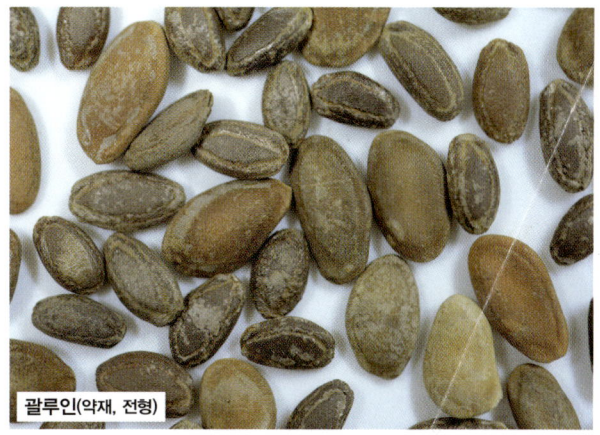

괄루인(약재, 전형)

약용법 씨 9~15g을 물 800mL에 넣고 달여서 반으로 나누어 아침저녁으로 마신다.

주의사항 천오(川烏), 초오(草烏), 부자(附子)와 함께 사용하면 안 된다.

| KP(대한민국약전) 수재 약재 |

약재명
괴화

약초명 회화나무

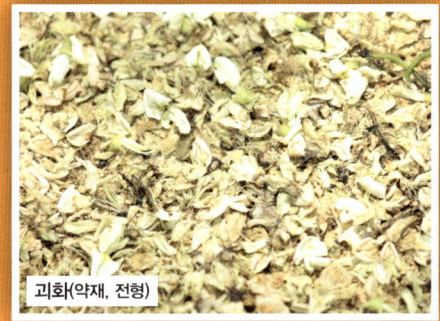
괴화(약재, 전형)

|한자명| 槐花　　|약초명 및 학명| 회화나무 *Sophora japonica* Linné　　|과명| 콩과(Leguminosae)
|약용부위| 꽃봉오리와 꽃

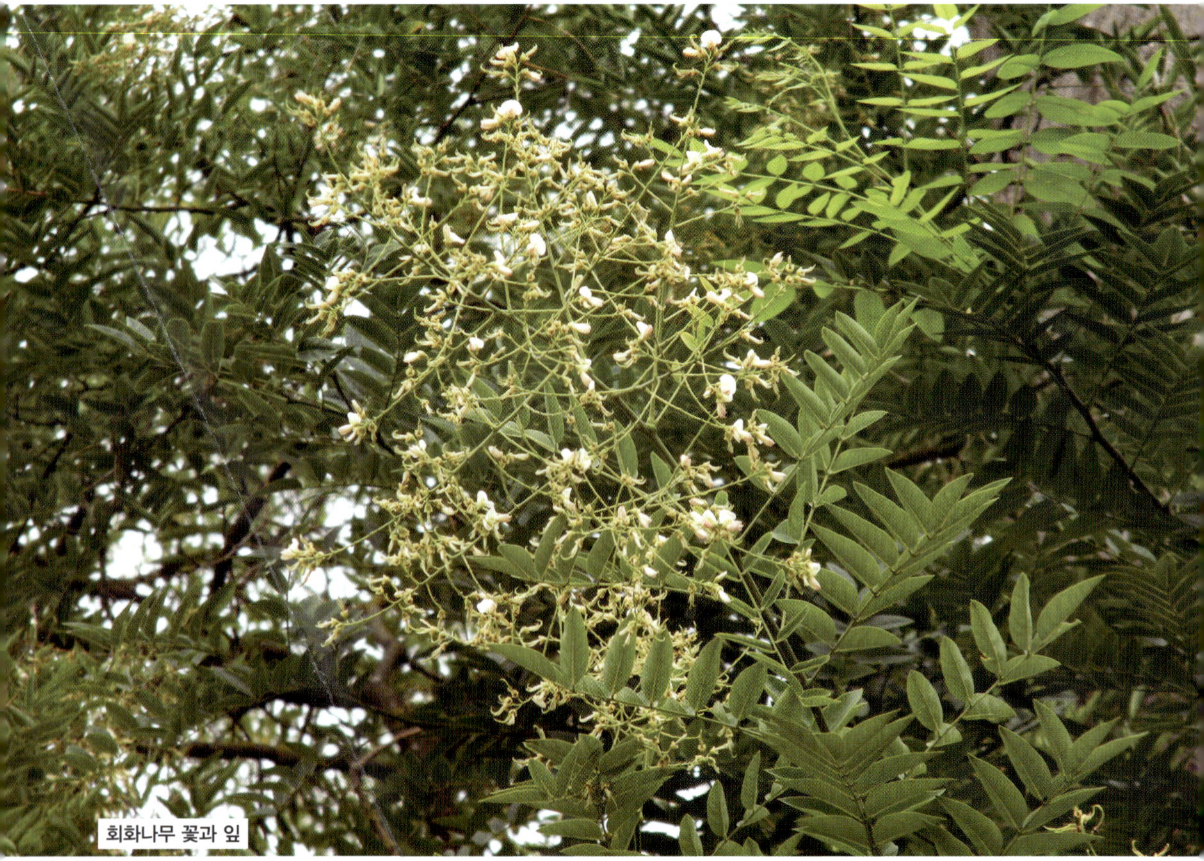

회화나무 꽃과 잎

동의보감의 효능

- **약재의 조선시대 의서(醫書) 수재** : 괴화는 《동의보감》 탕액편의 나무부(部)와 《방약합편》의 교목(喬木, 줄기가 곧고 굵으며 높이 자라는 나무)편에 수재되어 있다.
- **《동의보감》 탕액편의 효능** : 괴화(槐花, 회화나무 꽃)는 다섯 가지 치질[五痔]과 가슴앓이[心痛]를 낫게 한다. 배 속의 벌레를 죽이고 치질[腸風, 장풍]로 피를 쏟는 것, 적백이질을 치료하고 대장의 열을 식힌다. 약간 볶아서 쓴다. 괴아(槐鵝)라고도 한다[본초].
- **《동의보감》 탕액편의 원문**

   괴화(槐花) : 治五痔心痛 殺腹藏蟲 幷腸風瀉血 幷赤白痢 凉大腸熱. 微炒用. 一名槐鵝.[本草]

식약처 공인(公認) 약초

- **약초·약재의 식약처 공정서 수재** : 괴화는 식품의약품안전처의 의약품 공정서인 《대한민국약전(KP)》에 수재되어 있다.
- **약재의 분류** : 식물성 약재
- **약재의 라틴어 생약명** : Sophorae Flos

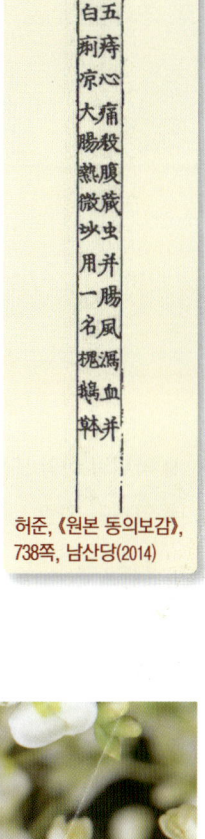

허준, 《원본 동의보감》, 738쪽, 남산당(2014)

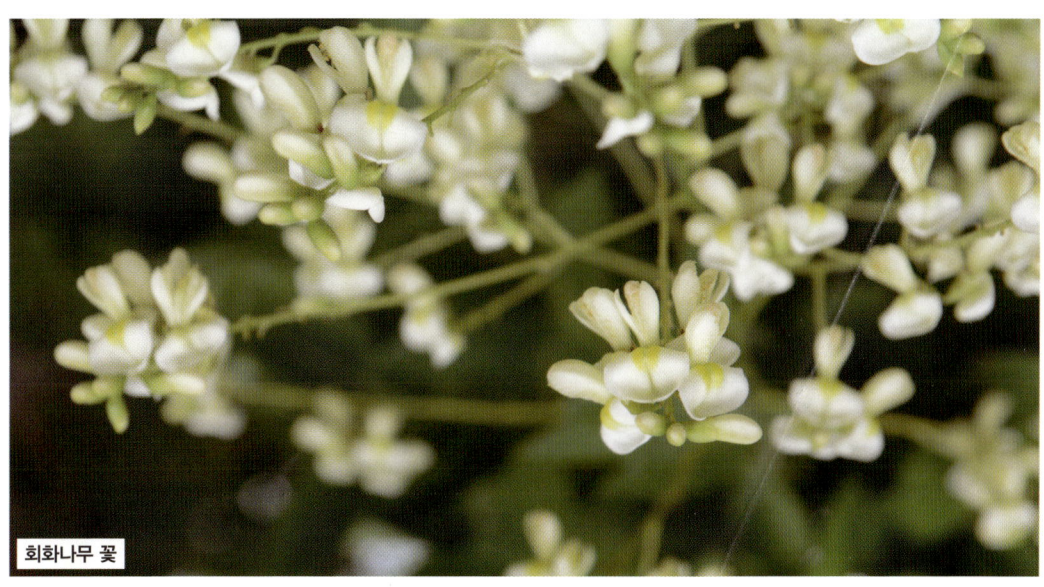

회화나무 꽃

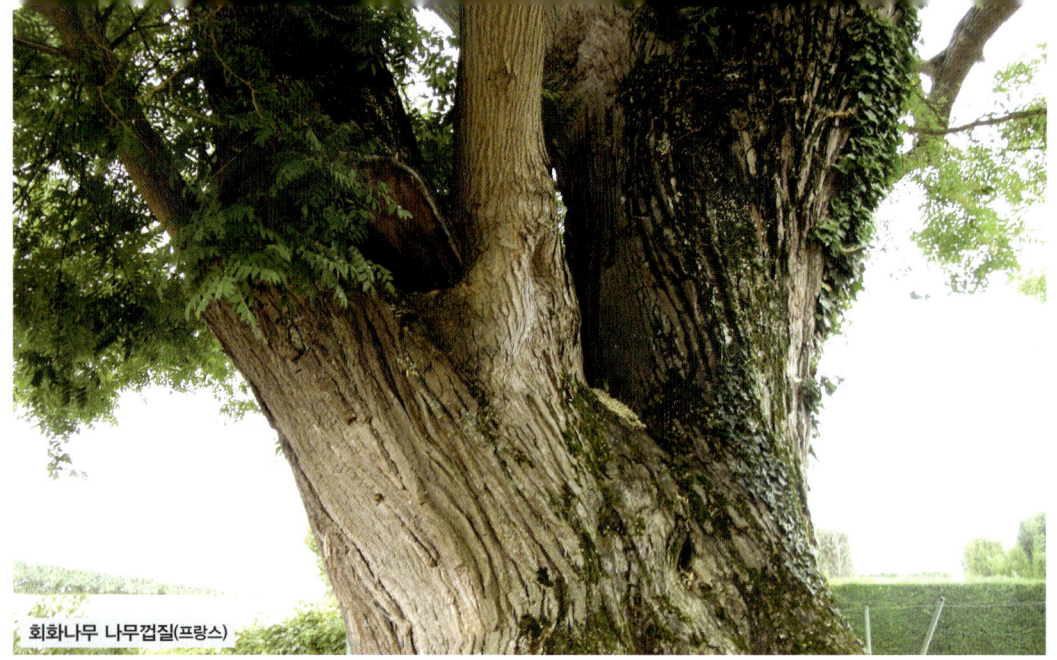

회화나무 나무껍질(프랑스)

- **약재의 이명 또는 영명** : Sophora Flower
- **약재의 기원** : 이 약(괴화)은 회화나무 *Sophora japonica* Linné(콩과 Leguminosae)의 꽃봉오리와 꽃이다.
- **약재 저장법** : 밀폐용기(고형의 이물이 들어가는 것을 방지하고 내용의약품이 손실되지 않도록 보호할 수 있는 용기)

기원식물의 해설   여름철에 회화나무의 꽃이 활짝 피었을 때 채취하여 말린 것을 '괴화(槐花)'라고 부르고, 꽃봉오리 상태일 때 채취하여 즉시 말려 이물질을 제거한 것을 흔히 '괴미(槐米)'라고 한다.

약재의 효능

- **한방 효능군 분류** : 지혈약(止血藥)-양혈지혈약(涼血止血藥, 혈열을 식히고 지혈하는 약)
- **한방 약미(藥味)와 약성(藥性)** :
  + **한방 약미** – 맛은 쓰다.

    | 酸 | **苦** | 甘 | 辛 | 鹹 | 澁 | 淡 |

  + **한방 약성** – 성질은 약간 차다.

    | 大寒 | 寒 | **微寒** | 涼 | 平 | 微溫 | 溫 | 熱 | 大熱 |

- **한방 작용부위(귀경, 歸經)** : 괴화는 주로 간장, 대장 질환에 영향을 미친다.
- **한방 효능** : 혈열(血熱)을 식히고 지혈한다(凉血止血 양혈지혈). 간화(肝火)를 식힌다(淸肝瀉火 청간사화).
- **약효 해설** : 간열(肝熱)로 인해 눈이 붉어지고 아픈 병증에 사용한다. 머리가 아프고 어지러운 증상에 쓰인다. 혈변(血便), 토혈, 코피를 멎게 한다. 여성의 부정기 자궁출혈에 유효하다. 고혈압, 중풍의 예방 효능이 있다. 주성분 플라보노이드인 rutin은 모세혈관 강화 작용이 있다.

북한에서의 효능

- **북한의 약재명** : 홰나무꽃망울
- **약재의 기원** : 이 약은 회화나무(*Sophora japonica* L.)의 꽃망울이다.
- **약재의 이명** : 괴미
- **효능** : 피멎이약으로서 열을 내리우고 혈열을 없애며 출혈을 멈춘다.
- **주치** : 출혈, 혈리, 눈에 피진데, 고혈압, 자반병에 쓴다.

약용법 꽃 5~10g을 물 800mL에 넣고 달여서 반으로 나누어 아침저녁으로 마신다.

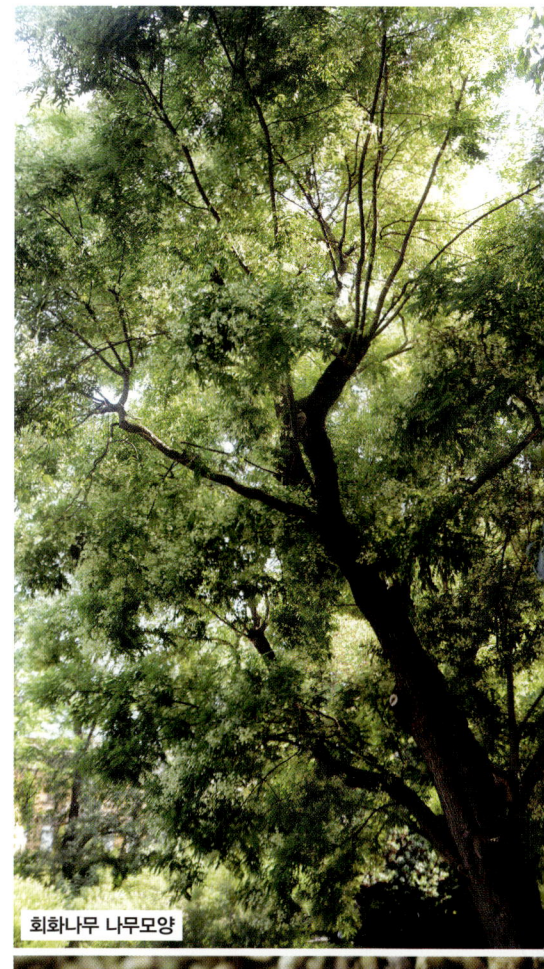

회화나무 나무모양

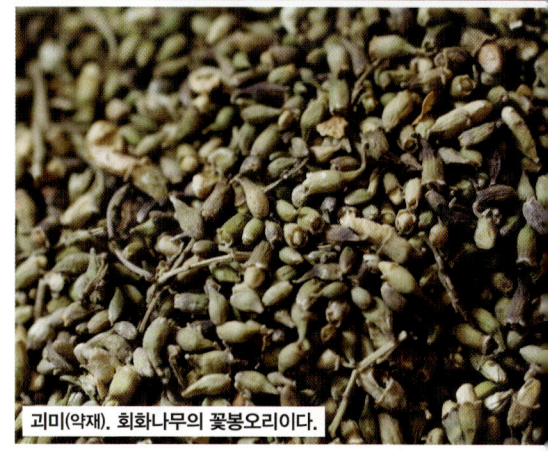

괴미(약재). 회화나무의 꽃봉오리이다.

| KHP[대한민국약전외한약(생약)규격집] 수재 약재 |

약재명
구자

약초명: 부추

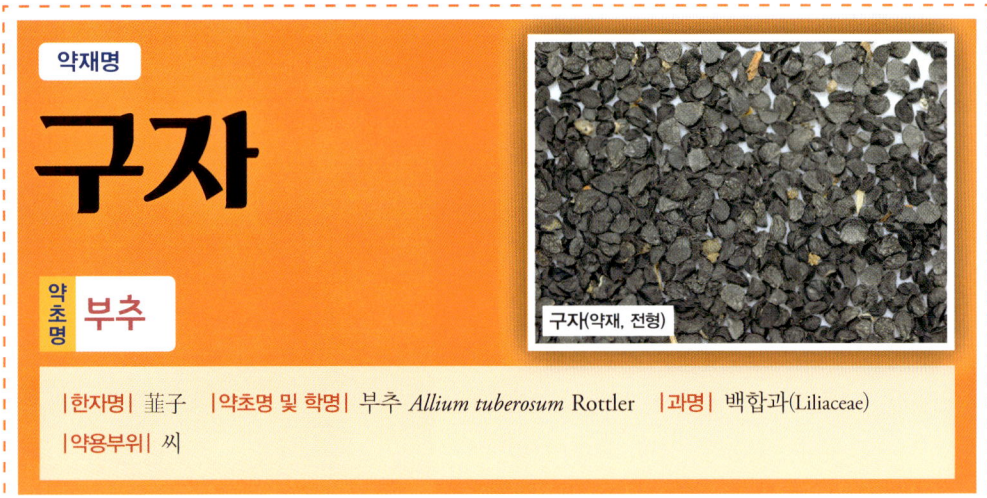

구자(약재, 전형)

|한자명| 韭子 |약초명 및 학명| 부추 *Allium tuberosum* Rottler |과명| 백합과(Liliaceae)
|약용부위| 씨

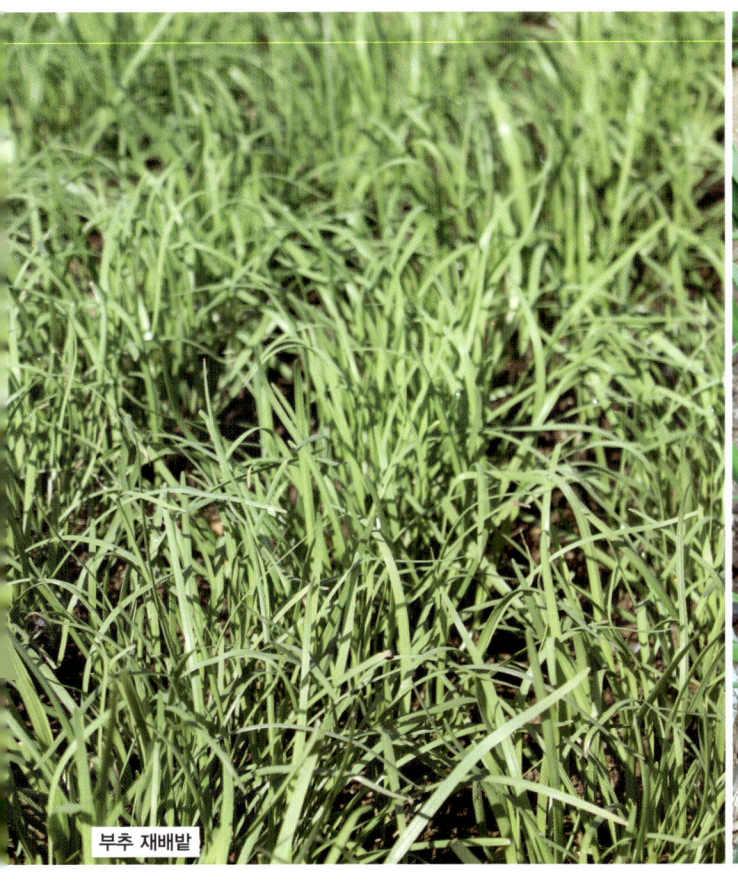

부추 재배밭

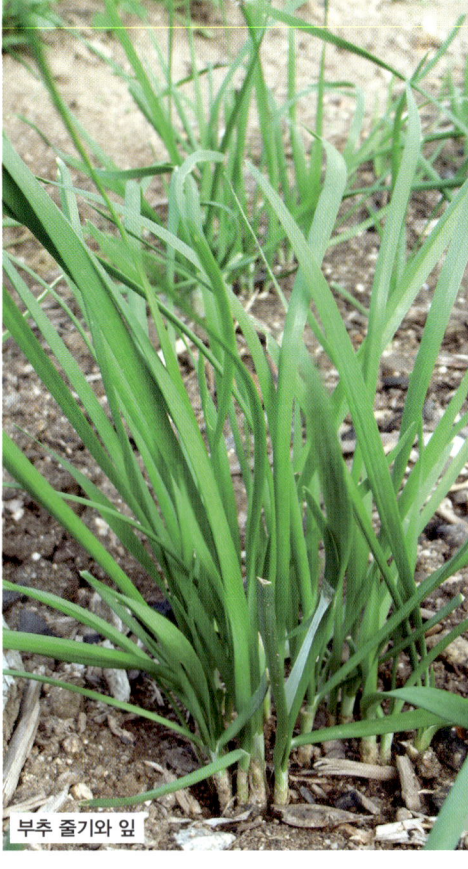

부추 줄기와 잎

동의보감의 효능

- **약재의 조선시대 의서(醫書) 수재** : 구자는 《동의보감》 탕액편의 채소부(部)와 《방약합편》의 훈신채(葷辛菜, 매운맛이 나는 채소)편에 수재되어 있다.

- **《동의보감》 탕액편의 효능** : 구채자(韭菜子, 부추 씨)는 성질이 따뜻하다[煖]. 꿈을 꾸면서 정액이 배설되는 것과 소변에 정액이 섞여 나오는 것을 치료한다. 허리와 무릎을 따뜻하게 하고 양기(陽氣)를 세게 한다. 정(精)이 새어 나가는 것을 치료하는 데 매우 좋다. 약에 넣을 때는 약간 볶아서 쓴다[본초].

- **《동의보감》 탕액편의 원문**

  구채자(韭菜子) : 性煖. 主夢泄精尿白. 煖腰膝 壯陽道 療精滑 甚良. 入藥 微炒用之.[本草]

식약처 공인(公認) 약초

- **약초·약재의 식약처 공정서 수재** : 구자는 식품의약품안전처의 의약품 공정서인 《대한민국약전외한약(생약)규격집(KHP)》에 수재되어 있다.

허준, 《원본 동의보감》, 717쪽, 남산당(2014)

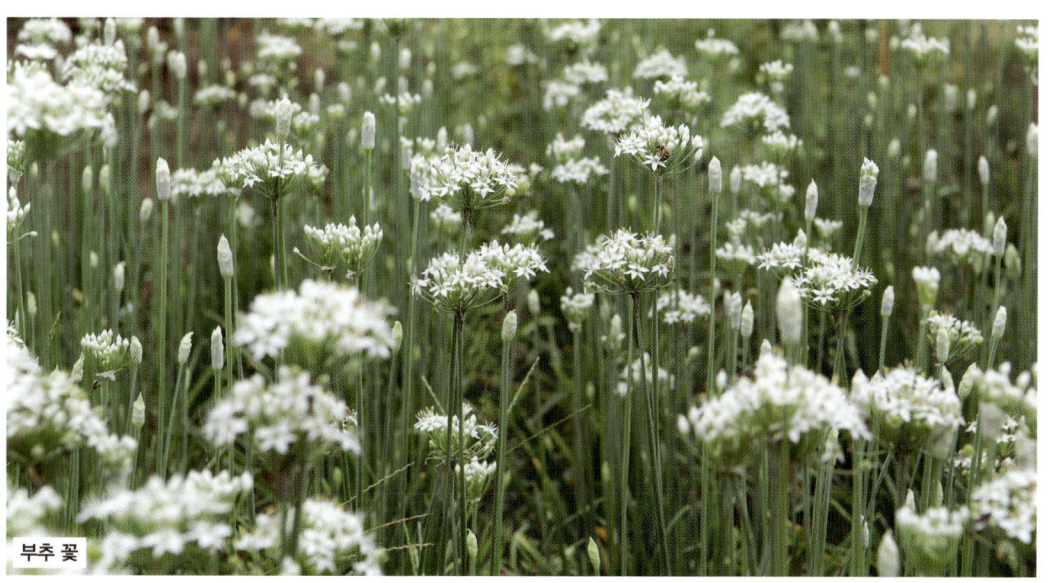

부추 꽃

- **약재의 분류** : 식물성 약재
- **약재의 라틴어 생약명** : Allii Tuberosi Semen
- **약재의 이명 또는 영명** : 가구자(家韭子)
- **약재의 기원** : 이 약(구자)은 부추 *Allium tuberosum* Rottler(백합과 Liliaceae)의 씨이다.
- **약재 저장법** : 밀폐용기(고형의 이물이 들어가는 것을 방지하고 내용의약품이 손실되지 않도록 보호할 수 있는 용기)

약재의 효능

- **한방 효능군 분류** : 보익약(補益藥, 보약)-보양약(補陽藥, 양기를 보하는 약)
- **한방 약미(藥味)와 약성(藥性)** :
    - **한방 약미** – 맛은 달고 맵다.

    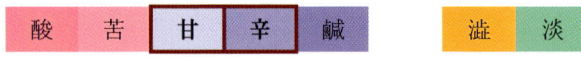

    - **한방 약성** – 성질은 따뜻하다.

    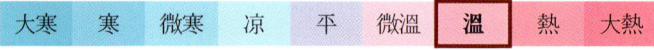

- **한방 작용부위(귀경, 歸經)** : 구자는 주로 간장, 신장 질환에 영향을 미친다.
- **한방 효능** : 간(肝)과 신(腎)을 보한다(補益肝腎 보익간신). 양기(陽氣)를 강건하게 하고 정액 배출을 억제한다(壯陽固精 장양고정).
- **약효 해설** : 간(肝), 신(腎)의 기능을 돕는다. 무릎과 허리가 아픈 증상을 개선한다. 발기부전과 무의식중에 정액이 몸 밖으로 나오는 증상에 사용한다. 소변이 저절로 나와 자주 소변을 보는 증상을 치료한다. 자궁에서 분비물이 나오는 증상을 낫게 한다.

북한에서의 효능

- **북한의 약재명** : 부추씨
- **효능** : 보양약으로서 간과 신을 보하고 양을 보한다.
- **주치** : 유정, 양위증, 유뇨, 허리와 무릎이 시리고 아픈데, 딸꾹질에 쓴다.

약용법 씨 6~12g을 물 800mL에 넣고 달여서 반으로 나누어 아침저녁으로 마시거나 또는 가루나 환(丸)으로 만들어 복용한다.

| KP(대한민국약전) 수재 약재 |

약재명

구척

약초명 금모구척

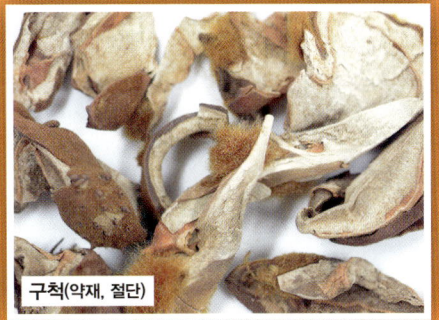
구척(약재, 절단)

| 한자명 | 狗脊 | 약초명 및 학명 | 금모구척(金毛狗脊) *Cibotium barometz* J. Smith
| 과명 | 구척과(Dicksoniaceae) | 약용부위 | 뿌리줄기

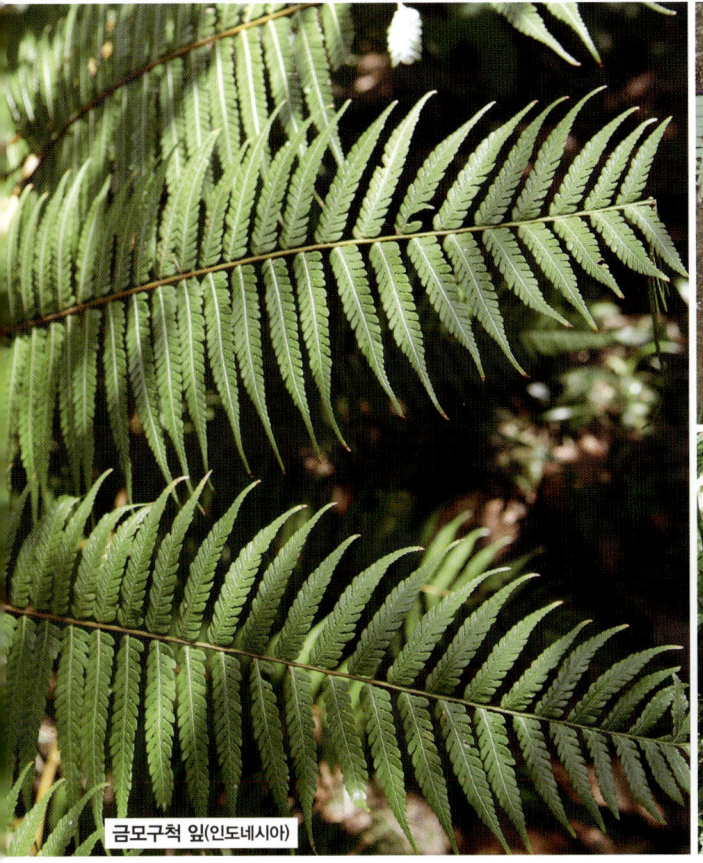
금모구척 잎(인도네시아)

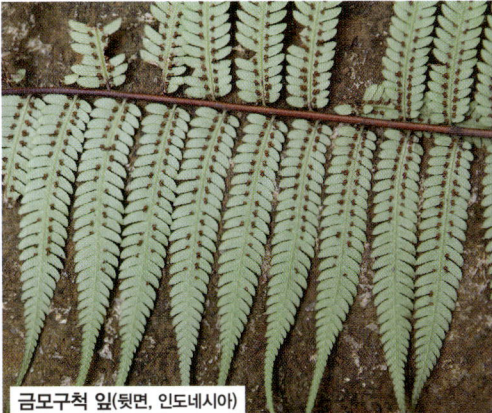
금모구척 잎(뒷면, 인도네시아)

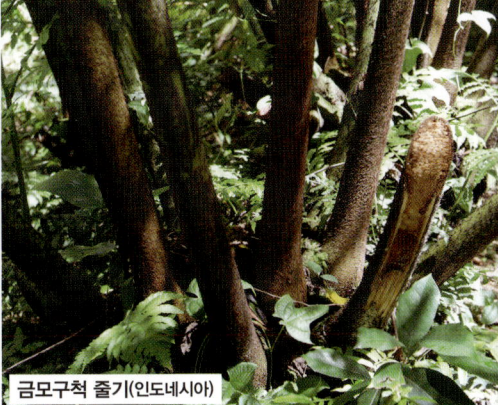
금모구척 줄기(인도네시아)

동의보감의 효능

- **약재의 조선시대 의서(醫書) 수재** : 구척은 《동의보감》 탕액편의 풀부(部)와 《방약합편》의 산초(山草)편에 수재되어 있다.
- **《동의보감》 탕액편의 효능** : 구척(狗脊, 금모구척 뿌리줄기)의 성질은 보통이고[平](약간 따뜻하다[微溫]고도 한다) 맛은 쓰고[苦] 달며[甘](맵다[辛]고도 한다) 독이 없다. 독풍(毒風)으로 다리에 힘이 없는 것, 풍한습으로 뼈마디가 아프고 손발이 저린 것, 신기(腎氣)가 허약하여 허리와 무릎이 뻣뻣하면서 아픈 것을 치료한다. 노인에게 매우 좋으며 소변이 조절되지 않는 것을 치료한다.
- **《동의보감》 탕액편의 원문**

  구척(狗脊) : 性平[一云微溫] 味苦甘[一云辛] 無毒. 治毒風 軟脚風寒濕痺 腎氣虛弱 腰膝强痛. 頗利老人 療失尿不節.

식약처 공인(公認) 약초

- **약초·약재의 식약처 공정서 수재** : 구척은 식품의약품안전처의 의약품 공정서인 《대한민국약전(KP)》에 수재되어 있다.

허준, 《원본 동의보감》, 728쪽, 남산당(2014)

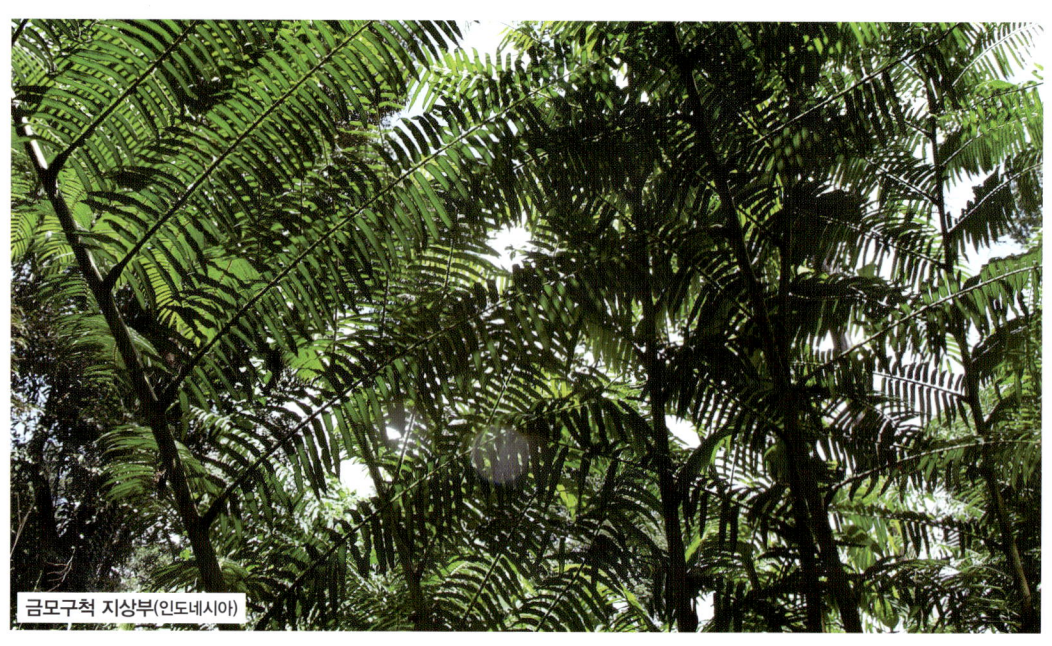

금모구척 지상부(인도네시아)

- **약재의 분류** : 식물성 약재
- **약재의 라틴어 생약명** : Cibotii Rhizoma
- **약재의 이명 또는 영명** : Cibot Rhizome
- **약재의 기원** : 이 약(구척)은 금모구척(金毛狗脊) *Cibotium barometz* J. Smith(구척과 Dicksoniaceae)의 뿌리줄기이다.
- **약재 저장법** : 밀폐용기(고형의 이물이 들어가는 것을 방지하고 내용의약품이 손실되지 않도록 보호할 수 있는 용기)

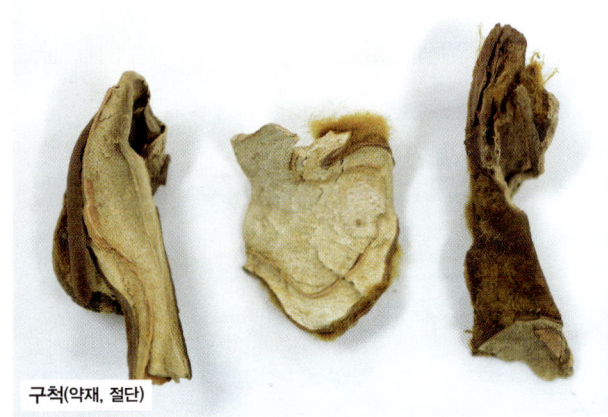

구척(약재, 절단)

약재의 효능

- **한방 효능군 분류** : 보익약(補益藥, 보약)-보양약(補陽藥, 양기를 보하는 약)
- **한방 약미(藥味)와 약성(藥性)** :
  + **한방 약미** – 맛은 쓰고 달다.

  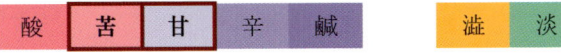

  + **한방 약성** – 성질은 따뜻하다.

  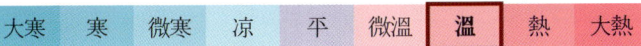

- **한방 작용부위(귀경, 歸經)** : 구척은 주로 간장, 신장 질환에 영향을 미친다.
- **한방 효능** : 풍사(風邪)와 습사(濕邪)를 없앤다(祛風濕 거풍습). 간(肝)과 신(腎)을 보한다(補肝腎 보간신). 허리와 무릎을 튼튼하게 한다(强腰膝 강요슬).
- **약효 해설** : 다리에 힘이 없는 증상을 치료한다. 허리와 무릎이 시큰거리고 힘이 없어지는 증상을 낫게 한다. 팔다리를 잘 쓰지 못하고 마비되며 아픈 증상에 사용한다. 무의식중에 정액이 몸 밖으로 나오는 것 그리고 소변이 잦은 증상에 유효하다.

약용법 뿌리줄기 10~15g을 물 800mL에 넣고 달여서 반으로 나누어 아침저녁으로 마신다. 외용할 때는 신선품 적당량을 짓찧어서 환부에 붙인다.

| KHP[대한민국약전외한약(생약)규격집] 수재 약재 |

약재명
귤핵

약초명 귤나무

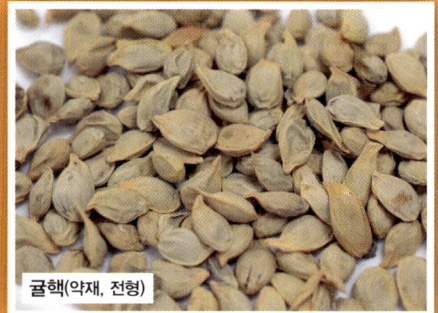
귤핵(약재, 전형)

| 한자명 | 橘核 | 약초명 및 학명 | 귤나무 *Citrus unshiu* Markovich, *Citrus reticulata* Blanco |
| 과명 | 운향과(Rutaceae) | 약용부위 | 잘 익은 씨 |

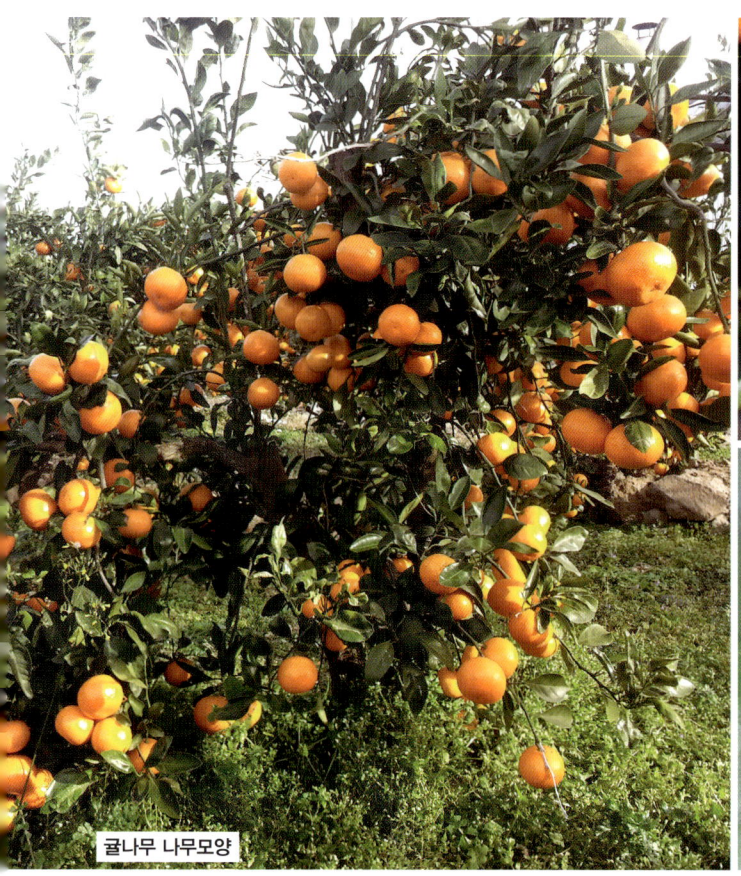
귤나무 나무모양

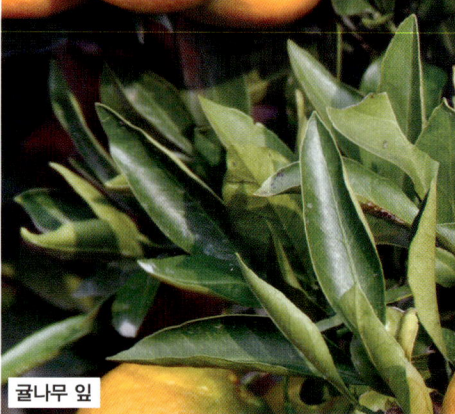
귤나무 잎

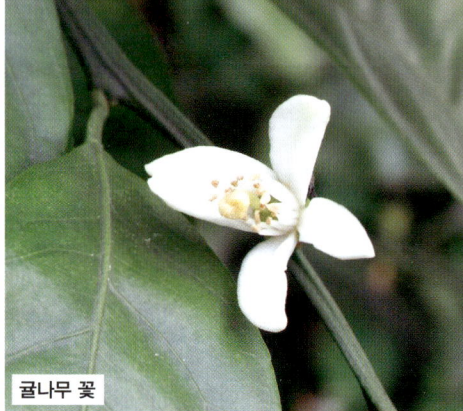
귤나무 꽃

동의보감의 효능

- **약재의 조선시대 의서(醫書) 수재** : 귤핵은 《동의보감》 탕액편의 과일부(部)에 수재되어 있다.
- **《동의보감》 탕액편의 효능** : 귤핵(橘核, 귤 씨)은 허리가 아픈 것, 아랫배가 아프고 소변을 잘 보지 못하는 것, 신(腎)이 찬 것을 치료한다. 귤 씨를 볶아 가루 내어 술에 타 먹는다[본초].
- **《동의보감》 탕액편의 원문**
  귤핵(橘核) : 治腰痛 膀胱氣 腎冷. 炒作末 酒服 良. [本草]

식약처 공인(公認) 약초

- **약초·약재의 식약처 공정서 수재** : 귤핵은 식품의약품안전처의 의약품 공정서인 《대한민국약전외한약(생약)규격집(KHP)》에 수재되어 있다.
- **약재의 분류** : 식물성 약재
- **약재의 라틴어 생약명** : Citri Semen
- **약재의 이명 또는 영명** : 귤자인(橘子仁), 귤인(橘仁)
- **약재의 기원** : 이 약(귤핵)은 귤나무 *Citrus unshiu* Markovich 또는 *Citrus reticulata* Blanco(운향과 Rutaceae)의 잘 익은 씨이다.
- **약재 저장법** : 밀폐용기(고형의 이물이 들어가는 것을 방지하고 내용의약품이 손실되지 않도록 보호할 수 있는 용기)

허준, 《원본 동의보감》, 710쪽, 남산당(2014)

약재의 효능

- **한방 약미(藥味)와 약성(藥性)** :
  + **한방 약미** – 맛은 쓰다.
    | 酸 | **苦** | 甘 | 辛 | 鹹 | 澁 | 淡 |
  + **한방 약성** – 성질은 보통이다.
    | 大寒 | 寒 | 微寒 | 凉 | **平** | 微溫 | 溫 | 熱 | 大熱 |
- **한방 작용부위(귀경, 歸經)** : 귤핵은 주로 간장, 신장 질환에 영향을 미친다.
- **한방 효능** : 기(氣)를 통하게 한다(理氣 이기). 뭉친 것을 풀어준다(散結 산결). 통증을 멎

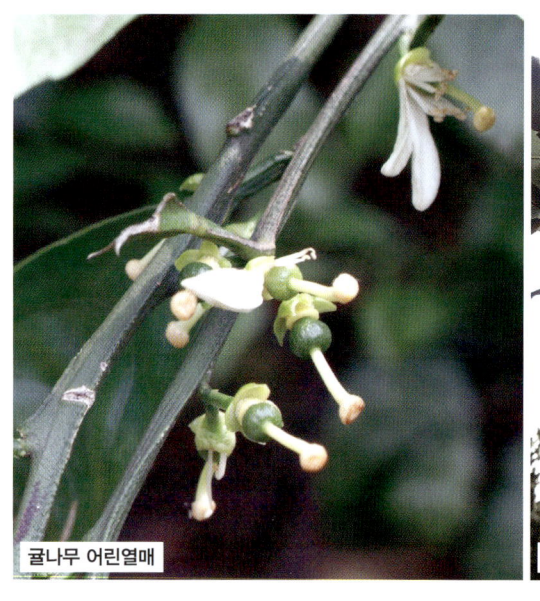
귤나무 어린열매

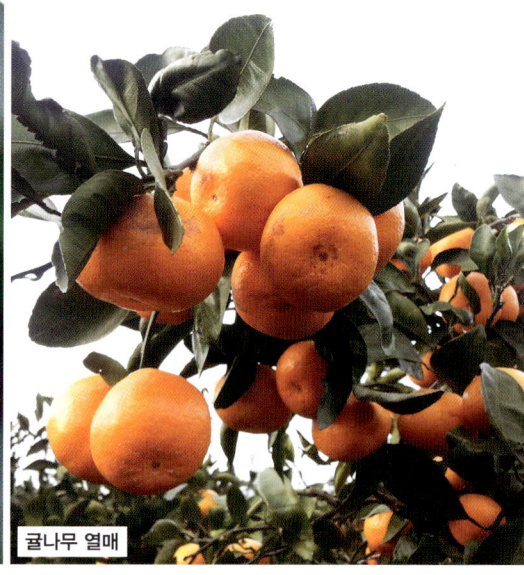
귤나무 열매

게 한다(止痛 지통).

- **약효 해설** : 고환이 부어 오르고 아픈 병증을 낫게 한다. 배꼽 주위가 비트는 것같이 아픈 증상에 유효하다. 젖멍울, 급성 유선염, 요통(腰痛)에 사용한다.

약용법 씨 3~9g을 물 800mL에 넣고 달여서 반으로 나누어 아침저녁으로 마신다.

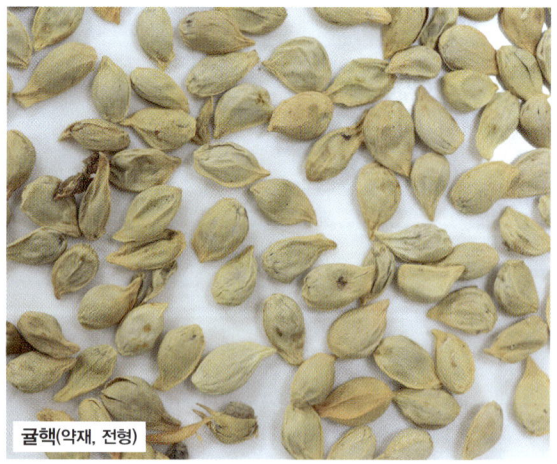
귤핵(약재, 전형)

| KP(대한민국약전) 수재 약재 |

약재명
금앵자

약초명 금앵자

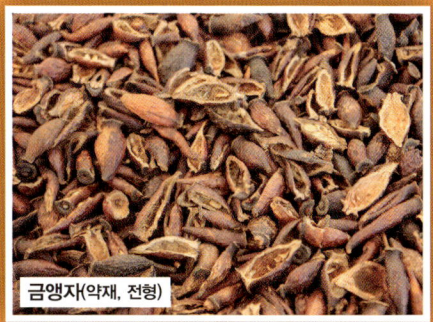
금앵자(약재, 전형)

| 한자명 | 金櫻子 | 약초명 및 학명 | 금앵자(金櫻子) *Rosa laevigata* Michaux
| 과명 | 장미과(Rosaceae) | 약용부위 | 열매

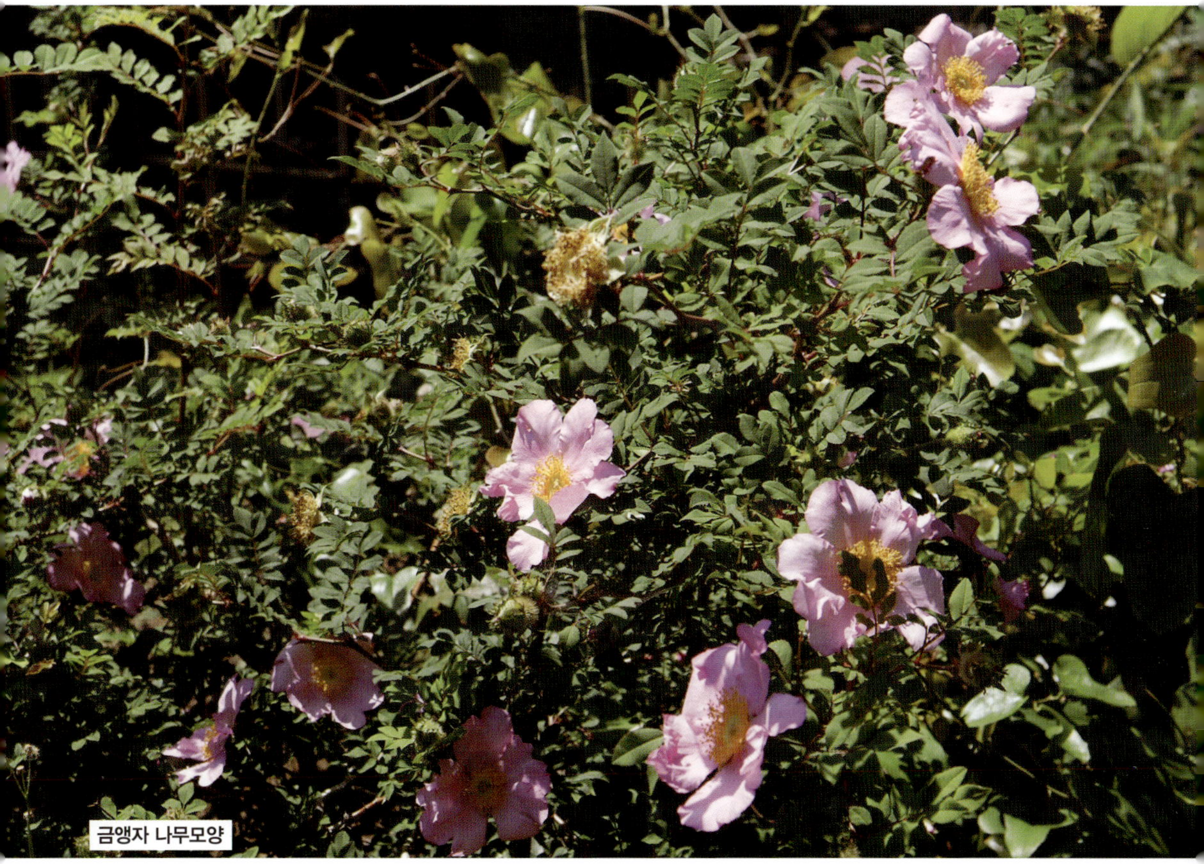

금앵자 나무모양

동의보감의 효능

- **약재의 조선시대 의서(醫書) 수재** : 금앵자는 《동의보감》 탕액편의 나무 부(部)와 《방약합편》의 관목(灌木)편에 수재되어 있다.
- **《동의보감》 탕액편의 효능** : 금앵자(金櫻子, 금앵자 열매)의 성질은 보통이고[平] 따뜻하며[溫] 맛은 시고[酸] 떫으며[澁] 독이 없다. 비병(脾病)에 의한 설사, 소변이 잘 나오는 것[小便利]을 막는다. 정액이 흐르는 것을 막고 유정(遺精)과 몽설(夢泄)을 멎게 한다.
- **《동의보감》 탕액편의 원문**

    금앵자(金櫻子) : 性平溫 味酸澁 無毒. 療脾泄下利 止小便利 澁精氣 止遺精泄精.

식약처 공인(公認) 약초

- **약초·약재의 식약처 공정서 수재** : 금앵자는 식품의약품안전처의 의약품 공정서인 《대한민국약전(KP)》에 수재되어 있다.
- **약재의 분류** : 식물성 약재

허준, 《원본 동의보감》, 742쪽, 남산당(2014)

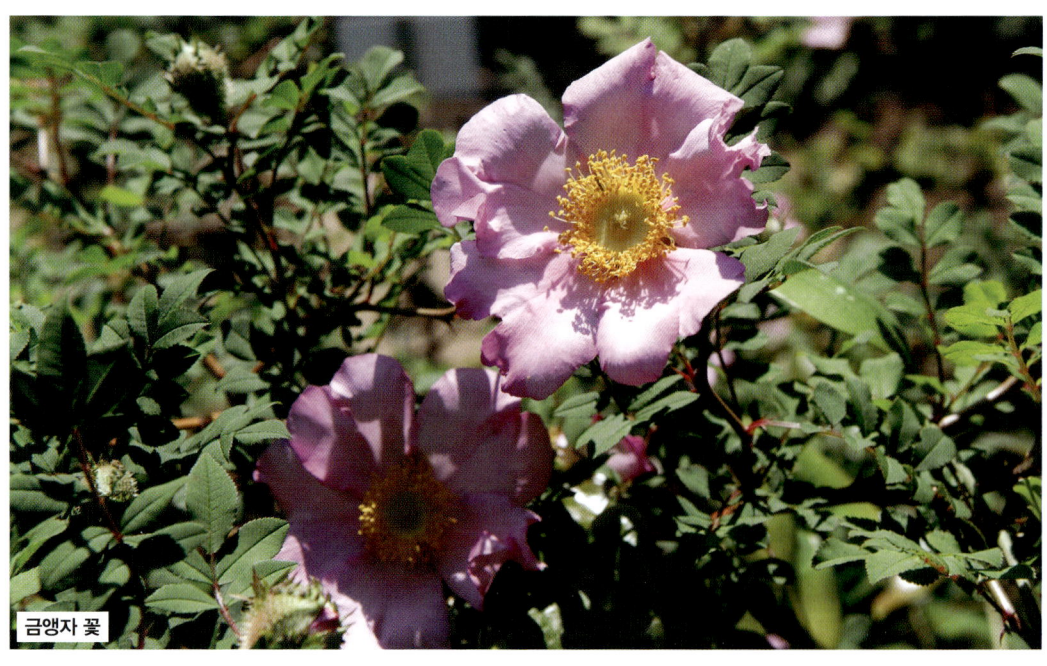

금앵자 꽃

- 약재의 라틴어 생약명 : Rosae Laevigatae Fructus
- 약재의 이명 또는 영명 : Rosa Fruit
- 약재의 기원 : 이 약(금앵자)은 금앵자(金櫻子) *Rosa laevigata* Michaux(장미과 Rosaceae)의 잘 익은 열매이다.
- 약재 저장법 : 밀폐용기(고형의 이물이 들어가는 것을 방지하고 내용의약품이 손실되지 않도록 보호할 수 있는 용기)

약재의 효능

- 한방 효능군 분류 : 수삽약(收澁藥, 수렴시키는 약)-삽정축뇨지대약(澁精縮尿止帶藥, 유정을 멈추거나 소변을 줄이거나 대하를 멈추는 약)
- 한방 약미(藥味)와 약성(藥性) :
  + 한방 약미 - 맛은 시고 달며 떫다.

  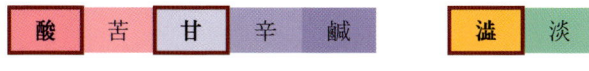

  + 한방 약성 - 성질은 보통이다.

  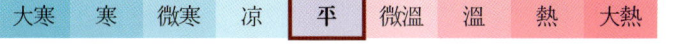

- 한방 작용부위(귀경, 歸經) : 금앵자는 주로 신장, 방광, 대장 질환에 영향을 미친다.
- 한방 효능 : 정액이 새어 나가지 않게 하고 소변량을 줄인다(固精縮尿 고정축뇨). 생리 기간이 아닌 기간의 자궁출혈을 멎게 하고 대하증을 치료한다(固崩止帶 고붕지대). 장을 튼튼히 하여 설사를 멎게 한다(澁腸止瀉 삽장지사).
- 약효 해설 : 꿈을 꾸지 않으면서 정액(精液)이 배출되는 병증을 낫게 한다. 여성의 부정기 자궁출혈에 쓰인다. 자궁이 아래로 내려가는 질환의 치료에 효과가 있다. 항문부(肛門部)가 외부로 튀어나온 증상 치료에 사용한다. 배뇨 횟수가 비정상적으로 증가하는 증상에 유효하다. 오랜 설사를 치료한다.

약용법

열매 9~15g을 물 800mL에 넣고 달여서 반으로 나누어 아침저녁으로 마시거나 또는 가루나 환(丸)으로 만들어 복용한다.

| KP(대한민국약전) 수재 약재 |

약재명
내복자

약초명 무

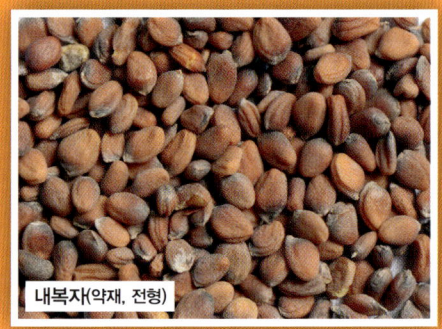
내복자(약재, 전형)

|한자명| 萊菔子　|약초명 및 학명| 무 *Raphanus sativus* Linné　|과명| 십자화과(Cruciferae)
|약용부위| 잘 익은 씨

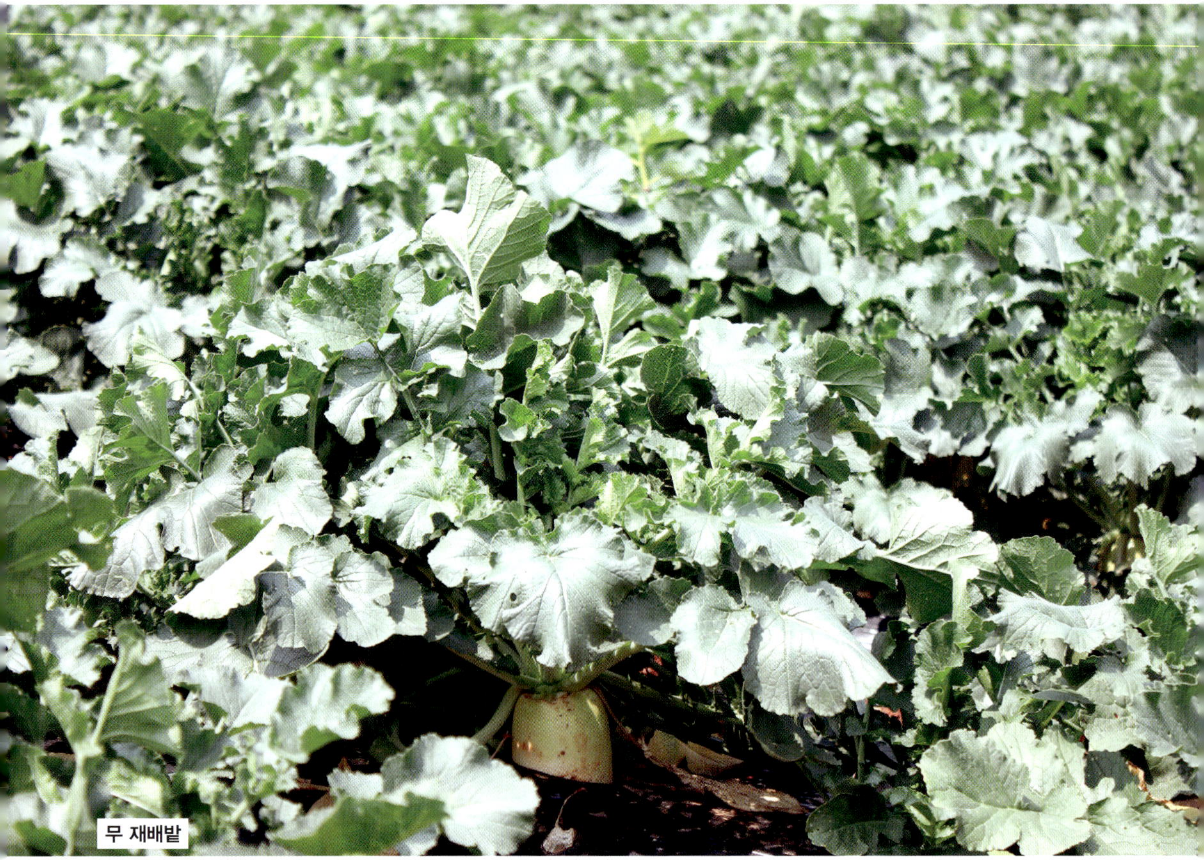

무 재배밭

동의보감의 효능

- **약재의 조선시대 의서(醫書) 수재** : 내복자는 《동의보감》 탕액편의 채소부(部)와 《방약합편》의 훈신채(葷辛菜, 매운맛이 나는 채소)편에 수재되어 있다.
- **《동의보감》 탕액편의 효능** : 내복자(萊菔子, 무 씨)는 배가 팽팽하게 부풀어 오르는 것과 배 속에 덩어리가 생겨 아픈 것을 치료한다. 오장(五藏)을 잘 통하게 하고 대소변을 잘 나오게 한다. 또 가루 내어 미음에 타 마시면 풍담(風痰)을 토하게 하는 데 매우 효과가 있다.
- **《동의보감》 탕액편의 원문**

  내복자(萊菔子) : 治膨脹積聚 利五藏及大小二便. 又研末飮服 吐風痰甚效.

식약처 공인(公認) 약초

- **약초·약재의 식약처 공정서 수재** : 내복자는 식품의약품안전처의 의약품 공정서인 《대한민국약전(KP)》에 수재되어 있다.
- **약재의 분류** : 식물성 약재
- **약재의 라틴어 생약명** : Raphani Semen
- **약재의 이명 또는 영명** : Raphanus Seed

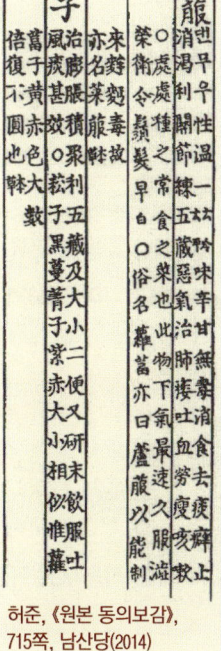

허준, 《원본 동의보감》, 715쪽, 남산당(2014)

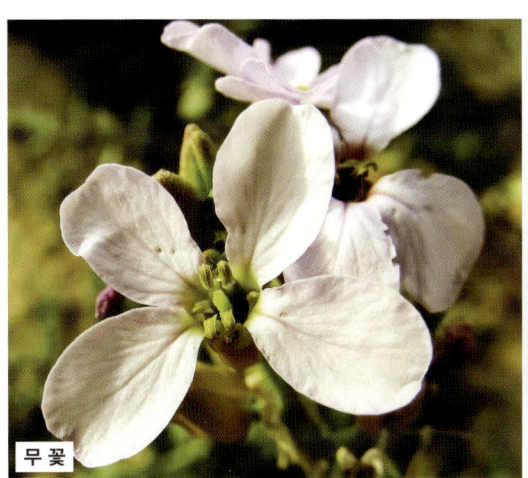

무 꽃

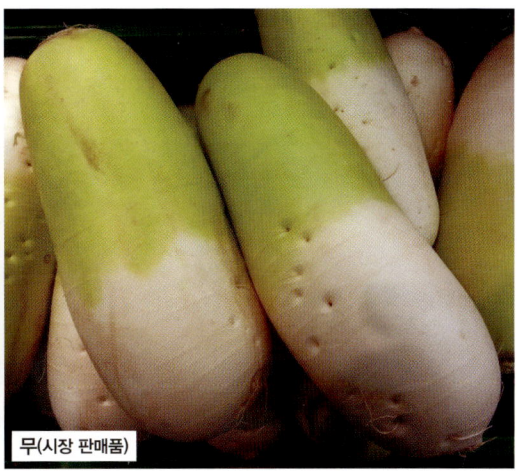

무(시장 판매품)

- ■ **약재의 기원** : 이 약(내복자)은 무 *Raphanus sativus* Linné(십자화과 Cruciferae)의 잘 익은 씨이다.
- ■ **약재 저장법** : 밀폐용기(고형의 이물이 들어가는 것을 방지하고 내용의약품이 손실되지 않도록 보호할 수 있는 용기)

약재의 효능

- ■ **한방 효능군 분류** : 소식약(消食藥, 음식을 소화시키는 약)
- ■ **한방 약미(藥味)와 약성(藥性)** :
  - ✢ **한방 약미** – 맛은 달고 맵다.

    | 酸 | 苦 | **甘** | **辛** | 鹹 | 澁 | 淡 |

  - ✢ **한방 약성** – 성질은 보통이다.

    | 大寒 | 寒 | 微寒 | 凉 | **平** | 微溫 | 溫 | 熱 | 大熱 |

- ■ **한방 작용부위(귀경, 歸經)** : 내복자는 주로 폐, 비장, 위장 질환에 영향을 미친다.
- ■ **한방 효능** : 소화를 촉진하고 배 속이 부풀어 오르는 증상을 해소한다(消食除脹 소식제창). 치밀어 오른 기(氣)를 내리고 담(痰)을 녹인다(降氣化痰 강기화담).
- ■ **약효 해설** : 가래가 많은 기침에 쓴다. 복부가 부르고 그득하며 통증이 있는 증상에 사용한다. 대변보기가 아주 힘들거나 며칠이 되도록 대변을 보지 못하는 증상에 유효하다. 음식을 잘 소화시킨다.

북한에서의 효능

- ■ **북한의 약재명** : 무우씨
- ■ **약재의 이명** : 라복자
- ■ **효능** : 소화약으로서 소화를 돕고 가래를 삭이며 기침을 멈춘다.
- ■ **주치** : 소화불량, 가래가 있고 기침이 나며 숨이 가쁜데, 고혈압에 쓴다.

> **약용법** 씨 5~10g을 물 800mL에 넣고 달여서 반으로 나누어 아침저녁으로 마시거나 외용으로 적당량 사용한다.

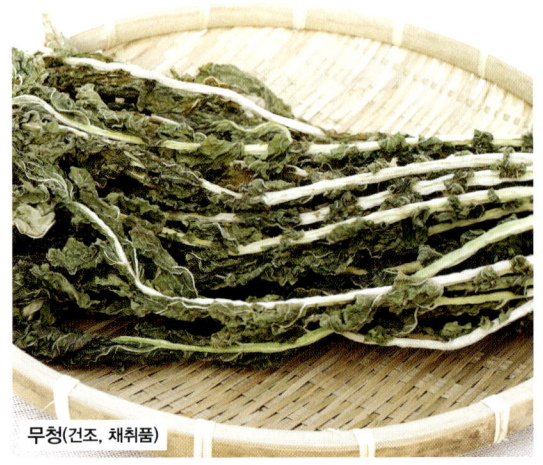

무청(건조, 채취품)

| KHP[대한민국약전외한약(생약)규격집] 수재 약재 |

약재명
노회

약초명 알로에

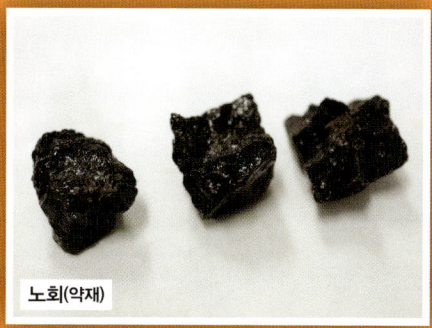

노회(약재)

|한자명| 蘆薈 |약초명 및 학명| *Aloe barbadensis* Linné, *Aloe ferox* Miller, *Aloe africana* Miller, *Aloe spicata* Baker |과명| 백합과 (Lilliaceae) |약용부위| 잎에서 얻은 액즙(液汁)을 건조한 것

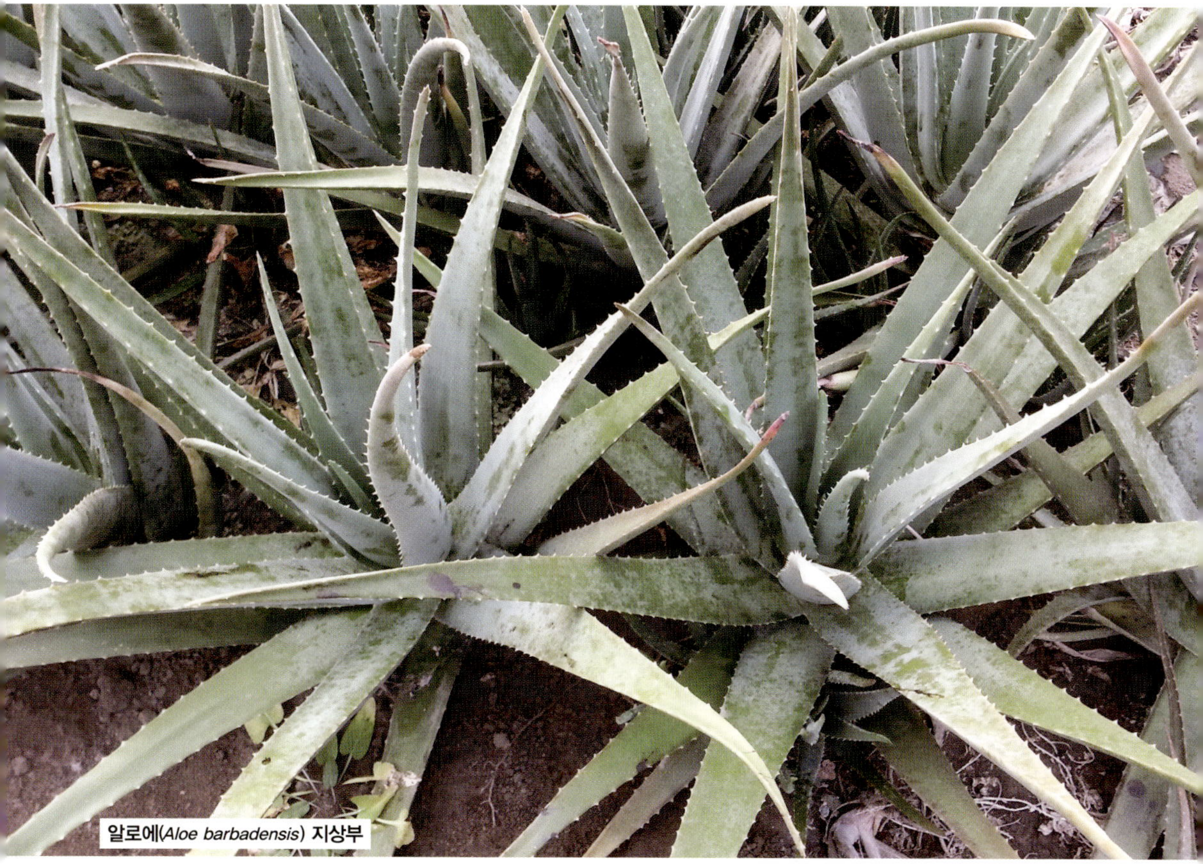

알로에(*Aloe barbadensis*) 지상부

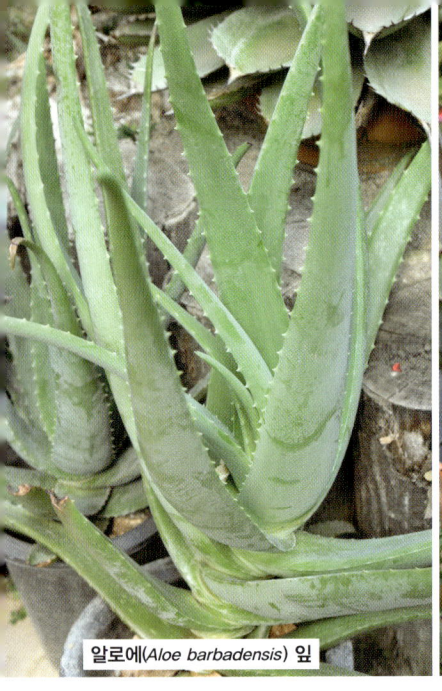
알로에(*Aloe barbadensis*) 잎

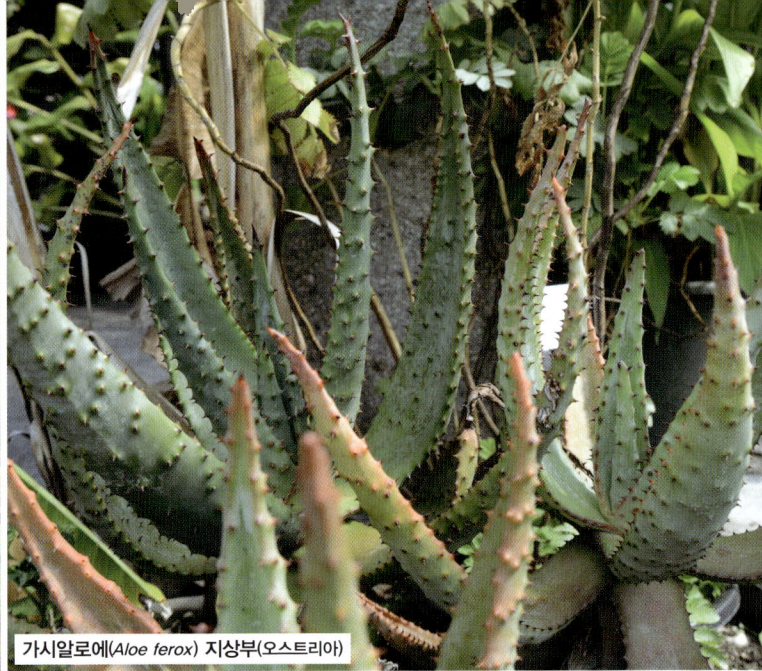
가시알로에(*Aloe ferox*) 지상부(오스트리아)

동의보감의 효능

- **약재의 조선시대 의서(醫書) 수재** : 노회는 《동의보감》 탕액편의 풀부(部)와 《방약합편》의 향목(香木, 향나무)편에 수재되어 있다.
- **《동의보감》 탕액편의 효능** : 노회(盧薈, 알로에 건조한 액즙)의 성질은 차고[寒] 맛은 쓰며[苦] 독이 없다. 소아의 오감(五疳)을 낫게 하고 삼충(三蟲)을 죽인다. 항문 주위에 구멍이 생긴 것, 옴과 버짐, 소아가 열이 나면서 놀라는 것을 낫게 한다[본초].
- **《동의보감》 탕액편의 원문**

  노회(盧薈) : 性寒 味苦 無毒. 療小兒五疳 殺三蟲及痔瘻疥癬. 亦主小兒熱驚.[本草]

식약처 공인(公認) 약초

- **약초·약재의 식약처 공정서 수재** : 노회는 식품의약품안전처의 의약품 공정서인 《대한민국약전외한약(생약)규격집(KHP)》에 수재되어 있다.
- **약재의 분류** : 식물성 약재
- **약재의 라틴어 생약명** : Aloe
- **약재의 이명 또는 영명** : Aloe

허준, 《원본 동의보감》, 731쪽, 남산당(2014)

- **약재의 기원** : 이 약(노회)은 *Aloe barbadensis* Linné, *Aloe ferox* Miller, *Aloe africana* Miller 또는 *Aloe spicata* Baker의 잡종(백합과 Lilliaceae)의 잎에서 얻은 액즙(液汁)을 건조한 것이다.
- **약재 저장법** : 밀폐용기(고형의 이물이 들어가는 것을 방지하고 내용의약품이 손실되지 않도록 보호할 수 있는 용기)

약재의 효능

- **한방 효능군 분류** : 사하약(瀉下藥, 설사시키는 약)-공하약(攻下藥, 비교적 강하게 설사시키는 약)
- **한방 약미(藥味)와 약성(藥性)** :
  + **한방 약미** – 맛은 쓰다.

  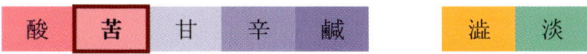

  + **한방 약성** – 성질은 차다.

  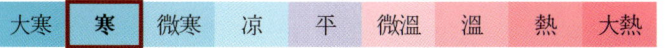

- **한방 작용부위(귀경, 歸經)** : 노회는 주로 간장, 위장, 대장 질환에 영향을 미친다.
- **한방 효능** : 설사를 일으키고 대변을 잘 나오게 한다(瀉下通便 사하통변). 간화(肝火)를 식힌다(淸肝瀉火 청간사화). 기생충을 죽인다(殺蟲 살충).
- **약효 해설** : 변비 치료에 도움이 된다. 상처 치유 작용이 있다. 강장 작용이 있다.

북한에서의 효능

- **북한의 약재명** : 알로에
- **약재의 이명** : 로회
- **효능** : 설사약으로서 열을 내리우고 설사를 일으킨다.
- **주치** : 변비, 눈이 붉어지고 붓고 아픈데, 어린이경풍, 어린이감질, 련주창(목 부위의 임파절 결핵), 창양, 화농, 동상, 만성위염, 위십이지장궤양, 신경통에 쓴다.
- **금기** : 임신부에게는 쓰지 않는다.

약용법 건조한 액즙 0.6~1.5g을 가루나 환(丸)으로 만들어 복용한다. 외용할 때는 적당량 사용한다.

주의사항 임신부에게는 쓰지 않는다.

| KP(대한민국약전) 수재 약재 |

약재명
단삼

약초명 단삼

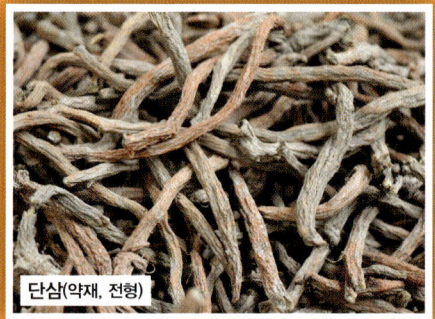
단삼(약재, 전형)

| 한자명 | 丹參　　| 약초명 및 학명 | 단삼 *Salvia miltiorrhiza* Bunge　　| 과명 | 꿀풀과(Labiatae)
| 약용부위 | 뿌리

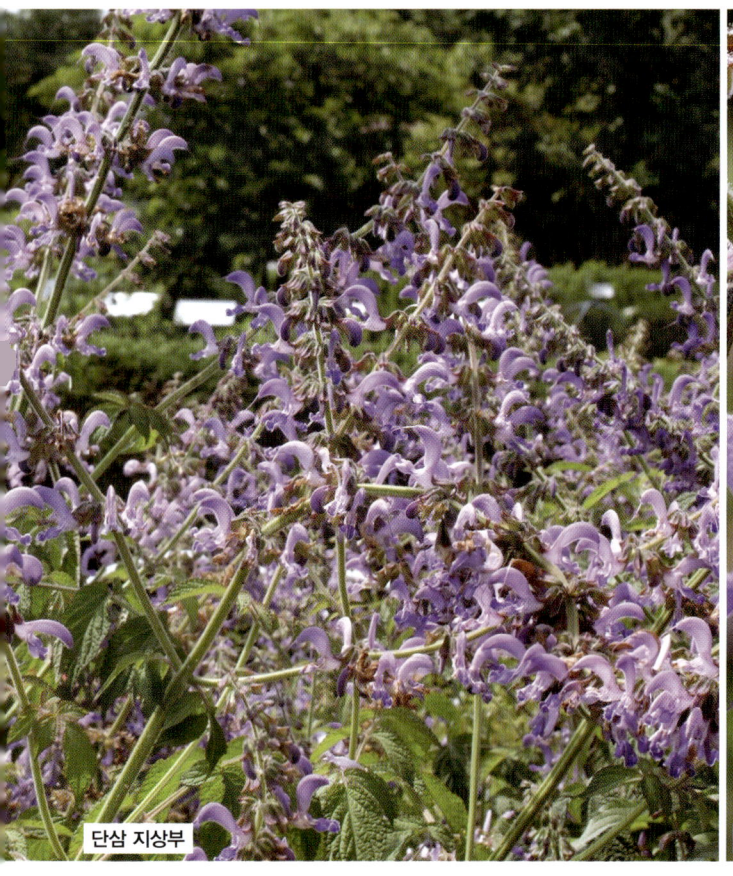
단삼 지상부

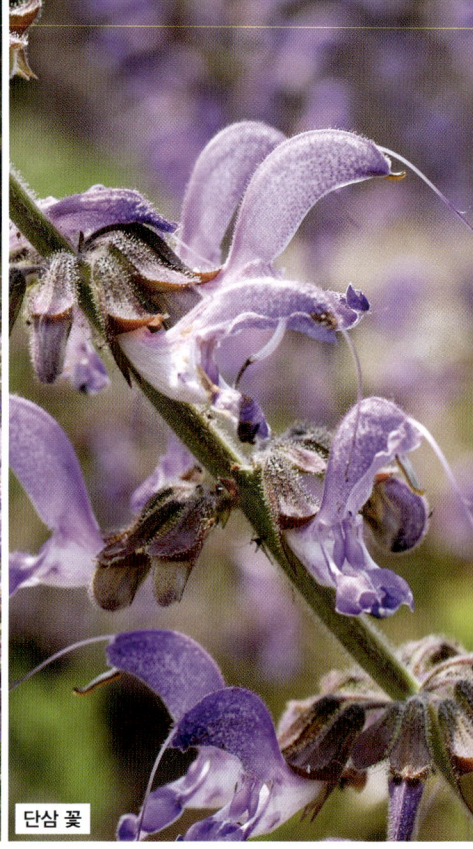
단삼 꽃

동의보감의 효능

- **약재의 조선시대 의서(醫書) 수재**: 단삼은 《동의보감》 탕액편의 풀부(部)와 《방약합편》의 산초(山草)편에 수재되어 있다.
- **《동의보감》 탕액편의 효능**: 단삼(丹參, 단삼 뿌리)의 성질은 약간 차고[微寒](보통이다[平]고도 한다) 맛이 쓰며[苦] 독이 없다. 다리가 약하면서 저리고 아픈 것, 팔다리를 쓰지 못하는 것을 치료한다. 또는 고름을 빼고 통증을 멈추며 살찌게 한다. 오래된 어혈을 깨뜨리며 새로운 혈(血)을 보한다. 안태시키며 죽은 태아를 나오게 한다. 또 월경을 고르게 하고 여성의 부정기 자궁출혈, 자궁에서 분비물이 나오는 것을 멎게 한다.
- **《동의보감》 탕액편의 원문**

  단삼(丹參) : 性微寒[一云平] 味苦 無毒. 治脚軟疼痺 四肢不遂. 排膿止痛 生肌長肉 破宿血 補新血 安生胎 落死胎. 調婦人經脈不勻 止崩漏帶下.

허준, 《원본 동의보감》, 725쪽, 남산당(2014)

식약처 공인(公認) 약초

- **약초·약재의 식약처 공정서 수재**: 단삼은 식품의약품안전처의 의약품 공정서인 《대한민국약전(KP)》에 수재되어 있다.
- **약재의 분류**: 식물성 약재
- **약재의 라틴어 생약명**: Salviae Miltiorrhizae Radix
- **약재의 이명 또는 영명**: Salvia Miltiorrhiza Root
- **약재의 기원**: 이 약(단삼)은 단삼 *Salvia miltiorrhiza* Bunge(꿀풀과 Labiatae)의 뿌리이다.
- **약재 저장법**: 밀폐용기(고형의 이물이 들어가는 것을 방지하고 내용의약품이 손실되지 않도록 보호할 수 있는 용기)

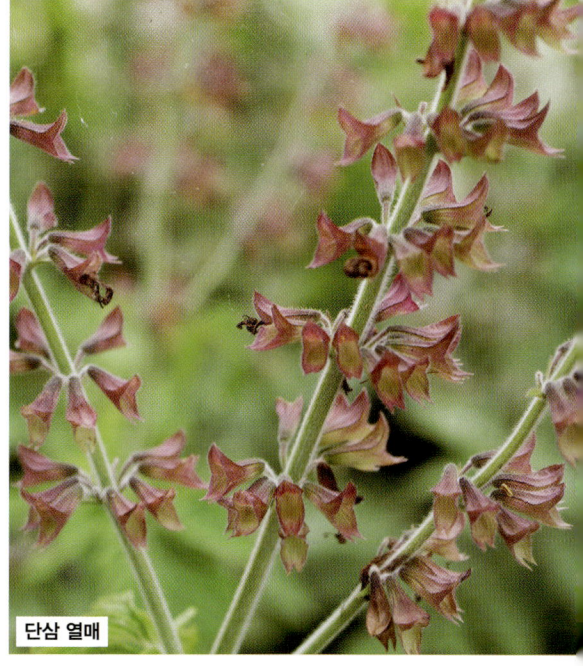

단삼 열매

약재의 효능

- **한방 효능군 분류** : 활혈거어약(活血祛瘀藥, 혈액순환을 촉진하고 어혈을 제거하는 약)
- **한방 약미(藥味)와 약성(藥性)** :
  + **한방 약미** – 맛은 쓰다.

  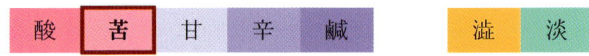

  + **한방 약성** – 성질은 약간 차다.

  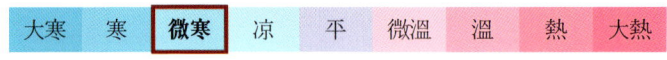

- **한방 작용부위(귀경, 歸經)** : 단삼은 주로 심장, 간장 질환에 영향을 미친다.
- **한방 효능** : 혈액순환을 촉진하고 어혈을 없앤다(活血祛瘀 활혈거어). 경락을 잘 통하게 하여 통증을 멎게 한다(通經止痛 통경지통). 심열(心熱)을 식히고 마음이 답답한 것을 없앤다(淸心除煩 청심제번). 혈열(血熱)을 식히고 종기를 가라앉힌다(凉血消癰 양혈소옹).
- **약효 해설** : 가슴이 답답하여 잠을 못 자는 증상에 사용한다. 가슴 속이 달아오르면서 초조 불안한 증상을 낫게 한다. 가슴이 막히는 듯하면서 아픈 증상을 치료한다. 관절이 벌겋게 붓고 달아오르면서 온몸에 열이 나고 아픈 증상에 유효하다. 월경불순 치료에 도움이 된다. 산후 어혈복통에 쓰인다.

북한에서의 효능

- **북한의 약재명** : 단삼
- **효능** : 행혈약으로서 피순환을 돕고 어혈을 없애며 월경을 정상화하고 고름을 빼내며 새살이 살아나게 하고 아픔을 멈춘다.
- **주치** : 월경장애, 무월경, 월경아픔, 산후 배아픔, 징가, 팔다리마비, 신경쇠약으로 오는 잠장애, 협심증, 간부종, 간염, 간경변, 비장부종, 뇌혈전, 고혈압, 혈전성혈관염, 옹종에 쓴다.

약용법 뿌리 10~15g을 물 800mL에 넣고 달여서 반으로 나누어 아침저녁으로 마신다.

주의사항 여로(藜蘆)와 함께 사용하는 것은 적절하지 않다.

| KHP[대한민국약전외한약(생약)규격집] 수재 약재 |

약재명
대청엽

약초명 숭람, 요람

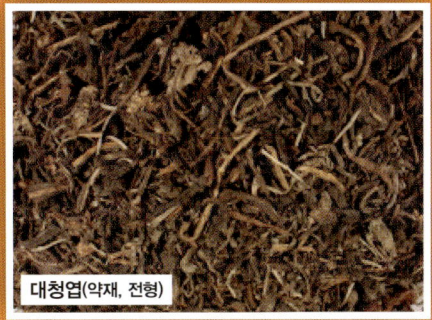
대청엽(약재, 전형)

| 한자명 | 大靑葉 | 약초명, 학명 및 과명 | 숭람(菘藍) *Isatis indigotica* Fort. (십자화과 Cruciferae), 요람(蓼籃) *Polygonum tinctorium* Ait. (마디풀과 Polygonaceae) | 약용부위 | 잎

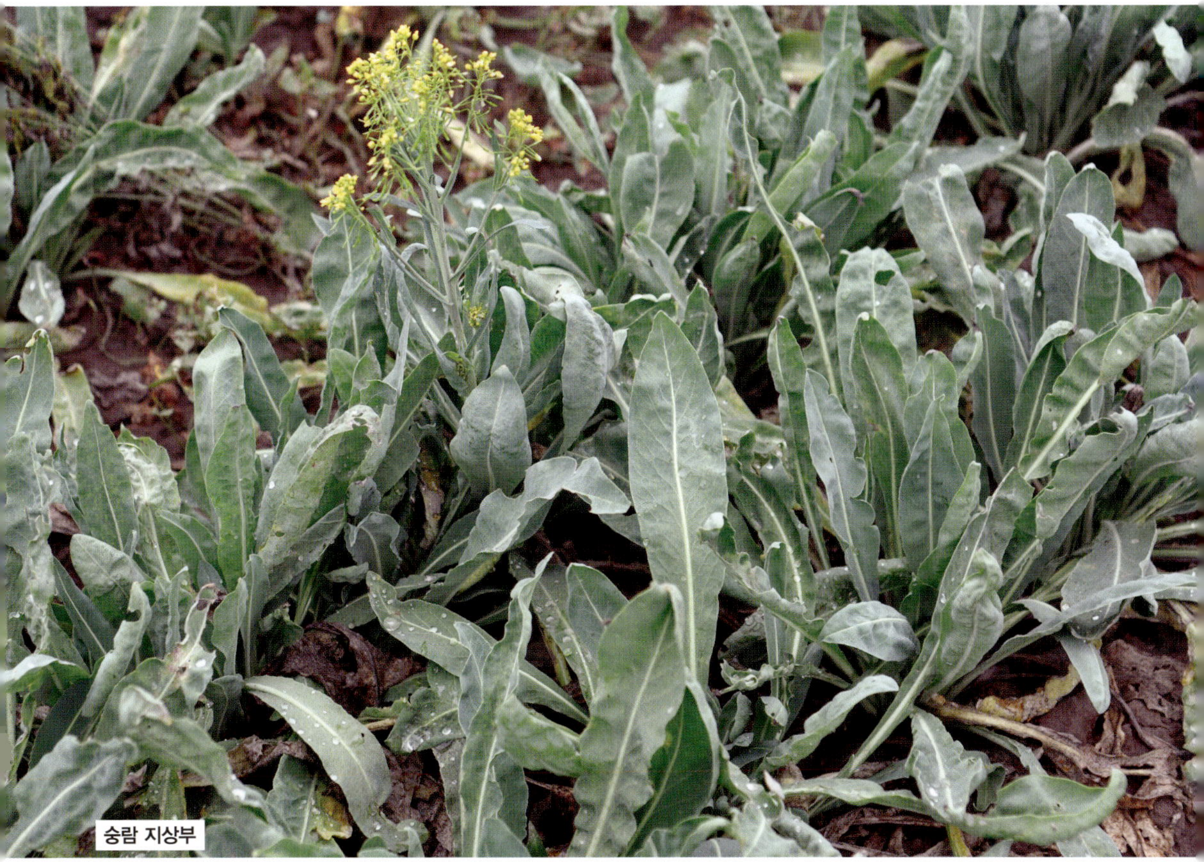

숭람 지상부

대청엽 77

동의보감의 효능

- **약재의 조선시대 의서(醫書) 수재** : 대청엽은 《동의보감》 탕액편의 풀부(部)에 수재되어 있다.
- **《동의보감》 탕액편의 효능** : 대청(大靑, 숭람, 요람 잎)의 성질은 매우 차고[大寒] 맛은 쓰며[苦] 독이 없다. 유행성 열병과 열이 많이 나는 것, 입안이 허는 것, 열독풍(熱毒風), 가슴이 답답하고 갈증이 나는 것[心煩悶渴, 심번민갈], 광물성 약중독[金石藥毒]을 낫게 한다. 독성이 있는 종기에 바른다.
- **《동의보감》 탕액편의 원문**
  대청(大靑) : 性大寒 味苦 無毒. 治天行熱疾 大熱口瘡 熱毒風 心煩悶渴 及金石藥毒 兼塗腫毒.

식약처 공인(公認) 약초

- **약초·약재의 식약처 공정서 수재** : 대청엽은 식품의약품안전처의 의약품 공정서인 《대한민국약전외한약(생약)규격집(KHP)》에 수재되어 있다.
- **약재의 분류** : 식물성 약재
- **약재의 라틴어 생약명** : Isatidis Folium
- **약재의 기원** : 이 약(대청엽)은 숭람(菘藍) *Isatis indigotica* Fort.(십자화과 Cruciferae), 요람(蓼藍) *Polygonum tinctorium* Ait.(마디풀과 Polygonaceae)의 잎이다.
- **약재 저장법** : 밀폐용기(고형의 이물이 들어가는 것을 방지하고 내용의약품이 손실되지 않도록 보호할 수 있는 용기)

허준, 《원본 동의보감》, 729쪽, 남산당(2014)

기원식물의 해설

- 과명 Polygonaceae의 국문명을 '여뀌과'로 표기하고 있으나, 국가표준식물목록에서는 이를 '마디풀과'로 하고 있으며, 여뀌의 속명이 *Persicaria*인데 비해 마디풀의 속명은 *Polygonum*이므로 여뀌과보다는 마디풀과가 과명인 Polygonaceae에 더 타당한 국명이다. (참고논문: 박종철, 최고야. 한약정보연구회지, 2016;4(2):9-35)

  ※ 저자 주: 현재의 공정서에는 '마디풀과'로 수정되어 있다.

- KHP에서 대청엽의 기원식물인 요람(蓼藍)의 학명은 *Polygonum tinctorium* Ait. 그리

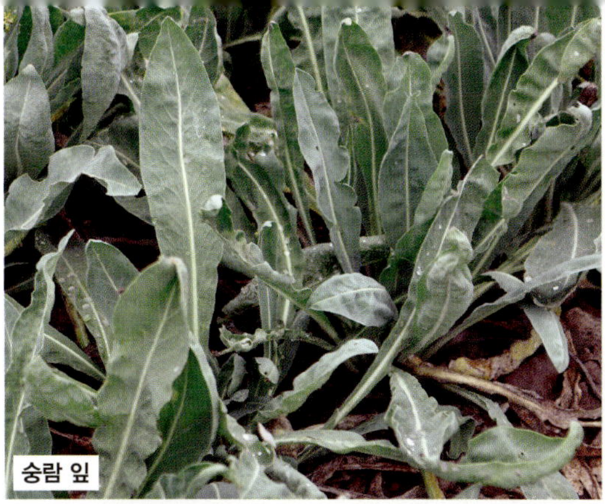

숭람 잎

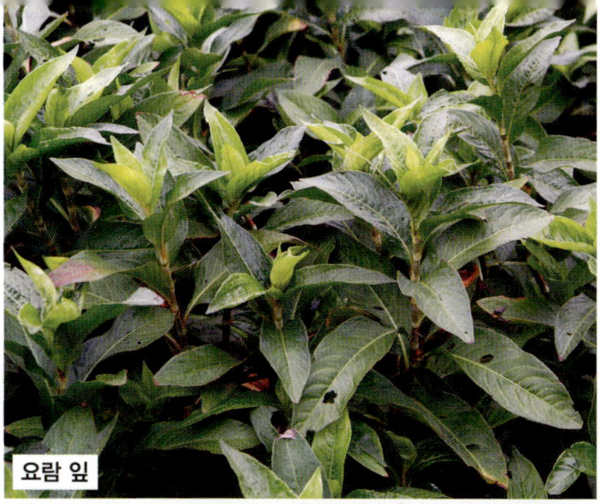

요람 잎

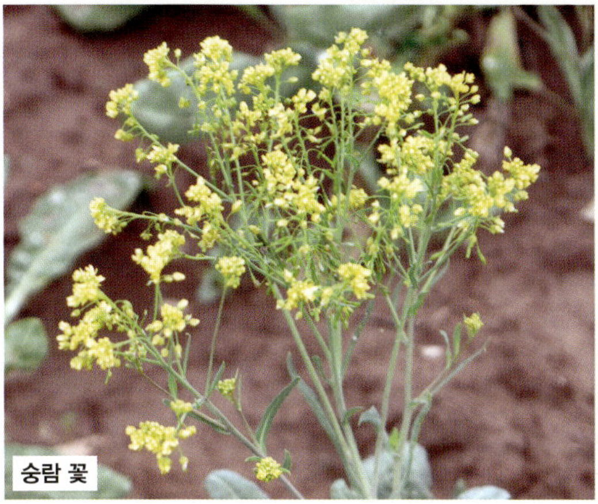

숭람 꽃

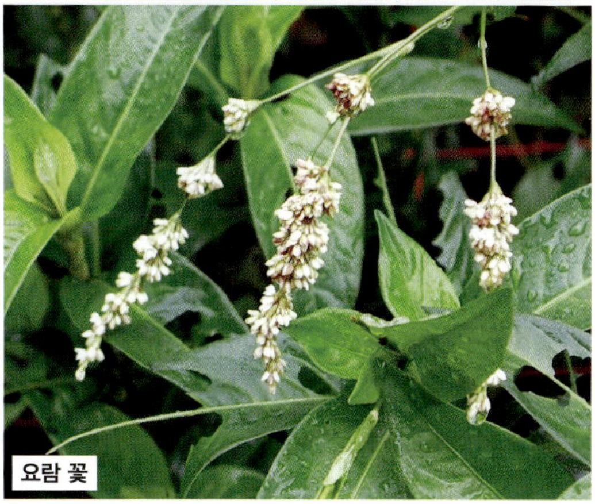

요람 꽃

고 청대의 기원식물인 쪽의 학명은 *Persicaria tinctoria* H. Gross로 기재하고 있다. 〈The Plant List〉에는 요람과 쪽의 학명을 같은 식물로 규정하고 있으며 *Polygonum tinctorium* Aiton(요람)은 *Persicaria tinctoria* (Aiton) H.Gross(쪽)의 이명으로 처리하고 있다.

약재의 효능

- **한방 효능군 분류 :** 청열약(淸熱藥, 열을 식히는 약)-청열해독약(淸熱解毒藥, 열독을 없애는 약)
- **한방 약미(藥味)와 약성(藥性) :**
  - **한방 약미** – 맛은 쓰다.

酸	**苦**	甘	辛	鹹		澁	淡

  - **한방 약성** – 성질은 차다.

大寒	**寒**	微寒	凉	平	微溫	溫	熱	大熱

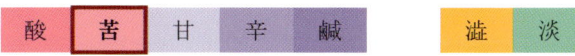

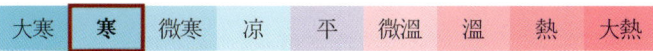

- **한방 작용부위(귀경, 歸經) :** 대청엽은 주로 심장, 위장 질환에 영향을 미친다.

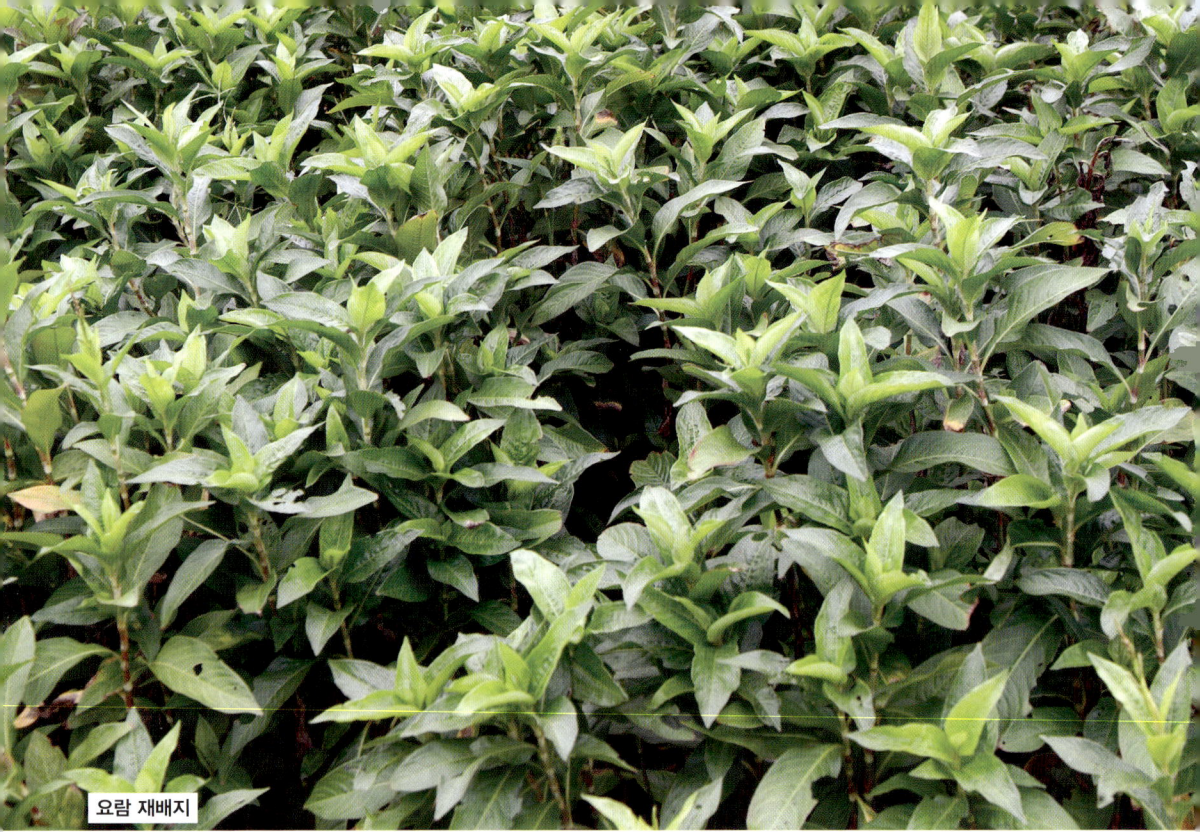

요람 재배지

- **한방 효능** : 열독(熱毒)을 해소한다(清熱解毒 청열해독). 혈열(血熱)을 식혀서 피부반점을 해소한다(凉血消斑 양혈소반).
- **약효 해설** : 정신이 혼미하거나 정신을 잃는 증상을 낫게 한다. 목 안이 벌겋게 붓고 아픈 증세에 유효하다. 고열(高熱), 유행성 이하선염에 쓰인다. 간염, 세균성 이질을 치료한다.

북한에서의 **효능**

- **북한의 약재명** : 대청잎
- **약재의 이명** : 대청엽
- **효능** : 청열해독약으로서 열을 내리우고 독을 풀며 혈열을 없앤다.
- **주치** : 온역, 대두온(전염성이하선염), 폐염, 뇌척수막염, 일본뇌염, 발진, 옹종, 단독, 입안염에 쓴다.

약용법 잎 9~15g을 물 800mL에 넣고 달여서 반으로 나누어 아침저녁으로 마신다.

| KHP[대한민국약전외한약(생약)규격집] 수재 약재 |

약재명
대풍자

약초명 대풍자

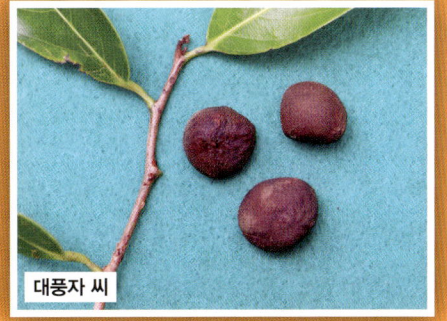
대풍자 씨

| 한자명 | 大風子 | 약초명 및 학명 | 대풍자(大風子) *Hydnocarpus anthelmintica* Pierre |
| 과명 | 이나무과(Flacourtiaceae) | 약용부위 | 씨 |

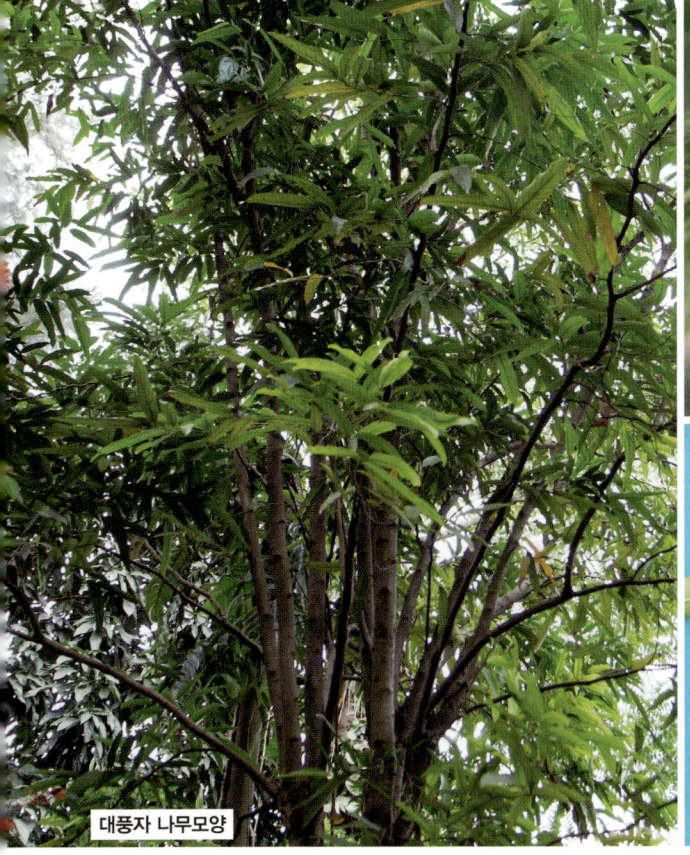
대풍자 나무모양

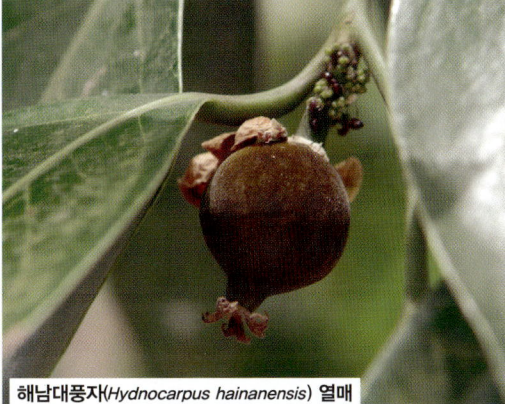
해남대풍자(*Hydnocarpus hainanensis*) 열매

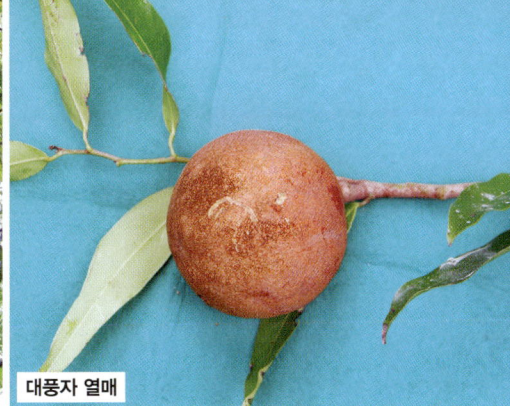
대풍자 열매

동의보감의 효능

- **약재의 조선시대 의서(醫書) 수재** : 대풍자는 《동의보감》 탕액편의 나무부(部)에 수재되어 있다.
- **《동의보감》 탕액편의 효능** : 대풍자(大風子, 대풍자 씨)의 성질은 뜨겁고[熱] 맛은 달다[甘]. 나병, 옴, 헌데, 버짐을 낫게 하며 충을 죽인다. 많이 먹으면 가래가 마르고 혈을 상한다.
- **《동의보감》 탕액편의 원문**
  대풍자(大風子) : 性熱 味甘. 主癩風 疥癩 瘡癬 殺蟲. 多服燥痰傷血.

식약처 공인(公認) 약초

- **약초·약재의 식약처 공정서 수재** : 대풍자는 식품의약품안전처의 의약품 공정서인 《대한민국약전외한약(생약)규격집(KHP)》에 수재되어 있다.
- **약재의 분류** : 식물성 약재
- **약재의 라틴어 생약명** : Hydnocarpi Semen
- **약재의 기원** : 이 약(대풍자)은 대풍자(大風子) *Hydnocarpus anthelmintica* Pierre 또는 기타 동속 근연식물(이나무과 Flacourtiaceae)의 씨이다.
- **약재 저장법** : 밀폐용기(고형의 이물이 들어가는 것을 방지하고 내용의약품이 손실되지 않도록 보호할 수 있는 용기)

허준, 《원본 동의보감》, 747쪽, 남산당(2014)

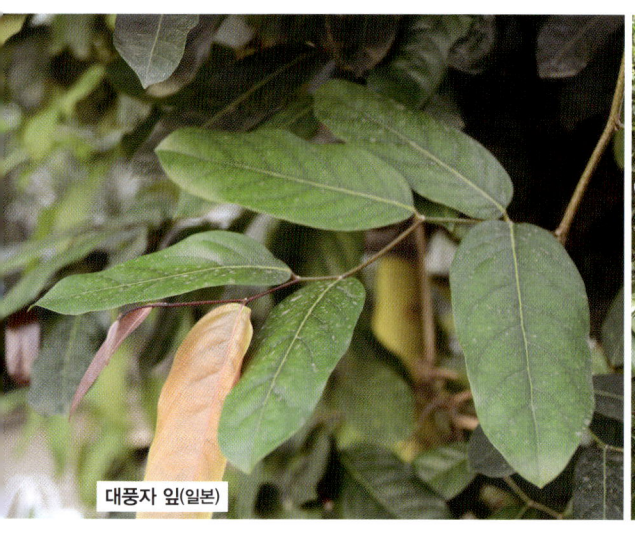

대풍자 잎(일본)

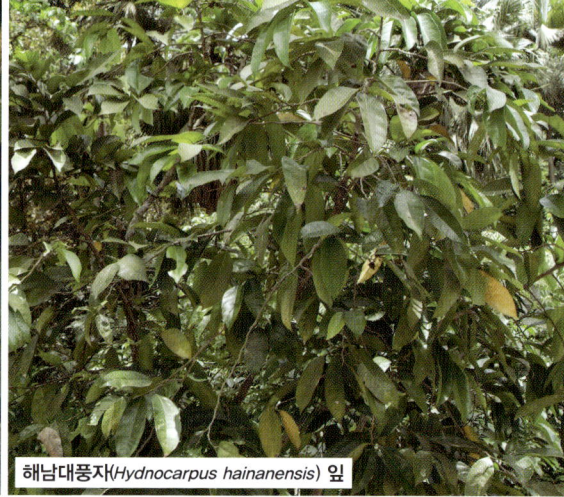

해남대풍자(*Hydnocarpus hainanensis*) 잎

기원식물의 해설 KHP에서 기원식물을 '대풍자(大風子) *Hydnocarpus anthelmintica* Pierre 또는 기타 동속 근연식물(이나무과 Flacourtiaceae)'로 하고 있는데, 일단 종소명 *anthelmintica*는 *anthelminthicus*의 오류이다(어미가 -ca가 아니라 -cus임). 또한 누락된 명명자를 포함해 올바르게 표기하면 '*H. anthelminthicus* Pierre ex Laness.'이다. 아울러, 대풍자속(*Hydnocarpus*)은 APG II 이후의 최신 분류체계에서 이나무과가 아닌 아카리아과(Achariaceae)에 배속시키고 있으므로 과명 또한 정정함이 마땅하다.(참고논문: 박종철, 최고야. 한약정보연구회지, 2016;4(2):9-35)

약재의 효능

- **한방 효능군 분류**: 외용약(外用藥)
- **한방 약미(藥味)와 약성(藥性)**:
  + **한방 약미** – 맛은 맵다.

    | 酸 | 苦 | 甘 | **辛** | 鹹 | | 澁 | 淡 |

  + **한방 약성** – 성질은 뜨거우며 독이 있다.

    | 大寒 | 寒 | 微寒 | 凉 | 平 | 微溫 | 溫 | **熱** | 大熱 |

- **한방 작용부위(귀경, 歸經)**: 대풍자는 주로 간장, 비장 질환에 영향을 미친다.
- **한방 효능**: 풍(風)을 제거하고 습사(濕邪)를 건조하게 하여 없앤다(祛風燥濕 거풍조습). 나쁜 기운이 있는 독을 제거하고 기생충을 없앤다(攻毒殺蟲 공독살충).
- **약효 해설**: 코끝이 빨갛게 되는 증상에 사용한다. 매독 치료에 도움이 된다. 옴, 헌데, 버짐을 낫게 한다. 항진균, 구충 작용이 있다. 한센병과 두드러기 치료에 대한 임상 보고가 있다.

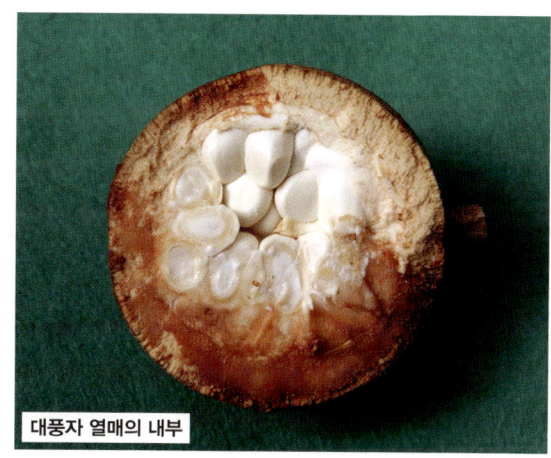
대풍자 열매의 내부

약용법 씨 적당량을 짓찧거나 또는 불에 구워 가루 내어 피부에 바른다. 내복할 경우에는 1회 0.3~1g의 용량으로 가루나 환(丸)으로 만들어 복용한다.

| KHP[대한민국약전외한약(생약)규격집] 수재 약재 |

동과자

약재명 동과자

약초명 동아

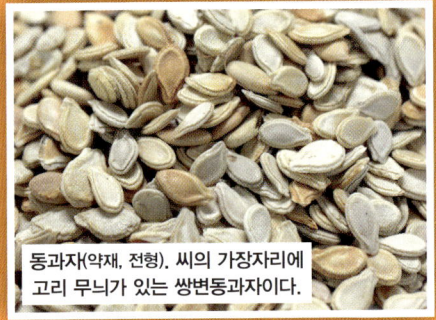

동과자(약재, 전형). 씨의 가장자리에 고리 무늬가 있는 쌍변동과자이다.

| 한자명 | 冬瓜子　　| 약초명 및 학명 | 동아 *Benincasa cerifera* Savi　　| 과명 | 박과(Cucurbitaceae)
| 약용부위 | 씨

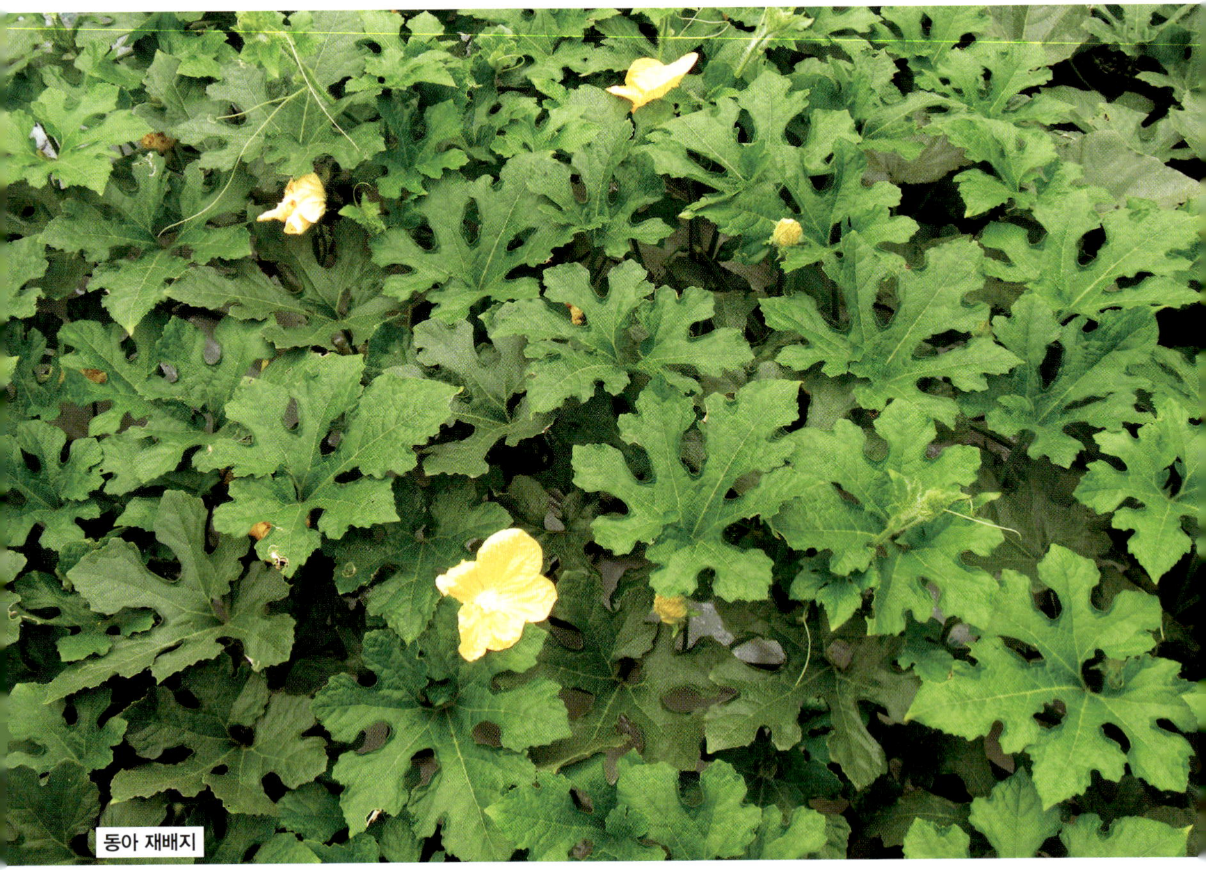

동아 재배지

동의보감의 효능

- **약재의 조선시대 의서(醫書) 수재** : 동과자는《동의보감》탕액편의 채소부(部)에 수재되어 있다.
- **《동의보감》 탕액편의 효능** : 백동과자(白冬瓜子, 동아 씨)는 동과자(冬瓜子)이다. 성질이 보통이고[平] 차며[寒] 맛이 달고[甘] 독이 없다. 피부를 윤기 있게 하고 안색을 좋게 한다[好顔色]. 기미를 없애서 화장품으로 만들어 쓸 수 있다.
- **《동의보감》 탕액편의 원문**

  백동과자(白冬瓜子) : 卽冬瓜子也. 性平寒 味甘 無毒. 潤肌膚 好顔色 剝黑黚 可作面脂.

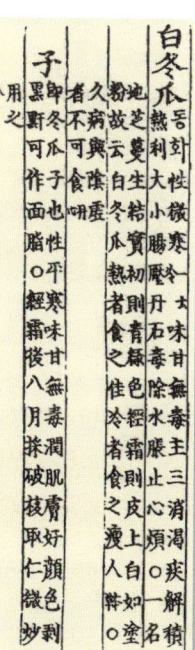

허준, 《원본 동의보감》, 716쪽, 남산당(2014)

식약처 공인(公認) 약초

- **약초·약재의 식약처 공정서 수재** : 동과자는 식품의약품안전처의 의약품 공정서인《대한민국약전외한약(생약)규격집(KHP)》에 수재되어 있다.
- **약재의 분류** : 식물성 약재
- **약재의 라틴어 생약명** : Benincasae Semen
- **약재의 이명 또는 영명** : 동과인(冬瓜仁), 백과자(白瓜子)
- **약재의 기원** : 이 약(동과자)은 동아 Benincasa cerifera Savi(박과 Cucurbitaceae)의 씨이다.
- **약재 저장법** : 밀폐용기(고형의 이물이 들어가는 것을 방지하고 내용의약품이 손실되지 않도록 보호할 수 있는 용기)

기원식물의 해설

- KHP에서 기원식물 동아의 학명이 'Benincasa cerifera Savi'로 되어 있는데, 동아의 학명은 'B. hispida (Thunb.) Cogn.'가 정명이며, 'B. cerifera Savi'는 그 이명이다. (참고논문: 박종철, 최고야. 한약정보연구회지, 2016;4(2):9–35)
- 동과자에는 단변(單邊)동과자와 쌍변(雙邊)동과자가 있다. 쌍변동과자의 가장자리에는 고리 무늬가 있다.

약재의 효능

- **한방 효능군 분류** : 화담지해평천약(化痰止咳平喘藥, 담음을 없애고 기침을 멈추며 천식을 안

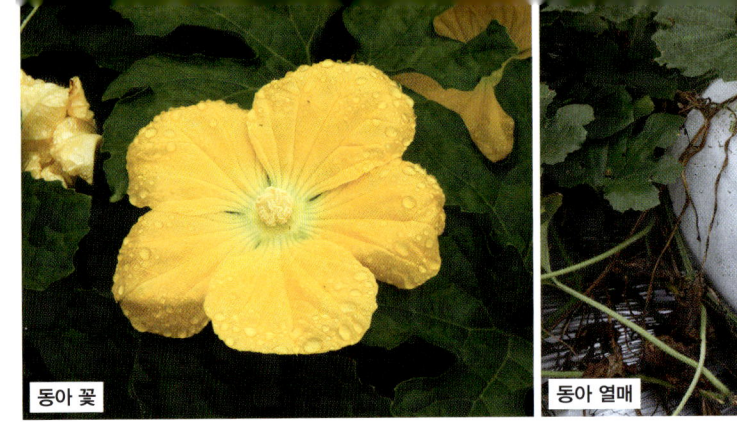

동아 꽃 / 동아 열매

정시키는 약)-청화열담약(淸化熱痰藥, 뜨거운 담음을 없애는 약)

- **한방 약미(藥味)와 약성(藥性) :**
  + **한방 약미** – 맛은 달다.

    | 酸 | 苦 | **甘** | 辛 | 鹹 | | 澁 | 淡 |

  + **한방 약성** – 성질은 약간 차다.

    | 大寒 | 寒 | **微寒** | 凉 | 平 | 微溫 | 溫 | 熱 | 大熱 |

- **한방 작용부위(귀경, 歸經) :** 동과자는 주로 폐, 대장 질환에 영향을 미친다.
- **한방 효능 :** 폐열(肺熱)을 식히고 가래를 없앤다(淸肺化痰 청폐화담). 종기를 가라앉히고 고름을 배출시킨다(消癰排膿 소옹배농). 습기 배출을 촉진한다(利濕 이습).
- **약효 해설 :** 몸이 붓는 증상에 사용한다. 담열증(痰熱證)으로 기침이 나오는 증상에 쓰인다. 폐에 농양이 생긴 병증을 낫게 한다. 자궁에서 분비물이 나오는 것을 치료한다. 임질 치료에 활용한다.

북한에서의 효능

- **북한의 약재명 :** 동과씨
- **약재의 이명 :** 동아씨, 동과인
- **효능 :** 오줌내기약으로서 열을 내리우고 가래를 삭이며 고름을 빼내고 오줌을 잘 나가게 한다.
- **주치 :** 폐열기침, 폐농양, 장옹, 부종, 오줌누기장애, 콩팥염, 뇨도염에 쓴다.

약용법 씨 10~15g을 물 800mL에 넣고 달여서 반으로 나누어 아침저녁으로 마시거나 외용으로 적당량 사용한다.

| KP(대한민국약전) 수재 약재 |

약재명

두충

약초명 두충

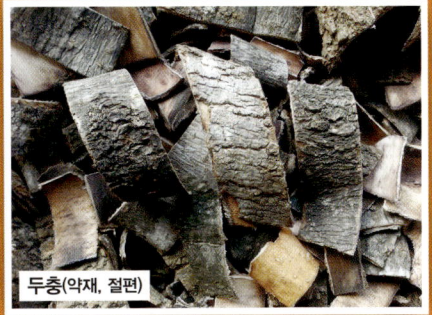
두충(약재, 절편)

|한자명| 杜仲 |약초명 및 학명| 두충 *Eucommia ulmoides* Oliver
|과명| 두충과(Eucommiaceae) |약용부위| 줄기껍질로서 주피를 제거한 것

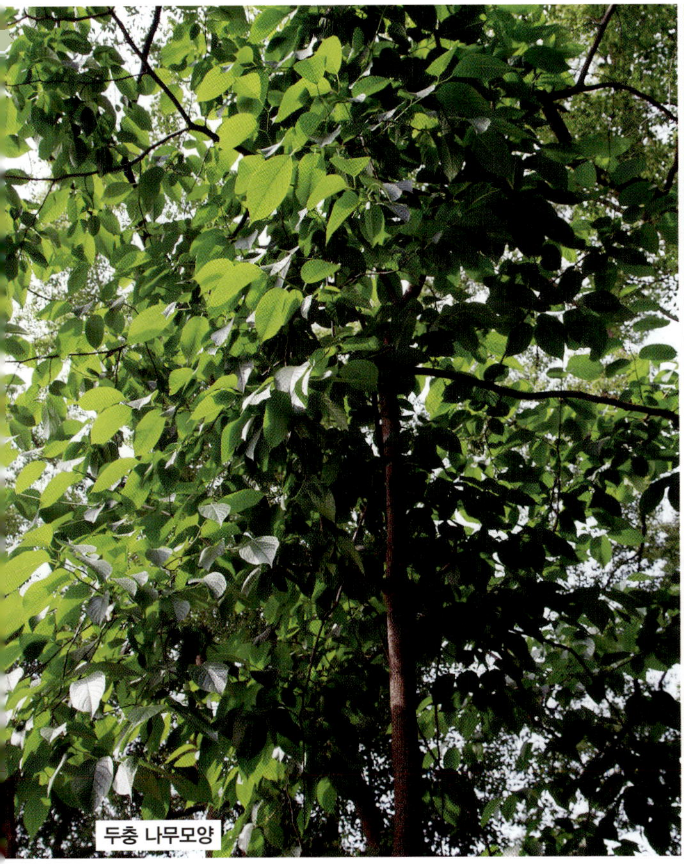

두충 나무모양

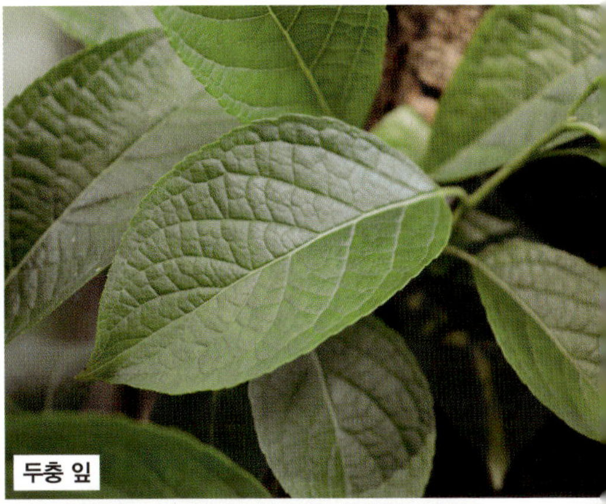

두충 잎

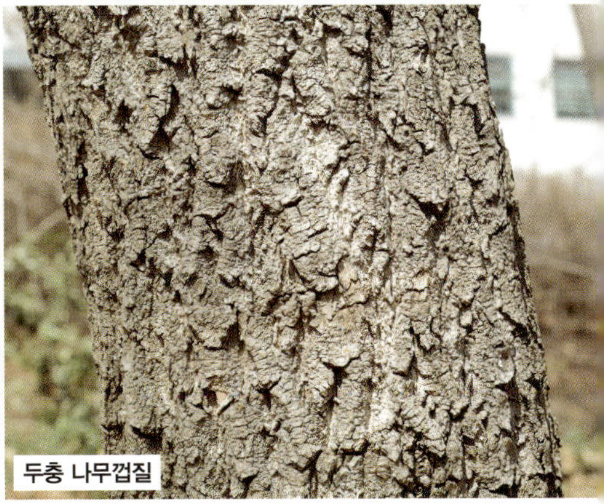

두충 나무껍질

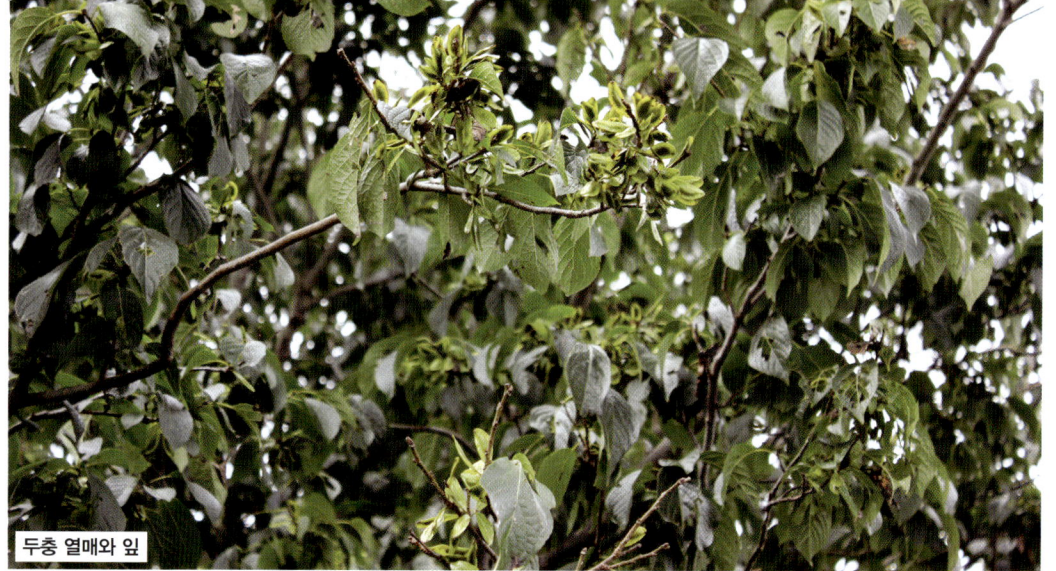

두충 열매와 잎

> **동의보감의 효능**

- **약재의 조선시대 의서(醫書) 수재**: 두충은 《동의보감》 탕액편의 나무부(部)와 《방약합편》의 교목(喬木, 줄기가 곧고 굵으며 높이 자라는 나무)편에 수재되어 있다.

- **《동의보감》 탕액편의 효능**: 두충(杜冲, 두충 줄기껍질)의 성질은 보통이고[平] 따뜻하며[溫] 맛이 맵고[辛] 달며[甘] 독이 없다. 신장이 허약하여 피로해지는 것, 허리와 등에 경련이 생기면서 아픈 것, 다리가 시큰거리면서 아픈 것을 낫게 한다. 근육과 뼈를 튼튼하게 하며 음낭 아래가 축축하고 가려운 것, 소변이 찔끔찔끔 나오는 것을 없앤다. 정기(精氣)를 돕고 신이 차가운 증[腎冷]과 갑자기 오는 요통[腎腰痛]을 낫게 한다.

- **《동의보감》 탕액편의 원문**

　두충(杜冲): 性平溫 味辛甘 無毒. 治腎勞 腰脊攣痛 脚中痠疼. 堅筋骨 除陰下濕痒 小便餘瀝 益精氣 能治腎冷 腎腰痛.

허준, 《원본 동의보감》, 741쪽, 남산당(2014)

> **식약처 공인(公認) 약초**

- **약초·약재의 식약처 공정서 수재**: 두충은 식품의약품안전처의 의약품 공정서인 《대한민국약전(KP)》에 수재되어 있다.
- **약재의 분류**: 식물성 약재

- **약재의 라틴어 생약명** : Eucommiae Cortex
- **약재의 이명 또는 영명** : Eucommia Bark
- **약재의 기원** : 이 약(두충)은 두충 *Eucommia ulmoides* Oliver(두충과 Eucommiaceae)의 줄기 껍질로서 주피를 제거한 것이다.
- **약재 저장법** : 밀폐용기(고형의 이물이 들어가는 것을 방지하고 내용의약품이 손실되지 않도록 보호할 수 있는 용기)

약재의 효능

- **한방 효능군 분류** : 보익약(補益藥, 보약)-보양약(補陽藥, 양기를 보하는 약)
- **한방 약미(藥味)와 약성(藥性)** :
    + **한방 약미** – 맛은 달다.

    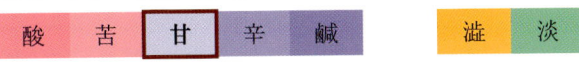

    + **한방 약성** – 성질은 따뜻하다.

    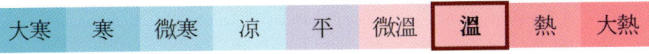

- **한방 작용부위(귀경, 歸經)** : 두충은 주로 간장, 신장 질환에 영향을 미친다.
- **한방 효능** : 간(肝)과 신(腎)을 보한다(補肝腎 보간신). 근육과 뼈를 튼튼하게 한다(強筋骨 강근골). 태아를 안정시킨다(安胎 안태).
- **약효 해설** : 근육과 뼈를 강하고 튼튼하게 한다. 허리와 무릎이 시리고 아픈 증상을 치료한다. 임산부와 태아를 안정시키는 안태(安胎) 작용이 있다. 현기증을 낫게 한다. 임신 중의 자궁출혈을 멎게 한다. 혈압강하 작용이 있다.

북한에서의 효능

- **북한의 약재명** : 두충껍질
- **효능** : 간과 신을 보하고 힘줄과 뼈를 든든하게 하며 태아를 안정시킨다.
- **주치** : 간신이 허하여 허리와 무릎이 아프고 힘이 없는데, 음위증, 유정, 태동불안, 음부가려움증, 오줌누기장애, 신경통, 고혈압, 류마티스성관절염, 근무력증에 쓴다.

약용법 줄기껍질 6~10g을 물 800mL에 넣고 달여서 반으로 나누어 아침저녁으로 마신다.

| KHP[대한민국약전외한약(생약)규격집] 수재 약재 |

약재명
마편초

약초명 마편초

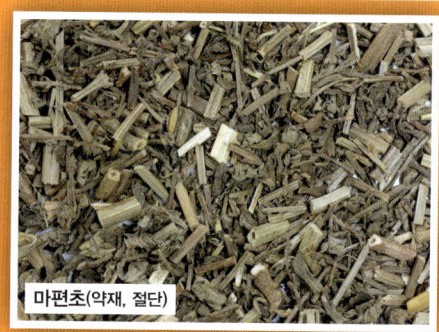
마편초(약재, 절단)

| 한자명 | 馬鞭草　　| 약초명 및 학명 | 마편초 *Verbena officinalis* Linné
| 과명 | 마편초과(Verbenaceae)　　| 약용부위 | 지상부

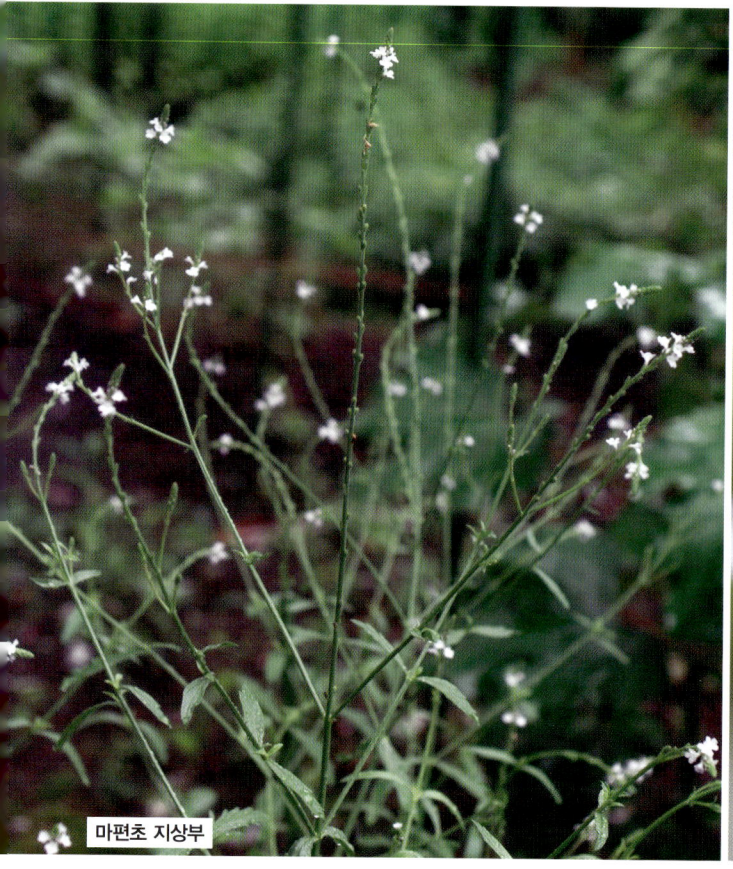
마편초 지상부

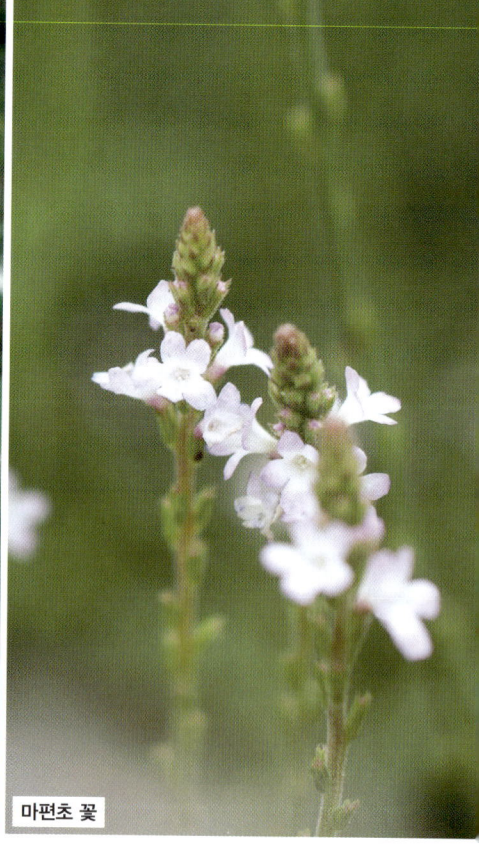
마편초 꽃

동의보감의 효능

- **약재의 조선시대 의서(醫書) 수재** : 마편초는 《동의보감》 탕액편의 풀부(部)에 수재되어 있다.
- **《동의보감》 탕액편의 효능** : 마편초(馬鞭草, 마편초 지상부)의 성질은 서늘하며[凉] 맛은 맵고[辛](쓰다[苦]고도 한다) 독이 없다(독이 있다고도 한다). 징벽(癥癖), 아랫배에 피가 몰려 덩어리가 생긴 병, 오랜 말라리아[久瘧]를 낫게 한다. 어혈을 풀어주며 월경이 잘 나오게 한다. 충을 죽이며 음부에 벌레가 파먹은 것처럼 파이는 헌데를 잘 낫게 한다[본초].
- **《동의보감》 탕액편의 원문**

    마편초(馬鞭草) : 性凉 味辛[一云苦] 無毒[一云有毒]. 主癥癖血瘕久瘧. 破血 通月經 殺蟲良. 治下部䘌.[本草]

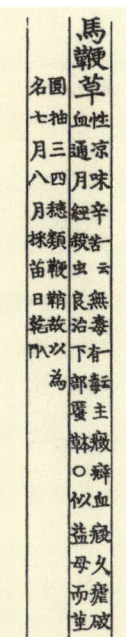

허준, 《원본 동의보감》, 735쪽, 남산당(2014)

식약처 공인(公認) 약초

- **약초·약재의 식약처 공정서 수재** : 마편초는 식품의약품안전처의 의약품 공정서인 《대한민국약전외한약(생약)규격집(KHP)》에 수재되어 있다.
- **약재의 분류** : 식물성 약재
- **약재의 라틴어 생약명** : Verbenae Herba
- **약재의 이명 또는 영명** : 철마편(鐵馬鞭)
- **약재의 기원** : 이 약(마편초)은 마편초 *Verbena officinalis* Linné(마편초과 Verbenaceae)의 지상부이다.
- **약재 저장법** : 밀폐용기(고형의 이물이 들어가는 것을 방지하고 내용의약품이 손실되지 않도록 보호할 수 있는 용기)

약재의 효능

- **한방 효능군 분류** : 활혈거어약(活血祛瘀藥, 혈액순환을 촉진하고 어혈을 제거하는 약)

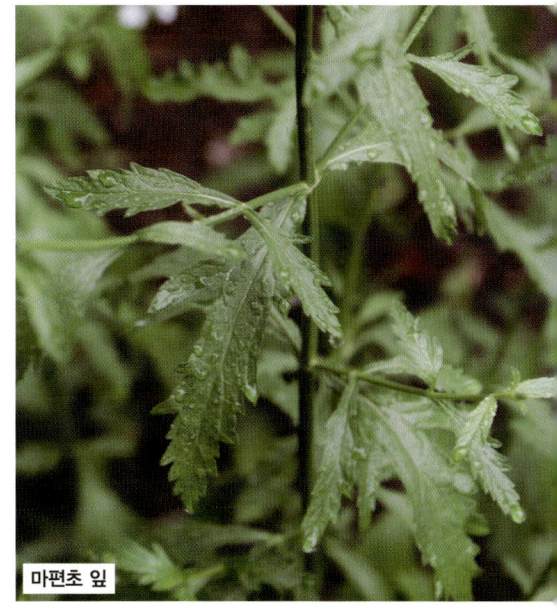

마편초 잎

- 한방 약미(藥味)와 약성(藥性) :
  - ✦ **한방 약미** – 맛은 쓰다.

  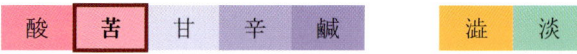

  - ✦ **한방 약성** – 성질은 서늘하다.

  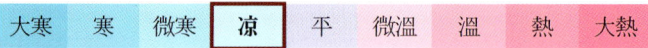

- 한방 작용부위(귀경, 歸經) : 마편초는 주로 간장, 비장 질환에 영향을 미친다.
- 한방 효능 : 혈액순환을 촉진하고 어혈을 없앤다(活血散瘀 활혈산어). 독성을 없앤다(解毒 해독). 소변을 잘 나오게 한다(利水 이수). 황달을 없앤다(退黃 퇴황). 말라리아[瘧疾]를 억제한다(截瘧 절학).
- 약효 해설 : 목구멍이 붓고 아프며 막혀 있는 느낌이 드는 증상을 낫게 한다. 감기에 의한 발열, 습열로 생긴 황달을 치료한다. 몸이 붓는 증상에 사용한다. 혈액순환을 촉진하여 어혈을 없앤다.

북한에서의 효능

- 북한의 약재명 : 말초리풀
- 약재의 이명 : 마편초
- 효능 : 열을 내리우고 독을 풀며 피순환을 도우며 어혈을 없애며 오줌이 잘 나가게 한다.
- 주치 : 감기, 열나기, 황달, 돌림간염, 무월경, 징가, 부종, 림증, 리질, 옹종에 쓴다.

약용법 지상부 5~10g을 물 800mL에 넣고 달여서 반으로 나누어 아침저녁으로 마신다.

| KP(대한민국약전) 수재 약재 |

약재명
마황

약초명 초마황, 중마황, 목적마황

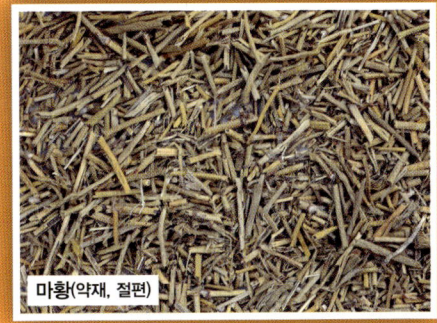
마황(약재, 절편)

|한자명| 麻黃　|약초명 및 학명| 초마황(草麻黃) *Ephedra sinica* Stapf, 중마황(中麻黃) *Ephedra intermedia* Schrenk et C. A. Meyer, 목적마황(木賊麻黃) *Ephedra equisetina* Bunge
|과명| 마황과(Ephedraceae)　|약용부위| 초질경

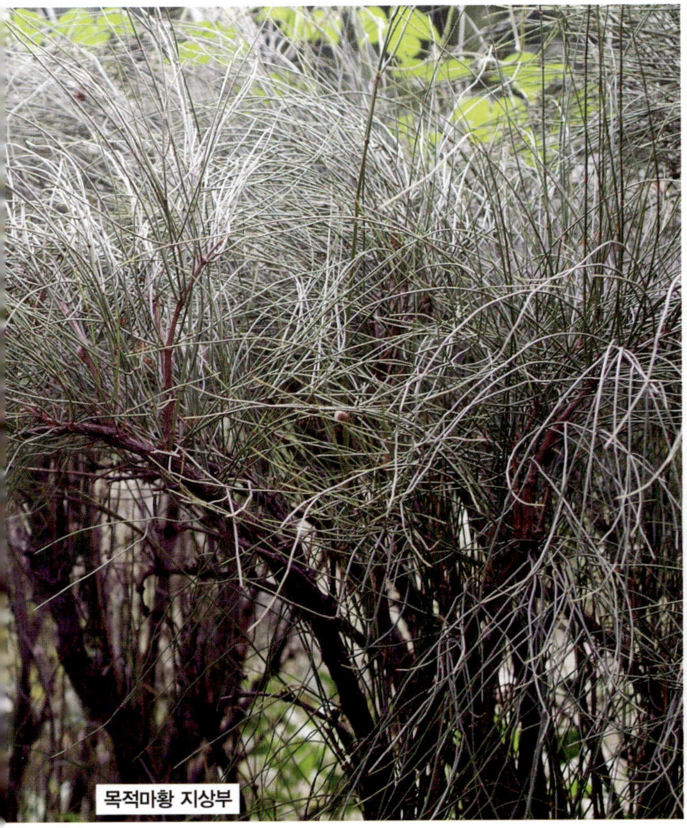

목적마황 지상부

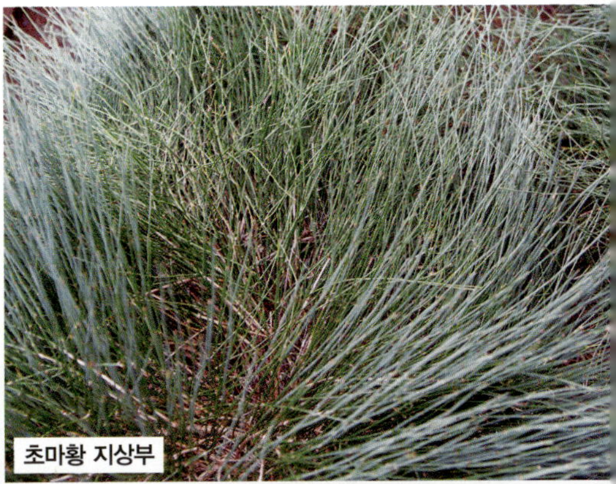

초마황 지상부

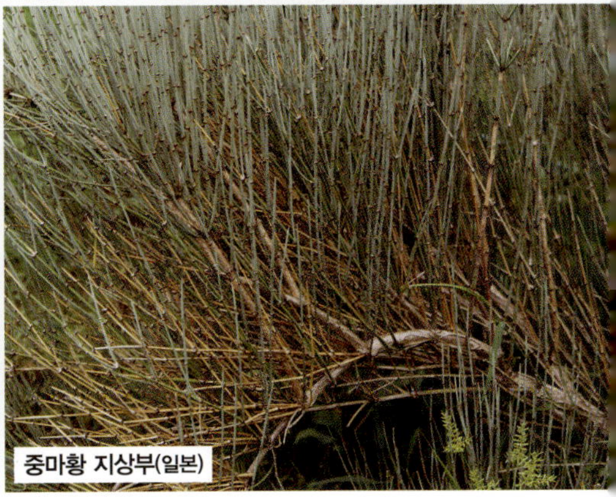

중마황 지상부(일본)

동의보감의 효능

- **약재의 조선시대 의서(醫書) 수재** : 마황은 《동의보감》 탕액편의 풀부(部)와 《방약합편》의 습초(濕草)편에 수재되어 있다.
- **《동의보감》 탕액편의 효능** : 마황(麻黃, 초마황 초질경)의 성질은 따뜻하고[溫](보통이다[平]고도 한다) 맛은 쓰며[苦](달다[甘]고도 한다) 독이 없다. 중풍이나 상한(傷寒)으로 머리가 아픈 것과 말라리아[溫瘧, 온학]를 낫게 한다. 땀을 나게 하여 나쁜 기운과 열을 없앤다. 한열(寒熱)과 오장(五藏)의 나쁜 기운을 없애고 땀구멍[腠理, 주리]을 잘 통하게 한다. 급성 전염병을 낫게 하고 산람장기(山嵐瘴氣)를 치료한다.
- **《동의보감》 탕액편의 원문**

    마황(麻黃) : 性溫[一云平] 味苦[一云甘] 無毒. 主中風傷寒頭痛 溫瘧 發表出汗 去邪熱氣. 除寒熱 五藏邪氣 通腠理. 治溫疫 禦山嵐瘴氣.

허준, 《원본 동의보감》, 727쪽, 남산당(2014)

식약처 공인(公認) 약초

- **약초·약재의 식약처 공정서 수재** : 마황은 식품의약품안전처의 의약품 공정서인 《대한민국약전(KP)》에 수재되어 있다.
- **약재의 분류** : 식물성 약재

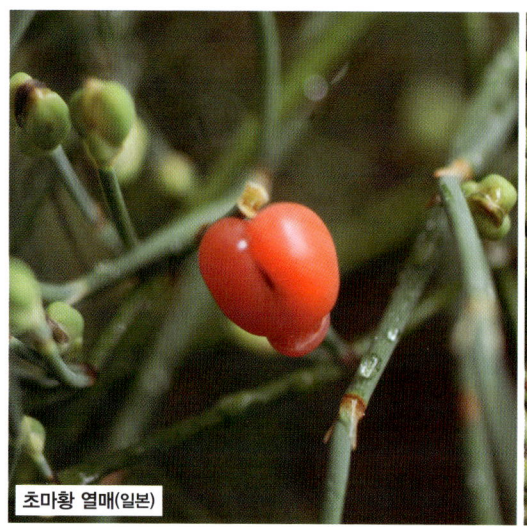

초마황 열매(일본)

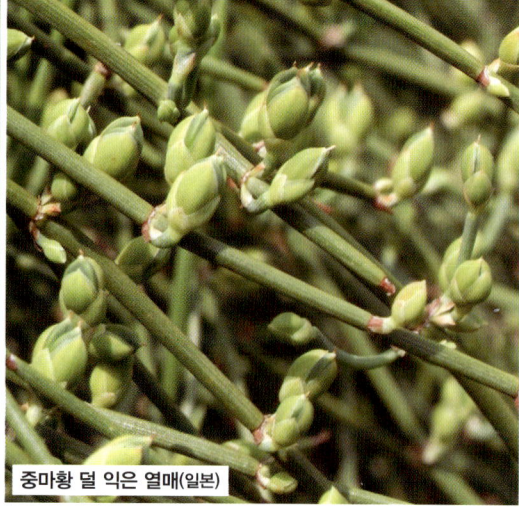

중마황 덜 익은 열매(일본)

- 약재의 라틴어 생약명 : Ephedrae Herba
- 약재의 이명 또는 영명 : Ephedra Herb
- 약재의 기원 : 이 약(마황)은 초마황(草麻黃) *Ephedra sinica* Stapf, 중마황(中麻黃) *Ephedra intermedia* Schrenk et C. A. Meyer 또는 목적마황(木賊麻黃) *Ephedra equisetina* Bunge(마황과 Ephedraceae)의 초질경이다.
- 약재 저장법 : 밀폐용기(고형의 이물이 들어가는 것을 방지하고 내용의약품이 손실되지 않도록 보호할 수 있는 용기)

약재의 효능

- 한방 효능군 분류 : 해표약[解表藥, (땀을 내어) 체표를 풀어주는 약]-발산풍한약(發散風寒藥, 체표에 머물러 있는 차가운 기운을 발산시키는 약)
- 한방 약미(藥味)와 약성(藥性) :
  + **한방 약미** – 맛은 약간 쓰고 맵다.

  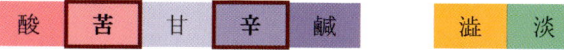

  + **한방 약성** – 성질은 따뜻하다.

| 大寒 | 寒 | 微寒 | 凉 | 平 | 微溫 | 溫 | 熱 | 大熱 |

- 한방 작용부위(귀경, 歸經) : 마황은 주로 폐, 방광 질환에 영향을 미친다.

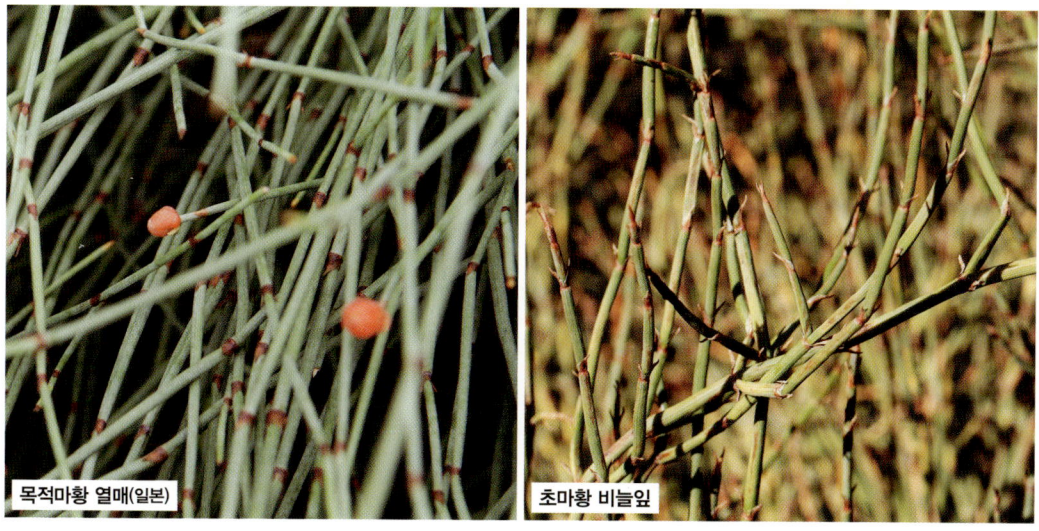

목적마황 열매(일본) | 초마황 비늘잎

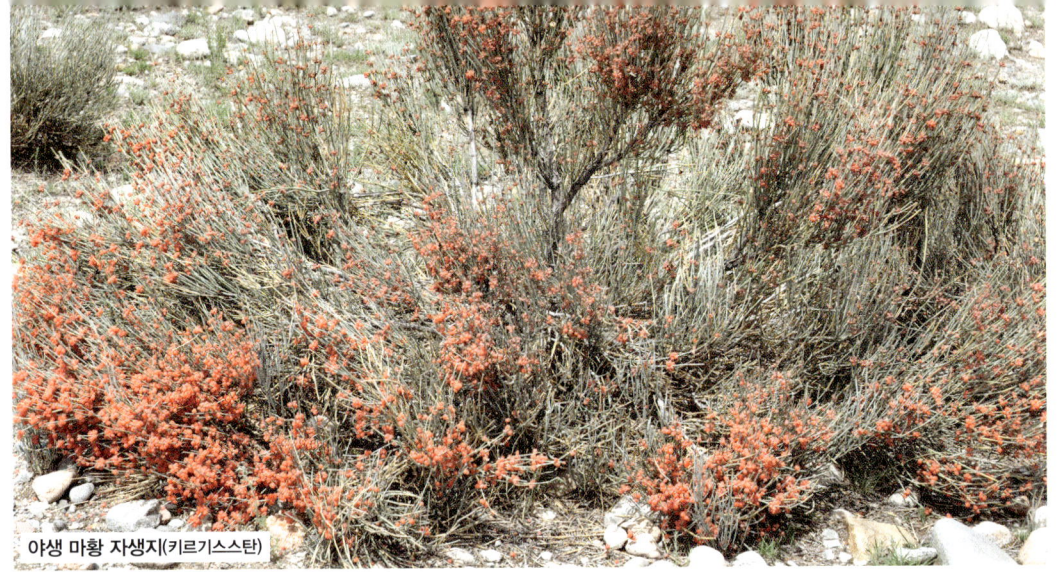
야생 마황 자생지(키르기스스탄)

- **한방 효능** : 땀을 내어 한사(寒邪)를 없앤다(發汗散寒 발한산한). 폐의 기능을 정상화하고 천식을 편안하게 한다(宣肺平喘 선폐평천). 소변을 잘 나오게 하고 부종을 가라앉힌다(利水消腫 이수소종).
- **약효 해설** : 발한(發汗) 작용이 있어 감기로 인한 열을 없애준다. 가슴이 답답하고 숨이 차면서 기침하는 증상을 낫게 한다. 기침할 때 숨은 가쁘나 가래 끓는 소리가 없는 증상에 많이 사용한다. 소변량이 줄거나 잘 나오지 않는 증상에 유효하다. 피부가 무감각해진 것을 치료한다. 주성분인 ephedrine은 기관지 평활근의 이완, 즉 진해(鎭咳) 작용이 있다.

북한에서의 효능

- **북한의 약재명** : 마황
- **효능** : 풍한표증약으로서 땀을 내여 풍한을 내보내고 천식을 낫게 하며 오줌이 잘 나가게 한다.
- **주치** : 풍한표증, 풍한감기, 기관지천식, 부종, 저혈압, 두드러기, 비염에 쓴다.
- **금기** : 고혈압, 동맥경화, 잠장애, 심장에 심한 기질적 변화가 왔을 때, 땀이 많이 나는 데는 쓰지 않는다.

약용법 지상부 2~10g을 물 800mL에 넣고 달여서 반으로 나누어 아침저녁으로 마신다.

주의사항 고혈압, 동맥경화 그리고 땀이 많이 날 때는 쓰지 않는다.

| KHP[대한민국약전외한약(생약)규격집] 수재 약재 |

약재명
목별자

약초명 목별

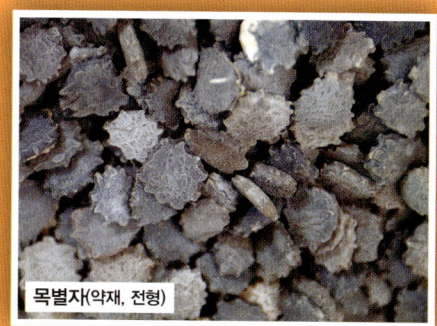

목별자(약재, 전형)

| 한자명 | 木鼈子 | 약초명 및 학명 | 목별(木鼈) *Momordica cochinchinensis* Sprenger
| 과명 | 박과(Cucurbitaceae) | 약용부위 | 씨

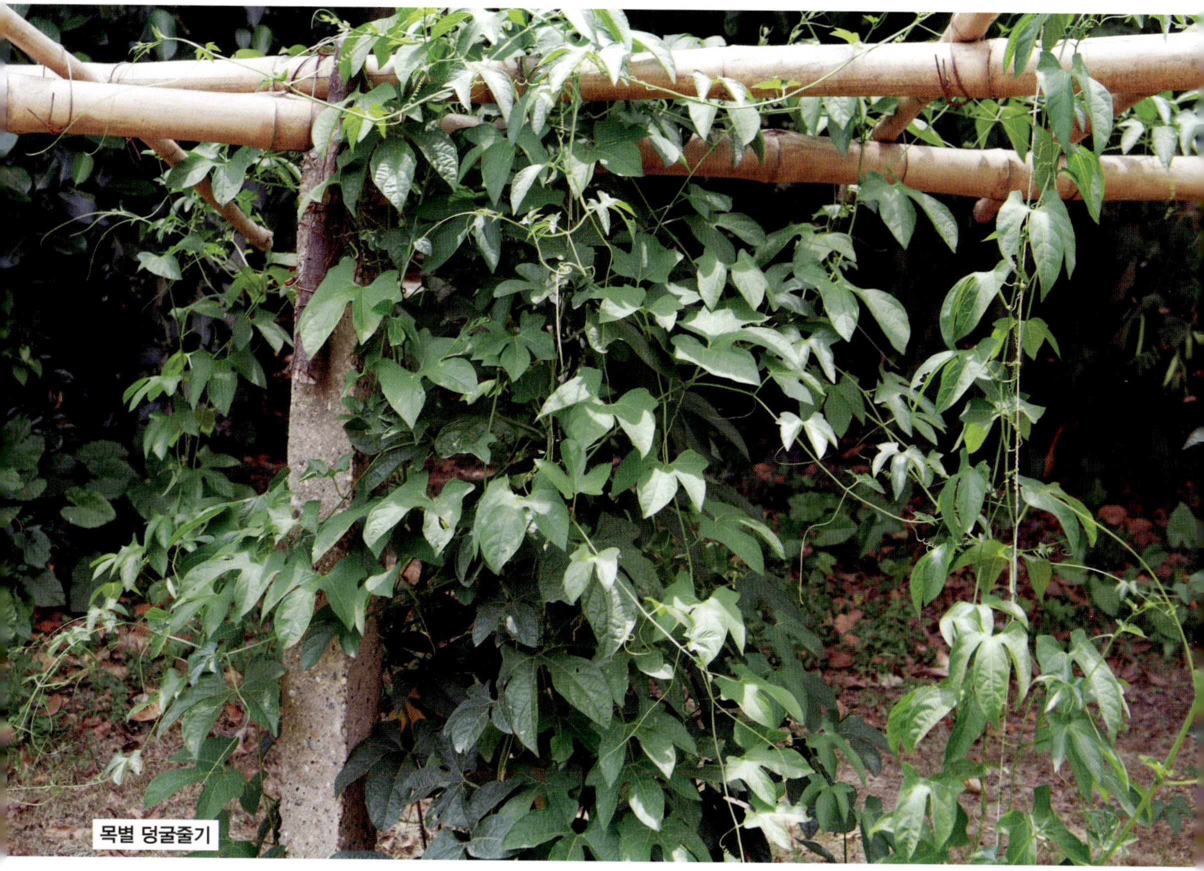

목별 덩굴줄기

동의보감의 효능

- **약재의 조선시대 의서(醫書) 수재** : 목별자는 《동의보감》 탕액편의 나무 부(部)와 《방약합편》의 만초(蔓草, 덩굴풀)편에 수재되어 있다.
- **《동의보감》 탕액편의 효능** : 목별자(木鼈子, 목별 씨)의 성질은 따뜻하며 [溫] 맛은 달고[甘] 독이 없다. 붓고 맺힌 것 그리고 피부가 헐어 아프고 가려우며 벌겋게 부어 곪는 것을 삭인다. 치질로 항문이 부은 것, 부인의 젖멍울[乳癰, 유옹]을 낫게 한다.
- **《동의보감》 탕액편의 원문**
  목별자(木鼈子) : 性溫 味甘 無毒. 消結腫 惡瘡 肛門痔腫 婦人乳癰.

식약처 공인(公認) 약초

- **약초·약재의 식약처 공정서 수재** : 목별자는 식품의약품안전처의 의약품 공정서인 《대한민국약전외한약(생약)규격집(KHP)》에 수재되어 있다.
- **약재의 분류** : 식물성 약재
- **약재의 라틴어 생약명** : Momordicae Semen
- **약재의 이명 또는 영명** : 목해(木蟹)
- **약재의 기원** : 이 약(목별자)은 목별(木鼈) *Momordica cochinchinensis* Sprenger(박과 Cucurbitaceae)의 씨이다.
- **약재 저장법** : 밀폐용기(고형의 이물이 들어가는 것을 방지하고 내용의약품이 손실되지 않도록 보호할 수 있는 용기)

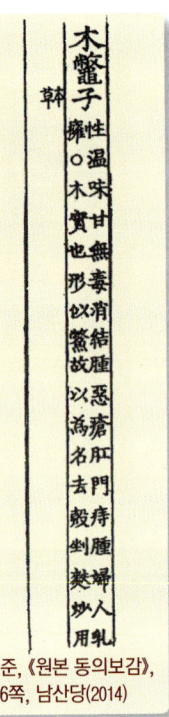

허준, 《원본 동의보감》, 746쪽, 남산당(2014)

약재의 효능

- **한방 약미(藥味)와 약성(藥性)** :
  - **한방 약미** – 맛은 쓰고 약간 달다.

酸	**苦**	**甘**	辛	鹹	澁	淡

  - **한방 약성** – 성질은 서늘하고 독이 있다.

大寒	寒	微寒	**凉**	平	微溫	溫	熱	大熱

- **한방 작용부위(귀경, 歸經)** : 목별자는 주로 간장, 비장, 위장 질환에 영향을 미친다.

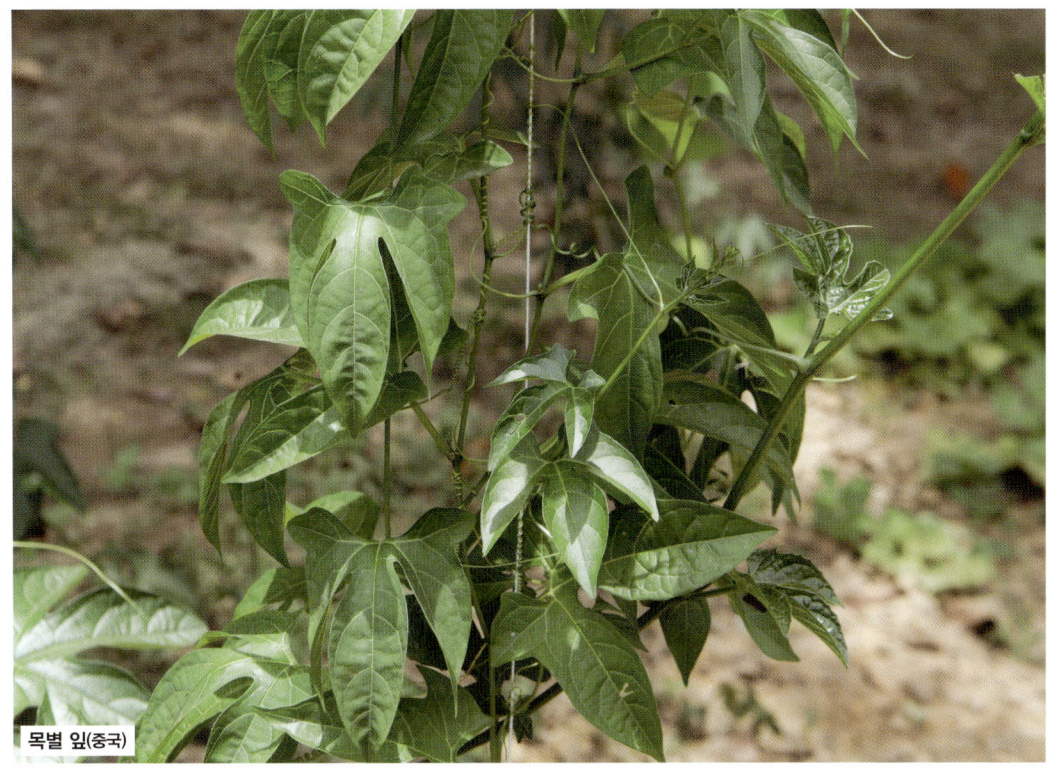

목별 잎(중국)

- **한방 효능** : 뭉친 것을 풀고 종기를 가라앉힌다(散結消腫 산결소종). 사독(邪毒)을 제거하고 상처를 치료한다(攻毒療瘡 공독요창).
- **약효 해설** : 맺힌 것을 풀어주고 부은 종기나 상처를 치료한다. 젖멍울, 마른버짐 치료에 쓰인다. 팔다리를 잘 쓰지 못하고 마비되며 아픈 증상을 낫게 한다. 치질에 사용한다. 혈압강하의 약리작용이 있다.

약용법 씨 0.6~1.2g을 물 800mL에 넣고 달여서 반으로 나누어 아침저녁으로 마시거나 또는 가루나 환(丸)으로 만들어 복용한다. 씨 적당량을 외용하기도 한다.

주의사항 임신부는 사용을 삼간다.

| KHP[대한민국약전외한약(생약)규격집] 수재 약재 |

약재명
목향

약초명 목향

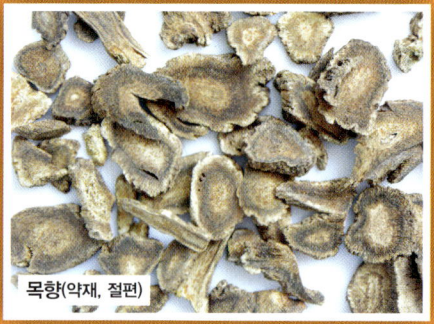
목향(약재, 절편)

|한자명| 木香　　|약초명 및 학명| 목향(木香) *Aucklandia lappa* Decne.
|과명| 국화과(Compositae)　　|약용부위| 뿌리로 거친 껍질을 제거한 것

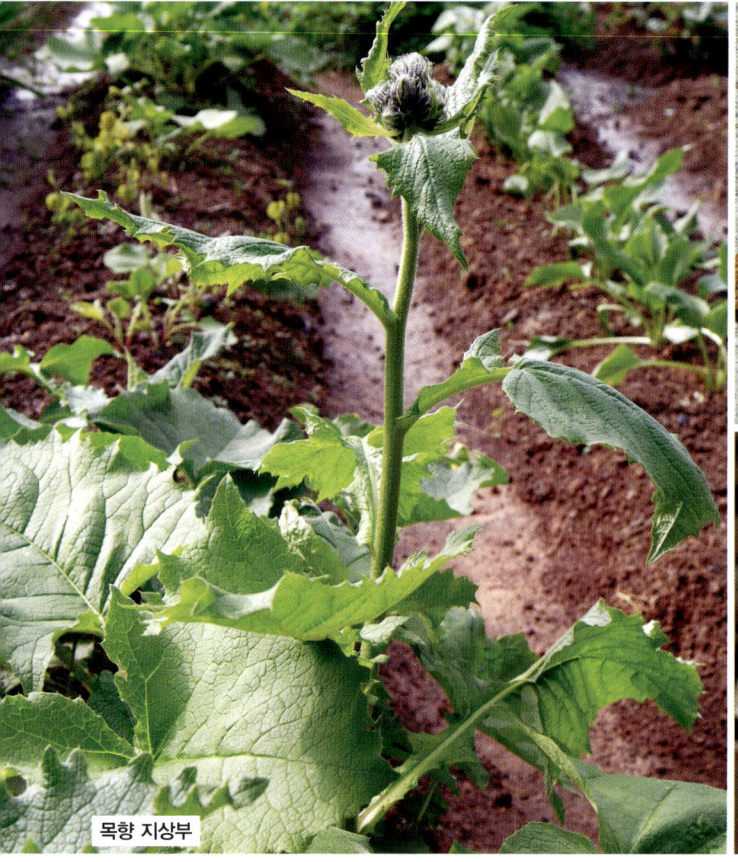
목향 지상부

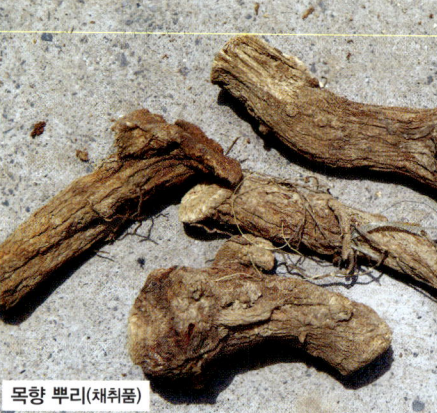
목향 뿌리(채취품)

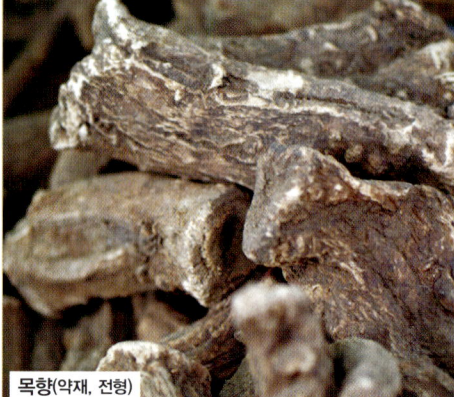
목향(약재, 전형)

동의보감의 효능

- **약재의 조선시대 의서(醫書) 수재** : 목향은 《동의보감》 탕액편의 풀부(部)와 《방약합편》의 방초(芳草, 향기가 좋은 풀)편에 수재되어 있다.
- **《동의보감》 탕액편의 효능** : 목향(木香, 목향 뿌리)의 성질은 따뜻하고[溫] 맛이 매우며[辛] 독이 없다. 가슴과 배가 온갖 기로 아픈 것, 아홉 가지 심통(心痛), 여러 해 된 냉기로 몸이 불러 오르면서 아픈 것, 옆구리 부위에 덩어리가 생긴 것, 징괴(癥塊)를 치료한다. 또한 음식이 체하여 구토하고 설사하는 것, 이질을 멈추며 독을 풀어준다. 헛것에 들린 것을 낫게 하며 급성 전염병을 막고 약의 정기[藥之精]가 몸에서 잘 돌게 한다.
- **《동의보감》 탕액편의 원문**

    목향(木香) : 性溫 味辛 無毒. 治心腹一切氣 及九種心痛 積年冷氣 脹痛 痃癖癥塊. 止泄瀉霍亂痢疾 消毒 殺鬼 辟瘟疫 行藥之精.

허준, 《원본 동의보감》, 722쪽, 남산당(2014)

식약처 공인(公認) 약초

- **약초·약재의 식약처 공정서 수재** : 목향은 식품의약품안전처의 의약품 공정서인 《대한민국약전외한약(생약)규격집(KHP)》에 수재되어 있다.
- **약재의 분류** : 식물성 약재
- **약재의 라틴어 생약명** : Aucklandiae Radix
- **약재의 이명 또는 영명** : 광목향(廣木香), 운목향(雲木香)
- **약재의 기원** : 이 약(목향)은 목향(木香) *Aucklandia lappa* Decne.(국화과 Compositae)의 뿌리로 거친 껍질을 제거한 것이다.
- **약재 저장법** : 밀폐용기(고형의 이물이 들어가는 것을 방지하고 내용의약품이 손실되지 않도록 보호할 수 있는 용기)

기원식물의 해설

- KHP에서 목향(木香)은 '목향(*Aucklandia lappa* Decne.)의 뿌리' 그리고 토목향(土木香)은 '토목향(*Inula helenium* L.)의 뿌리'로 규정한다. 우리나라 국가표준식물목록에는 *Inula helenium* L.의 식물명을 '목향'으로 추천하고 있다.
- 목향(*Aucklandia lappa* Decne.)은 인도 고산지대가 원산지이고 중국의 윈난성, 광시좡족자

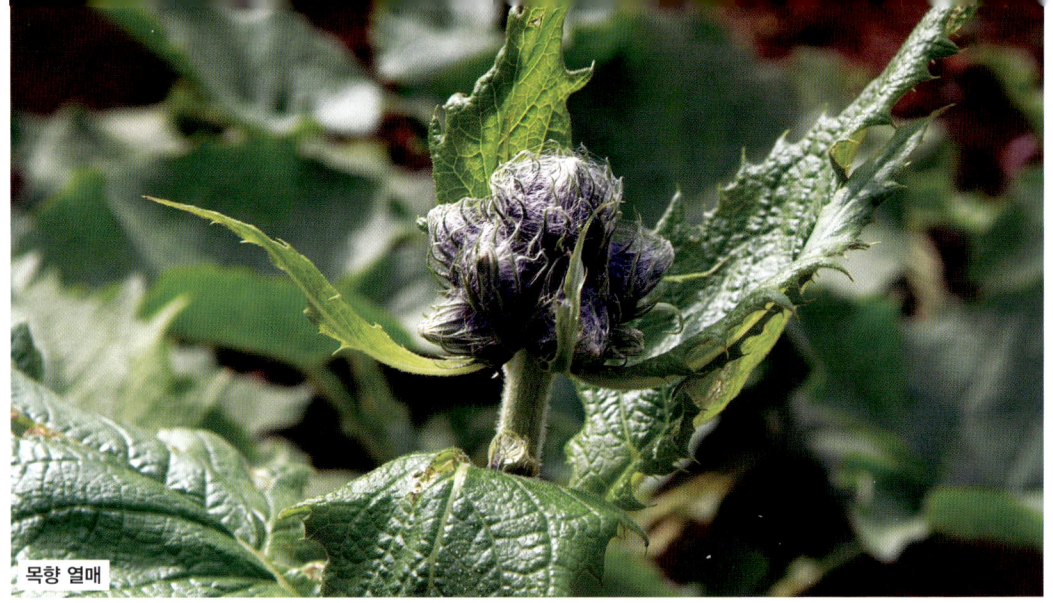

목향 열매

치구 등에서 재배되는 귀한 약초다.

약재의 효능

- **한방 효능군 분류** : 이기약(理氣藥, 기운이 잘 흐르게 하는 약)
- **한방 약미(藥味)와 약성(藥性)** :
  + **한방 약미** – 맛은 쓰고 맵다.

  + **한방 약성** – 성질은 따뜻하다.

  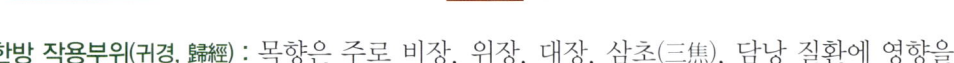

- **한방 작용부위(귀경, 歸經)** : 목향은 주로 비장, 위장, 대장, 삼초(三焦), 담낭 질환에 영향을 미친다.
- **한방 효능** : 기운을 잘 소통시키고 통증을 멎게 한다(行氣止痛 행기지통). 비(脾)를 건강하게 하고 소화를 촉진한다(建脾消食 건비소식).
- **약효 해설** : 속을 따뜻하게 하고 위(胃)를 편안하게 한다. 흉복부가 그득하면서 아픈 증상을 치료한다. 설사를 하며 배가 아프고 항문이 무거워 처지는 듯한 병증에 사용한다. 기(氣)를 소통시키고 통증을 멎게 한다.

약용법

뿌리 3~6g을 물 800mL에 넣고 달여서 반으로 나누어 아침저녁으로 마신다.

| KP(대한민국약전) 수재 약재 |

몰약

약재명: 몰약

약초명: 몰약수, 합지수

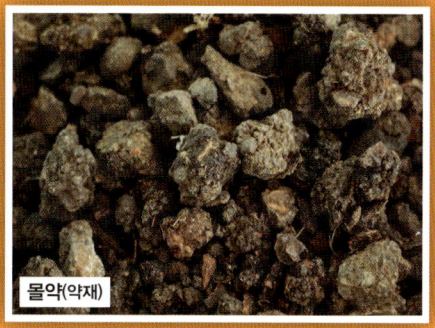
몰약(약재)

| 한자명 | 沒藥 | 약초명 및 학명 | 몰약수(沒藥樹) *Commiphora myrrha* Engler, 합지수(哈地樹) *Commiphora molmol* Engler | 과명 | 감람과(Burseraceae) | 약용부위 | 고무수지

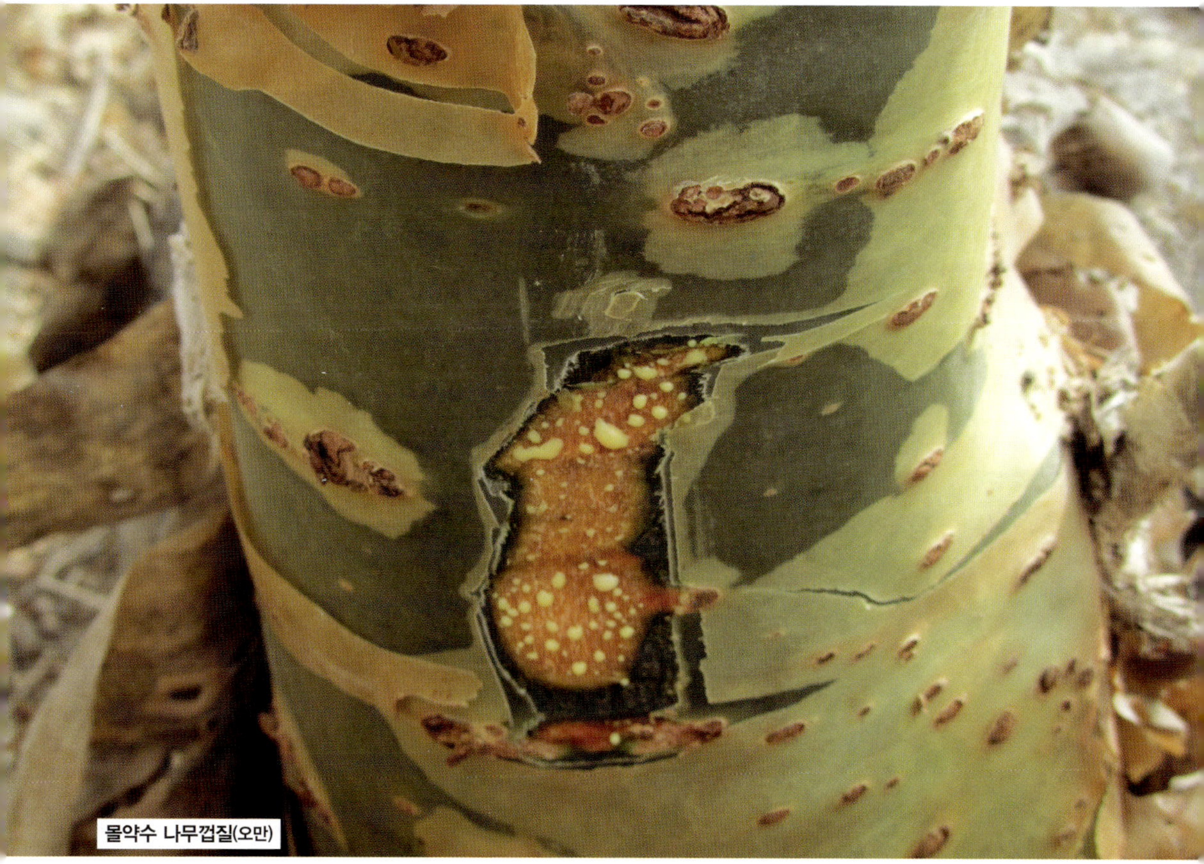

몰약수 나무껍질(오만)

동의보감의 효능

- **약재의 조선시대 의서(醫書) 수재** : 몰약은 《동의보감》 탕액편의 나무부(部)와 《방약합편》의 향목(香木, 향나무)편에 수재되어 있다.
- **《동의보감》 탕액편의 효능** : 몰약(沒藥, 합지수 또는 몰약수에서 얻은 고무수지)의 성질은 보통이며[平](따뜻하다[溫]고도 한다) 맛은 쓰고[苦](맵다[辛]고도 한다) 독이 없다. 배 속에 생긴 덩어리와 어혈이 뭉친 것을 깨뜨리고 통증을 멈춘다. 타박상, 근육과 뼈가 상하거나 부러져 어혈이 생기고 아픈 것, 쇠붙이에 다친 상처, 매 맞아 다친 것을 치료한다. 피부가 헐어 아프고 가려우며 벌겋게 부어 곪는 것, 치루를 낫게 한다. 독성이 있는 종기를 삭이고 갑자기 하혈(下血)하는 것을 멎게 한다. 눈에 예막이 생기면서 어지럽고 아프며 피부가 붉은 것을 치료한다.
- **《동의보감》 탕액편의 원문**

  몰약(沒藥) : 性平[一云溫] 味苦[一云辛] 無毒. 破癥結宿血 止痛. 主打撲傷 折筋骨瘀痛 金瘡杖瘡 諸惡瘡 痔漏. 消腫毒 卒下血 去目中瞖 暈痛 膚赤.

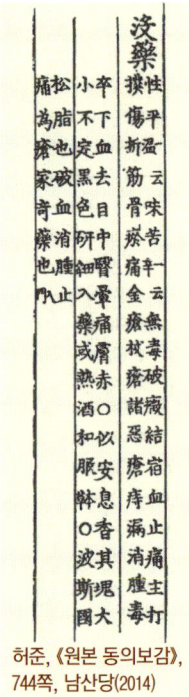

허준, 《원본 동의보감》, 744쪽, 남산당(2014)

식약처 공인(公認) 약초

- **약초·약재의 식약처 공정서 수재** : 몰약은 식품의약품안전처의 의약품 공정서인 《대한민국약전(KP)》에 수재되어 있다.
- **약재의 분류** : 식물성 약재
- **약재의 라틴어 생약명** : Myrrha
- **약재의 이명 또는 영명** : Myrrh
- **약재의 기원** : 이 약(몰약)은 몰약수(沒藥樹) *Commiphora myrrha* Engler 또는 합지수(哈地樹) *Commiphora molmol* Engler(감람과 Burseraceae)에서 얻은 고무수지이다. 전자를 천연몰약(天然沒藥)

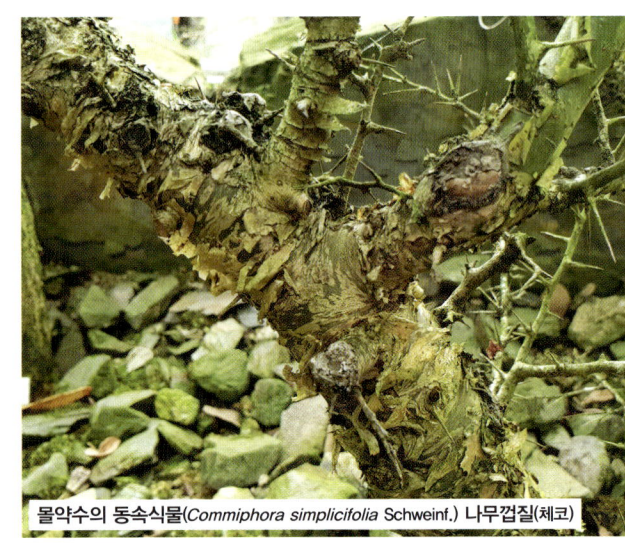

몰약수의 동속식물(*Commiphora simplicifolia* Schweinf.) 나무껍질(체코)

Gum Myrrh이라 하고, 후자를 교질몰약(膠質沒藥) Gum Opoponax이라 한다.
- **약재 저장법**: 밀폐용기(고형의 이물이 들어가는 것을 방지하고 내용의약품이 손실되지 않도록 보호할 수 있는 용기)

기원식물의 해설

- KP에서 기원식물로 '몰약수(沒藥樹) *Commiphora myrrha* Engler 또는 합지수(哈地樹) *Commiphora molmol* Engler'를 제시하고 있으나, 이 두 종은 식물학적으로 동일종으로서 정명은 *C. myrrha* (Nees) Engl.이며 *C. molmol* (Engl.) Engl. ex Tschirch은 그 이명이다. 따라서 몰약의 기원식물은 '몰약나무 *Commiphora myrrha* (Nees) Engl.'로 규정하는 것이 옳다. (참고논문: 박종철, 최고야. 한약정보연구회지, 2016;4(2):9–35)
- 공정서에는 감람과(Burseraceae)가 두 종 실려 있는데 몰약과 유향이다.

약재의 효능

- **한방 효능군 분류**: 활혈거어약(活血祛瘀藥, 혈액순환을 촉진하고 어혈을 제거하는 약)
- **한방 약미(藥味)와 약성(藥性)**:
  + **한방 약미** – 맛은 쓰고 맵다.

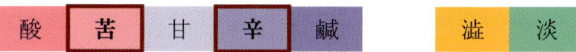

  + **한방 약성** – 성질은 보통이다.

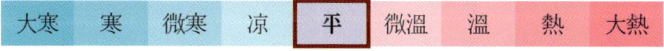

- **한방 작용부위(귀경, 歸經)**: 몰약은 주로 심장, 간장, 비장 질환에 영향을 미친다.
- **한방 효능**: 어혈을 없애고 통증을 멎게 한다(散瘀定痛 산어정통). 종기를 가라앉히고 새살이 돋게 한다(消腫生肌 소종생기).
- **약효 해설**: 눈이 충혈되고 아픈 병증을 낫게 한다. 팔다리를 잘 쓰지 못하고 마비되며 아픈 증상을 치료한다. 생리통, 무월경에 사용한다. 타박상 치료에 효과가 있다.

약용법
몰약 3~10g을 물 800mL에 넣고 달여서 반으로 나누어 아침저녁으로 마시거나 또는 가루나 환(丸)으로 만들어 복용한다. 외용할 때는 적당량을 가루 내어 피부에 바른다.

주의사항
임신부 및 위장 기능이 약한 사람은 사용을 삼간다.

| KHP[대한민국약전외한약(생약)규격집] 수재 약재 |

밀몽화

약재명: 밀몽화
약초명: 밀몽화

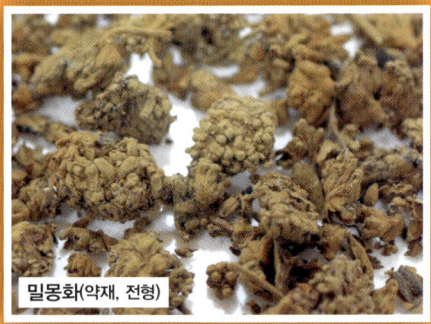
밀몽화(약재, 전형)

| 한자명 | 密蒙花　　| 약초명 및 학명 | 밀몽화 *Buddleja officinalis* Maximowicz
| 과명 | 마전과(Loganiaceae) | 약용부위 | 꽃봉오리 또는 화서

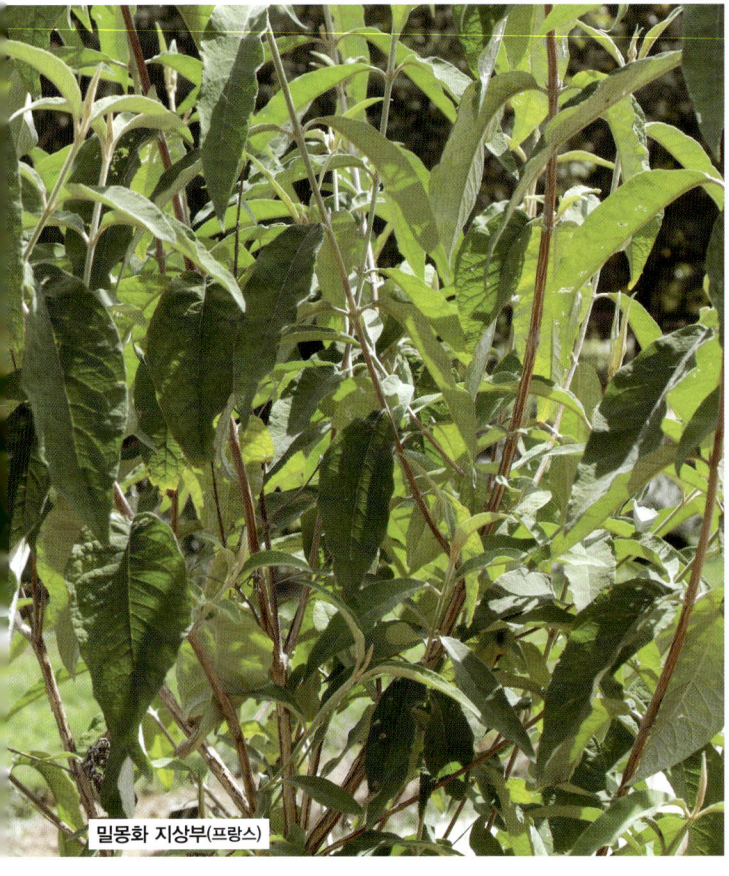
밀몽화 지상부(프랑스)

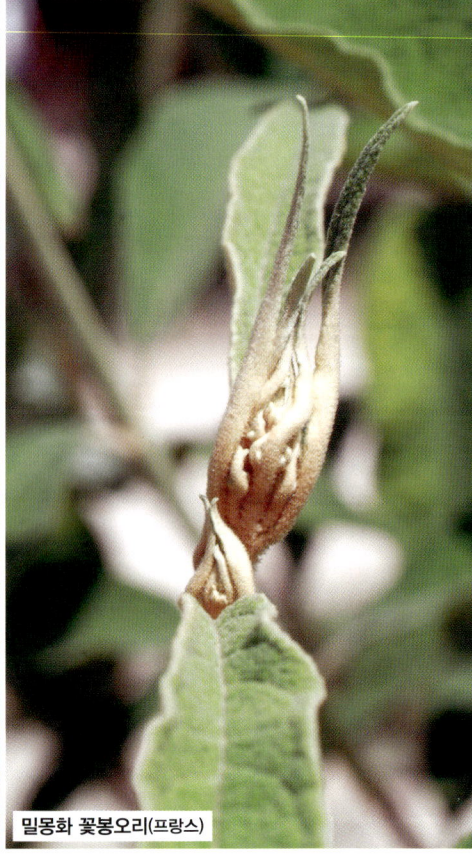
밀몽화 꽃봉오리(프랑스)

동의보감의 효능

- **약재의 조선시대 의서(醫書) 수재**: 밀몽화는 《동의보감》 탕액편의 나무부(部)와 《방약합편》의 관목(灌木)편에 수재되어 있다.
- **《동의보감》 탕액편의 효능**: 밀몽화(密蒙花, 밀몽화 꽃봉오리 또는 화서)의 성질은 보통이며[平](약간 차다[微寒]고도 한다) 맛은 달고[甘] 독이 없다. 겉으로 보기에는 눈이 멀쩡하나 잘 보이지 않는 것을 치료한다. 예막, 눈이 충혈된 것, 눈물을 많이 흘리는 것, 소아의 창진(瘡疹)과 감기(疳氣)로 눈을 상한 데 주로 쓴다.
- **《동의보감》 탕액편의 원문**
  밀몽화(密蒙花): 性平 [一云微寒] 味甘 無毒. 主靑盲 膚瞖 赤脈 多淚 小兒瘡疹 及疳氣攻眼.

식약처 공인(公認) 약초

- **약초·약재의 식약처 공정서 수재**: 밀몽화는 식품의약품안전처의 의약품 공정서인 《대한민국약전외한약(생약)규격집(KHP)》에 수재되어 있다.

허준, 《원본 동의보감》, 744쪽, 남산당(2014)

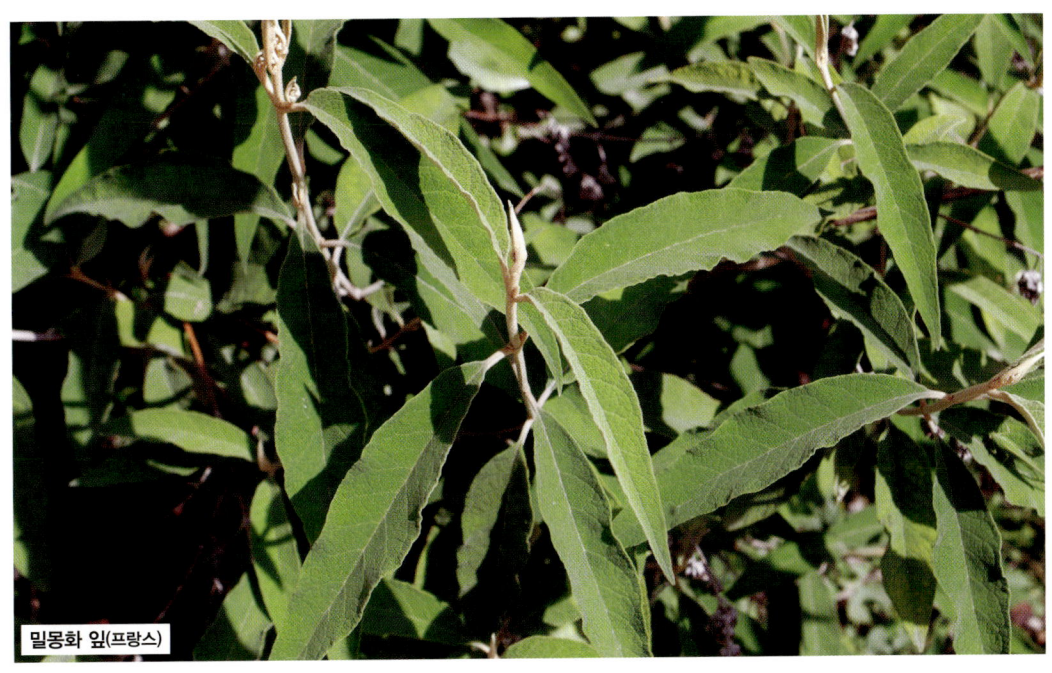

밀몽화 잎(프랑스)

밀몽화 107

- **약재의 분류** : 식물성 약재
- **약재의 라틴어 생약명** : Buddlejae Flos
- **약재의 기원** : 이 약(밀몽화)은 밀몽화 *Buddleja officinalis* Maximowicz(마전과 Loganiaceae)의 꽃봉오리 또는 화서이다.
- **약재 저장법** : 밀폐용기(고형의 이물이 들어가는 것을 방지하고 내용의약품이 손실되지 않도록 보호할 수 있는 용기)

약재의 효능

- **한방 효능군 분류** : 청열약(清熱藥, 열을 식히는 약)-청열사화약(清熱瀉火藥, 불처럼 달아오른 열을 식히는 약)
- **한방 약미(藥味)와 약성(藥性)** :
  + **한방 약미** – 맛은 달다.

  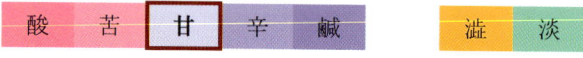

  + **한방 약성** – 성질은 약간 차다.

  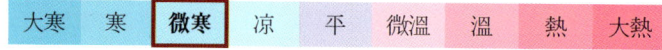

- **한방 작용부위(귀경, 歸經)** : 밀몽화는 주로 간장 질환에 영향을 미친다.
- **한방 효능** : 열기를 식히고 화기(火氣)를 배출한다(清熱瀉火 청열사화). 간음(肝陰)을 보충하여 눈을 밝게 한다(養肝明目 양간명목). 눈에 막이 낀 듯한 것을 없앤다(退翳 퇴예).
- **약효 해설** : 시력을 좋게 하는 효능이 있다. 간열(肝熱)을 식혀주며 눈을 밝게 해준다. 눈이 충혈되면서 붓고 아픈 증상을 낫게 한다.

약용법
꽃 3~9g을 물 800mL에 넣고 달여서 반으로 나누어 아침저녁으로 마신다.

| KP(대한민국약전) 수재 약재 |

약재명
방기

약초명 방기

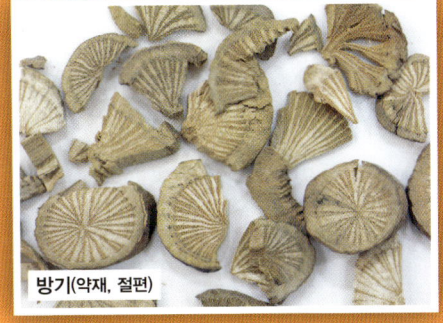
방기(약재, 절편)

| 한자명 | 防己 | 약초명 및 학명 | 방기 *Sinomenium acutum* Rehder et Wilson
| 과명 | 새모래덩굴과(Menispermaceae) | 약용부위 | 덩굴성줄기 및 뿌리줄기

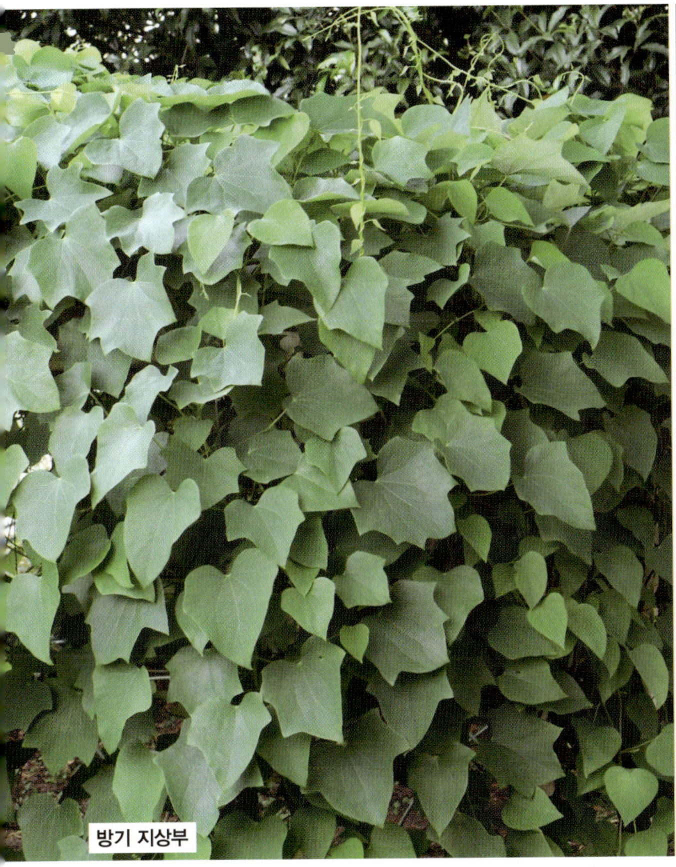

방기 지상부

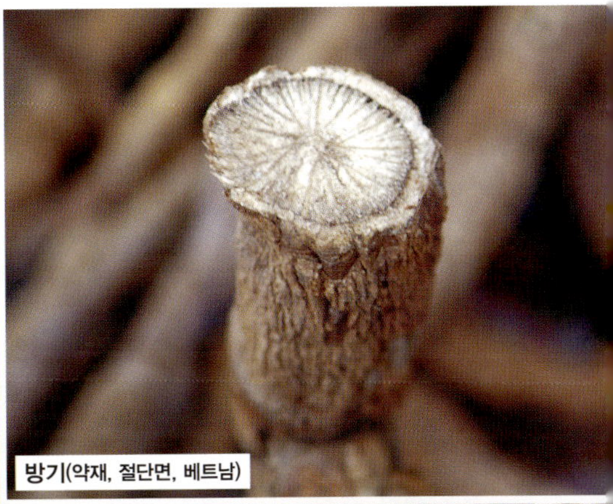

방기(약재, 절단면, 베트남)

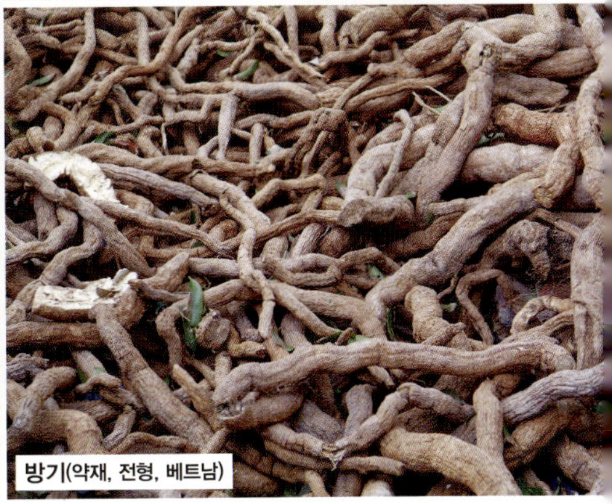

방기(약재, 전형, 베트남)

동의보감의 효능

- **약재의 조선시대 의서(醫書) 수재** : 방기는 《동의보감》 탕액편의 풀부(部)와 《방약합편》의 만초(蔓草, 덩굴풀)편에 수재되어 있다.
- **《동의보감》 탕액편의 효능** : 방기(防己, 방기 덩굴성줄기와 뿌리줄기)의 성질은 보통이고[平] 따뜻하며[溫] 맛은 맵고[辛] 쓰며[苦] 독이 없다. 풍습으로 인한 구안와사, 손발이 아픈 것, 온학의 열기[溫瘧熱氣]를 낫게 한다. 대소변을 잘 나오게 하고 몸이 붓는 것, 풍종(風腫), 각기(脚氣)를 치료한다. 방광의 열을 없애며 옹종(癰腫), 악결(惡結), 온갖 종기, 옴과 버짐, 충창(蟲瘡)을 치료한다.
- **《동의보감》 탕액편의 원문**

  방기(防己) : 性平溫 味辛苦 無毒. 治濕風 口面喎斜 手足疼 溫瘧熱氣. 利大小便 療水腫風腫脚氣. 去膀胱熱 散癰腫 惡結 諸瘑 疥癬 蟲瘡.

허준, 《원본 동의보감》, 730쪽, 남산당(2014)

식약처 공인(公認) 약초

- **약초·약재의 식약처 공정서 수재** : 방기는 식품의약품안전처의 의약품 공정서인 《대한민국약전(KP)》에 수재되어 있다.
- **약재의 분류** : 식물성 약재
- **약재의 라틴어 생약명** : Sinomeni Caulis et Rhizoma
- **약재의 이명 또는 영명** : 청풍등(靑風藤), Sinomenium Stem and Rhizome
- **약재의 기원** : 이 약(방기)은 방기 *Sinomenium acutum* Rehder et Wilson(새모래덩굴과 Menispermaceae)의 덩굴성줄기 및 뿌리줄기이다.
- **약재 저장법** : 밀폐용기(고형의 이물이 들어가는 것을 방지하고 내용의약품이 손실되지 않도록 보호할 수 있는 용기)

기원식물의 해설

《중국약전》에는 새모래덩굴과(방기과, 防己科)의 식물인 분방기(粉防己, *Stephania tetrandra* S.Moore)의 뿌리 말린 것을 한약 방기(防己)로 규정하여 우리 공정서와 다르다. 대신 식물 방기[*Sinomenium acutum* (Thunb.) Rehd. et Wils.]와 모청등[毛靑藤, *Sinomenium acutum* (Thunb.) Rehd. et Wils. var. cinereum Rehd. et Wils.]의 덩굴줄기 말린 것은 한약 청풍등(靑風藤)으로 부른다.

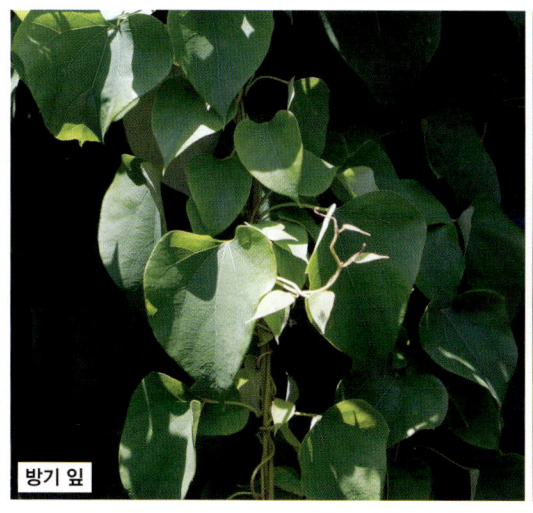
방기 잎

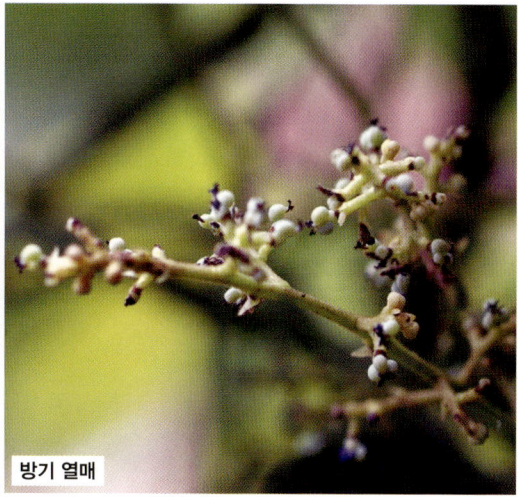
방기 열매

약재의 효능

- **한방 효능군 분류** : 거풍습약(祛風濕藥, 풍습을 제거하는 약)-거풍습지비통약(祛風濕止痺痛藥, 풍습을 제거하고 저리고 아픈 것을 멈추는 약)
- **한방 약미(藥味)와 약성(藥性)** :
  - **한방 약미** – 맛은 쓰고 맵다.

    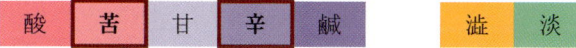

  - **한방 약성** – 성질은 보통이다.

    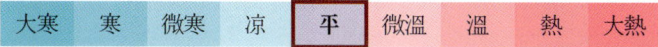

- **한방 작용부위(귀경, 歸經)** : 방기는 주로 간장, 비장 질환에 영향을 미친다.
- **한방 효능** : 풍사(風邪)와 습사(濕邪)를 없앤다(祛風濕 거풍습). 경락을 잘 통하게 한다(通經絡 통경락). 소변을 잘 나오게 한다(利小便 이소변).
- **약효 해설** : 팔다리를 잘 쓰지 못하고 마비되며 아픈 증상에 유효하다. 관절 부위가 붓는 증상을 치료한다. 다리가 마르고 무릎이 붓고 아프며 잘 펴지도 굽히지도 못하는 증상을 낫게 한다. 이뇨 작용이 있다.

약용법 덩굴성줄기 및 뿌리줄기 6~12g을 물 800mL에 넣고 달여서 반으로 나누어 아침 저녁으로 마신다.

| KHP[대한민국약전외한약(생약)규격집] 수재 약재 |

약재명
백단향

약초명: 단향

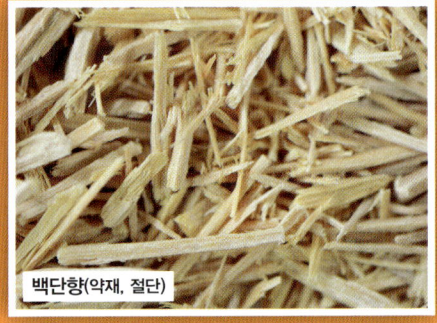
백단향(약재, 절단)

|한자명| 白檀香　　|약초명 및 학명| 단향(檀香) *Santalum album* Linné
|과명| 단향과(Santalaceae)　　|약용부위| 나무줄기의 심재

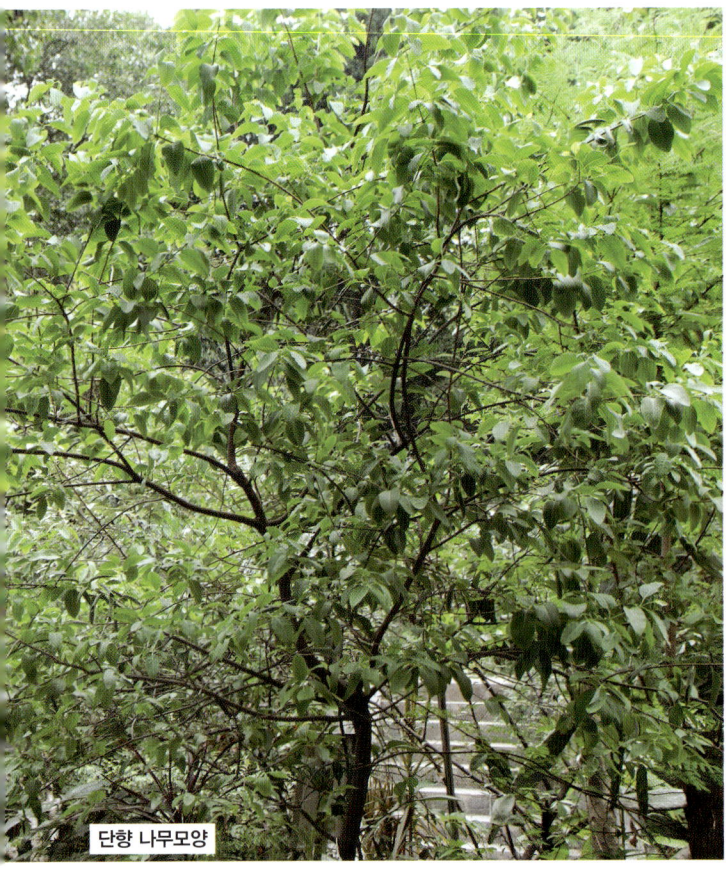
단향 나무모양

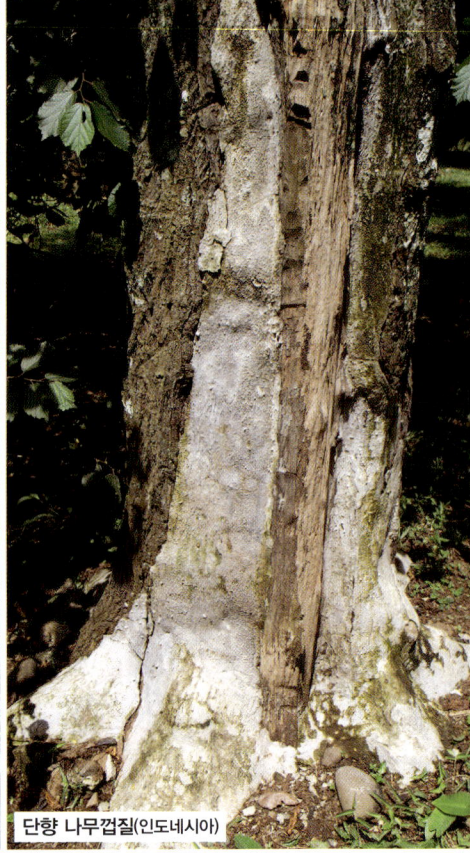
단향 나무껍질(인도네시아)

동의보감의 효능

- **약재의 조선시대 의서(醫書) 수재** : 백단향은 《동의보감》 탕액편의 나무 부(部)와 《방약합편》의 향목(香木, 향나무)편에 수재되어 있다.
- **《동의보감》 탕액편의 효능** : 백단향(白檀香, 단향 나무줄기의 심재)의 성질은 따뜻하며[溫] 맛은 맵고[辛] 독이 없다. 열로 부은 것을 삭이고 신기(腎氣)로 오는 복통을 치료한다. 명치가 아픈 것, 음식이 체하여 구토하고 설사하는 것, 중악(中惡, 중풍의 일종), 헛것에 들린 것을 낫게 한다. 벌레를 죽인다[본초].
- **《동의보감》 탕액편의 원문**

  백단향(白檀香) : 性溫 味辛 無毒. 消熱腫 治腎氣腹痛. 又主心腹痛 霍亂 中惡 鬼氣 殺蟲.[本草]

식약처 공인(公認) 약초

- **약초·약재의 식약처 공정서 수재** : 백단향은 식품의약품안전처의 의약품 공정서인 《대한민국약전외한약(생약)규격집(KHP)》에 수재되어 있다.
- **약재의 분류** : 식물성 약재
- **약재의 라틴어 생약명** : Santali Albi Lignum
- **약재의 이명 또는 영명** : 단향(檀香)

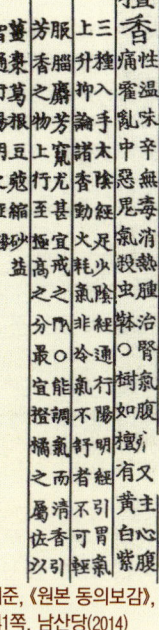

허준, 《원본 동의보감》, 741쪽, 남산당(2014)

단향 잎(인도네시아)   단향 열매(중국)

- **약재의 기원** : 이 약(백단향)은 단향(檀香) *Santalum album* Linné(단향과 Santalaceae)의 나무줄기의 심재이다.
- **약재 저장법** : 밀폐용기(고형의 이물이 들어가는 것을 방지하고 내용의약품이 손실되지 않도록 보호할 수 있는 용기)

약재의 효능

- **한방 효능군 분류** : 이기약(理氣藥, 기운이 잘 흐르게 하는 약)

백단향(약재, 전형)

- **한방 약미(藥味)와 약성(藥性)** :
  - **한방 약미** – 맛은 맵다.

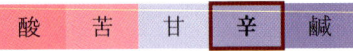

| 酸 | 苦 | 甘 | **辛** | 鹹 | 澁 | 淡 |

  - **한방 약성** – 성질은 따뜻하다.

| 大寒 | 寒 | 微寒 | 凉 | 平 | 微溫 | **溫** | 熱 | 大熱 |

- **한방 작용부위(귀경, 歸經)** : 백단향은 주로 비장, 위장, 심장, 폐 질환에 영향을 미친다.
- **한방 효능** : 기운을 잘 소통시키고 배 속을 따뜻하게 한다(行氣溫中 행기온중). 위장 기능을 활발하게 하고 통증을 멎게 한다(開胃止痛 개위지통).
- **약효 해설** : 관상동맥경화증, 협심증 치료에 효과가 있다. 흉복부의 동통을 없앤다. 식도암으로 인한 구토를 치료한다. 건위(健胃), 진통약으로 쓰인다. 백단유(油)는 피부암 예방에 도움이 된다.

약용법 나무줄기의 심재 2~5g을 물 800mL에 넣고 달여서 반으로 나누어 아침저녁으로 마신다.

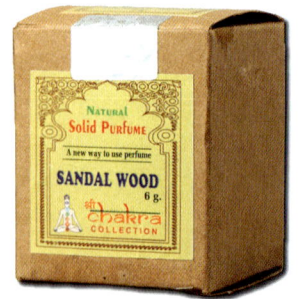

단향 향수 제품(티베트)

| KP(대한민국약전) 수재 약재 |

약재명
백두구

약초명 백두구, 자바백두구

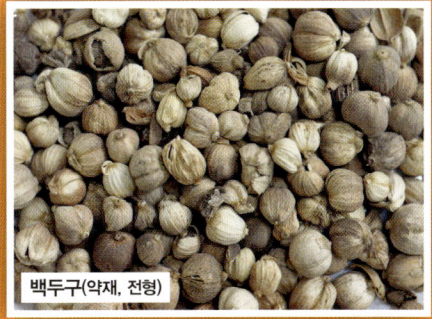
백두구(약재, 전형)

| 한자명 | 白豆蔻　　| 약초명 및 학명 | 백두구 *Amomum kravanh* Pierre ex Gagnep., 자바백두구 *Amomum compactum* Solander ex Maton

| 과명 | 생강과(Zingiberaceae)　　| 약용부위 | 잘 익은 열매

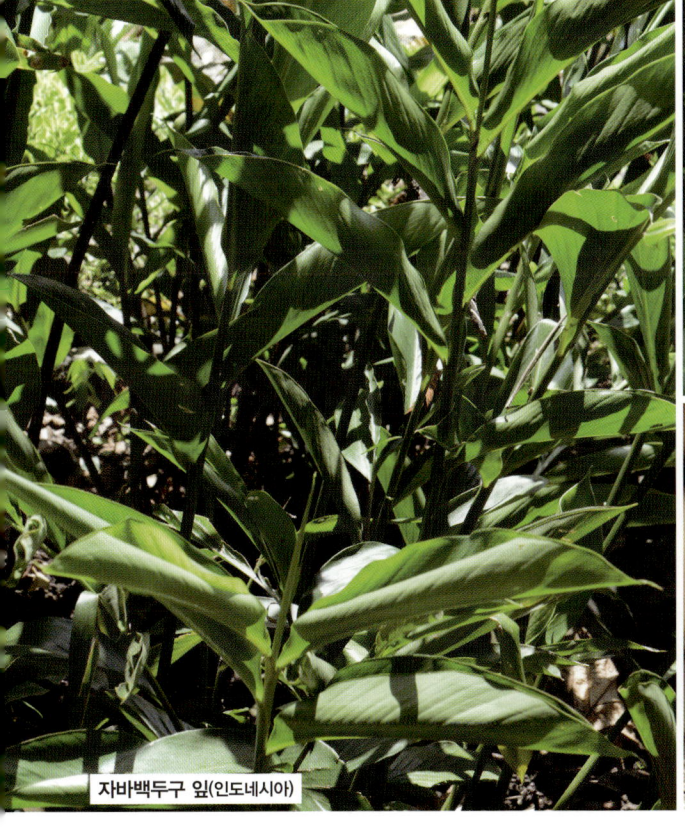
자바백두구 잎(인도네시아)

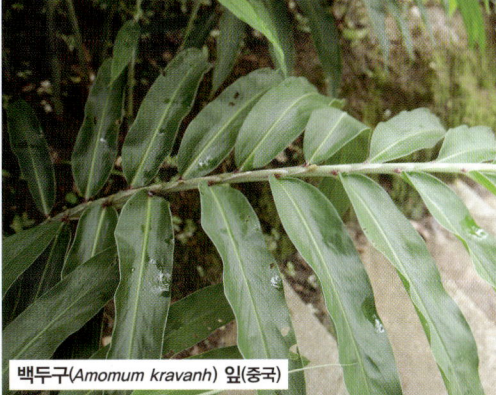
백두구(*Amomum kravanh*) 잎(중국)

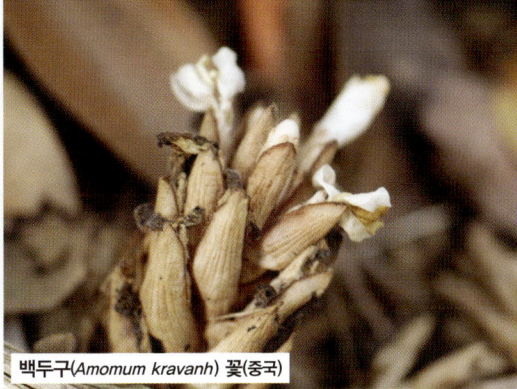
백두구(*Amomum kravanh*) 꽃(중국)

백두구 115

동의보감의 효능

- **약재의 조선시대 의서(醫書) 수재** : 백두구는 《동의보감》 탕액편의 풀부(部)와 《방약합편》의 방초(芳草, 향기가 좋은 풀)편에 수재되어 있다.
- **《동의보감》 탕액편의 효능** : 백두구(白豆蔻, 백두구 열매)의 성질은 매우 따뜻하며[大溫] 맛은 맵고[辛] 독이 없다. 배 속에 찬 기운이 뭉쳐서 아픈 것을 낫게 한다. 음식을 먹은 후 토하는 것을 멎게 하고 소화시키며 기를 내리게 한다.
- **《동의보감》 탕액편의 원문**

    백두구(白豆蔻) : 性大溫 味辛 無毒. 主積冷 止吐逆反胃 消穀下氣.

식약처 공인(公認) 약초

- **약초·약재의 식약처 공정서 수재** : 백두구는 식품의약품안전처의 의약품 공정서인 《대한민국약전(KP)》에 수재되어 있다.
- **약재의 분류** : 식물성 약재
- **약재의 라틴어 생약명** : Amomi Fructus Rotundus
- **약재의 이명 또는 영명** : Round Amomum Fruit
- **약재의 기원** : 이 약(백두구)은 백두구 *Amomum kravanh* Pierre ex Gagnep. 또는 자바백두구 *Amomum compactum* Solander ex Maton(생강과 Zingiberaceae)의 잘 익은 열매이다.
- **약재 저장법** : 밀폐용기(고형의 이물이 들어가는 것을 방지하고 내용의약품이 손실되지 않도록 보호할 수 있는 용기)

허준, 《원본 동의보감》, 732쪽, 남산당(2014)

기원식물의 해설 식약처 공정서에서 두구(豆蔻)가 들어간 약재명은 백두구(白豆蔻) *Amomum kravanh* Pierre ex Gagnep., 소두구(小豆蔻) *Elettaria cardamomum* Maton, 육두구(肉豆蔻) *Myristica fragrans* Houttuyn, 초두구(草豆蔻) *Alpinia katsumadai* Hayata의 4종이 있다. 《대만중약전》에는 백두

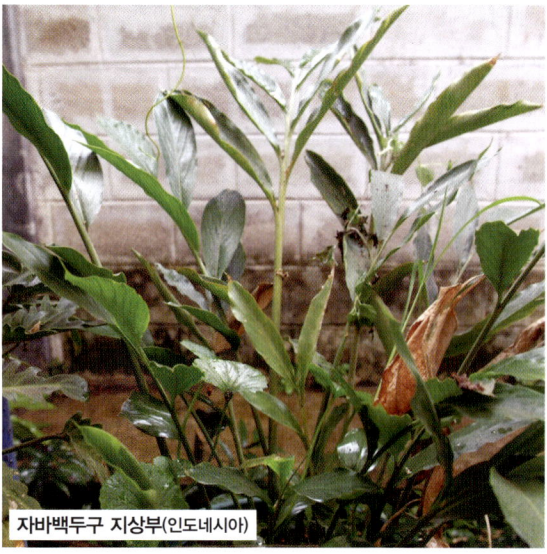

자바백두구 지상부(인도네시아)

구를 '두구(豆蔲)'로 기재하고 있다.

약재의 효능

- **한방 효능군 분류** : 방향화습약(芳香化濕藥, 방향성이 있어 습기를 제거하는 약)
- **한방 약미(藥味)와 약성(藥性)** :
  - **한방 약미** – 맛은 맵다.

  - **한방 약성** – 성질은 따뜻하다.
    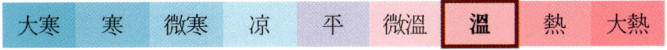
- **한방 작용부위(귀경, 歸經)** : 백두구는 주로 폐, 비장, 위장 질환에 영향을 미친다.
- **한방 효능** : 습기를 없애고 기운을 잘 소통시킨다(化濕行氣 화습행기). 배 속을 따뜻하게 하고 구토를 멎게 한다(溫中止嘔 온중지구). 위장 기능을 활발하게 하여 소화를 촉진한다(開胃消食 개위소식).
- **약효 해설** : 위를 따뜻하게 하여 음식을 소화시킨다. 음식을 먹고 나서 일정한 시간이 경과한 후 먹은 것을 도로 토해내는 반위(反胃) 증상을 치료한다. 배가 아프고 식욕이 부진하며 먹은 것이 소화되지 않는 증상을 낫게 한다. 가슴과 배가 불러오고 아픈 병증에 사용한다.

북한에서의 효능

- **북한의 약재명** : 백두구열매
- **효능** : 리기약으로서 기를 잘 돌아가게 하고 비위를 덥혀주며 소화를 돕고 술독을 풀며 예막을 없앤다.
- **주치** : 기체로 배가 불어나고 아픈데, 비위허한증, 딸꾹질, 예막, 술독에 쓴다.

약용법 열매 3~6g을 물 800mL에 넣고 달여서 반으로 나누어 아침저녁으로 마신다.

| KHP[대한민국약전외한약(생약)규격집] 수재 약재 |

약재명
백부근

약초명 만생백부, 직립백부, 대엽백부

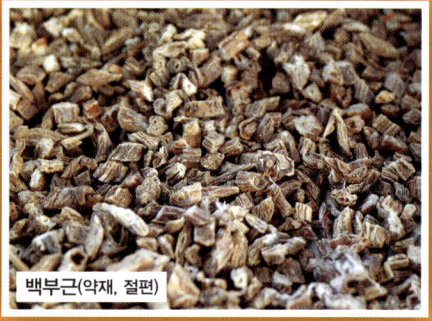
백부근(약재, 절편)

| **한자명** | 百部根　**약초명 및 학명** | 만생백부(蔓生百部) *Stemona japonica* Miquel, 직립백부(直立百部) *Stemona sessilifolia* (Miq.) Miq., 대엽백부(對葉百部) *Stemona tuberosa* Lour.
| **과명** | 백부과(Stemonaceae)　**약용부위** | 덩이뿌리

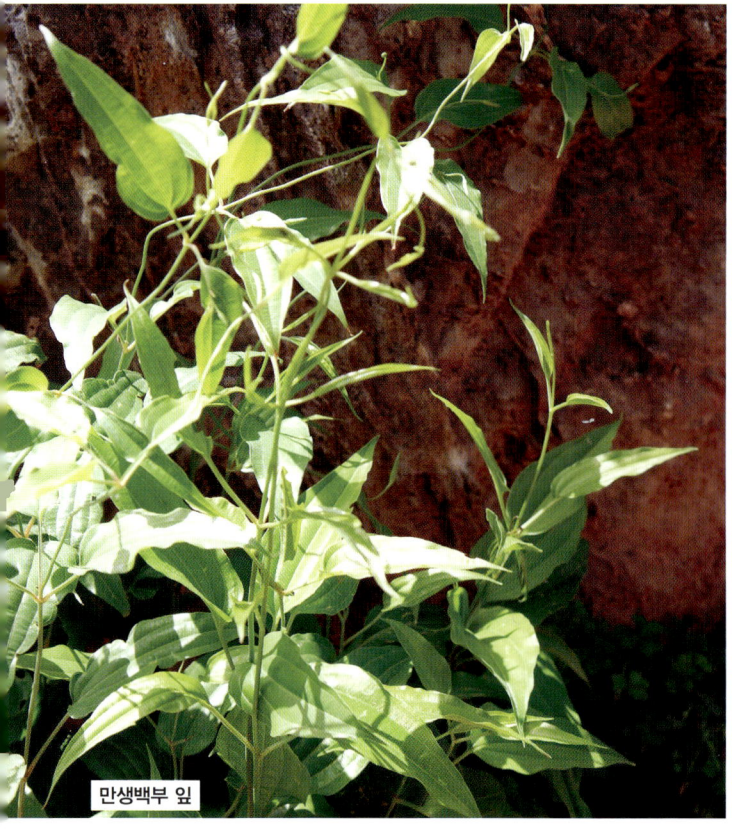

만생백부 잎

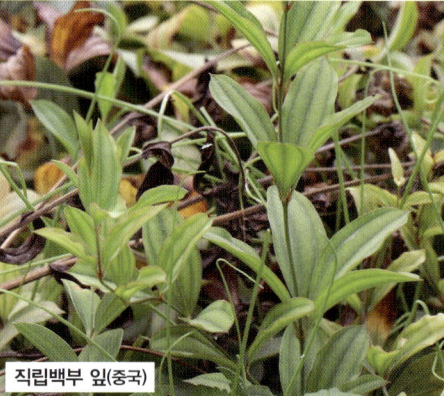

직립백부 잎(중국)

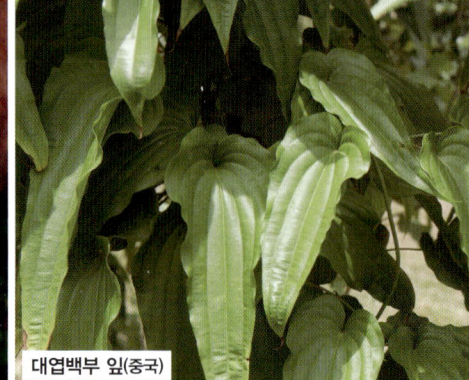

대엽백부 잎(중국)

동의보감의 효능

- **약재의 조선시대 의서(醫書) 수재** : 백부근은 《동의보감》 탕액편의 풀부(部)와 《방약합편》의 만초(蔓草, 덩굴풀)편에 수재되어 있다.

- **《동의보감》 탕액편의 효능** : 백부근(百部根, 백부 뿌리)의 성질은 약간 따뜻하고[微溫] 맛은 달며[甘] 독이 없다(독이 조금 있다고도 한다). 폐열로 기침하고 숨이 가쁜 것을 낫게 한다. 폐를 부드럽게 하고 보한다. 폐결핵[傳尸, 전시]과 몸이 허약하여 식은땀이 흐르고 뼛속이 달아오르는 증상을 치료한다. 회충, 촌백충, 요충을 죽이고 파리도 죽인다.

- **《동의보감》 탕액편의 원문**

    백부근(百部根) : 性微溫 味甘 無毒[一云有小毒]. 治肺熱 咳嗽上氣. 主潤益肺 療傳尸骨蒸勞. 殺蛔蟲·寸白蟲·蟯蟲 亦可殺蠅蠓.

허준, 《원본 동의보감》, 730쪽, 남산당(2014)

식약처 공인(公認) 약초

- **약초·약재의 식약처 공정서 수재** : 백부근은 식품의약품안전처의 의약품 공정서인 《대한민국약전외한약(생약)규격집(KHP)》에 수재되어 있다.
- **약재의 분류** : 식물성 약재
- **약재의 라틴어 생약명** : Stemonae Radix
- **약재의 이명 또는 영명** : 백부(百部)
- **약재의 기원** : 이 약(백부근)은 만생백부(蔓生百部) *Stemona japonica* Miquel, 직립백부(直立百部) *Stemona sessilifolia* (Miq.) Miq. 또는 대엽백부(對葉百部) *Stemona tuberosa* Lour.(백부과 Stemonaceae)의 덩이뿌리이다.
- **약재 저장법** : 밀폐용기(고형의 이물이 들어가는 것을 방지하고 내용 의약품이 손실되지 않도록 보호할 수 있는 용기)

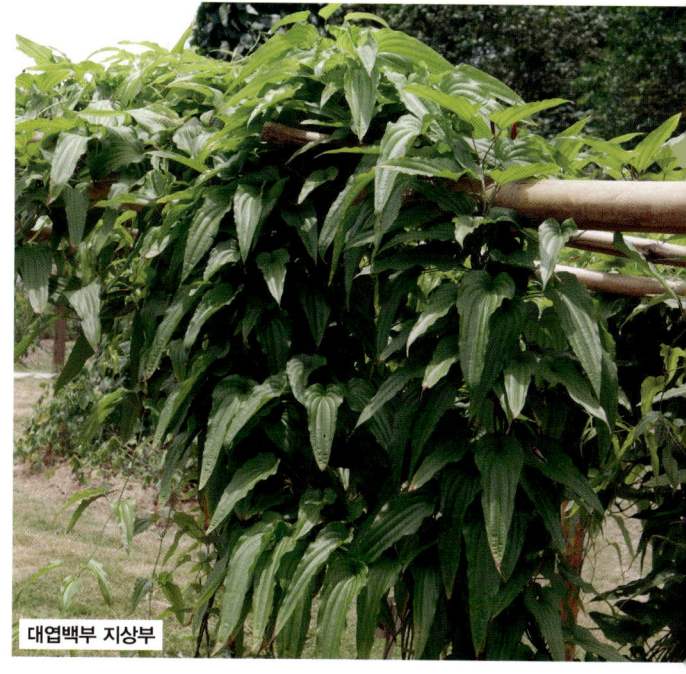
대엽백부 지상부

약재의 효능

- **한방 효능군 분류** : 화담지해평천약(化痰止咳平喘藥, 담음을 없애고 기침을 멈추며 천식을 안정시키는 약)-지해평천약(止咳平喘藥, 기침을 멈추고 천식을 안정시키는 약)
- **한방 약미(藥味)와 약성(藥性)** :
  - **한방 약미** - 맛은 쓰고 달다.

    | 酸 | 苦 | 甘 | 辛 | 鹹 | | 澁 | 淡 |

  - **한방 약성** - 성질은 약간 따뜻하다.

    | 大寒 | 寒 | 微寒 | 凉 | 平 | 微溫 | 溫 | 熱 | 大熱 |

- **한방 작용부위(귀경, 歸經)** : 백부근은 주로 폐 질환에 영향을 미친다.
- **한방 효능** : 폐를 촉촉하게 하고 기운을 끌어 내려 기침을 멎게 한다(潤肺下氣止咳 윤폐하기지해). 기생충을 죽이고 이[蝨]를 없앤다(殺蟲滅蝨 살충멸슬).
- **약효 해설** : 폐의 기운을 원활하게 하여 기침을 멎게 한다. 여성의 외음부 가려움증에 유효하다. 살충 작용이 있다. 피부 진균을 억제하는 작용이 있다. 백일해 치료의 임상 보고가 있다.

북한에서의 효능

- **북한의 약재명** : 백부뿌리
- **약재의 이명** : 백부근
- **효능** : 진해평천약으로서 폐를 보하고 기침을 멈추며 벌레를 죽인다.
- **주치** : 폐허 또는 폐한으로 기침하는데, 폐결핵환자의 기침, 백날기침, 만성기관지염, 회충증, 조충증, 요충증에 쓴다.
- **약용법** 덩이뿌리 3~9g을 물 800mL에 넣고 달여서 반으로 나누어 아침저녁으로 마신다.

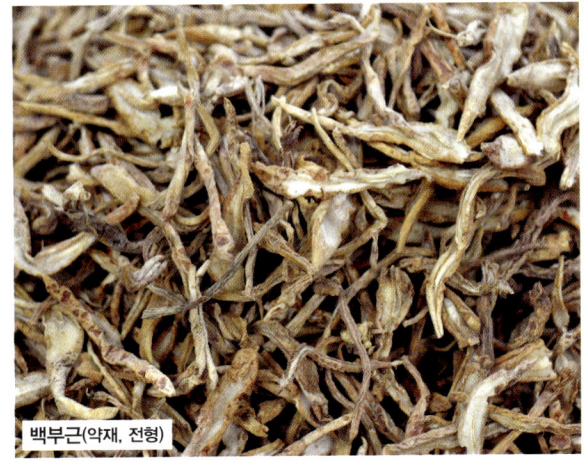

백부근(약재, 전형)

| KHP[대한민국약전외한약(생약)규격집] 수재 약재 |

약재명
보골지

약초명 보골지

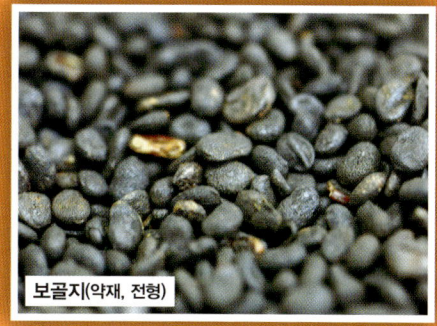
보골지(약재, 전형)

| 한자명 | 補骨脂 | 약초명 및 학명 | 보골지(補骨脂) *Psoralea corylifolia* Linné
| 과명 | 콩과(Leguminosae) | 약용부위 | 씨

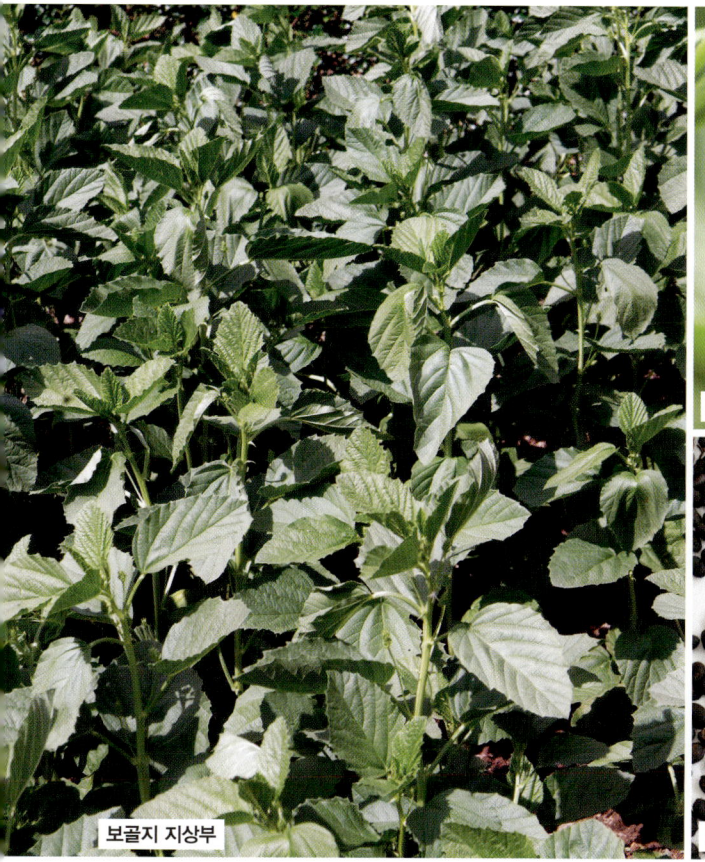
보골지 지상부

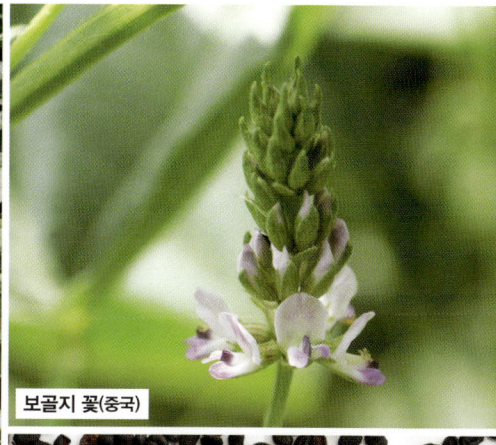
보골지 꽃(중국)

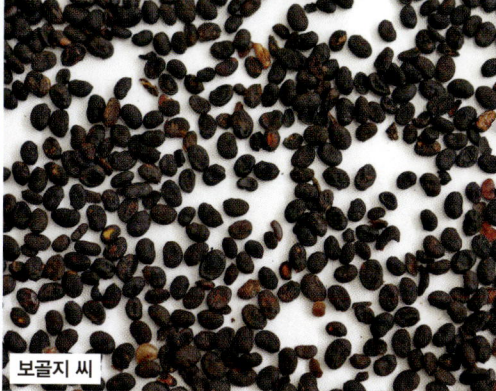
보골지 씨

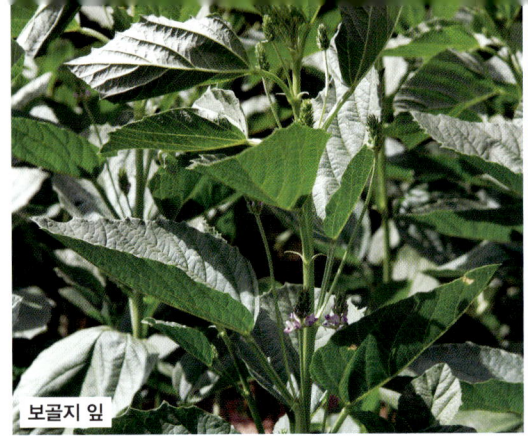
보골지 잎

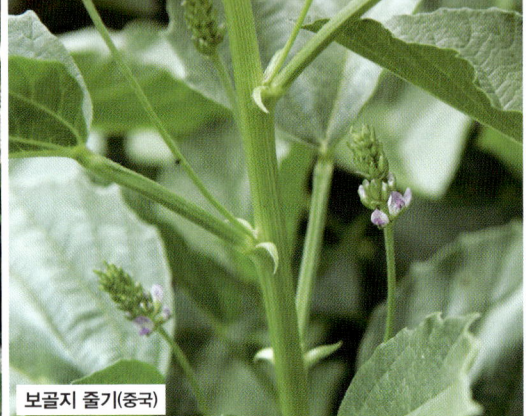
보골지 줄기(중국)

> **동의보감의 효능**

- **약재의 조선시대 의서(醫書) 수재** : 보골지는 《동의보감》 탕액편의 풀부 (部)와 《방약합편》의 방초(芳草, 향기가 좋은 풀)편에 수재되어 있다.
- **《동의보감》 탕액편의 효능** : 보골지(補骨脂, 보골지 씨)의 성질은 매우 따뜻하고[大溫] 맛은 매우며[辛](쓰다[苦]고도 한다) 독이 없다. 몸과 마음이 허약하고 피로한 것, 골수가 상한 것, 신(腎)이 찬 것, 정액이 저절로 나오는 것, 허리가 아픈 것, 무릎이 차고 음낭이 축축한 것을 낫게 한다. 소변이 잦은 것을 멎게 한다. 배 속이 찬 것을 치료하며 발기를 돕는다.
- **《동의보감》 탕액편의 원문**

  보골지(補骨脂) : 性大溫 味辛[一云苦] 無毒. 主勞傷 骨髓傷敗 腎冷 精流 腰疼膝冷 囊濕. 止小便利. 治腹中冷 能興陽事.

> **식약처 공인(公認) 약초**

- **약초·약재의 식약처 공정서 수재** : 보골지는 식품의약품안전처의 의약품 공정서인 《대한민국약전외한약(생약)규격집(KHP)》에 수재되어 있다.
- **약재의 분류** : 식물성 약재
- **약재의 라틴어 생약명** : Psoraleae Semen
- **약재의 이명 또는 영명** : 파고지(破故紙)
- **약재의 기원** : 이 약(보골지)은 보골지(補骨脂) *Psoralea corylifolia* Linné(콩과 Leguminosae)의 씨이다.

허준, 《원본 동의보감》, 731쪽, 남산당(2014)

- **약재 저장법** : 밀폐용기(고형의 이물이 들어가는 것을 방지하고 내용의약품이 손실되지 않도록 보호할 수 있는 용기)

약재의 효능

- **한방 효능군 분류** : 보익약(補益藥, 보약)-보양약(補陽藥, 양기를 보하는 약)
- **한방 약미(藥味)와 약성(藥性)** :
  - **한방 약미** – 맛은 쓰고 맵다.

    | 酸 | **苦** | 甘 | **辛** | 鹹 | | 澁 | 淡 |

  - **한방 약성** – 성질은 따뜻하다.

    | 大寒 | 寒 | 微寒 | 凉 | 平 | 微溫 | **溫** | 熱 | 大熱 |

- **한방 작용부위(귀경, 歸經)** : 보골지는 주로 신장, 비장 질환에 영향을 미친다.
- **한방 효능** : 신양(腎陽)를 보충한다(溫腎助陽 온신조양). 숨이 잘 들어가게 하고 천식을 멎게 한다(納氣平喘 납기평천). 비(脾)를 따뜻하게 하고 설사를 멎게 한다(溫脾止瀉 온비지사).
- **약효 해설** : 신(腎)을 보하고 성기능을 돕는다. 발기부전과 정액이 저절로 나오는 증상을 치료한다. 허리와 무릎이 찬 느낌이 있으면서 아픈 증상에 사용한다. 신허(腎虛)로 인한 유뇨(遺尿), 소변이 잦은 증상을 낫게 한다. 자궁출혈, 백반병, 조갑진균증(손발톱 무좀)에 쓴다. 골형성 촉진, 항종양의 약리작용이 있다. 탈모증, 백전풍의 임상 치료 효과가 알려져 있다.

북한에서의 효능

- **북한의 약재명** : 개암풀열매
- **약재의 이명** : 보골지, 파고지
- **효능** : 보양약으로서 신양을 보하고 비를 보하며 설사를 멈춘다.
- **주치** : 신양허로 허리와 무릎이 시리고 아픈데, 오줌잦기, 유뇨, 음위, 소화장애, 설사, 심상성백반, 백혈구감소증, 출혈에 쓴다.

약용법 열매 6~10g을 물 800mL에 넣고 달여서 반으로 나누어 아침저녁으로 마신다.

| KP(대한민국약전) 수재 약재 |

약재명
복령

약초명: 복령

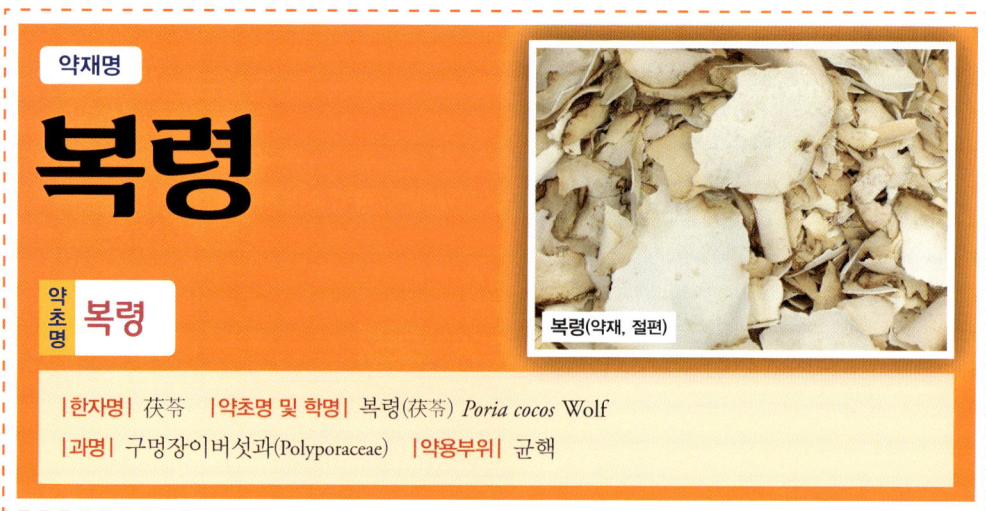
복령(약재, 절편)

| 한자명 | 茯苓　　| 약초명 및 학명 | 복령(茯苓) *Poria cocos* Wolf
| 과명 | 구멍장이버섯과(Polyporaceae)　　| 약용부위 | 균핵

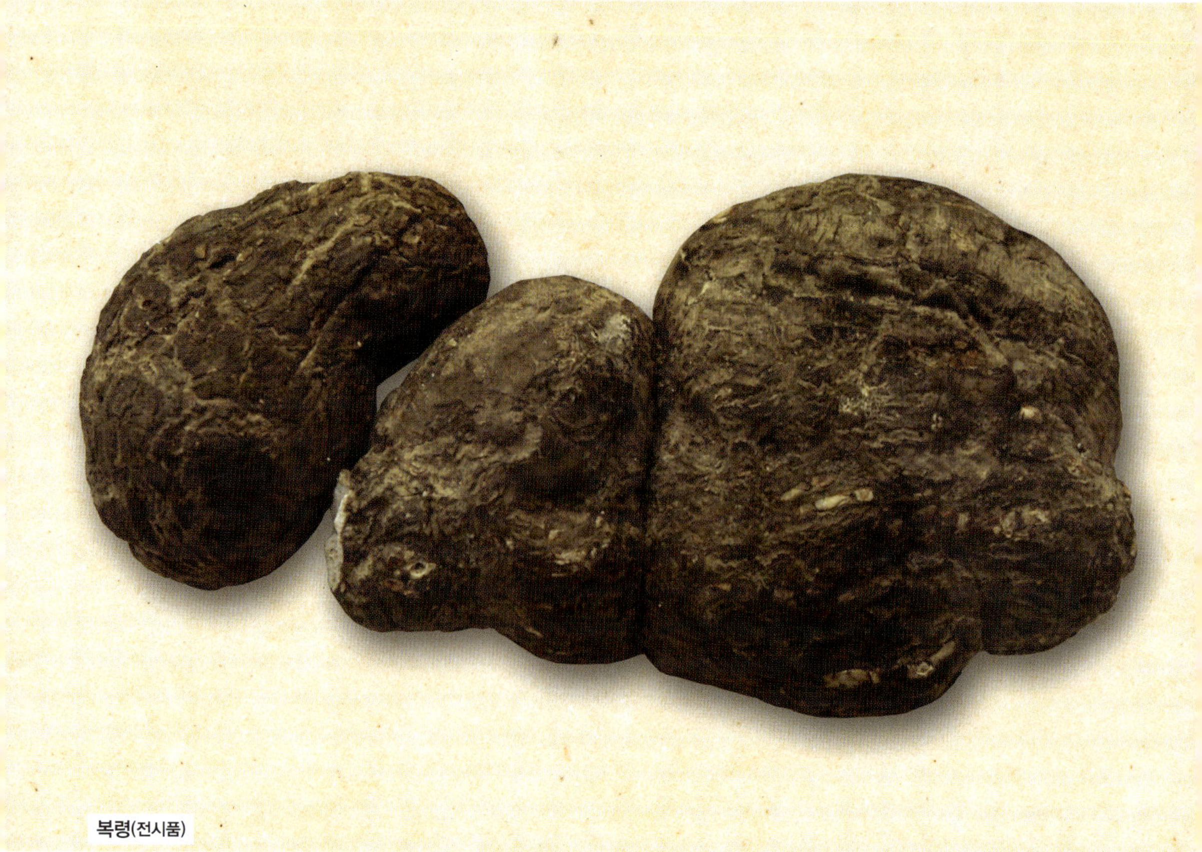

복령(전시품)

동의보감의 효능

- **약재의 조선시대 의서(醫書) 수재** : 복령은 《동의보감》 탕액편의 나무부(部)와 《방약합편》의 우목(寓木, 기생목)편에 수재되어 있다.

- **《동의보감》 탕액편의 효능** : 복령(茯苓, 복령의 균핵)의 성질은 보통이며[平] 맛은 달고[甘] 독이 없다. 식욕을 돋우고 속이 메슥메슥하여 토하려는 것[嘔逆, 구역]을 멎게 한다. 마음과 정신을 안정하게 한다. 폐열(肺熱)로 진액이 소모되어 기침하고 숨찬 것, 담(痰)이 막힌 것을 낫게 한다. 신(腎)에 있는 사기를 내쫓고 소변을 잘 나오게 한다. 몸이 붓는 것을 가라앉히고 임병(淋病)으로 소변이 막힌 것을 잘 나가게 한다. 소갈(消渴)을 멎게 하며 건망증을 낫게 한다.

- **《동의보감》 탕액편의 원문**

    복령(茯苓) : 性平 味甘 無毒. 開胃 止嘔逆 善安心神. 主肺痿 痰壅. 伐腎邪 利小便 下水腫 淋結 止消渴 療健忘.

    허준, 《원본 동의보감》, 739쪽, 남산당(2014)

식약처 공인(公認) 약초

- **약초·약재의 식약처 공정서 수재** : 복령은 식품의약품안전처의 의약품 공정서인 《대한민국약전(KP)》에 수재되어 있다.
- **약재의 분류** : 약용버섯
- **약재의 라틴어 생약명** : Poria Sclerotium
- **약재의 이명 또는 영명** : 적복령, 백복령, Poria
- **약재의 기원** : 이 약(복령)은 복령(茯苓) *Poria cocos* Wolf(구멍장이버섯과 Polyporaceae)의 균핵이다.
- **약재 저장법** : 밀폐용기(고형의 이물이 들어가는 것을 방지하고 내용의약품이 손실되지 않도록 보호할 수 있는 용기)

기원식물의 해설

복령은 *Poria*속에서 분리되어 현재 정명이 '*Wolfiporia cocos* (F.A. Wolf) Ryvarden & Gilb.'로 정리되었으므로, 이에 따르는 것이 바람직하다. (참고논문: 박종철, 최고야. 한약정보연구회지, 2016;4(2):9-35)

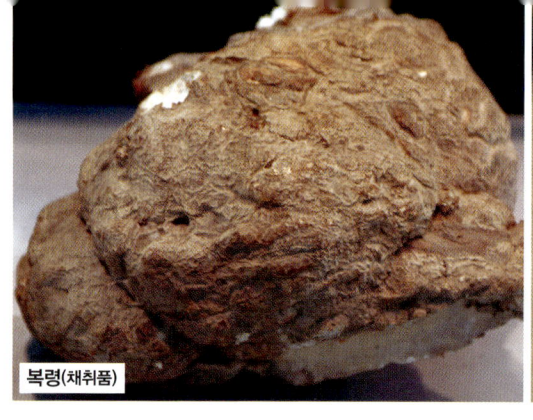
복령(채취품)

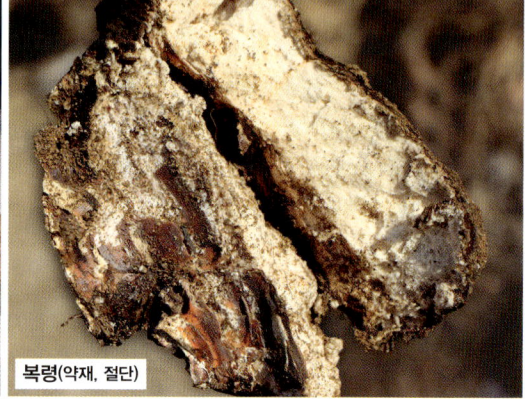
복령(약재, 절단)

> **약재의 효능**

- **한방 효능군 분류** : 이수삼습약(利水滲濕藥, 소변을 잘 나가게 하는 약)-이수퇴종약(利水退腫藥, 소변을 잘 나가게 하여 부종을 가라앉히는 약)
- **한방 약미(藥味)와 약성(藥性)** :
  + **한방 약미** – 맛은 달고 싱겁다.

  | 酸 | 苦 | 甘 | 辛 | 鹹 | | 澁 | 淡 |

  + **한방 약성** – 성질은 보통이다.

  | 大寒 | 寒 | 微寒 | 凉 | 平 | 微溫 | 溫 | 熱 | 大熱 |

- **한방 작용부위(귀경, 歸經)** : 복령은 주로 심장, 폐, 비장, 신장 질환에 영향을 미친다.
- **한방 효능** : 소변을 잘 나오게 하여 습기를 배출한다(利水滲濕 이수삼습). 비(脾)를 건강하게 한다(健脾 건비). 마음을 편안하게 한다(寧心 영심).
- **약효 해설** : 잘 놀라고 가슴이 두근거리는 증상과 건망증을 치료한다. 불안 증상을 가라앉히고 편안하게 한다. 소변이 잘 나오지 않는 증상에 유효하다. 무의식중에 정액이 나오는 증상을 낫게 한다. 대변이 묽고 횟수가 많은 증상에 사용한다.

> **북한에서의 효능**

- **북한의 약재명** : 솔풍령
- **약재의 이명** : 솔뿌리혹
- **효능** : 오줌이 잘 나가게 하고 비를 건전하게 하며 가래를 삭이고 정신을 안정시킨다.
- **주치** : 부종, 복수, 오줌누기장애, 가슴두근거림, 잠장애, 비허설사, 담음에 쓴다.

> **약용법** 복령 10~15g을 물 800mL에 넣고 달여서 반으로 나누어 아침저녁으로 마신다.

| KHP[대한민국약전외한약(생약)규격집] 수재 약재 |

약재명
복신

약초명: 복령

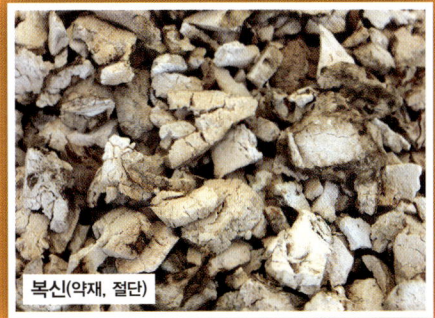

복신(약재, 절단)

| 한자명 | 茯神 | 약초명 및 학명 | 복령 *Poria cocos* Wolf
| 과명 | 구멍장이버섯과(Polyporaceae) | 약용부위 | 균핵으로 속에 소나무 뿌리를 감싸고 있는 것

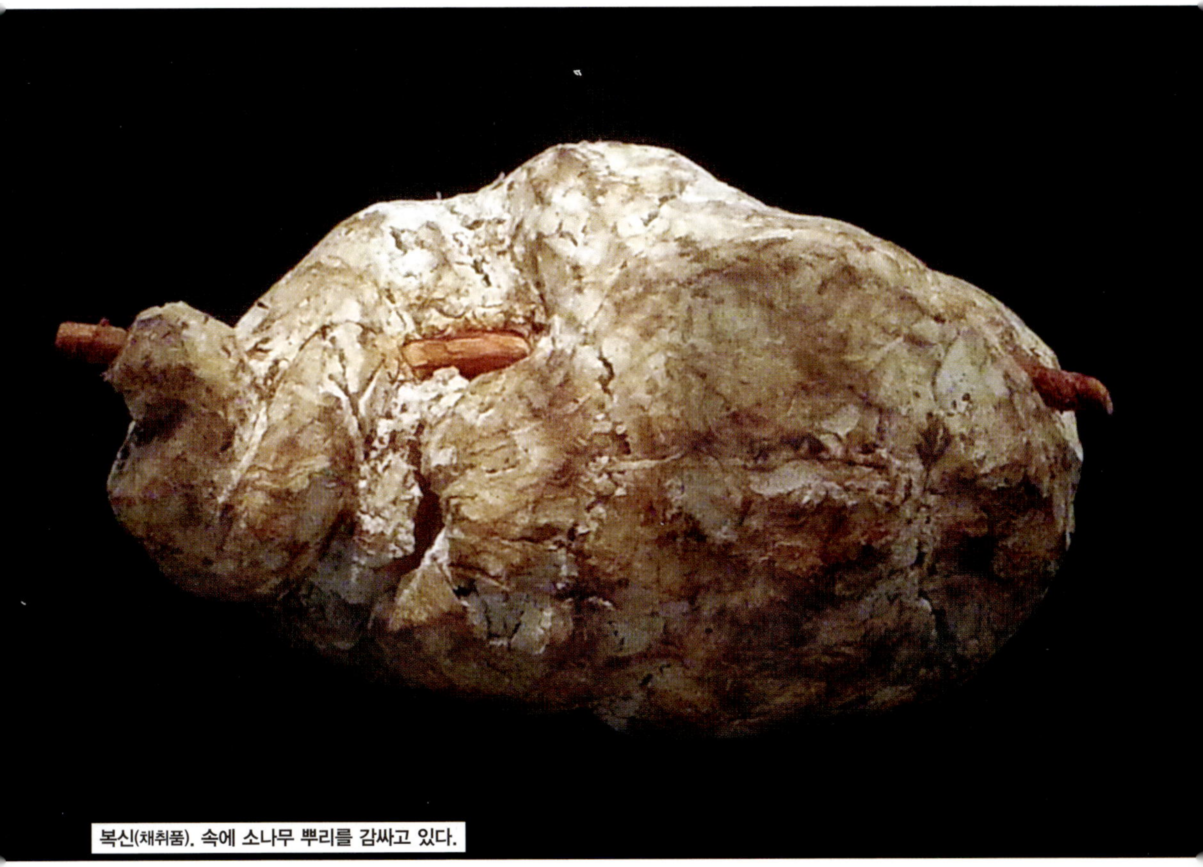

복신(채취품). 속에 소나무 뿌리를 감싸고 있다.

> **동의보감의 효능**

- **약재의 조선시대 의서(醫書) 수재** : 복신은 《동의보감》 탕액편의 나무부(部)와 《방약합편》의 우목(寓木, 기생목)편에 수재되어 있다.
- **《동의보감》 탕액편의 효능** : 복신(茯神, 소나무 뿌리를 감싸고 있는 복령 균핵)의 성질은 보통이며[平] 맛은 달고[甘] 독이 없다. 풍현(風眩), 풍허(風虛)를 치료하고 놀라서 두근거리는 것을 멎게 한다. 건망증을 낫게 하며 가슴을 시원하게 하고 지혜를 더해준다. 혼백을 편안히 하고 [安魂魄] 정신을 안정시키며 마음을 진정시킨다. 놀랐을 때 발작하는 간질에 주로 쓴다.
- **《동의보감》 탕액편의 원문**
  복신(茯神) : 性平 味甘 無毒. 療風眩風虛 止驚悸. 治健忘 開心益智 安魂魄 養精神 安神定志. 主驚癇.

허준, 《원본 동의보감》, 739쪽, 남산당(2014)

> **식약처 공인(公認) 약초**

- **약초·약재의 식약처 공정서 수재** : 복신은 식품의약품안전처의 의약품 공정서인 《대한민국약전외한약(생약)규격집(KHP)》에 수재되어 있다.
- **약재의 분류** : 약용버섯
- **약재의 라틴어 생약명** : Poria Sclertum Cum Pini Radix
- **약재의 이명 또는 영명** : 백복신(白茯神)
- **약재의 기원** : 이 약(복신)은 소나무 뿌리에 기생하는 복령 *Poria cocos* Wolf(구멍장이버섯과 Polyporaceae)의 균핵으로 속에 소나무 뿌리를 감싸고 있는 것이다.
- **약재 저장법** : 밀폐용기(고형의 이물이 들어가는 것을 방지하고 내용의약품이 손실되지 않도록 보호할 수 있는 용기)

> **기원식물의 해설**

- KHP에서 과명을 '잔나비걸상과'로 하고 있는데, Polyporaceae에 대한 국명은 '구멍장이버섯과'가 추천되므로, 복령(茯苓)·저령(猪苓)·뇌환(雷丸) 등의 경우와 마찬가지로 '구멍장이버섯과'로 통일하는 것이 바람직하다. (참고논문: 박종철, 최고야. 한약정보연구회지, 2016;4(2):9-35)
  ※ 저자 주: 현재의 공정서에는 '구멍장이버섯과'로 수정되어 있다.
- KHP에서 기원이 '소나무 뿌리에 기생하는 복령 *Poria cocos* Wolf(잔나비걸상과

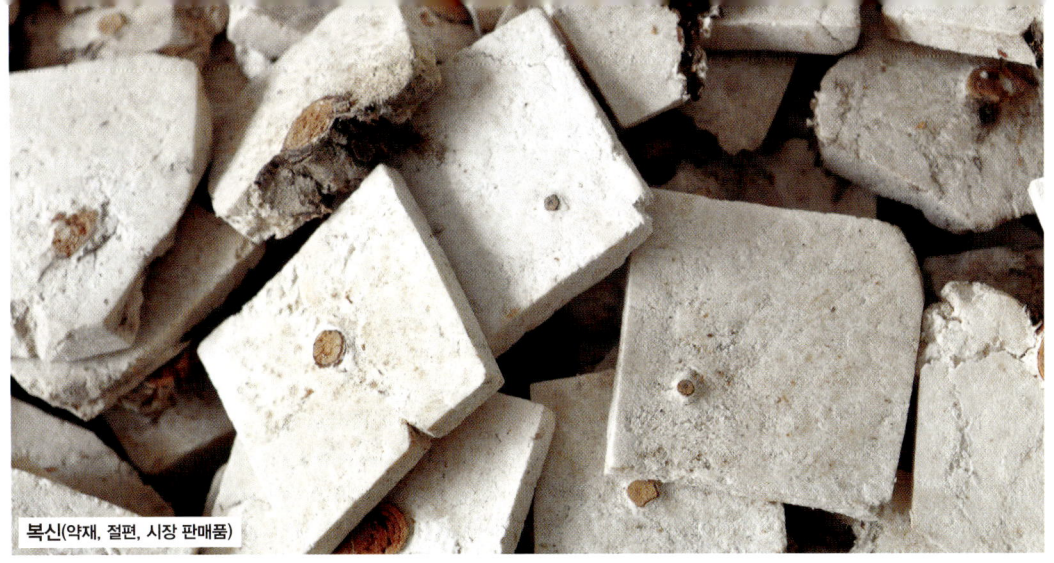

복신(약재, 절편, 시장 판매품)

Polyporaceae)의 균핵으로 속에 소나무 뿌리를 감싸고 있는 것'으로 되어 있는데, 복령은 *Poria*속에서 분리되어 현재 정명이 '*Wolfiporia cocos* (F.A.Wolf) Ryvarden & Gilb.'로 정리되었으므로, 이에 따르는 것이 바람직하다.(참고논문: 박종철, 최고야. 한약정보연구회지, 2016;4(2):9-35)

약재의 효능

- **한방 효능군 분류** : 이수삼습약(利水滲濕藥, 소변을 잘 나가게 하는 약)-이수퇴종약(利水退腫藥, 소변을 잘 나가게 하여 부종을 가라앉히는 약)
- **한방 약미(藥味)와 약성(藥性)** :
  + **한방 약미** – 맛은 달고 싱겁다.

  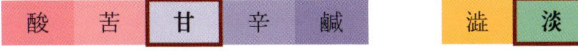

  + **한방 약성** – 성질은 보통이다.

  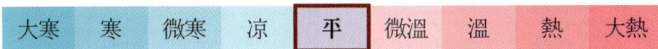

- **한방 작용부위(귀경, 歸經)** : 복신은 주로 심장, 비장 질환에 영향을 미친다.
- **한방 효능** : 마음을 편안하게 한다(寧心 영심). 정신을 안정시킨다(安神 안신). 소변을 잘 나오게 한다(利水 이수).
- **약효 해설** : 마음을 안정시킨다. 잘 놀라고 가슴이 두근거리는 증상에 사용한다. 건망증이 있거나 잠이 잘 오지 않는 증상에 유효하다. 소변이 잘 나오지 않는 증상에 쓰인다.

약용법
복신 9~15g을 물 800mL에 넣고 달여서 반으로 나누어 아침저녁으로 마신다.

| KP(대한민국약전) 수재 약재 |

약재명
비파엽

약초명: 비파나무

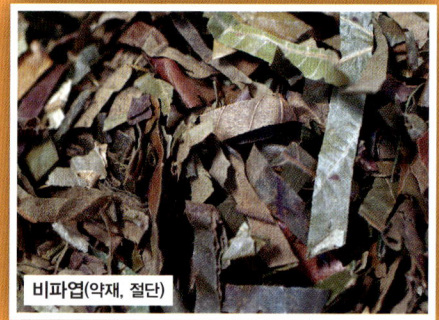
비파엽(약재, 절단)

| 한자명 | 枇杷葉 | 약초명 및 학명 | 비파나무 *Eriobotrya japonica* Lindley |
| 과명 | 장미과(Rosaceae) | 약용부위 | 잎 |

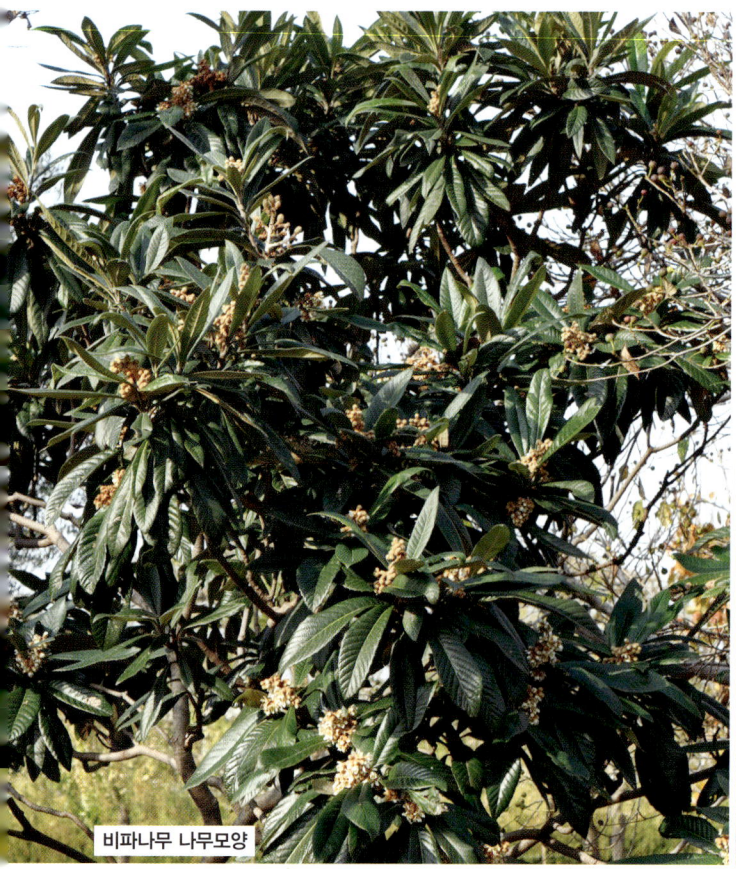
비파나무 나무모양

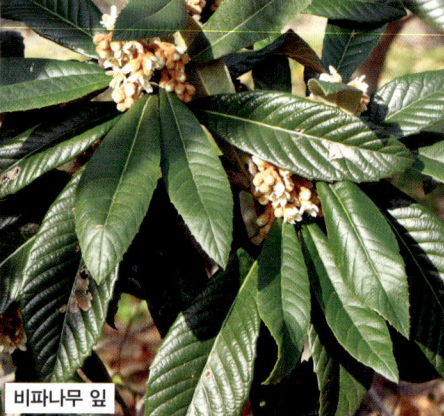
비파나무 잎

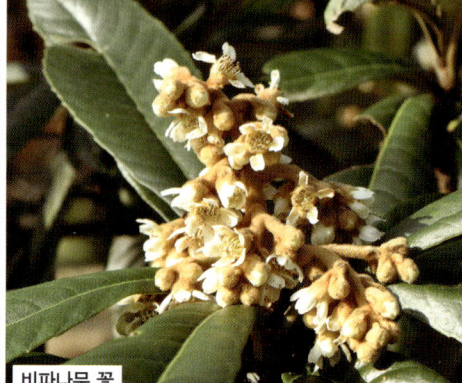
비파나무 꽃

동의보감의 효능

- **약재의 조선시대 의서(醫書) 수재** : 비파엽은 《동의보감》 탕액편의 과일부(部)와 《방약합편》의 향목(香木, 향나무)편에 수재되어 있다.
- **《동의보감》 탕액편의 효능** : 비파엽(枇杷葉, 비파나무 잎)의 성질은 보통이고[平] 맛은 쓰며[苦](달다[甘]고도 한다) 독이 없다. 기침을 하면서 기운이 치밀어 올라 숨이 차는 증상 때문에 음식이 내려가지 않는 것을 낫게 한다. 위(胃)가 차서[冷] 구토하고 딸꾹질하는 데[嘔噦, 구얼] 주로 쓴다. 폐기(肺氣)를 치료하고 갈증에 쓴다.
- **《동의보감》 탕액편의 원문**

    비파엽(枇杷葉) : 性平 味苦 [一云甘] 無毒. 主咳逆不下食 胃冷嘔噦. 治肺氣 主渴疾.

식약처 공인(公認) 약초

- **약초·약재의 식약처 공정서 수재** : 비파엽은 식품의약품안전처의 의약품 공정서인 《대한민국약전(KP)》에 수재되어 있다.
- **약재의 분류** : 식물성 약재
- **약재의 라틴어 생약명** : Eriobotryae Folium
- **약재의 이명 또는 영명** : Eriobotrya Leaf

허준, 《원본 동의보감》, 712쪽, 남산당(2014)

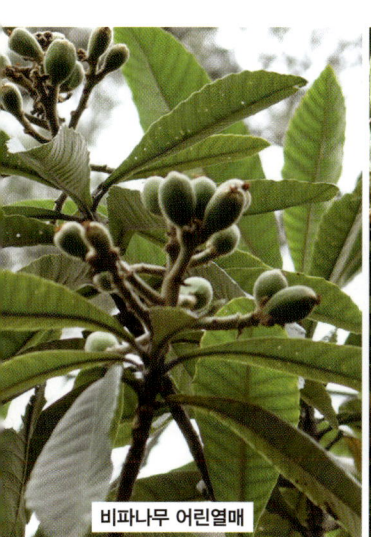
비파나무 어린열매

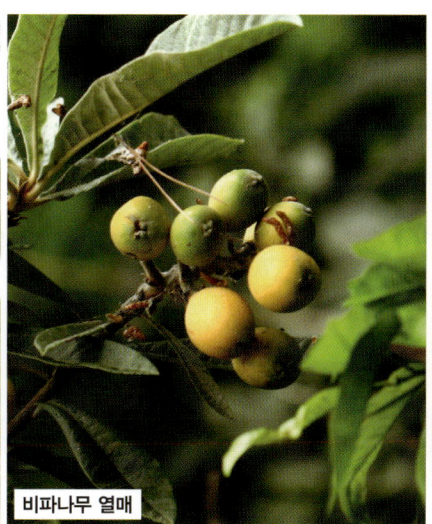
비파나무 열매

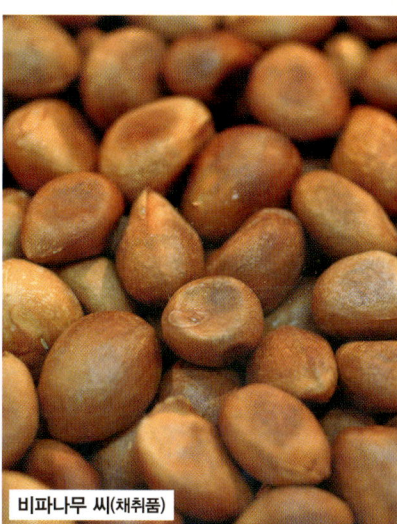
비파나무 씨(채취품)

- **약재의 기원** : 이 약(비파엽)은 비파나무 *Eriobotrya japonica* Lindley(장미과 Rosaceae)의 잎이다.
- **약재 저장법** : 밀폐용기(고형의 이물이 들어가는 것을 방지하고 내용의약품이 손실되지 않도록 보호할 수 있는 용기)

약재의 효능

- **한방 효능군 분류** : 화담지해평천약(化痰止咳平喘藥, 담음을 없애고 기침을 멈추며 천식을 안정시키는 약)-청화열담약(淸化熱痰藥, 뜨거운 담음을 없애는 약)
- **한방 약미(藥味)와 약성(藥性)** :
  + **한방 약미** - 맛은 쓰다.

  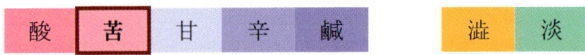

  + **한방 약성** - 성질은 약간 차다.

  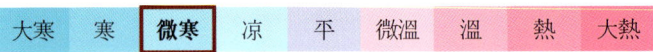

- **한방 작용부위(귀경, 歸經)** : 비파엽은 주로 폐, 위장 질환에 영향을 미친다.
- **한방 효능** : 폐열(肺熱)을 식히고 기침을 멎게 한다(淸肺止咳 청폐지해). 기(氣)가 거슬러 오르는 것을 내리고 구토를 멎게 한다(降逆止嘔 강역지구).
- **약효 해설** : 폐열로 인한 기침, 가래 그리고 인후가 건조한 증상에 유효하다. 열이 나서 가슴이 답답하고 괴로우며 갈증이 나는 증상에 사용한다. 기가 치솟는 것을 내리고 구토를 억제한다. 딸꾹질이 멎지 않는 증상을 치료한다.

북한에서의 효능

- **북한의 약재명** : 비파잎
- **약재의 이명** : 비파엽
- **효능** : 진해평천약으로서 폐와 위의 열을 내리우고 게우기(구토)를 멈추며 가래를 삭인다.
- **주치** : 폐열로 기침이 나고 숨이 가쁜데, 위열로 게우는데, 딸꾹질, 만성기관지염에 쓴다.

약용법

잎 6~10g을 물 800mL에 넣고 달여서 반으로 나누어 아침저녁으로 마신다.

| KP(대한민국약전) 수재 약재 |

약재명
빈랑자

약초명 빈랑

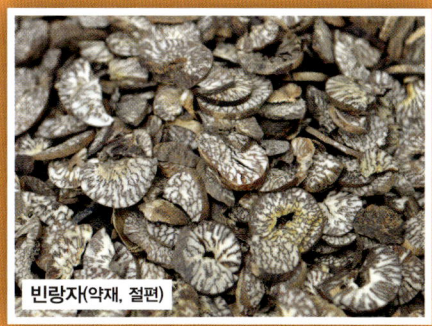
빈랑자(약재, 절편)

| **한자명** | 檳榔子　　| **약초명 및 학명** | 빈랑(檳榔) *Areca catechu* Linné　　| **과명** | 야자과(Palmae)
| **약용부위** | 잘 익은 씨로서 열매를 채취하여 물에 삶아 열매껍질을 벗긴 것

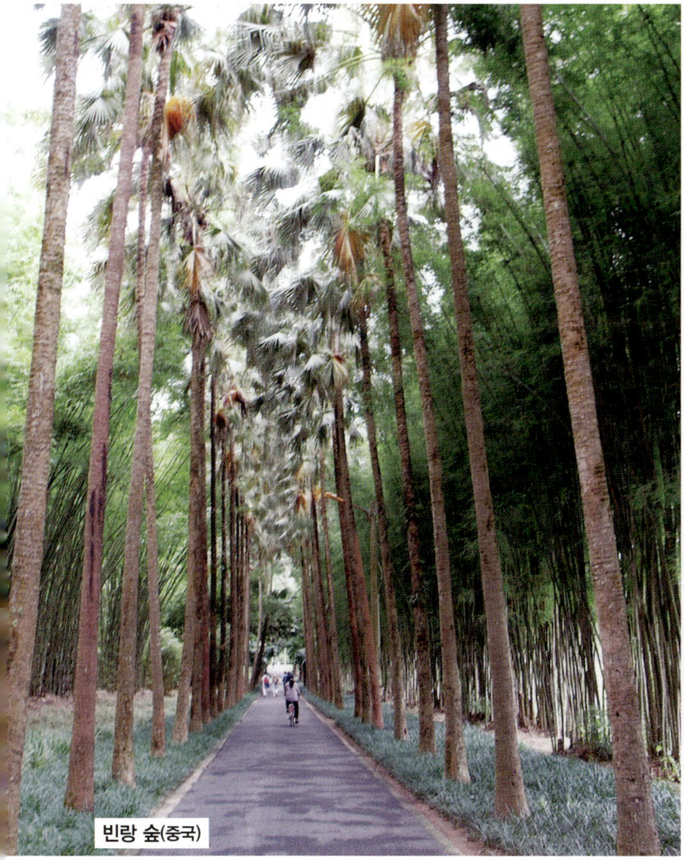

빈랑 숲(중국)

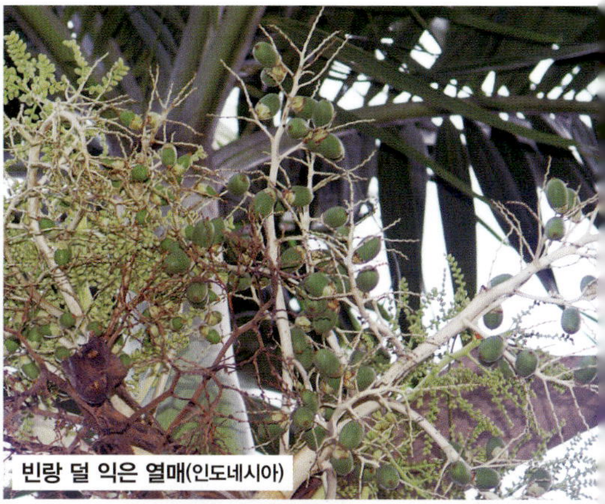

빈랑 덜 익은 열매(인도네시아)

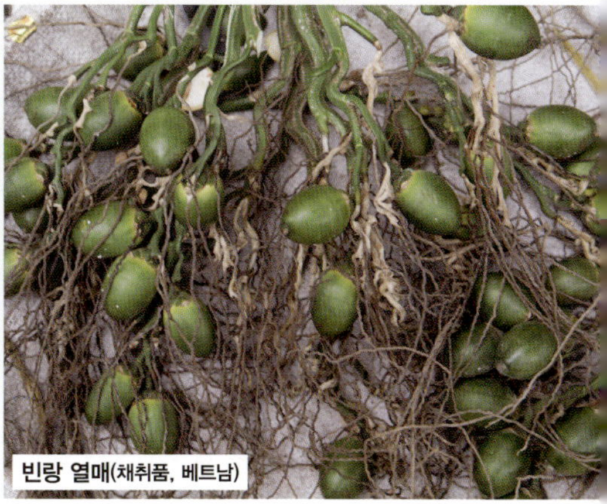

빈랑 열매(채취품, 베트남)

동의보감의 효능

- **약재의 조선시대 의서(醫書) 수재** : 빈랑자는 《동의보감》 탕액편의 나무부(部)와 《방약합편》의 향목(香木, 향나무)편에 수재되어 있다.

- **《동의보감》 탕액편의 효능** : 빈랑(檳榔, 빈랑 씨)의 성질은 따뜻하며[溫](차다[寒]고도 한다) 맛은 맵고[辛] 독이 없다. 모든 풍을 없애며 모든 기를 내려가게 한다. 관절과 몸에 있는 9개 구멍을 잘 통하게 하고 음식을 소화시킨다. 물을 잘 몰아내고[逐水] 담(痰)이 옆구리로 가서 옆구리가 아픈 것을 낫게 한다. 몸이 붓는 것을 내리고 배 속에 생긴 덩어리를 깨뜨린다. 오장육부에 막혀 있는 기운을 잘 돌게 한다.

- **《동의보감》 탕액편의 원문**

  빈랑(檳榔) : 性溫[一云寒] 味辛 無毒. 除一切風 下一切氣 通關節 利九竅 消穀 逐水 除痰癖 下水腫 破癥結 宣利五藏六府壅滯氣.

허준, 《원본 동의보감》, 742쪽, 남산당(2014)

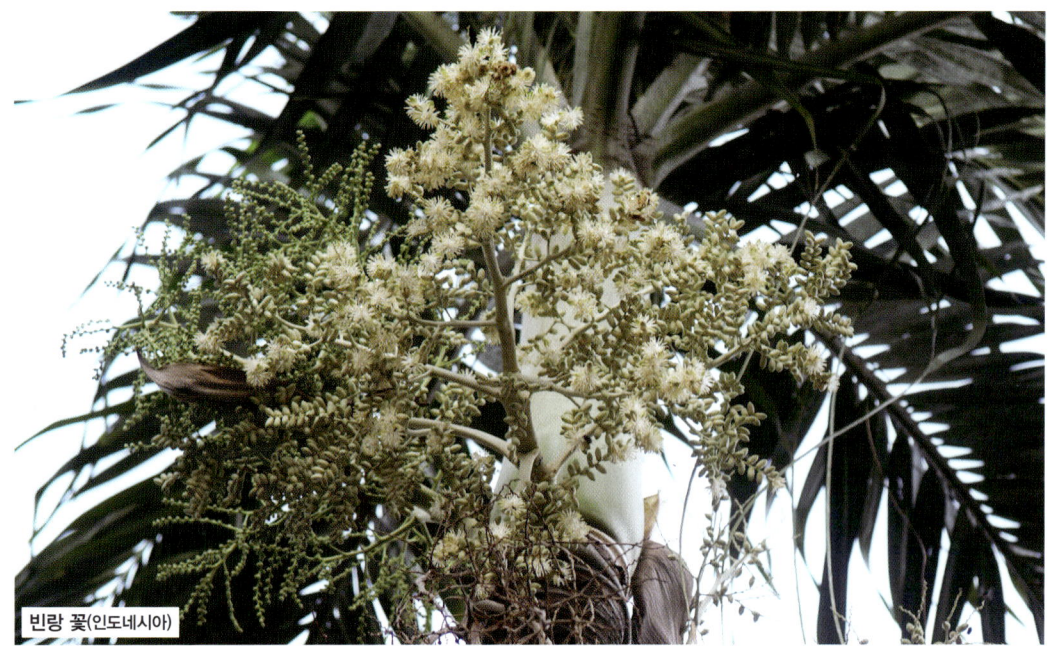

빈랑 꽃(인도네시아)

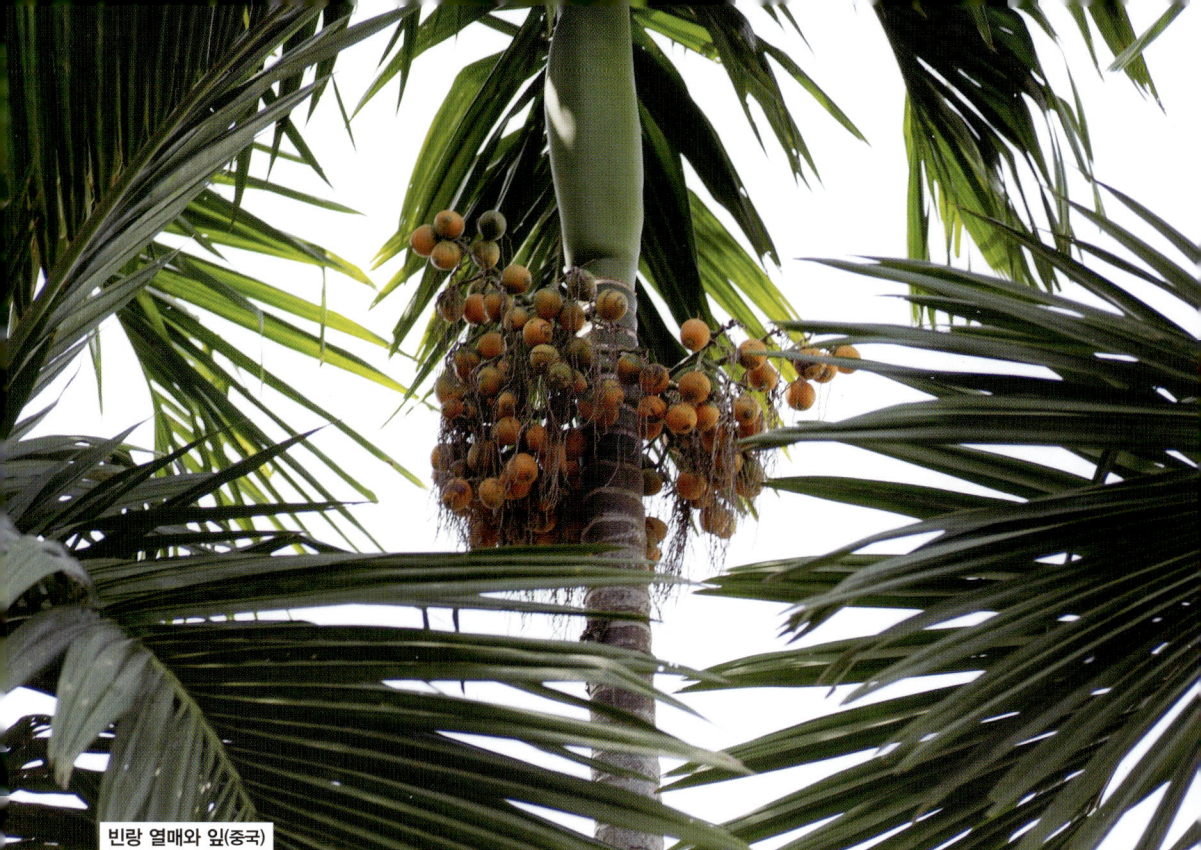

빈랑 열매와 잎(중국)

식약처 공인(公認) 약초

- **약초·약재의 식약처 공정서 수재** : 빈랑자는 식품의약품안전처의 의약품 공정서인 《대한민국약전(KP)》에 수재되어 있다.
- **약재의 분류** : 식물성 약재
- **약재의 라틴어 생약명** : Arecae Semen
- **약재의 이명 또는 영명** : Areca
- **약재의 기원** : 이 약(빈랑자)은 빈랑(檳榔) *Areca catechu* Linné(야자과 Palmae)의 잘 익은 씨로서 열매를 채취하여 물에 삶아 열매껍질을 벗긴 것이다.
- **약재 저장법** : 밀폐용기(고형의 이물이 들어가는 것을 방지하고 내용의약품이 손실되지 않도록 보호할 수 있는 용기)

약재의 효능

- **한방 효능군 분류** : 구충약(驅蟲藥, 소화기 기생충을 구제하는 약)

빈랑자 **135**

- **한방 약미(藥味)와 약성(藥性) :**
  - **한방 약미** – 맛은 쓰고 맵다.

    酸 **苦** 甘 **辛** 鹹　　澁 淡

  - **한방 약성** – 성질은 따뜻하다.

    大寒 寒 微寒 凉 平 微溫 **溫** 熱 大熱

- **한방 작용부위(귀경, 歸經) :** 빈랑자는 주로 위장, 대장 질환에 영향을 미친다.
- **한방 효능 :** 기생충을 죽이고 배가 더부룩하거나 아픈 병증인 적취를 가라앉힌다(殺蟲消積 살충소적). 기운을 잘 소통시킨다(行氣 행기). 소변을 잘 나오게 한다(利水 이수). 말라리아[瘧疾]를 억제한다(截瘧 절학).
- **약효 해설 :** 무절제하게 먹고 마셔 소화되지 않고 배가 아픈 병증에 사용한다. 배변하기 전에는 배가 아프고 급하여 참기 어려우며 일단 배변을 하더라도 시원하게 되지 않고 뒤가 묵직한 느낌을 주는 증상을 치료한다. 구충약, 구강청량제로 쓰인다. 건위(健胃), 소화, 중추신경 흥분 작용이 있다.

북한에서의 효능

- **북한의 약재명 :** 빈랑
- **효능 :** 구충약으로서 벌레를 죽이고 기를 통하게 하며 대소변을 잘 나가게 한다.
- **주치 :** 조충증, 회충증, 요충증, 십이지장충증, 음식에 체한데, 리질로 뒤가 무직한데, 부종, 오줌누기장애, 변비에 쓴다.

약용법 씨 3~10g을 물 800mL에 넣고 달여서 반으로 나누어 아침 저녁으로 마신다.

주의사항 구강암 발생의 원인이 될 수 있으므로 조심해야 한다.

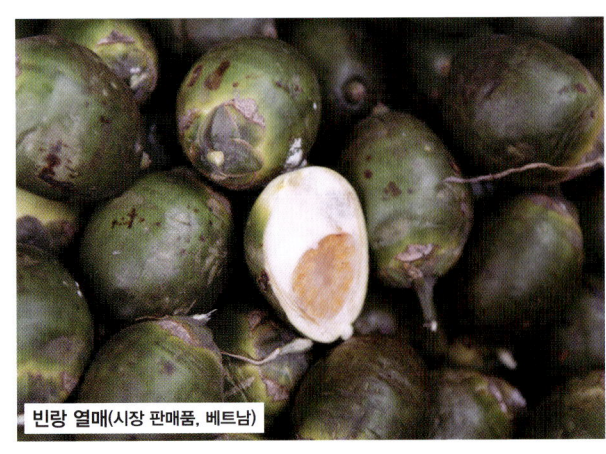

빈랑 열매(시장 판매품, 베트남)

| KHP[대한민국약전외한약(생약)규격집] 수재 약재 |

약재명
사군자

약초명 사군자

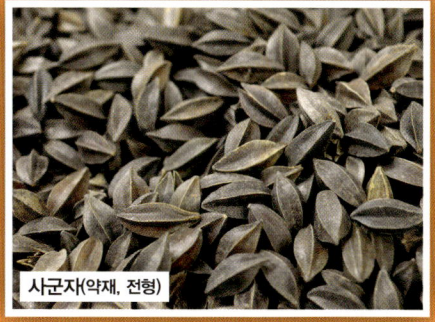
사군자(약재, 전형)

|한자명| 使君子　|약초명 및 학명| 사군자(使君子) *Quisqualis indica* Linné
|과명| 사군자과(Combretaceae)　|약용부위| 열매

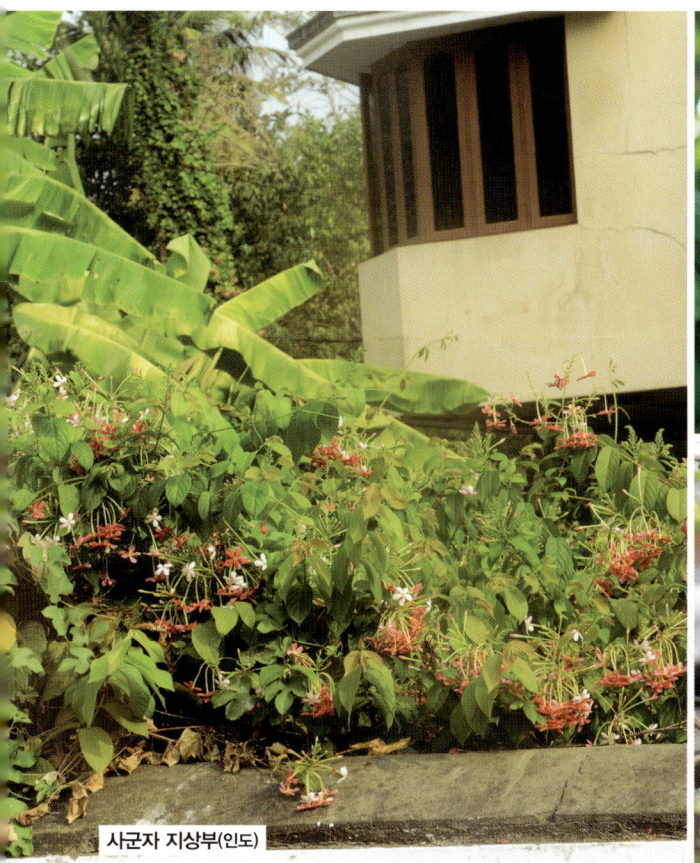
사군자 지상부(인도)

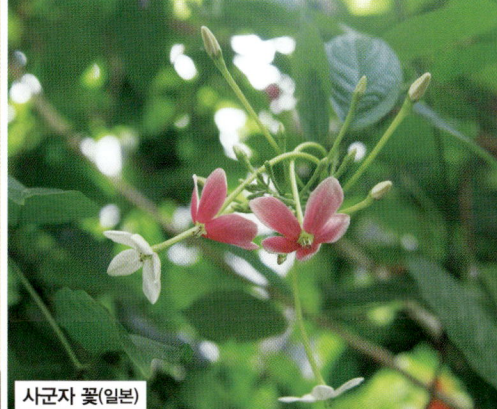
사군자 꽃(일본)

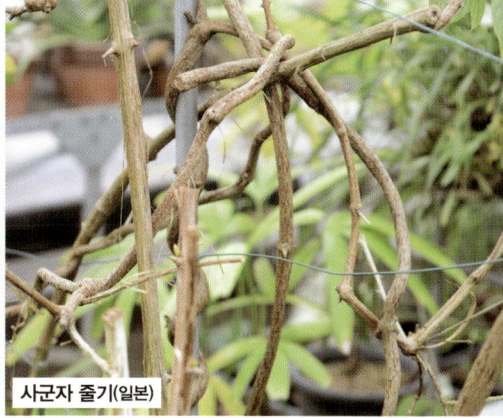
사군자 줄기(일본)

동의보감의 효능

- **약재의 조선시대 의서(醫書) 수재** : 사군자는 《동의보감》 탕액편의 풀부(部)와 《방약합편》의 만초(蔓草, 덩굴풀)편에 수재되어 있다.
- **《동의보감》 탕액편의 효능** : 사군자(使君子, 사군자 열매)의 성질은 따뜻하고[溫] 맛은 달며[甘] 독이 없다. 소아의 오감(五疳)을 낫게 하며 벌레를 죽이고 설사와 이질을 멎게 한다.
- **《동의보감》 탕액편의 원문**
  사군자(使君子) : 性溫 味甘 無毒. 主小兒五疳 殺蟲 止泄痢.

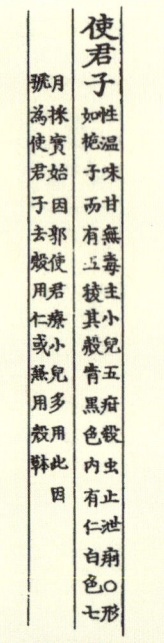

허준, 《원본 동의보감》, 732쪽, 남산당(2014)

식약처 공인(公認) 약초

- **약초·약재의 식약처 공정서 수재** : 사군자는 식품의약품안전처의 의약품 공정서인 《대한민국약전외한약(생약)규격집(KHP)》에 수재되어 있다.
- **약재의 분류** : 식물성 약재
- **약재의 라틴어 생약명** : Quisqualis Fructus
- **약재의 이명 또는 영명** : 천군자(川君子)
- **약재의 기원** : 이 약(사군자)은 사군자(使君子) *Quisqualis indica* Linné(사군자과 Combretaceae)의 열매이다.
- **약재 저장법** : 밀폐용기(고형의 이물이 들어가는 것을 방지하고 내용의약품이 손실되지 않도록 보호할 수 있는 용기)

약재의 효능

- **한방 효능군 분류** : 구충약(驅蟲藥, 소화기 기생충을 구제하는 약)
- **한방 약미(藥味)와 약성(藥性)** :
  - **한방 약미** – 맛은 달다.

    | 酸 | 苦 | **甘** | 辛 | 鹹 | 澁 | 淡 |

  - **한방 약성** – 성질은 따뜻하다.

    | 大寒 | 寒 | 微寒 | 凉 | 平 | 微溫 | **溫** | 熱 | 大熱 |

- **한방 작용부위(귀경, 歸經)** : 사군자는 주로 비장, 위장 질환에 영향을 미친다.

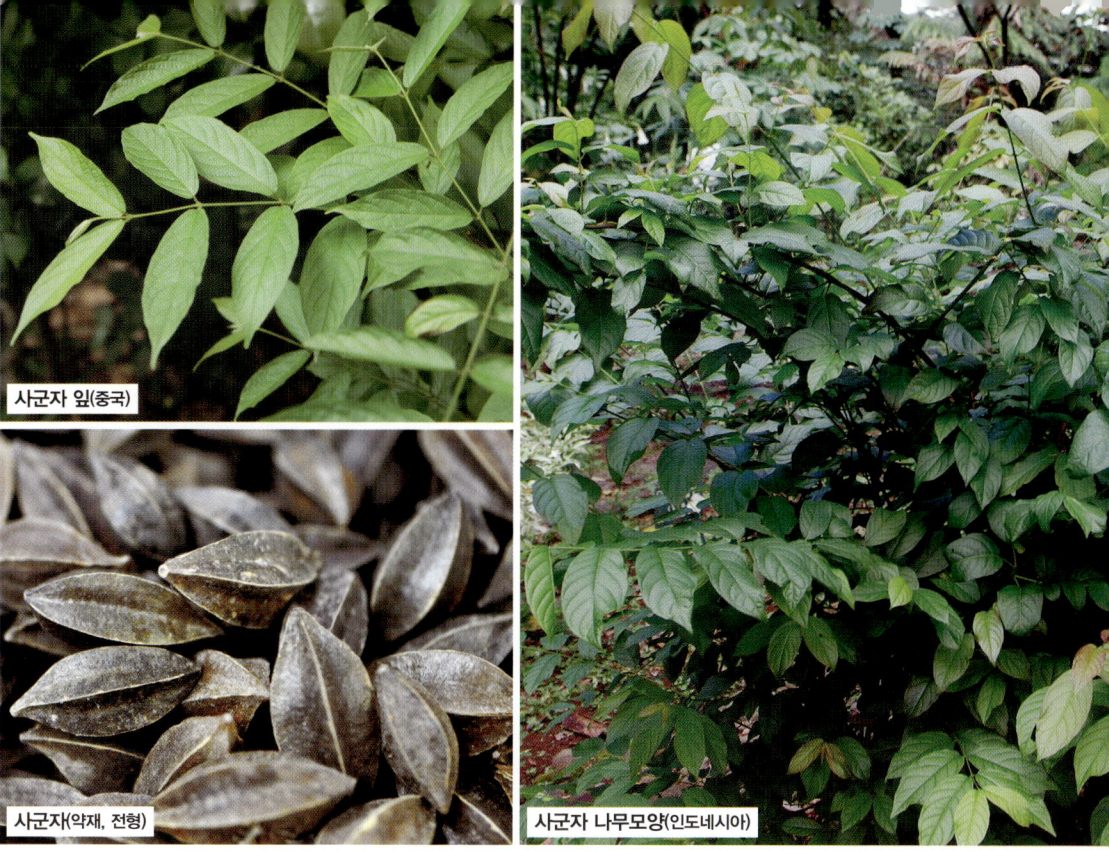

사군자 잎(중국)

사군자(약재, 전형)

사군자 나무모양(인도네시아)

- **한방 효능** : 기생충을 죽인다(殺蟲 살충). 배가 더부룩하거나 아픈 병증인 적취(積聚)를 가라앉힌다(消積 소적). 비(脾)를 건강하게 한다(健脾 건비).
- **약효 해설** : 기생충에 의한 복통, 복부창만을 치료한다. 구충, 소염, 해열 작용이 있다.

북한에서의 효능

- **북한의 약재명** : 사군자열매
- **효능** : 구충약으로서 회충을 구제하고 비를 든든하게 하며 감적을 치료한다.
- **주치** : 회충증, 요충증, 어린이감적에 쓴다.

약용법 열매 9~12g을 물 800mL에 넣고 달여서 반으로 나누어 아침저녁으로 마신다.

주의사항 덜 익은 열매를 많이 먹으면 딸꾹질을 일으킬 수 있다.

| KP(대한민국약전) 수재 약재 |

약재명

사인

약초명 녹각사, 양춘사

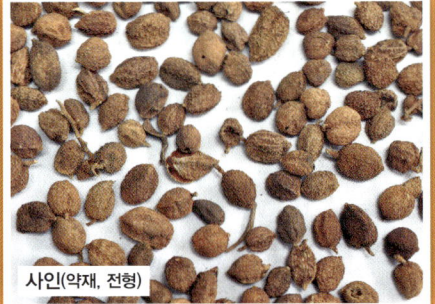
사인(약재, 전형)

|한자명| 砂仁 |약초명 및 학명| 녹각사(綠殼砂) *Amomum villosum* Loureiro var. *xanthioides* T. L. Wu et Senjen, 양춘사(陽春砂) *Amomum villosum* Loureiro
|과명| 생강과(Zingiberaceae) |약용부위| 잘 익은 열매 또는 씨의 덩어리

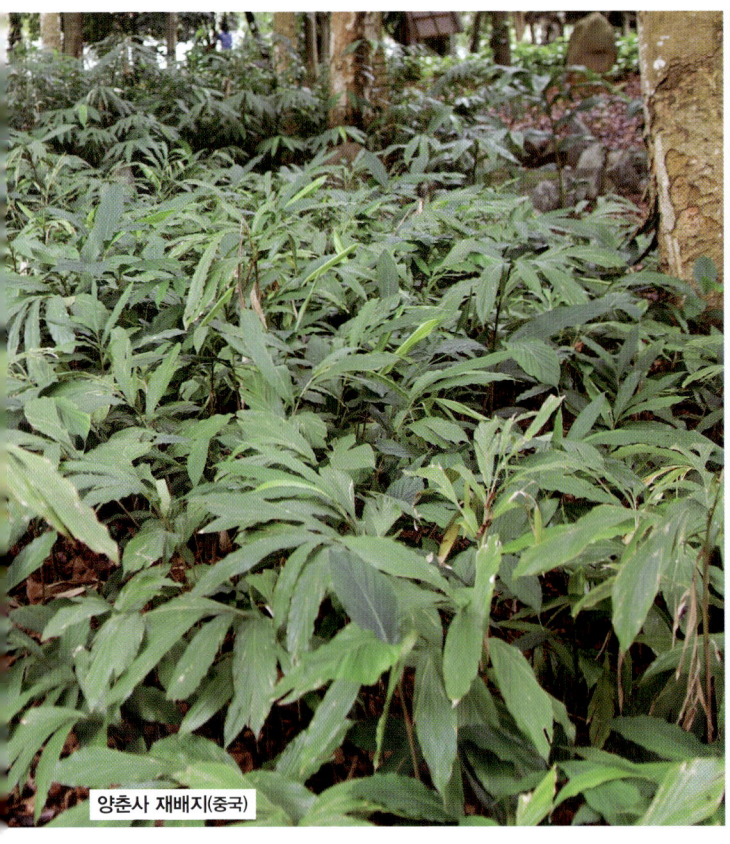
양춘사 재배지(중국)

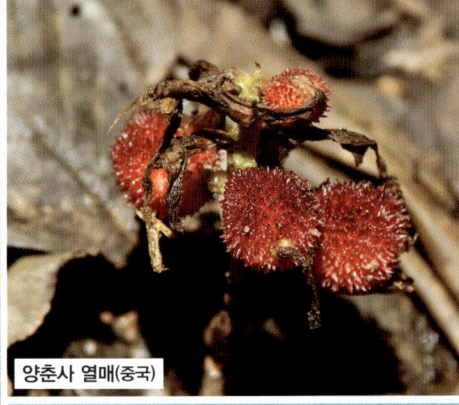
양춘사 열매(중국)

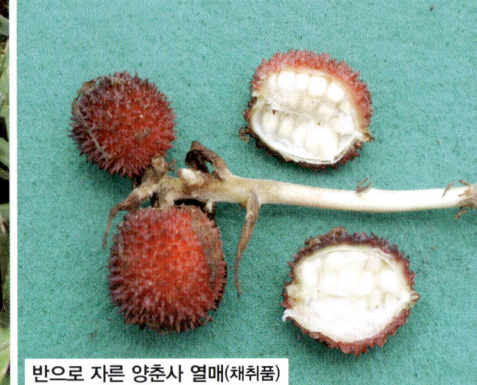
반으로 자른 양춘사 열매(채취품)

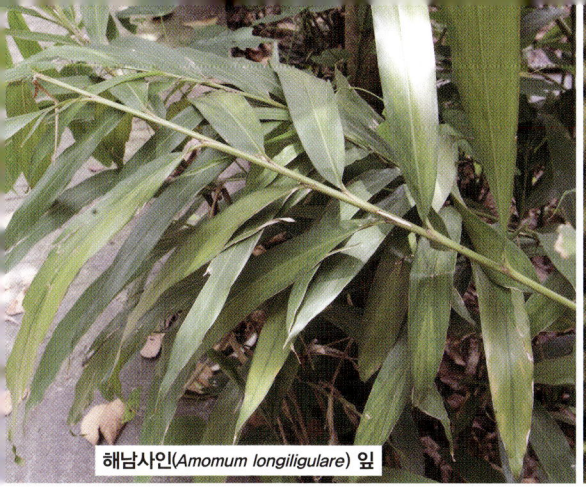
해남사인(*Amomum longiligulare*) 잎

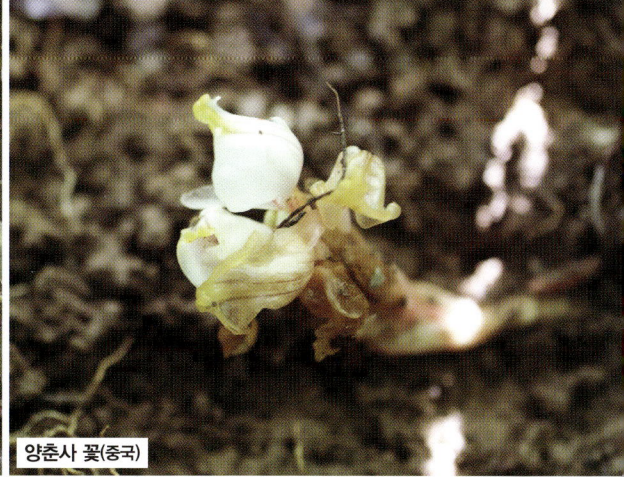
양춘사 꽃(중국)

동의보감의 효능

- **약재의 조선시대 의서(醫書) 수재** : 사인은 《동의보감》 탕액편의 풀부(部)와 《방약합편》의 방초(芳草, 향기가 좋은 풀)편에 수재되어 있다.
- **《동의보감》 탕액편의 효능** : 축사밀(縮砂蜜, 녹각사, 양춘사의 열매 또는 씨 덩어리)의 성질은 따뜻하고[溫] 맛은 매우며[辛] 독이 없다. 모든 기병[氣]과 명치와 배가 아픈 것, 숙식(宿食)이 잘 소화되지 않는 것, 설사와 적백이질을 낫게 한다. 비위(脾胃)를 따뜻하게 한다. 태아의 움직임으로 인한 통증[胎痛], 음식에 체한 구토, 설사를 멈추게 한다.
- **《동의보감》 탕액편의 원문**

    축사밀(縮砂蜜) : 性溫 味辛 無毒. 治一切氣 心腹痛 宿食不消 赤白泄痢. 溫煖脾胃 止胎痛 治霍亂.

허준, 《원본 동의보감》, 731쪽, 남산당(2014)

식약처 공인(公認) 약초

- **약초·약재의 식약처 공정서 수재** : 사인은 식품의약품안전처의 의약품 공정서인 《대한민국약전(KP)》에 수재되어 있다.
- **약재의 분류** : 식물성 약재
- **약재의 라틴어 생약명** : Amomi Fructus
- **약재의 이명 또는 영명** : 축사(縮砂), Amomum Fruit
- **약재의 기원** : 이 약(사인)은 녹각사(綠殼砂) *Amomum villosum* Loureiro var. *xanthioides* T. L. Wu et Senjen 또는 양춘사(陽春砂) *Amomum villosum* Loureiro(생강과 Zingiberaceae)의 잘 익은 열매 또는 씨의 덩어리이다.

- **약재 저장법** : 밀폐용기(고형의 이물이 들어가는 것을 방지하고 내용의약품이 손실되지 않도록 보호할 수 있는 용기)

약재의 효능

- **한방 효능군 분류** : 방향화습약(芳香化濕藥, 방향성이 있어 습기를 제거하는 약)
- **한방 약미(藥味)와 약성(藥性)** :
  - **한방 약미** – 맛은 맵다.
    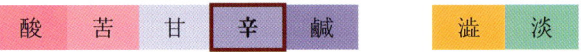
  - **한방 약성** – 성질은 따뜻하다.
    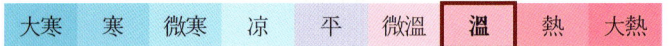
- **한방 작용부위(귀경, 歸經)** : 사인은 주로 비장, 위장, 신장 질환에 영향을 미친다.
- **한방 효능** : 습기를 없애고 위장 기능을 정상화한다(化濕開胃 화습개위). 비(脾)를 따뜻하게 하고 설사를 멎게 한다(溫脾止瀉 온비지사). 기(氣)를 통하게 하고 태아를 안정시킨다(理氣安胎 이기안태).
- **약효 해설** : 복부팽만, 복통, 신경성 소화불량을 치료한다. 설사와 이질을 낫게 한다. 임신 중에 태아가 안정하지 못하고 움직이는 증상에 유효하다. 방향성 건위(芳香性 健胃), 구풍(驅風), 정장약으로 사용한다.

북한에서의 효능

- **북한의 약재명** : 사인
- **약재의 이명** : 축사, 축사인
- **효능** : 리기약으로서 기를 잘 돌아가게 하고 아픔을 멈추며 비위를 덥혀주고 보하며 소화를 돕고 태아를 안정시킨다.
- **주치** : 소화불량, 음식에 체한데, 기체로 배가 불어나고 아픈데, 태동불안, 게우기(구토)에 쓴다.

약용법 열매 3~6g을 물 800mL에 넣고 달여서 반으로 나누어 아침저녁으로 마신다. 다른 약과 함께 끓일 때는 사인은 나중에 넣는다.

| KP(대한민국약전) 수재 약재 |

약재명

산수유

약초명 산수유나무

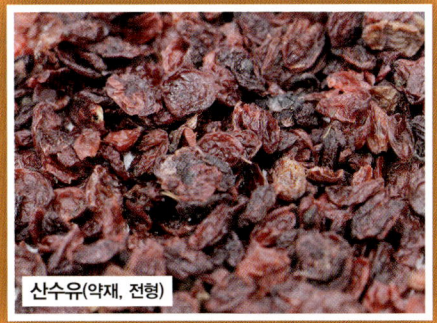
산수유(약재, 전형)

| **한자명** | 山茱萸　　**약초명 및 학명** | 산수유나무 *Cornus officinalis* Siebold et Zuccarini
| **과명** | 층층나무과(Cornaceae)　　**약용부위** | 잘 익은 열매로서 씨를 제거한 것

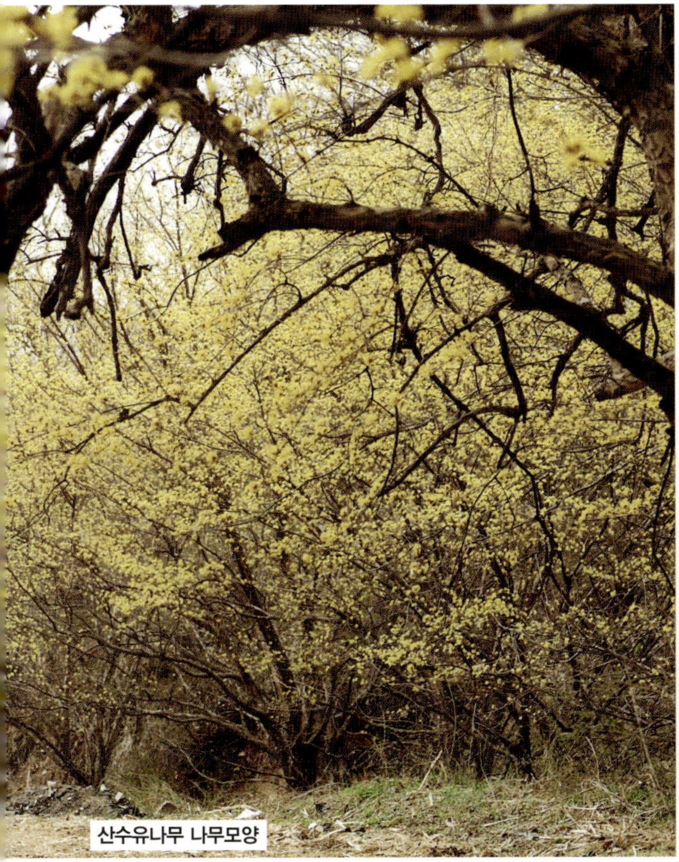

산수유나무 나무모양

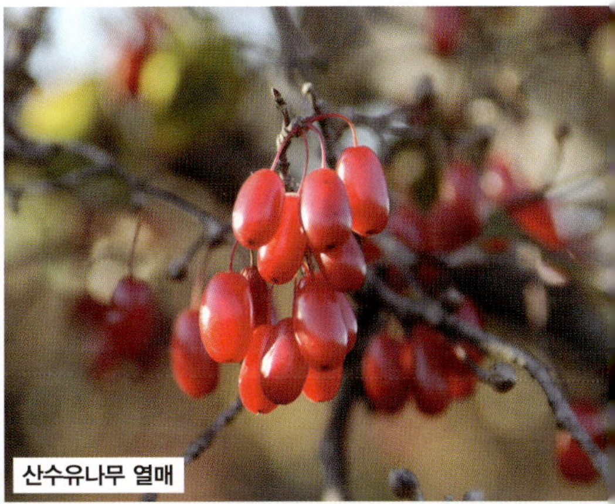

산수유나무 열매

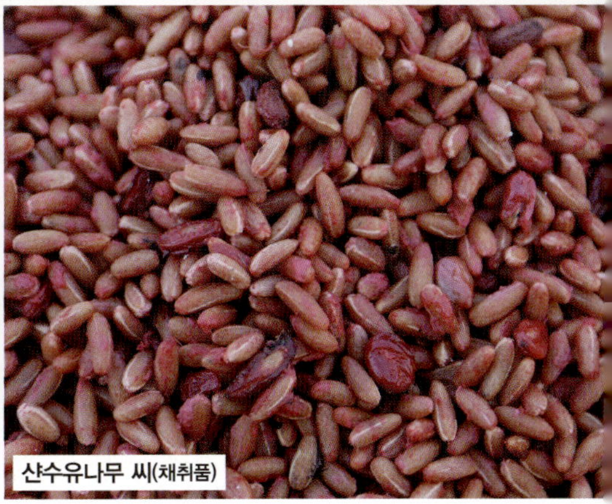

산수유나무 씨(채취품)

동의보감의 효능

- **약재의 조선시대 의서(醫書) 수재** : 산수유는 《동의보감》 탕액편의 나무부(部)와 《방약합편》의 관목(灌木)편에 수재되어 있다.
- **《동의보감》 탕액편의 효능** : 산수유(山茱萸, 산수유나무 열매)의 성질은 약간 따뜻하며[微溫] 맛은 시고[酸] 떫으며[澁] 독이 없다. 음(陰)을 왕성하게 하며 신정[精]과 신기(腎氣)를 보한다. 발기를 돕고 음경을 단단하면서 크게 한다. 또한 정수(精髓)를 채우며 허리와 무릎을 따뜻하게 하고 신[水藏]을 돕는다. 소변이 잦은 것을 낫게 하며 노인이 소변을 조절하지 못하는 것을 치료한다. 두통[頭風], 코막힘[鼻塞, 비색], 귀먹은 것[耳聾, 이롱]을 낫게 한다.
- **《동의보감》 탕액편의 원문**

  산수유(山茱萸) : 性微溫 味酸澁 無毒. 強陰益精 補腎氣 興陽道 堅長陰莖 添精髓 煖腰膝 助水藏 止小便利 老人尿不節 除頭風鼻塞耳聾.

허준, 《원본 동의보감》, 741쪽, 남산당(2014)

식약처 공인(公認) 약초

- **약초·약재의 식약처 공정서 수재** : 산수유는 식품의약품안전처의 의약품 공정서인 《대한민국약전(KP)》에 수재되어 있다.
- **약재의 분류** : 식물성 약재
- **약재의 라틴어 생약명** : Corni Fructus

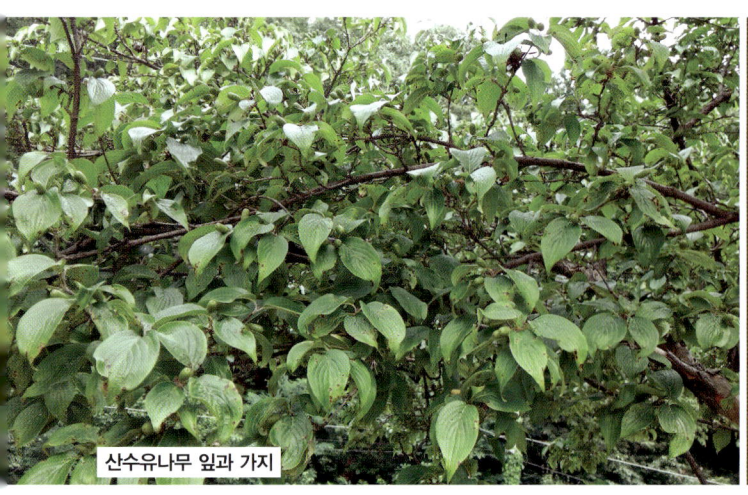

산수유나무 잎과 가지

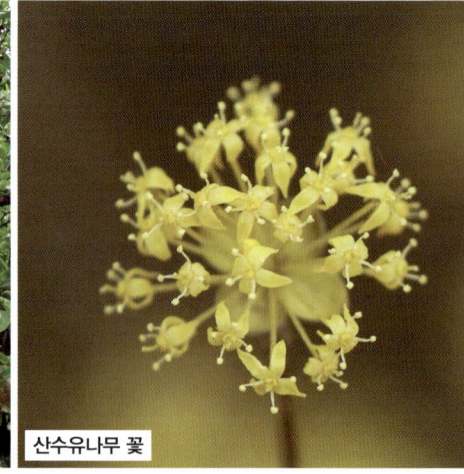

산수유나무 꽃

- ■ 약재의 이명 또는 영명 : Cornus Fruit
- ■ 약재의 기원 : 이 약(산수유)은 산수유나무 *Cornus officinalis* Siebold et Zuccarini(층층나무과 Cornaceae)의 잘 익은 열매로서 씨를 제거한 것이다.
- ■ 약재 저장법 : 밀폐용기(고형의 이물이 들어가는 것을 방지하고 내용의약품이 손실되지 않도록 보호할 수 있는 용기)

약재의 효능

- ■ 한방 효능군 분류 : 수삽약(收澁藥, 수렴시키는 약)-삽정축뇨지대약(澁精縮尿止帶藥, 유정을 멈추거나 소변을 줄이거나 대하를 멈추는 약)
- ■ 한방 약미(藥味)와 약성(藥性) :
  + **한방 약미** – 맛은 시고 떫다.

  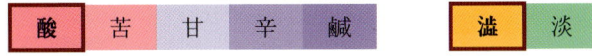

  + **한방 약성** – 성질은 약간 따뜻하다.

  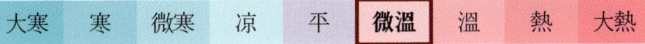

- ■ 한방 작용부위(귀경, 歸經) : 산수유는 주로 간장, 신장 질환에 영향을 미친다.
- ■ 한방 효능 : 간(肝)과 신(腎)을 보한다(補益肝腎 보익간신). 체액의 배출을 억제하고 탈진을 회복시킨다(收澁固脫 수삽고탈).
- ■ 약효 해설 : 발기가 잘 안되고 무의식중에 정액이 몸 밖으로 나오는 증상을 치료한다. 소변이 저절로 나와 자주 소변을 보는 증상을 낫게 한다. 부정기 자궁출혈과 자궁에서 분비물이 나오는 것을 멎게 한다. 허리와 무릎 부위가 시큰거리고 아픈 병증을 없애준다. 현기증, 이명 치료에 도움이 된다. 간과 신장의 기능을 돕는다.

북한에서의 효능

- ■ 북한의 약재명 : 산수유
- ■ 효능 : 보양약으로서 간신을 보하고 삽정하며 땀을 멈춘다.
- ■ 주치 : 간신이 허하여 허리와 무릎이 시리고 아픈데, 유정, 음위증, 오줌잦기, 어지럼증, 귀울이, 귀멀기, 저절로 땀나기, 월경과다에 쓴다.

약용법 열매 6~12g을 물 800mL에 넣고 달여서 반으로 나누어 아침저녁으로 마신다.

| KHP [대한민국약전외한약(생약)규격집] 수재 약재 |

약재명
상심자

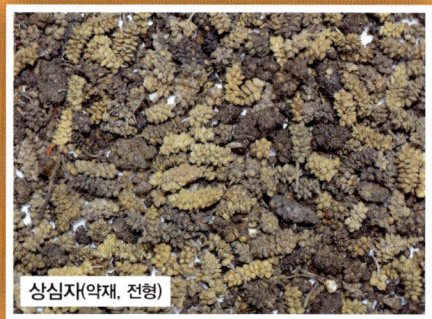

상심자(약재, 전형)

약초명 뽕나무

| 한자명 | 桑椹子 | 약초명 및 학명 | 뽕나무 *Morus alba* Linné
| 과명 | 뽕나무과(Moraceae) | 약용부위 | 완전히 익기 전의 열매

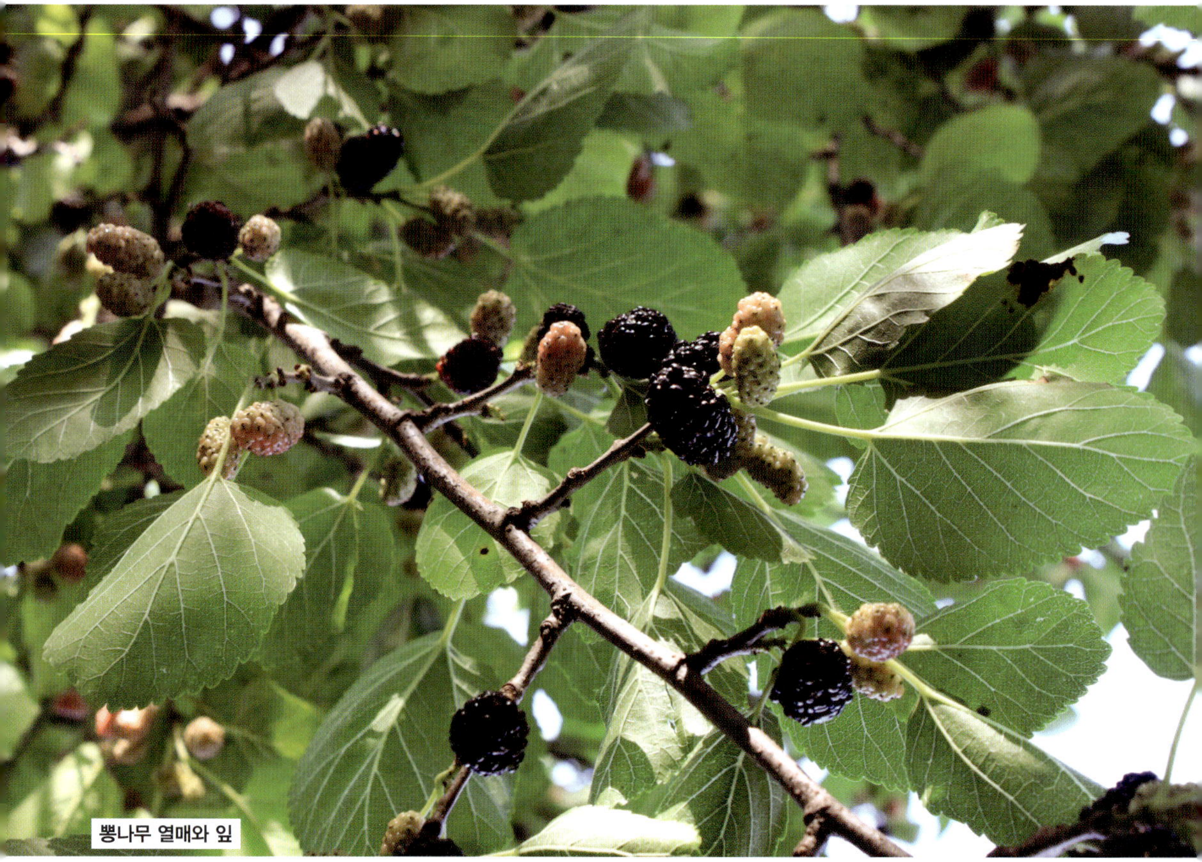

뽕나무 열매와 잎

동의보감의 효능

- **약재의 조선시대 의서(醫書) 수재** : 상심자는 《동의보감》 탕액편의 나무부(部)와 《방약합편》의 관목(灌木)편에 수재되어 있다.
- **《동의보감》 탕액편의 효능** : 상심(桑椹, 오디)의 성질은 차고[寒] 맛은 달며[甘] 독이 없다. 소갈증을 낫게 하고 오장(五藏)을 편안하게 한다. 오래 먹으면 배가 고프지 않게 된다.
- **《동의보감》 탕액편의 원문**

   상심(桑椹) : 性寒 味甘 無毒. 主消渴. 利五藏 久服不飢.

식약처 공인(公認) 약초

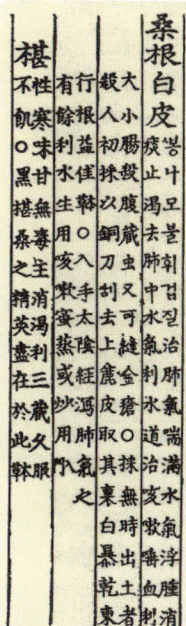

허준, 《원본 동의보감》, 740쪽, 남산당(2014)

- **약초·약재의 식약처 공정서 수재** : 상심자는 식품의약품안전처의 의약품 공정서인 《대한민국약전외한약(생약)규격집(KHP)》에 수재되어 있다.
- **약재의 분류** : 식물성 약재
- **약재의 라틴어 생약명** : Mori Fructus
- **약재의 이명 또는 영명** : 상심(桑椹)
- **약재의 기원** : 이 약(상심자)은 뽕나무 *Morus alba* Linné 또는 기타 동속 근연식물(뽕나무과 Moraceae)의 완전히 익기 전의 열매이다.
- **약재 저장법** : 밀폐용기(고형의 이물이 들어가는 것을 방지하고 내용의약품이 손실되지 않도록 보호할 수 있는 용기)

약재의 효능

- **한방 효능군 분류** : 보익약(補益藥, 보약)-보음약(補陰藥, 진액을 보하는 약)
- **한방 약미(藥味)와 약성(藥性)** :

   + 한방 약미 – 맛은 시고 달다.

   | 酸 | 苦 | 甘 | 辛 | 鹹 | 澁 | 淡 |

   + 한방 약성 – 성질은 차다.

   | 大寒 | 寒 | 微寒 | 凉 | 平 | 微溫 | 溫 | 熱 | 大熱 |

- **한방 작용부위(귀경, 歸經)** : 상심자는 주로 심장, 간장, 신장 질환에 영향을 미친다.

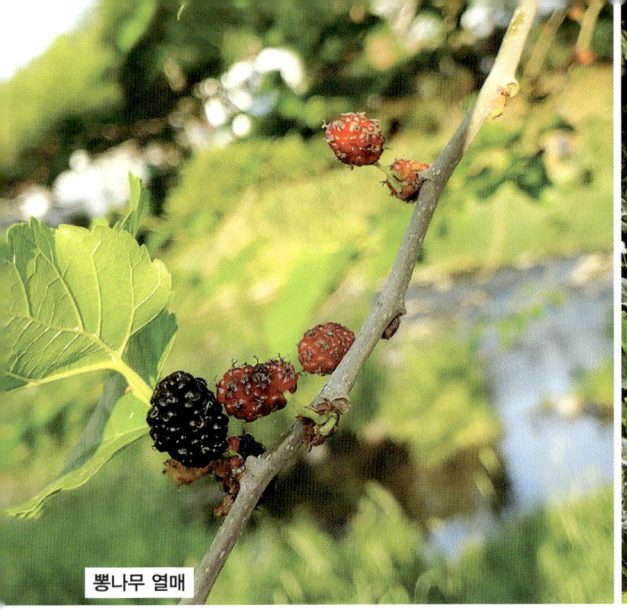
뽕나무 열매

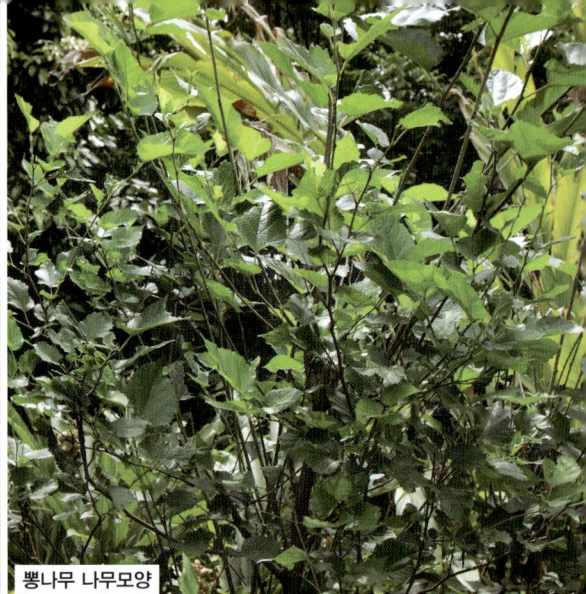
뽕나무 나무모양

- **한방 효능** : 진액과 혈액을 보충한다(滋陰補血 자음보혈). 진액 생성을 촉진하고 건조한 것을 촉촉하게 한다(生津潤燥 생진윤조).
- **약효 해설** : 어지럼증과 이명 치료에 유효하다. 가슴이 두근거리면서 불안하고 잠이 오지 않는 증상에 쓰인다. 수염과 머리카락이 일찍 희게 되는 것을 막는다. 장(腸)의 진액이 부족하여 대변을 보기 어려운 증상에 사용한다. 관절 부위의 움직임이 잘 되지 않는 증상을 치료한다. 당뇨병 치료에 도움이 된다.

북한에서의 효능

- **북한의 약재명** : 오디
- **약재의 이명** : 상심자
- **효능** : 보혈약으로서 피를 보하고 음을 보하며 진액을 생겨나게 하고 머리칼을 검게 하며 대소변을 잘 누게 한다.
- **주치** : 혈허증, 음이 허하고 진액이 부족하여 입안이 마르고 목이 마른데, 어지럽고 눈이 잘 보이지 않으며 잠이 잘 오지 않는데, 머리칼이 일찍 희여지는데, 변비에 쓴다.

약용법 열매 9~15g을 물 800mL에 넣고 달여서 반으로 나누어 아침저녁으로 마신다.

| KHP[대한민국약전외한약(생약)규격집] 수재 약재 |

약재명
상엽

약초명 뽕나무, 산뽕나무

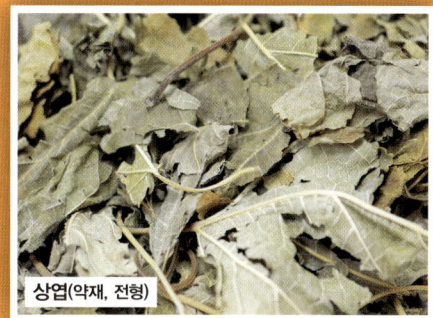
상엽(약재, 전형)

| 한자명 | 桑葉 | 약초명 및 학명 | 뽕나무 *Morus alba* Linné, 산뽕나무 *Morus bombycis* Koidz | 과명 | 뽕나무과(Moraceae) | 약용부위 | 잎 |

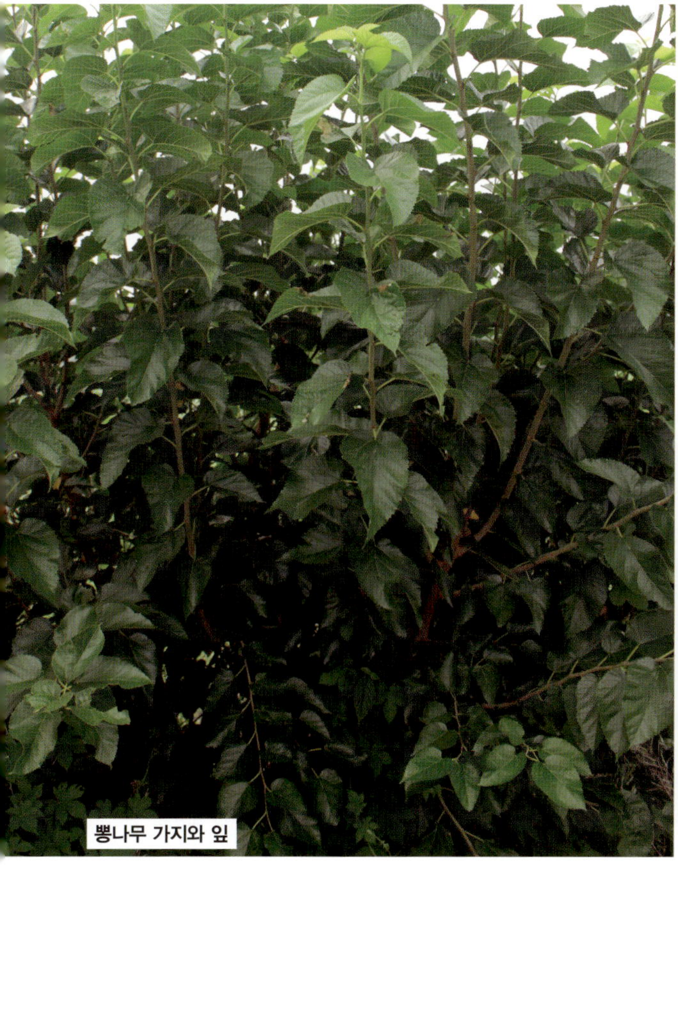

뽕나무 가지와 잎

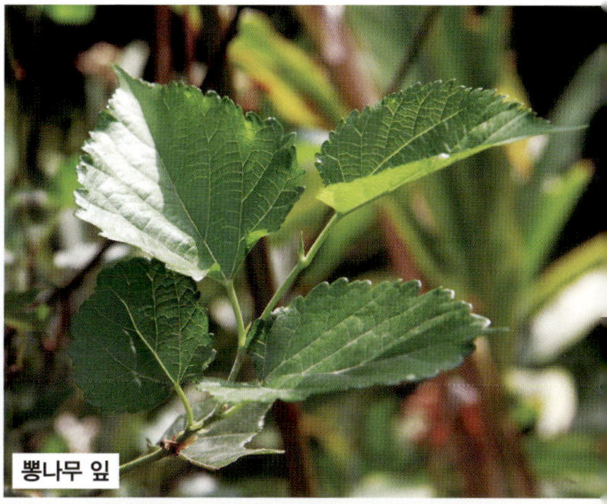

뽕나무 잎

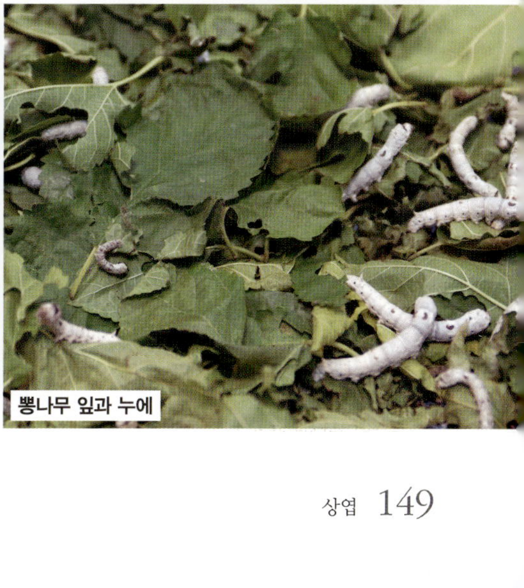

뽕나무 잎과 누에

상엽 149

동의보감의 효능

- **약재의 조선시대 의서(醫書) 수재** : 상엽은 《동의보감》 탕액편의 나무 부(部)에 수재되어 있다.
- **《동의보감》 탕액편의 효능** : 집에 심은 뽕잎[桑葉]은 성질이 따뜻하고[煖] 독이 없다. 각기(脚氣)와 몸이 붓는 것을 낫게 한다. 대소장을 잘 통하게 하고 기를 내리며 풍(風)으로 오는 통증을 없앤다.
- **《동의보감》 탕액편의 원문**
  상엽(桑葉) : 家桑葉 煖無毒. 除脚氣水腫 利大小腸 下氣 除風痛.

식약처 공인(公認) 약초

- **약초·약재의 식약처 공정서 수재** : 상엽은 식품의약품안전처의 의약품 공정서인 《대한민국약전외한약(생약)규격집(KHP)》에 수재되어 있다.
- **약재의 분류** : 식물성 약재
- **약재의 라틴어 생약명** : Mori Folium
- **약재의 이명 또는 영명** : 동상엽(冬桑葉)
- **약재의 기원** : 이 약(상엽)은 뽕나무 *Morus alba* Linné 또는 산뽕나무 *Morus bombycis* Koidz(뽕나무과 Moraceae)의 잎이다.
- **약재 저장법** : 밀폐용기(고형의 이물이 들어가는 것을 방지하고 내용의약품이 손실되지 않도록 보호할 수 있는 용기)

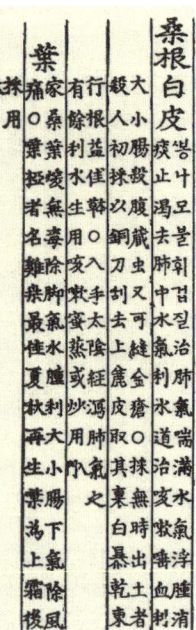

허준, 《원본 동의보감》, 740쪽, 남산당(2014)

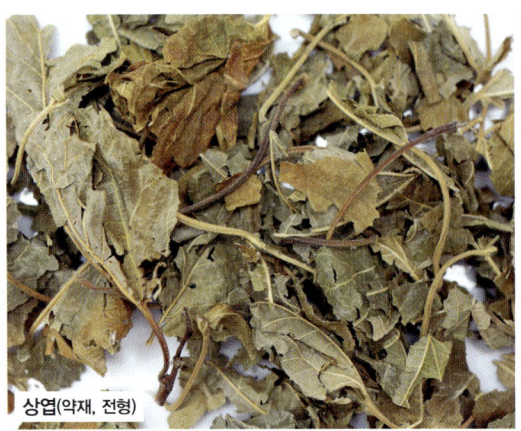

상엽(약재, 전형)

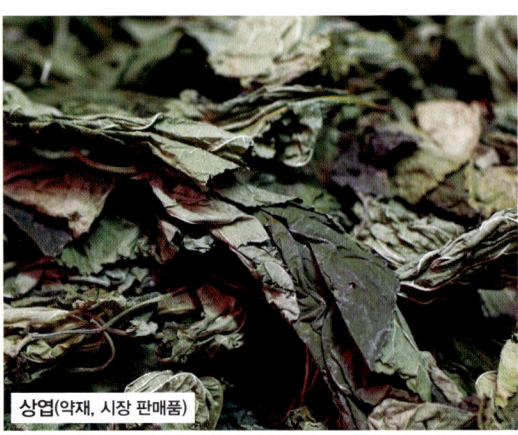

상엽(약재, 시장 판매품)

기원식물의 해설 KHP에서 기원식물 산뽕나무의 학명이 '*Morus bombycis* Koidz'로 되어 있는데, 산뽕나무의 학명은 '*M. australis* Poir.'가 정명이며 '*M. bombycis* Koidz.'는 그 이명이다. (참고논문: 박종철, 최고야. 한약정보연구회지, 2016;4(2):9-35)

약재의 효능

- **한방 효능군 분류** : 해표약[解表藥, (땀을 내어) 체표를 풀어주는 약]-발산풍열약(發散風熱藥, 체표에 머물러 있는 뜨거운 기운을 발산시키는 약)
- **한방 약미(藥味)와 약성(藥性)** :
  + **한방 약미** – 맛은 쓰고 달다.

  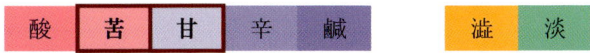

  + **한방 약성** – 성질은 차다.

  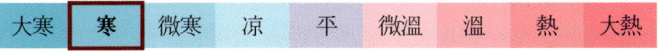

- **한방 작용부위(귀경, 歸經)** : 상엽은 주로 폐, 간장 질환에 영향을 미친다.
- **한방 효능** : 풍열(風熱)을 해소한다(消散風熱 소산풍열). 폐열(肺熱)을 식히고 건조한 것을 촉촉하게 한다(清肺潤燥 청폐윤조). 간열(肝熱)을 식히고 눈을 밝게 한다(清肝明目 청간명목).
- **약효 해설** : 머리가 어지럽고 아픈 증상에 유효하다. 눈이 붉고 흐릿하면서 꽃 같은 것이 보이는 증상에 사용한다. 폐에 생긴 여러 가지 열증(熱證)으로 마른기침이 나는 증상에 쓰인다. 갈증을 없애준다. 피부 두드러기를 치료한다.

북한에서의 효능

- **북한의 약재명** : 뽕잎
- **약재의 이명** : 상엽
- **효능** : 풍열표증약으로서 풍열을 없애고 혈열을 없애며 출혈을 멈추고 눈을 밝게 한다.
- **주치** : 풍열표증, 풍열감기, 풍열로 인한 눈병, 혈열로 인한 출혈에 쓴다.

약용법 잎 5~10g을 물 800mL에 넣고 달여서 반으로 나누어 아침저녁으로 마신다.

| KHP[대한민국약전외한약(생약)규격집] 수재 약재 |

약재명
생지황

약초명 지황

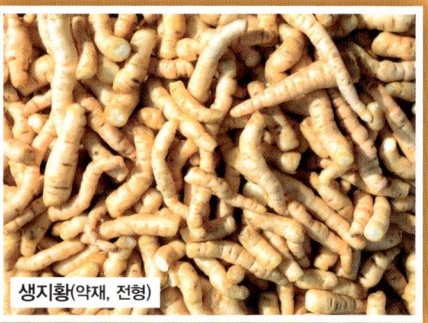
생지황(약재, 전형)

| 한자명 | 生地黃　　| 약초명 및 학명 | 지황 *Rehmannia glutinosa* (Gaertner) Liboschitz ex Steudel　　| 과명 | 현삼과(Scrophulariaceae)　　| 약용부위 | 신선한 뿌리

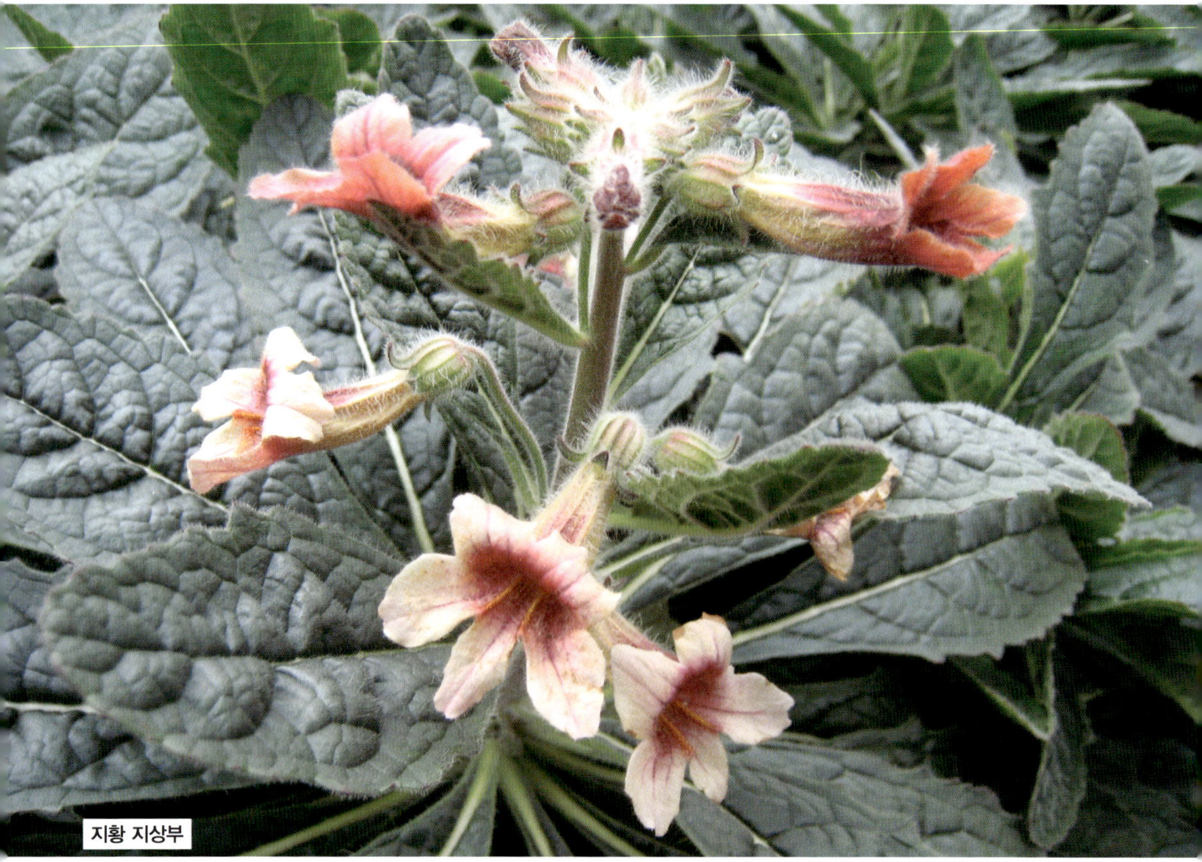

지황 지상부

동의보감의 효능

- **약재의 조선시대 의서(醫書) 수재** : 생지황은 《동의보감》 탕액편의 풀부(部)와 《방약합편》의 습초(濕草)편에 수재되어 있다.
- **《동의보감》 탕액편의 효능** : 생지황(生地黃, 지황 신선한 뿌리)의 성질은 차고[寒] 맛이 달며[甘](쓰다[苦]고도 한다) 독이 없다. 모든 열을 내리며 굳은 피와 어혈을 깨뜨린다. 또한 월경을 잘 통하게 한다. 부인이 붕루증으로 피가 멎지 않는 것과 태동(胎動)으로 하혈(下血)하는 것, 코피와 토혈(吐血)에 주로 쓴다.
- **《동의보감》 탕액편의 원문**

  생지황(生地黃) : 性寒 味甘[一云苦] 無毒. 解諸熱 破血 消瘀血 通利月水. 主婦人崩中血不止 及胎動下血 幷衄血吐血

식약처 공인(公認) 약초

- **약초·약재의 식약처 공정서 수재** : 생지황은 식품의약품안전처의 의약품 공정서인 《대한민국약전외한약(생약)규격집(KHP)》에 수재되어 있다.

허준, 《원본 동의보감》, 720쪽, 남산당(2014)

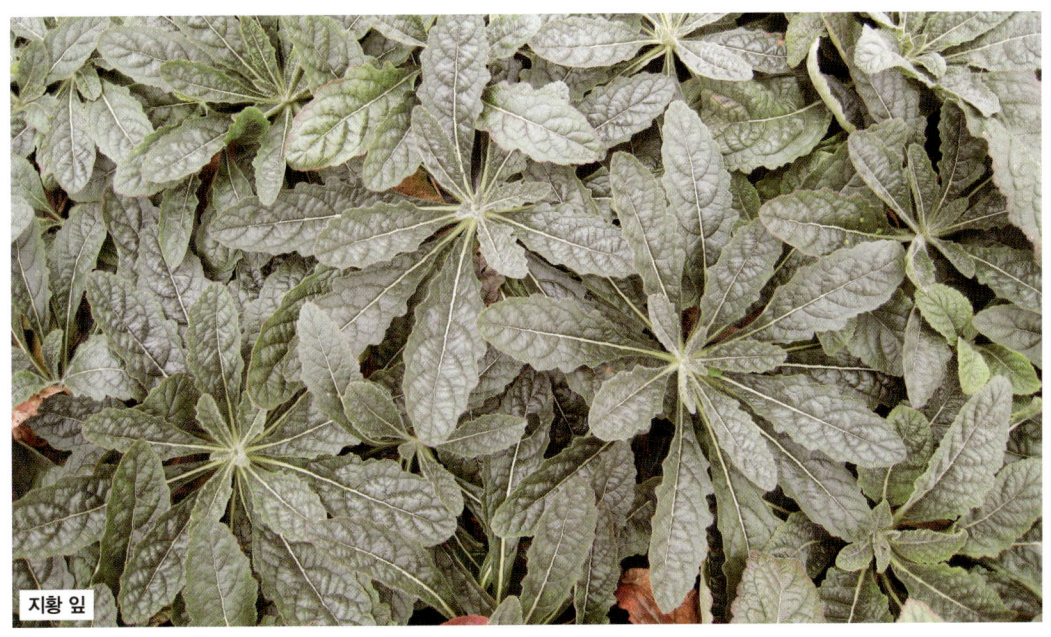

지황 잎

생지황 **153**

- **약재의 분류** : 식물성 약재
- **약재의 라틴어 생약명** : Rehmanniae Radix Recens
- **약재의 이명 또는 영명** : 생지(生地), 선지황(鮮地黃), Fresh Rehmania Root
- **약재의 기원** : 이 약(생지황)은 지황 *Rehmannia glutinosa* (Gaertner) Liboschitz ex Steudel(현삼과 Scrophulariaceae)의 신선한 뿌리이다.
- **약재 저장법** : 밀폐용기(고형의 이물이 들어가는 것을 방지하고 내용의약품이 손실되지 않도록 보호할 수 있는 용기)

기원식물의 해설 지황의 뿌리를 가을철에 캐어 노두와 수염뿌리 및 흙모래를 제거하고 신선한 채로 쓰거나, 불에 서서히 말려서 8할 정도 마르게 한다. 중국에서는 전자를 흔히 '선지황(鮮地黃)'이라고 부르며, 후자를 흔히 '생지황(生地黃)'이라고 부른다.

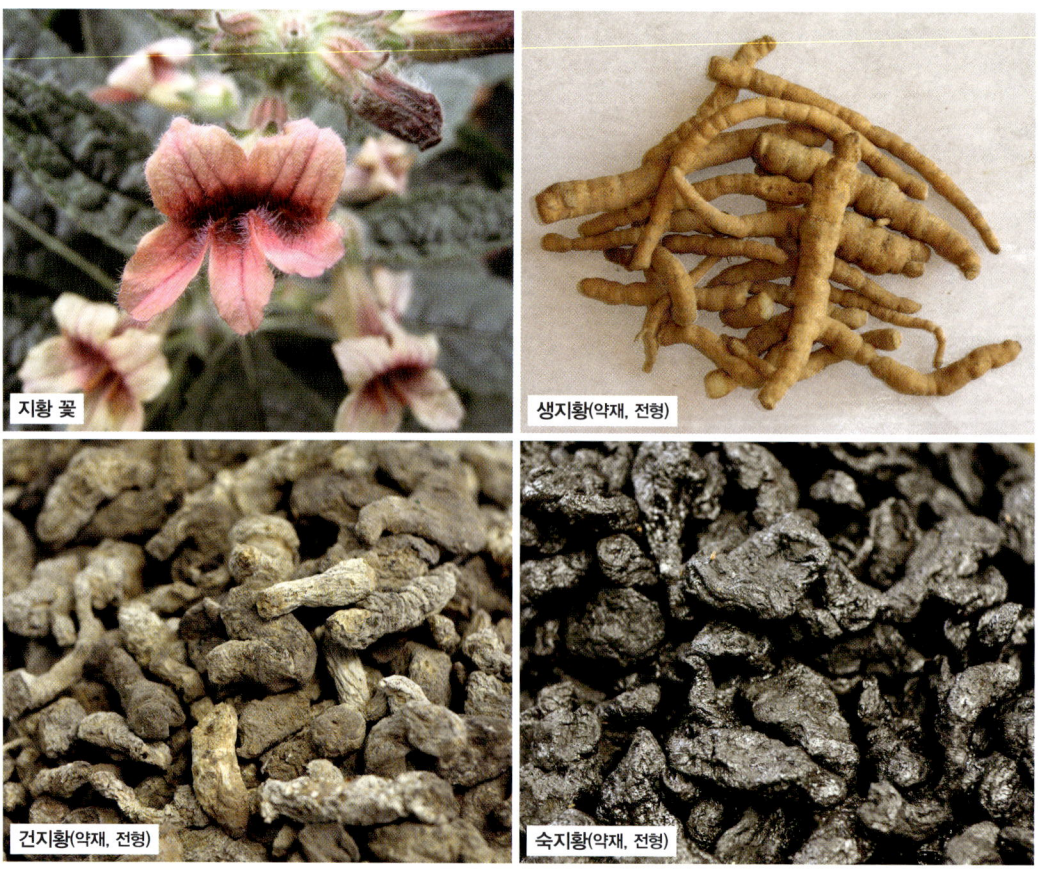

약재의 효능

- **한방 효능군 분류** : 청열약(淸熱藥, 열을 식히는 약)-청열양혈약[淸熱凉血藥, (출혈을 일으키는) 혈열을 식히는 약]
- **한방 약미(藥味)와 약성(藥性)** :
  - **한방 약미** – 맛은 달다.

    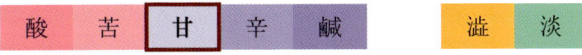

  - **한방 약성** – 성질은 차다.

    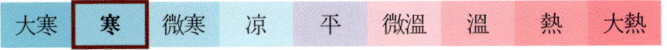

- **한방 작용부위(귀경, 歸經)** : 생지황은 주로 심장, 간장, 신장 질환에 영향을 미친다.
- **한방 효능** : 열기로 인한 혈열(血熱)을 식힌다(淸熱凉血 청열양혈). 진액을 보충한다(養陰生津 양음생진).
- **약효 해설** : 몸이 허약하여 기침과 미열이 나고 식은땀이 흐르며 뼛속이 달아오르는 증상을 낫게 한다. 월경 기간이 아닌데도 대량의 출혈이 있는 증상을 치료한다. 토혈, 코피를 멎게 한다. 급성 열병을 치료한다. 당뇨병 치료에 도움이 된다.

북한에서의 효능

- **북한의 약재명** : 지황뿌리
- **약재의 이명** : 마른지황, 생지황
- **효능** : 【생지황】 청열량혈약으로서 열을 내리우고 혈열을 없애며 진액을 불쿼주고 어혈을 흩어지게 한다. 【마른지황】 청열량혈약으로서 음혈을 보하고 혈열을 없앤다.
- **주치** : 【생지황】 열이 나고 가슴이 답답하며 목이 마른데, 혈열로 출혈하는데, 타박상에 쓴다. 【마른지황】 음혈이 부족하여 열이 나는데, 혈허증, 당뇨병, 피게우기(토혈), 코피, 자궁출혈, 월경장애, 변비, 일반허약에 쓴다.

약용법 뿌리 10~15g을 물 800mL에 넣고 달여서 반으로 나누어 아침저녁으로 마신다.

주의사항 비(脾)가 허하여 설사를 하는 증상에는 복용을 삼간다.

| KHP[대한민국약전외한약(생약)규격집] 수재 약재 |

약재명
석류피

약초명 석류나무

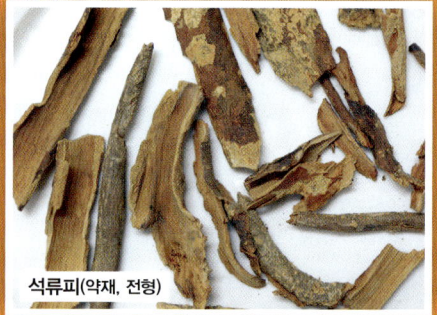
석류피(약재, 전형)

|한자명| 石榴皮　|약초명 및 학명| 석류나무 *Punica granatum* Linné　|과명| 석류나무과 (Punicaceae)　|약용부위| 줄기, 가지 및 뿌리의 껍질로 될 수 있는 대로 신선한 것

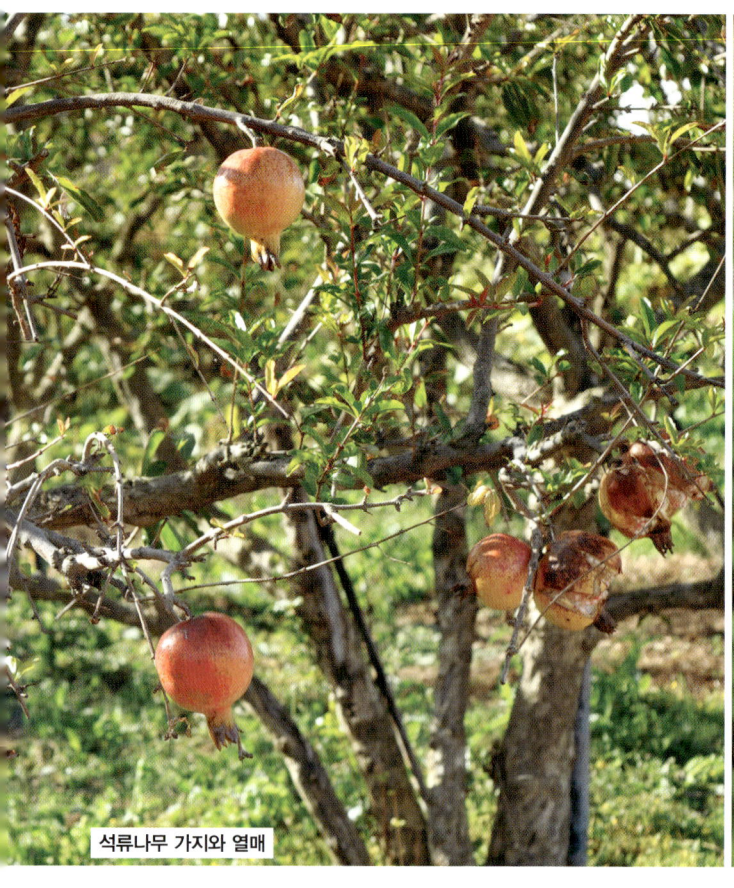
석류나무 가지와 열매

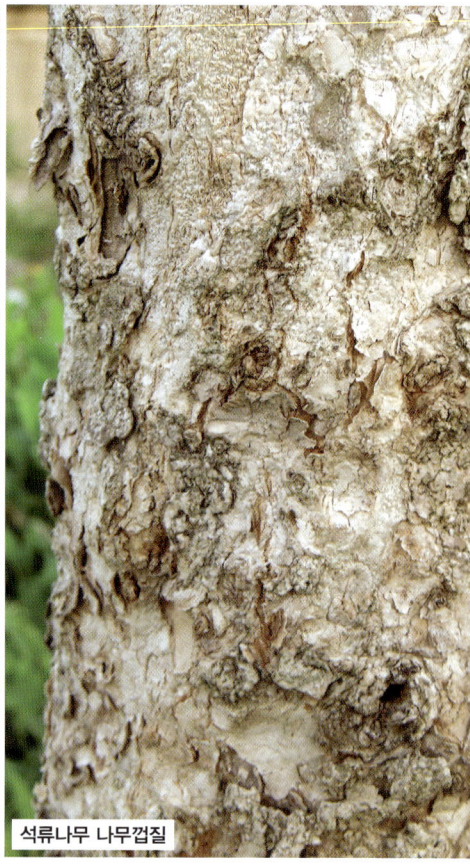
석류나무 나무껍질

동의보감의 효능

- **약재의 조선시대 의서(醫書) 수재** : 석류피는 《동의보감》 탕액편의 과일 부(部)에 수재되어 있다.
- **《동의보감》 탕액편의 효능** : 동행근피(東行根皮, 동쪽으로 자란 석류나무의 뿌리껍질)는 회충과 촌백충을 없앤다[본초].
- **《동의보감》 탕액편의 원문**

  동행근피(東行根皮) : 療蛔蟲 寸白蟲.[本草]

식약처 공인(公認) 약초

- **약초·약재의 식약처 공정서 수재** : 석류피는 식품의약품안전처의 의약품 공정서인 《대한민국약전외한약(생약)규격집(KHP)》에 수재되어 있다.
- **약재의 분류** : 식물성 약재
- **약재의 라틴어 생약명** : Granati Cortex
- **약재의 이명 또는 영명** : Granate Bark
- **약재의 기원** : 이 약(석류피)은 석류나무 *Punica granatum* Linné(석류나무과 Punicaceae)의 줄기, 가지 및 뿌리의 껍질로 될 수 있는 대로 신선한 것을 쓴다.

허준, 《원본 동의보감》, 713쪽, 남산당(2014)

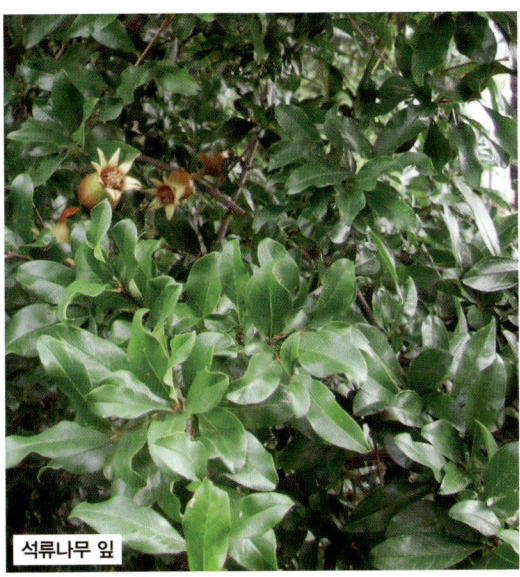

석류나무 잎

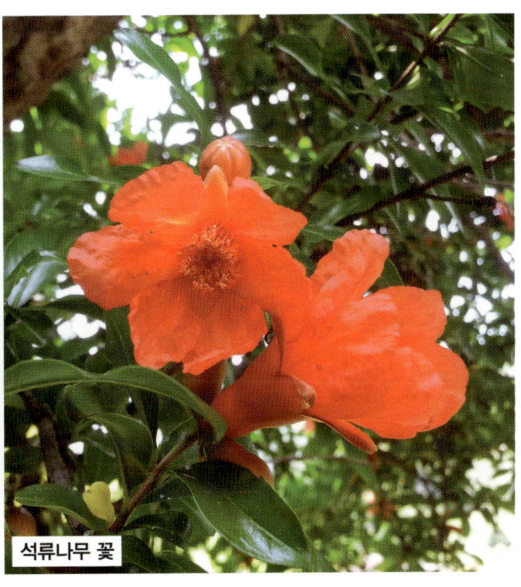

석류나무 꽃

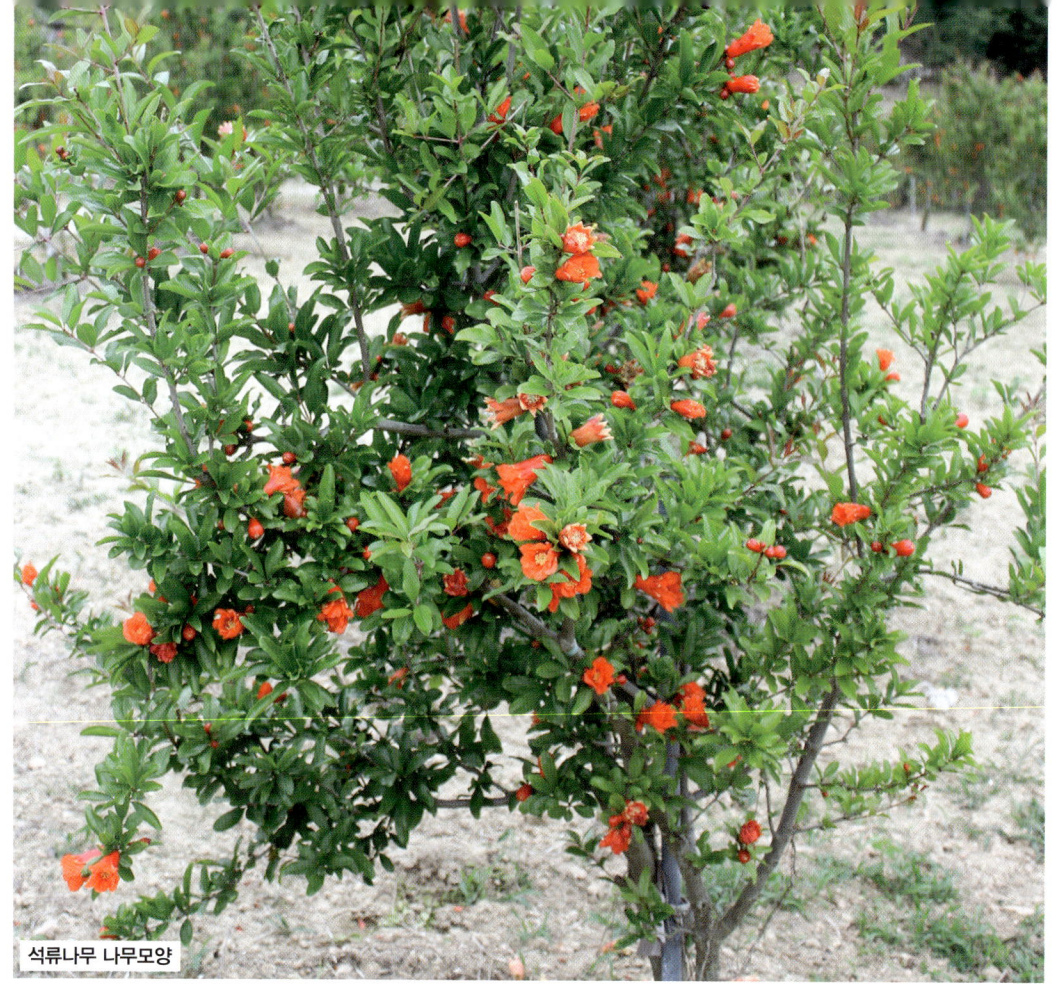
석류나무 나무모양

- **약재 저장법 :** 밀폐용기(고형의 이물이 들어가는 것을 방지하고 내용의약품이 손실되지 않도록 보호할 수 있는 용기)

기원식물의 해설   KHP는 한약 석류피를 '석류나무의 줄기, 가지 및 뿌리의 껍질'로 규정하지만 《중국약전》은 석류피를 '석류나무의 열매껍질'로 정의하고 있다. 한편 《중화본초》에는 석류피를 '석류나무의 열매껍질' 그리고 석류근을 '석류나무의 뿌리 또는 뿌리껍질'로 기재하고 있다.

약재의 효능

【석류나무 줄기, 가지 또는 뿌리의 껍질】
- **한방 효능군 분류 :** 수삽약(收澁藥, 수렴시키는 약)-지사약(止瀉藥, 설사를 멈추는 약)

- **한방 약미(藥味)와 약성(藥性) :**
  - **한방 약미** – 맛은 시고 떫다.

    | 酸 | 苦 | 甘 | 辛 | 鹹 | | 澁 | 淡 |

  - **한방 약성** – 성질은 따뜻하다.

    | 大寒 | 寒 | 微寒 | 凉 | 平 | 微溫 | 溫 | 熱 | 大熱 |

- **한방 효능 :** 기생충을 없앤다(驅蟲 구충). 설사를 멎게 한다(澁腸 삽장). 냉을 멎게 한다(止帶 지대).
- **약효 해설 :** 자궁에서 분비물이 나오는 증상을 치료한다. 오랜 설사를 멎게 한다. 살충 작용이 있다.

【석류나무 열매껍질】

- **한방 약미(藥味)와 약성(藥性) :**
  - **한방 약미** – 맛은 시고 떫다.

    | 酸 | 苦 | 甘 | 辛 | 鹹 | | 澁 | 淡 |

  - **한방 약성** – 성질은 따뜻하다.

    | 大寒 | 寒 | 微寒 | 凉 | 平 | 微溫 | 溫 | 熱 | 大熱 |

- **한방 작용부위(귀경, 歸經) :** 석류나무 열매껍질은 주로 대장 질환에 영향을 미친다.
- **한방 효능 :** 장을 튼튼히 하여 설사를 멎게 한다(澁腸止瀉 삽장지사). 출혈을 멎게 한다(止血 지혈). 기생충을 없앤다(驅蟲 구충).

약용법 뿌리껍질 6~12g을 물 800mL에 넣고 달여서 반으로 나누어 아침 저녁으로 마신다.

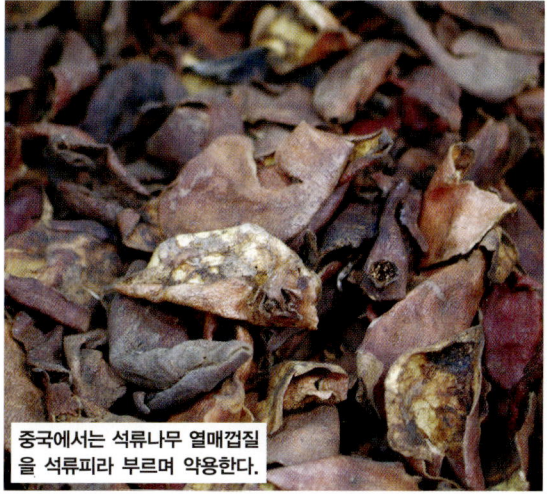

중국에서는 석류나무 열매껍질을 석류피라 부르며 약용한다.

| KHP[대한민국약전외한약(생약)규격집] 수재 약재 |

약재명
석위

약초명 석위, 애기석위, 세뿔석위

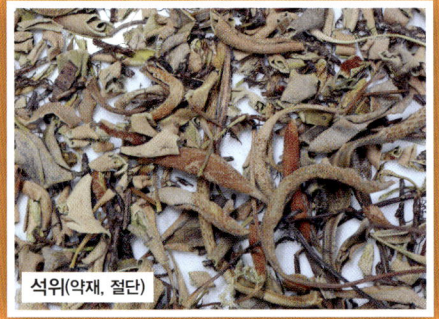
석위(약재, 절단)

| **한자명** | 石韋　　| **약초명 및 학명** | 석위 *Pyrrosia lingua* (Thunberg) Farwell, 애기석위 *Pyrrosia petiolosa* Ching, 세뿔석위 *Pyrrosia tricuspis* Tagawa
| **과명** | 고란초과(Polypodiaceae)　　| **약용부위** | 잎

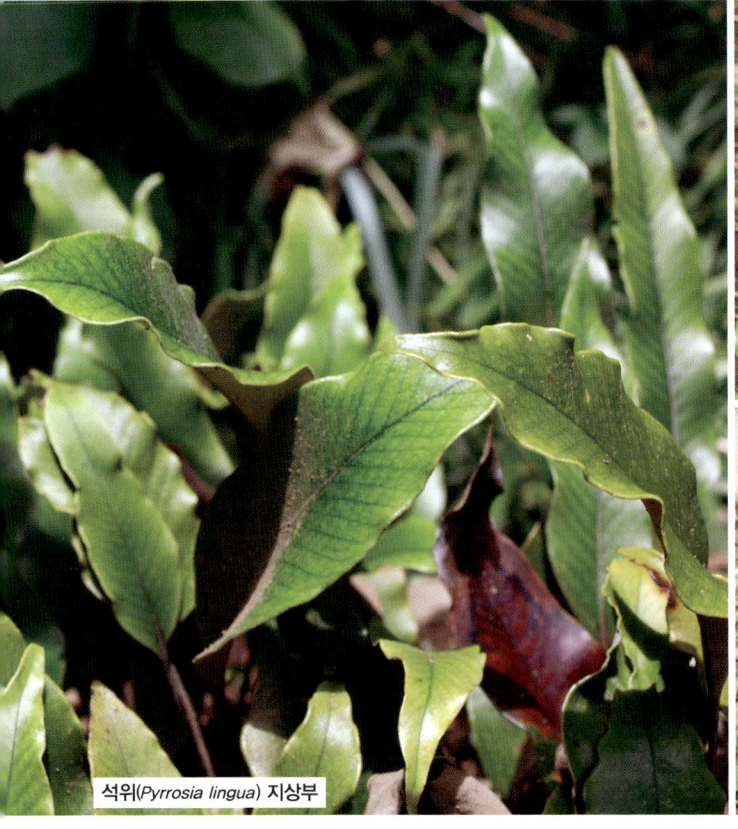
석위(*Pyrrosia lingua*) 지상부

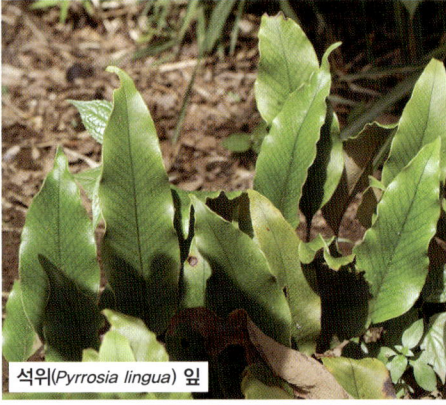
석위(*Pyrrosia lingua*) 잎

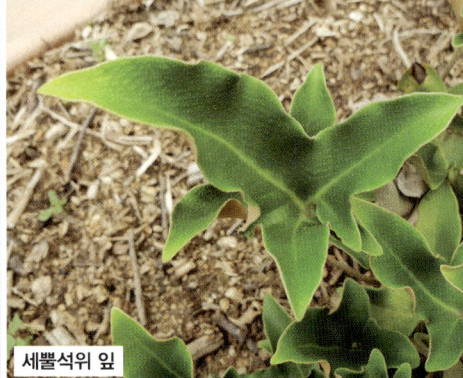
세뿔석위 잎

> **동의보감의 효능**

- **약재의 조선시대 의서(醫書) 수재** : 석위는 《동의보감》 탕액편의 풀부(部)에 수재되어 있다.
- **《동의보감》 탕액편의 효능** : 석위(石韋, 석위 잎)의 성질은 보통이고[平](약간 차다[微寒]고도 한다) 맛은 쓰고[苦] 달며[甘] 독이 없다. 오림(五淋)과 오줌보에 열이 몰려 소변이 잘 나오지 않는 것, 방광에 열이 차서 소변이 찔끔찔끔 나오는 것, 소변이 저절로 나오는 것을 치료한다. 소변을 잘 나오게 한다.
- **《동의보감》 탕액편의 원문**
  석위(石韋) : 性平 [一云微寒] 味苦甘 無毒. 治五淋 胞囊結熱不通 膀胱熱滿 淋瀝遺尿 利小便水道.

> **식약처 공인(公認) 약초**

- **약초·약재의 식약처 공정서 수재** : 석위는 식품의약품안전처의 의약품 공정서인 《대한민국약전외한약(생약)규격집(KHP)》에 수재되어 있다.
- **약재의 분류** : 식물성 약재
- **약재의 라틴어 생약명** : Pyrrosiae Folium
- **약재의 이명 또는 영명** : 석란(石欄)
- **약재의 기원** : 이 약(석위)은 석위 *Pyrrosia lingua* (Thunberg) Farwell, 애기석위 *Pyrrosia petiolosa* Ching 또는 세뿔석위 *Pyrrosia tricuspis* Tagawa(고란초과 Polypodiaceae)의 잎이다.
- **약재 저장법** : 밀폐용기(고형의 이물이 들어가는 것을 방지하고 내용의약품이 손실되지 않도록 보호할 수 있는 용기)

허준, 《원본 동의보감》, 729쪽, 남산당(2014)

> **기원식물의 해설** KHP에서 기원식물 애기석위의 학명이 '*Pyrrosia petiolosa* Ching'로 되어 있는데, 누락된 기본명 명명자를 포함하여 올바르게 표기하면 '*P. petiolosa* (Christ) Ching'이다. 또한 세뿔석위의 학명이 '*Pyrrosia tricuspis* Tagawa'로 되어 있는데, 세뿔석위의 학명은 '*P. hastata* (Thunb.) Ching'가 정명이며, '*P. tricuspis* (Sw.) Tagawa'는 그 이명이다. (참고논문: 박종철, 최고야. 한약정보연구회지, 2016;4(2):9–35.)

약재의 효능

- **한방 효능군 분류** : 이수삼습약(利水滲濕藥, 소변을 잘 나가게 하는 약)-이뇨통림약(利尿通淋藥, 소변을 잘 나가게 하고 요로염증을 해소하는 약)
- **한방 약미(藥味)와 약성(藥性)** :
  - **한방 약미** – 맛은 쓰고 달다.

    | 酸 | **苦** | **甘** | 辛 | 鹹 | 澁 | 淡 |

  - **한방 약성** – 성질은 약간 차다.

    | 大寒 | 寒 | **微寒** | 涼 | 平 | 微溫 | 溫 | 熱 | 大熱 |

- **한방 작용부위(귀경, 歸經)** : 석위는 주로 폐, 방광 질환에 영향을 미친다.
- **한방 효능** : 소변을 잘 나오게 하고 배뇨 장애를 해소한다(利尿通淋 이뇨통림). 폐열(肺熱)을 식히고 기침을 멎게 한다(淸肺止咳 청폐지해). 혈열(血熱)을 식히고 지혈한다(涼血止血 양혈지혈).
- **약효 해설** : 소변볼 때 아프거나 시원하게 나가지 않는 병증을 치료한다. 요로결석, 신염에 유효하다. 여성의 부정기 자궁출혈에 사용한다. 각혈, 토혈, 혈뇨(血尿)에 쓰인다. 만성 기관지염에 활용한다.

북한에서의 효능

- **북한의 약재명** : 석위
- **약재의 이명** : 일엽초
- **효능** : 오줌내기약으로서 오줌을 잘 나가게 하고 폐열을 내리운다.
- **주치** : 림증, 오줌누기장애, 피오줌, 기침, 방광염, 급성뇨도염에 쓴다.

> **약용법** 잎 6~12g을 물 800mL에 넣고 달여서 반으로 나누어 아침저녁으로 마신다.

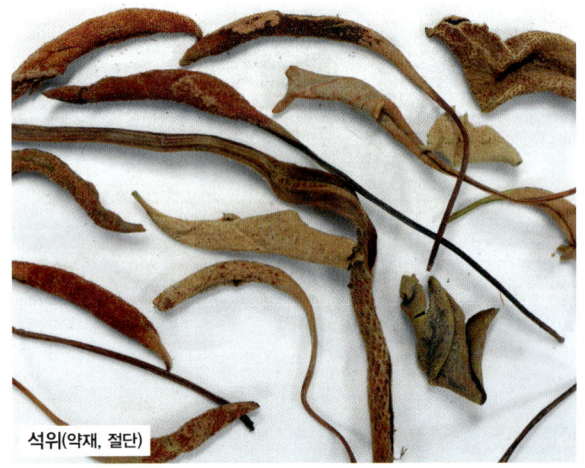

석위(약재, 절단)

| KP(대한민국약전) 수재 약재 |

세신

약재명 세신

약초명 민족도리풀, 서울족도리풀

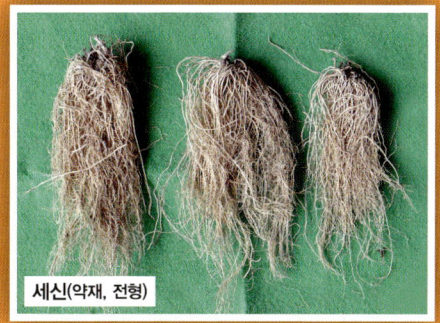
세신(약재, 전형)

| 한자명 | 細辛 | 약초명 및 학명 | 민족도리풀 *Asiasarum heterotropoides* F. Maekawa var. *mandshuricum* F. Maekawa, 서울족도리풀 *Asiasarum sieboldii* Miquel var. *seoulense* Nakai
| 과명 | 쥐방울덩굴과(Aristolochiaceae) | 약용부위 | 뿌리 및 뿌리줄기

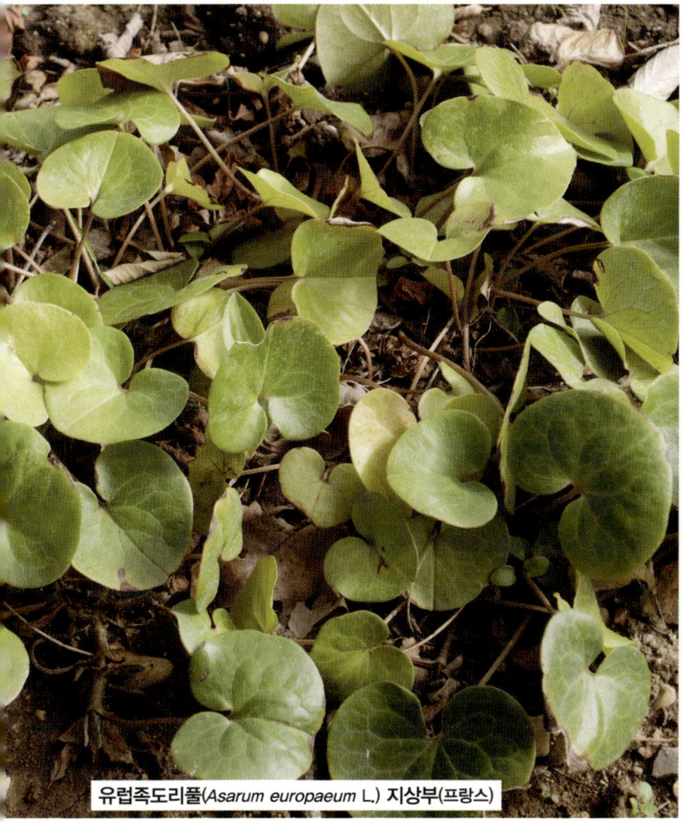

유럽족도리풀(*Asarum europaeum* L.) 지상부(프랑스)

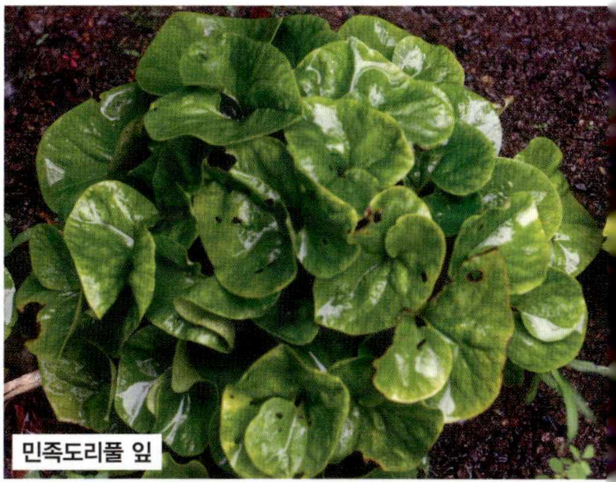

민족도리풀 잎

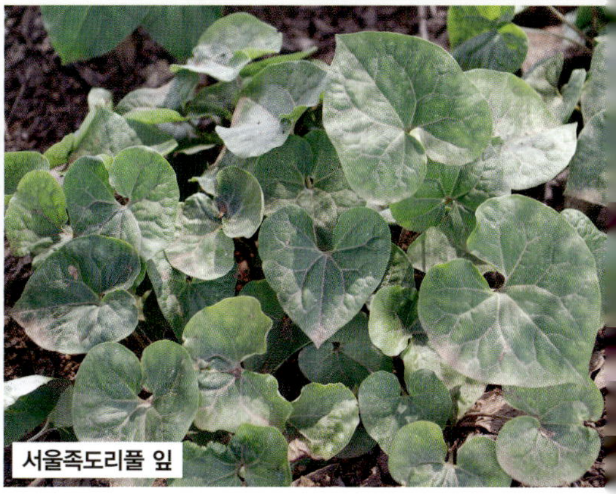

서울족도리풀 잎

동의보감의 효능

- **약재의 조선시대 의서(醫書) 수재** : 세신은 《동의보감》 탕액편의 풀부(部)와 《방약합편》의 산초(山草)편에 수재되어 있다.
- **《동의보감》 탕액편의 효능** : 세신(細辛, 민족도리풀 뿌리와 뿌리줄기)의 성질은 따뜻하고[溫] 맛이 매우 매우며[大辛](쓰고[苦] 맵다[辛]고도 한다) 독이 없다. 풍습(風濕)으로 저리고 아픈 데 쓰며 속을 따뜻하게 하고 기를 내린다. 목 안이 벌겋게 붓고 아프며 막힌 감이 있는 증상을 치료한다. 코가 막힌 것을 뚫어주며 담기(膽氣)를 더해준다. 두통[頭風]을 없애고 눈을 밝게 한다. 치통을 멎게 하고 담(痰)을 삭이며 땀을 나게 한다.
- **《동의보감》 탕액편의 원문**

  세신(細辛) : 性溫 味大辛[一云苦辛] 無毒. 主風濕痺痛. 溫中下氣. 除喉痺䶉鼻 添膽氣 去頭風 明目 治齒痛 破痰 出汗.

허준, 《원본 동의보감》, 722쪽, 남산당(2014)

식약처 공인(公認) 약초

- **약초·약재의 식약처 공정서 수재** : 세신은 식품의약품안전처의 의약품 공정서인 《대한민국약전(KP)》에 수재되어 있다.
- **약재의 분류** : 식물성 약재
- **약재의 라틴어 생약명** : Asiasari Radix et Rhizoma
- **약재의 이명 또는 영명** : Asiasarum Root and Rhizome
- **약재의 기원** : 이 약(세신)은 민족도리풀 *Asiasarum heterotropoides* F. Maekawa var. *mandshuricum* F. Maekawa 또는 서울족도리풀 *Asiasarum sieboldii* Miquel var. *seoulense* Nakai(쥐방울덩굴과 Aristolochiaceae)의 뿌리 및 뿌리줄기이다.
- **약재 저장법** : 밀폐용기(고형의 이물이 들어가는 것을 방지하고 내용의약품이 손실되지 않도록 보호할 수 있는 용기)

기원식물의 해설

KP에서 기원식물로 '민족도리풀 *Asiasarum heterotropoides* F. Maekawa var. *mandshuricum* F. Maekawa 또는 서울족도리풀 *Asiasarum sieboldii* Miquel var. *seoulense* Nakai'를 제시하고 있는데, 민족도리풀의 일반명은 '만주족도리풀'이 더 적합하고, 학명은 '*Asarum heterotropoides* f. *mandshuricum* (Maxim.) Kitag.'이 옳다. 족도리

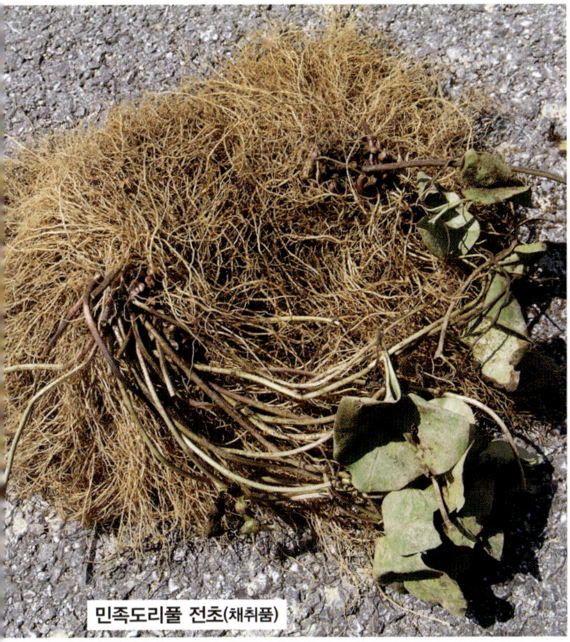

| 민족도리풀 전초(채취품) | 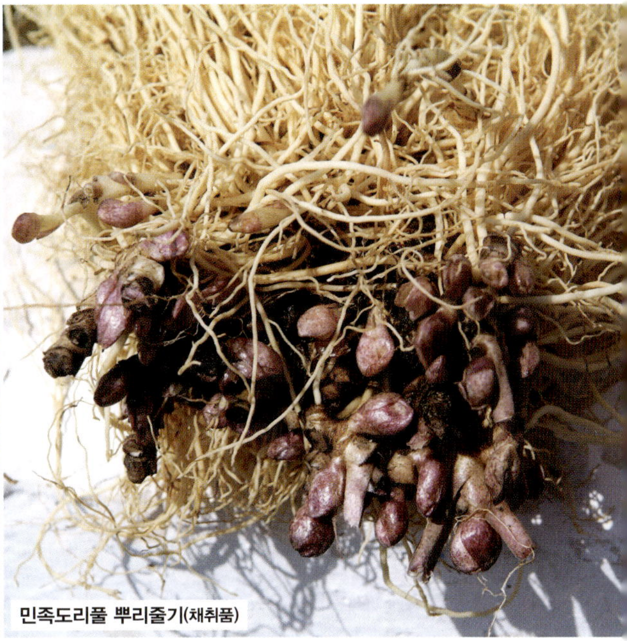 민족도리풀 뿌리줄기(채취품) |

풀 학명 또한 '*Asarum sieboldii* Miq.'가 옳다. *Asiasarum*은 *Asarum*의 이명으로 정리되었다. (참고논문: 박종철, 최고야. 한약정보연구회지, 2016;4(2):9-35)

약재의 효능

- **한방 효능군 분류** : 해표약[解表藥, (땀을 내어) 체표를 풀어주는 약]-발산풍한약(發散風寒藥, 체표에 머물러 있는 차가운 기운을 발산시키는 약)

- **한방 약미(藥味)와 약성(藥性)** :
  + **한방 약미** – 맛은 맵다.

  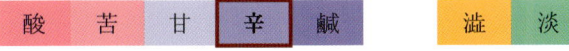

  | 酸 | 苦 | 甘 | **辛** | 鹹 | 澁 | 淡 |

  + **한방 약성** – 성질은 따뜻하다.

  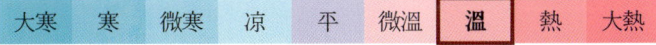

  | 大寒 | 寒 | 微寒 | 涼 | 平 | 微溫 | **溫** | 熱 | 大熱 |

- **한방 작용부위(귀경, 歸經)** : 세신은 주로 심장, 폐, 신장 질환에 영향을 미친다.

- **한방 효능** : 땀을 내어 체표에 있는 사기(邪氣)를 내보내고 추위를 없앤다(解表散寒 해표산한). 풍(風)으로 인한 통증을 멎게 한다(祛風止痛 거풍지통). 감각기관을 원활하게 한다

(通竅 통규). 폐(肺)를 따뜻하게 하여 몸 안에 수습(水濕)이 엉기어 있는 수음(水飮)을 없앤다(溫肺化飮 온폐화음).
- **약효 해설** : 팔다리를 잘 쓰지 못하고 마비되며 아픈 증상을 치료한다. 담음(痰飮)으로 인해 발생하는 기침을 낮게 한다. 비염, 축농증에 사용한다. 두통, 치통에 효과가 있다. 해열, 이뇨 작용이 있다.

북한에서의 효능

- **북한의 약재명** : 족두리풀뿌리
- **약재의 이명** : 세신
- **효능** : 풍한표증약으로서 풍한을 없애고 소음경의 한사를 없애며 가래를 삭인다.
- **주치** : 풍한표증, 풍한감기, 머리아픔, 이쏘기, 풍한습비, 류마치스성관절염, 신경통, 허리아픔, 가래가 있고 기침이 나며 숨이 가쁜데, 기관지염, 소음경병에 쓴다.

약용법 뿌리 및 뿌리줄기 1.5~9g을 물 800mL에 넣고 달여서 반으로 나누어 아침저녁으로 마신다. 또는 1~3g을 가루 내어 복용한다. 외용할 경우에는 적당량을 사용하며 가루 낸 분말을 코에 불어 넣거나 귀에 넣거나 또는 배꼽에 붙인다.

주의사항 세신 한 가지만 사용할 경우 과량을 쓰지 않도록 주의한다. 그리고 여로(藜蘆)와 함께 사용하면 안 된다.

| KP(대한민국약전) 수재 약재 |

쇄양

약재명: 쇄양

약초명: 쇄양

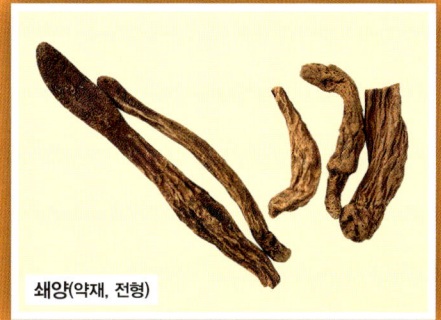

쇄양(약재, 전형)

| 한자명 | 鎖陽　　| 약초명 및 학명 | 쇄양(鎖陽) *Cynomorium songaricum* Ruprecht
| 과명 | 쇄양과(Cynomoriaceae)　　| 약용부위 | 육질경

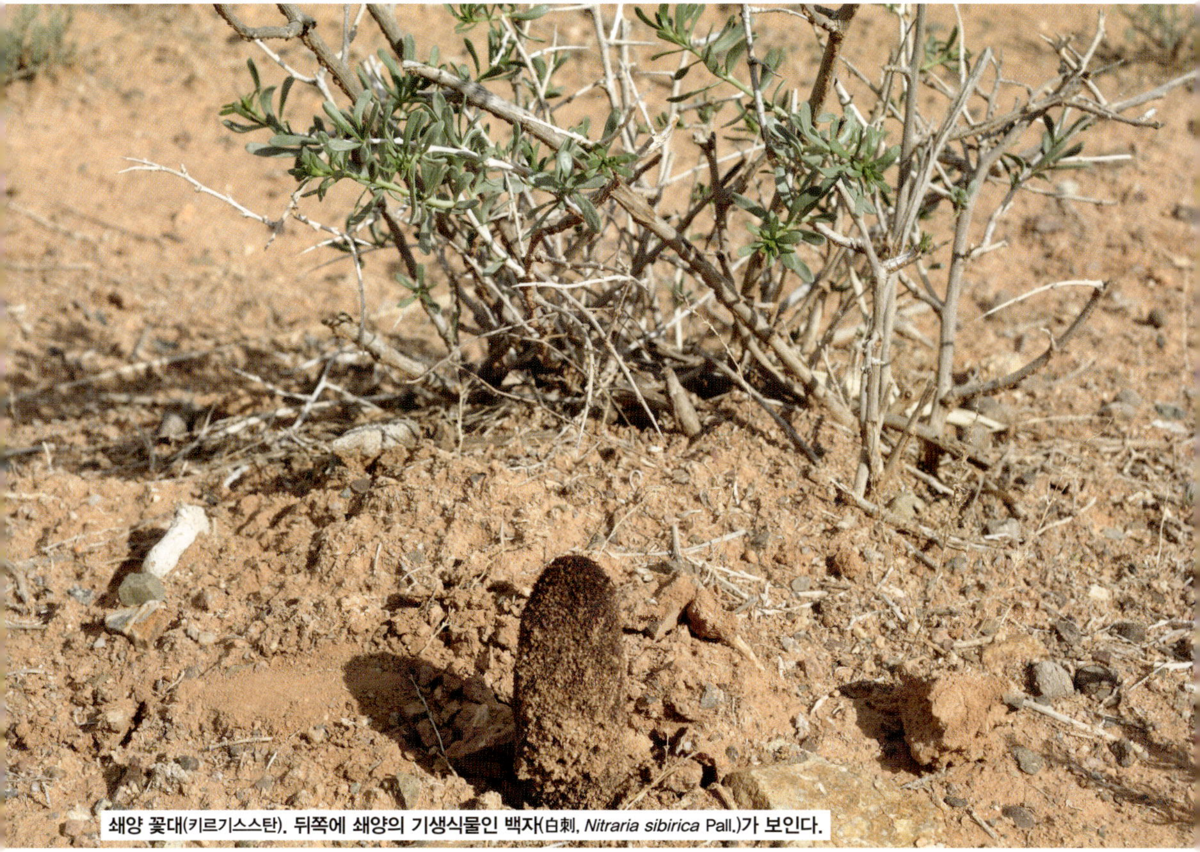

쇄양 꽃대(키르기스스탄). 뒤쪽에 쇄양의 기생식물인 백자(白刺, *Nitraria sibirica* Pall.)가 보인다.

동의보감의 효능

- **약재의 조선시대 의서(醫書) 수재** : 쇄양은 《동의보감》 탕액편의 풀부(部)에 수재되어 있다.
- **《동의보감》 탕액편의 효능** : 쇄양(瑣陽, 쇄양 육질경)의 성질은 따뜻하며[溫] 맛이 달고[甘] 차며[寒] 독이 없다. 무의식중에 정액이 몸 밖으로 나오는 것, 꿈을 꾸면서 정액이 배설되는 것을 멎게 하며 음을 보한다. 기가 허하여 대변이 마른 사람에게 좋다. 삶아서 죽으로 만들어 먹는다. 이것은 육종용의 뿌리이다.
- **《동의보감》 탕액편의 원문**

  쇄양(瑣陽) : 性溫 味甘寒 無毒. 閉精 補陰. 氣虛而大便燥結者 煮粥食之. 肉蓯蓉根也.

허준, 《원본 동의보감》, 724쪽, 남산당(2014)

식약처 공인(公認) 약초

- **약초·약재의 식약처 공정서 수재** : 쇄양은 식품의약품안전처의 의약품 공정서인 《대한민국약전(KP)》에 수재되어 있다.
- **약재의 분류** : 식물성 약재
- **약재의 라틴어 생약명** : Cynomorii Herba

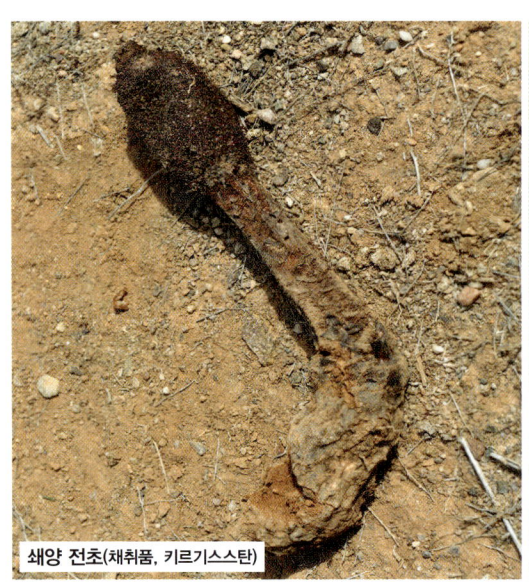

쇄양 전초(채취품, 키르기스스탄)

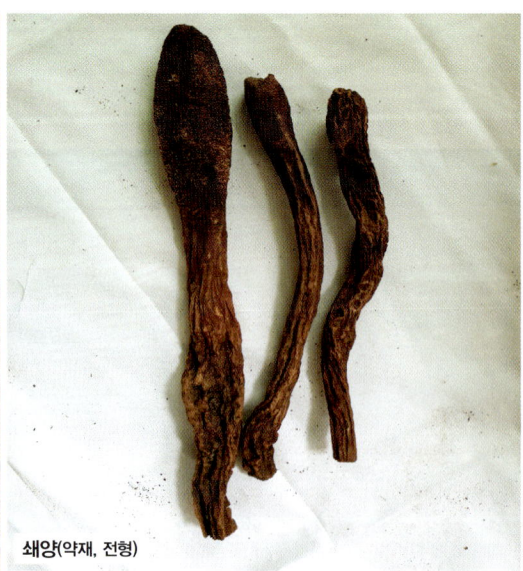

쇄양(약재, 전형)

- **약재의 이명 또는 영명** : Cynomorium Herb
- **약재의 기원** : 이 약(쇄양)은 쇄양(鎖陽) *Cynomorium songaricum* Ruprecht(쇄양과 Cynomoriaceae)의 육질경이다.
- **약재 저장법** : 밀폐용기(고형의 이물이 들어가는 것을 방지하고 내용의약품이 손실되지 않도록 보호할 수 있는 용기)

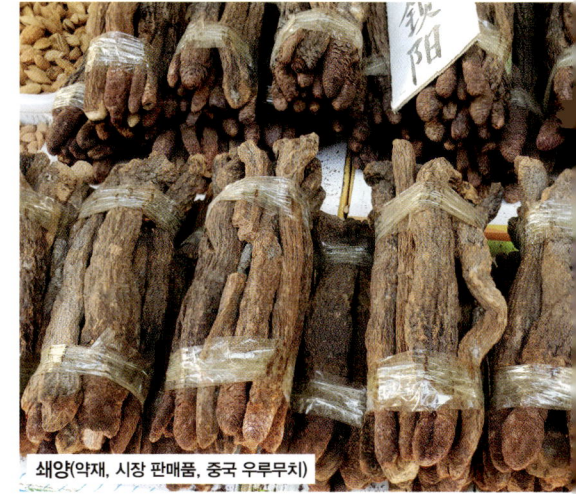

쇄양(약재, 시장 판매품, 중국 우루무치)

기원식물의 해설 우리나라 공정서에서 쇄양과(Cynomoriaceae)로 분류되는 식물은 쇄양 하나뿐이다.

약재의 효능

- **한방 효능군 분류** : 보익약(補益藥, 보약)-보양약(補陽藥, 양기를 보하는 약)
- **한방 약미(藥味)와 약성(藥性)** :
  - **한방 약미** – 맛은 달다.

    | 酸 | 苦 | **甘** | 辛 | 鹹 | 澁 | 淡 |

  - **한방 약성** – 성질은 따뜻하다.

    | 大寒 | 寒 | 微寒 | 凉 | 平 | 微溫 | **溫** | 熱 | 大熱 |

- **한방 작용부위(귀경, 歸經)** : 쇄양은 주로 간장, 신장, 대장 질환에 영향을 미친다.
- **한방 효능** : 신(腎)의 양기(陽氣)를 보한다(補腎陽 보신양). 정(精)과 혈(血)을 보충한다(益精血 익정혈). 대변이 잘 나오게 한다(潤腸通便 윤장통변).
- **약효 해설** : 양기 부족, 발기부전에 유효하다. 허리와 무릎을 쓰지 못하고 심하면 근육이 위축되는 병증에 사용한다. 혈뇨(血尿) 증상을 치료한다. 장(腸)의 진액이 부족하여 대변을 보기 어려운 증상에 좋다.

약용법 쇄양 5~15g을 물 800mL에 넣고 달여서 반으로 나누어 아침저녁으로 마시거나 또는 가루나 환(丸)으로 만들어 복용한다.

| KP(대한민국약전) 수재 약재 |

| 약재명 |

아출

| 약초명 | 봉아출, 광서아출, 온울금

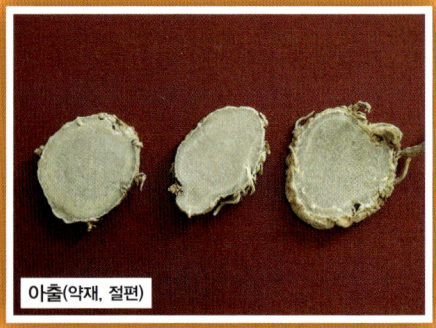
아출(약재, 절편)

| 한자명 | 莪朮　　| 약초명 및 학명 | 봉아출(蓬莪朮) *Curcuma phaeocaulis* Val., 광서아출(廣西莪朮) *Curcuma kwangsiensis* S. G. Lee et C. F. Liang, 온울금(溫鬱金) *Curcuma wenyujin* Y. H. Chen et C. Ling
| 과명 | 생강과(Zingiberaceae)　　| 약용부위 | 뿌리줄기를 그대로 또는 수증기로 쪄서 말린 것

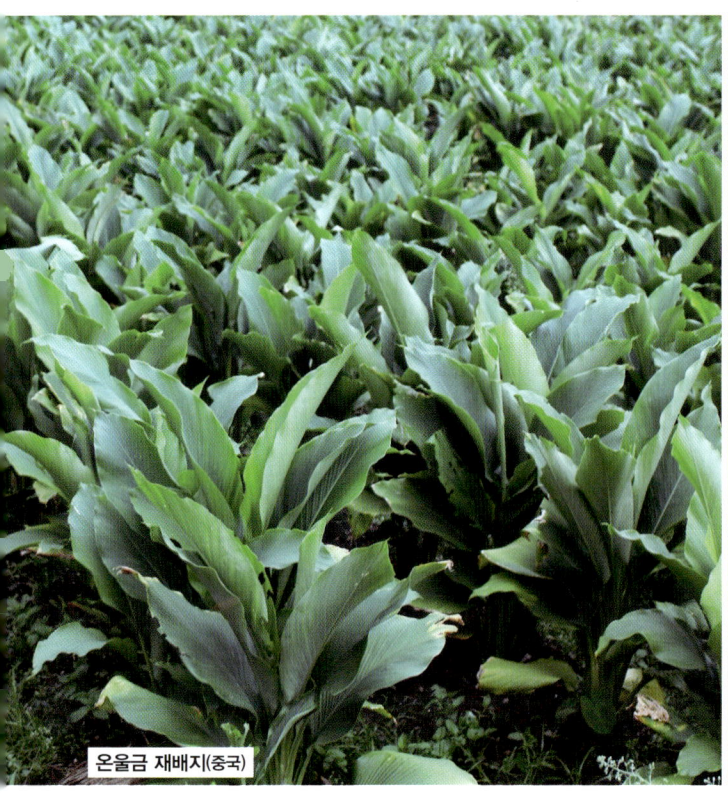
온울금 재배지(중국)

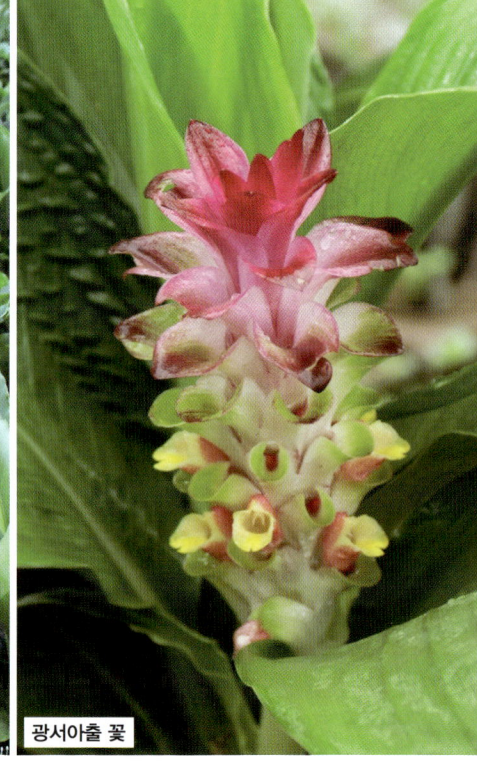
광서아출 꽃

> **동의보감의 효능**

- **약재의 조선시대 의서(醫書) 수재** : 아출은 《동의보감》 탕액편의 풀부(部)와 《방약합편》의 방초(芳草, 향기가 좋은 풀)편에 수재되어 있다.
- **《동의보감》 탕액편의 효능** : 봉아술(蓬莪茂, 봉아출, 광서아출 뿌리줄기)의 성질은 따뜻하고[溫] 맛은 쓰고[苦] 매우며[辛] 독이 없다. 모든 기를 잘 돌게 하고 월경을 통하게 한다. 어혈을 깨뜨리고 명치 아픈 것을 멎게 한다. 옆구리 부위에 덩어리가 생긴 것을 깨뜨리고 아랫배에서 생긴 통증이 명치까지 치밀어 오르는 것을 낫게 한다.
- **《동의보감》 탕액편의 원문**

   봉아슬(蓬莪茂) : 性溫 味苦辛 無毒. 治一切氣 通月經 消瘀血 止心腹痛 破痃癖 療奔豚.

허준, 《원본 동의보감》, 732쪽, 남산당(2014)

> **식약처 공인(公認) 약초**

- **약초·약재의 식약처 공정서 수재** : 아출은 식품의약품안전처의 의약품 공정서인 《대한민국약전(KP)》에 수재되어 있다.
- **약재의 분류** : 식물성 약재
- **약재의 라틴어 생약명** : Curcumae Rhizoma
- **약재의 이명 또는 영명** : Zedoary
- **약재의 기원** : 이 약(아출)은 봉아출(蓬莪朮) *Curcuma phaeocaulis* Val., 광서아출(廣西莪朮) *Curcuma kwangsiensis* S. G. Lee et C. F. Liang 또는 온울금(溫鬱金) *Curcuma wenyujin* Y. H. Chen et C. Ling(생강과 Zingiberaceae)의 뿌리줄기를 그대로 또는 수증기로 쪄서 말린 것이다.
- **약재 저장법** : 밀폐용기(고형의 이물이 들어가는 것을 방지하고 내용의약품이 손실되지 않도록 보호할 수 있는 용기)

> **기원식물의 해설** 《북한약전》과 《일본약전》의 아출은 *Curcuma zedoaria* (Christm.) Roscoe의 뿌리줄기를 가리킨다.

> **약재의 효능**

- **한방 효능군 분류** : 활혈거어약(活血祛瘀藥, 혈액순환을 촉진하고 어혈을 제거하는 약)

- **한방 약미(藥味)와 약성(藥性) :**
  - **한방 약미** – 맛은 쓰고 맵다.

    | 酸 | **苦** | 甘 | **辛** | 鹹 | 澁 | 淡 |

  - **한방 약성** – 성질은 따뜻하다.

    | 大寒 | 寒 | 微寒 | 凉 | 平 | 微溫 | **溫** | 熱 | 大熱 |

- **한방 작용부위(귀경, 歸經) :** 아출은 주로 간장, 비장 질환에 영향을 미친다.
- **한방 효능 :** 기운을 잘 소통시키고 어혈을 없앤다(行氣破血 행기파혈). 배 속에 덩어리가 생겨 아픈 증상을 가라앉히고 통증을 멎게 한다(消積止痛 소적지통).
- **약효 해설 :** 어혈이 정체되어 생기가 없고 통증이 심한 증상을 없앤다. 소화가 잘 안되고 헛배가 부른 증상을 치료한다. 체한 음식을 제거하고 아픈 병증을 완화시킨다. 건위(健胃), 항종양의 약리작용이 있다.

북한에서의 효능

- **북한의 약재명 :** 아출
- **약재의 기원 :** 이 약은 아출[봉아출, *Curcuma zedoaria* (Christm.) Roscoe]의 뿌리줄기이다.
- **약재의 이명 :** 봉출
- **효능 :** 행혈약으로서 피순환을 돕고 어혈을 없애며 기를 잘 돌게 하고 아픔을 멈추며 적을 없애고 월경을 정상화한다.
- **주치 :** 기혈이 막혀 명치부위나 배가 아픈데, 무월경, 월경아픔, 징가, 적취, 현벽, 소화장애, 타박상, 자궁경부암, 피부암 등에 쓴다.

약용법 뿌리줄기 6~9g을 물 800mL에 넣고 달여서 반으로 나누어 아침저녁으로 마신다.

주의사항 임신부에게는 쓰지 않는다.

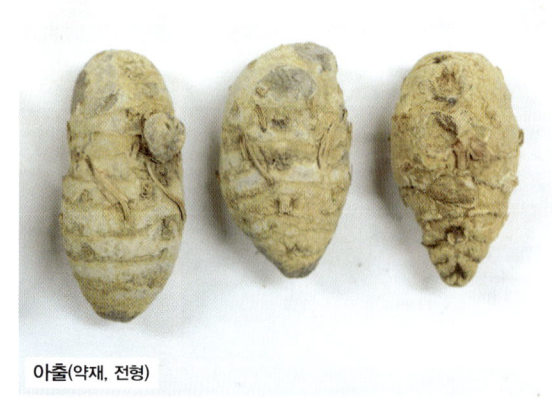

아출(약재, 전형)

| KHP[대한민국약전외한약(생약)규격집] 수재 약재 |

약재명
애엽

약초명 황해쑥, 쑥, 산쑥

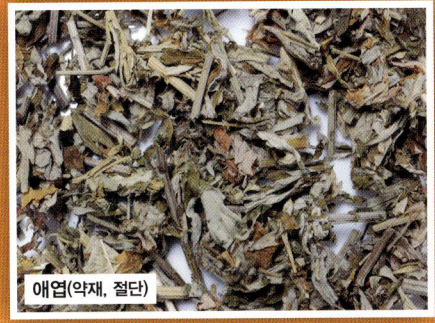
애엽(약재, 절단)

| 한자명 | 艾葉 | 약초명 및 학명 | 황해쑥 *Artemisia argyi* Lev. et Vant., 쑥 *Artemisia princeps* Pampanini, 산쑥 *Artemisia montana* Pampani
| 과명 | 국화과(Compositae) | 약용부위 | 잎 및 어린줄기

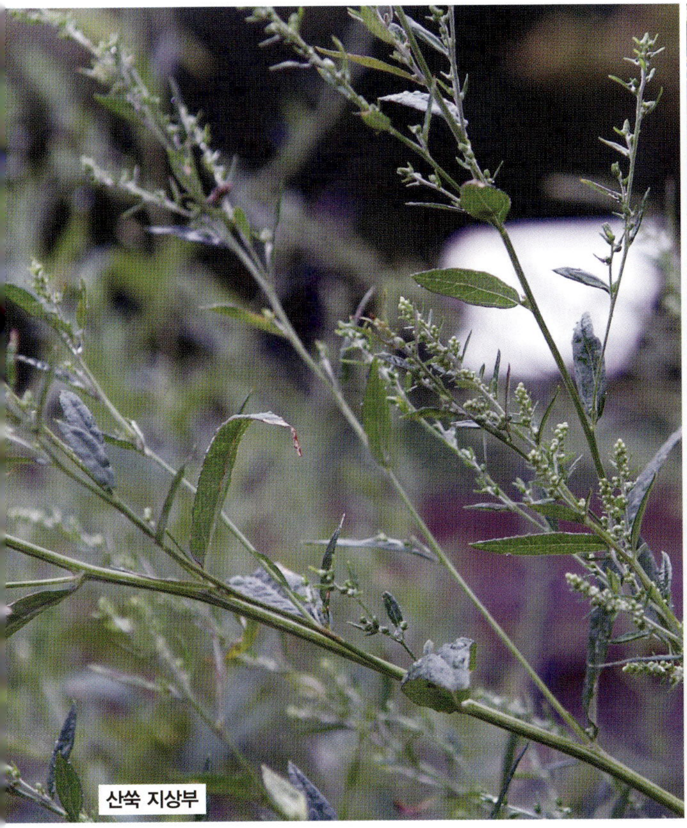

산쑥 지상부

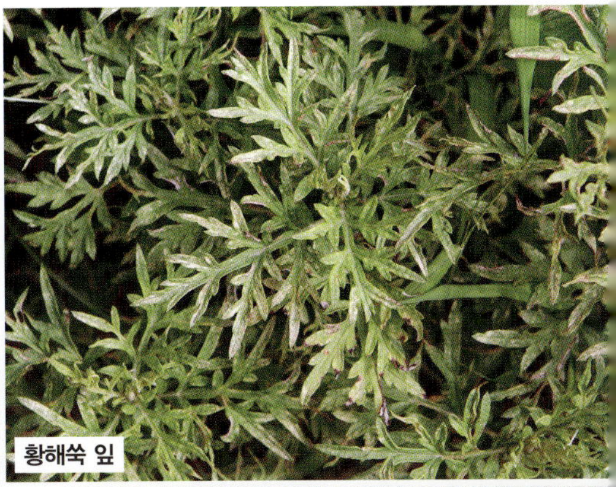

황해쑥 잎

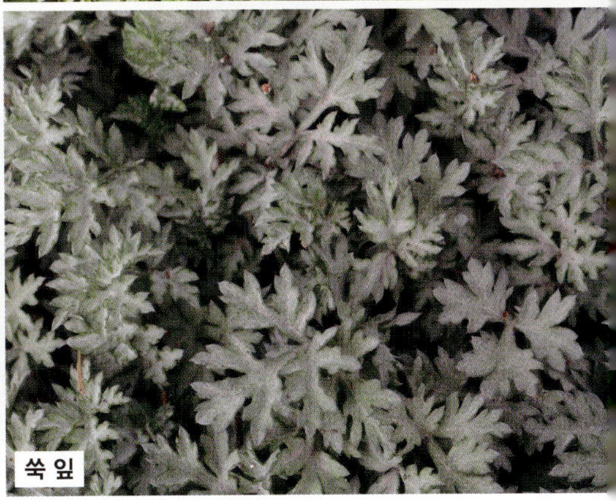

쑥 잎

동의보감의 효능

- **약재의 조선시대 의서(醫書) 수재** : 애엽은 《동의보감》 탕액편의 풀부(部)와 《방약합편》의 습초(濕草)편에 수재되어 있다.
- **《동의보감》 탕액편의 효능** : 애엽(艾葉, 쑥, 산쑥 잎)의 성질은 따뜻하고[溫](뜨겁다[熱]고도 한다) 맛은 쓰며[苦] 독이 없다. 온갖 오래된 병과 여성의 부정기 자궁출혈을 낫게 한다. 안태(安胎)시키고 복통, 적리(赤痢)와 백리(白痢)를 치료한다. 오장치루(五藏痔瘻)로 피를 쏟는 것, 음부의 익창(䘌瘡)을 낫게 한다. 새살을 돋게 하며 바람과 찬 기운을 물리치고 임신이 잘되게 한다.
- **《동의보감》 탕액편의 원문**

  애엽(艾葉) 스지발쑥 : 性溫 [一云熱] 味苦 無毒. 主久百病 主婦人崩漏. 安胎 止腹痛 止赤白痢 五藏痔 瀉血 療下部䘌 生肌肉 辟風寒 令人有子.

식약처 공인(公認) 약초

- **약초·약재의 식약처 공정서 수재** : 애엽은 식품의약품안전처의 의약품 공정서인 《대한민국약전외한약(생약)규격집(KHP)》에 수재되어 있다.

허준, 《원본 동의보감》, 729쪽, 남산당(2014)

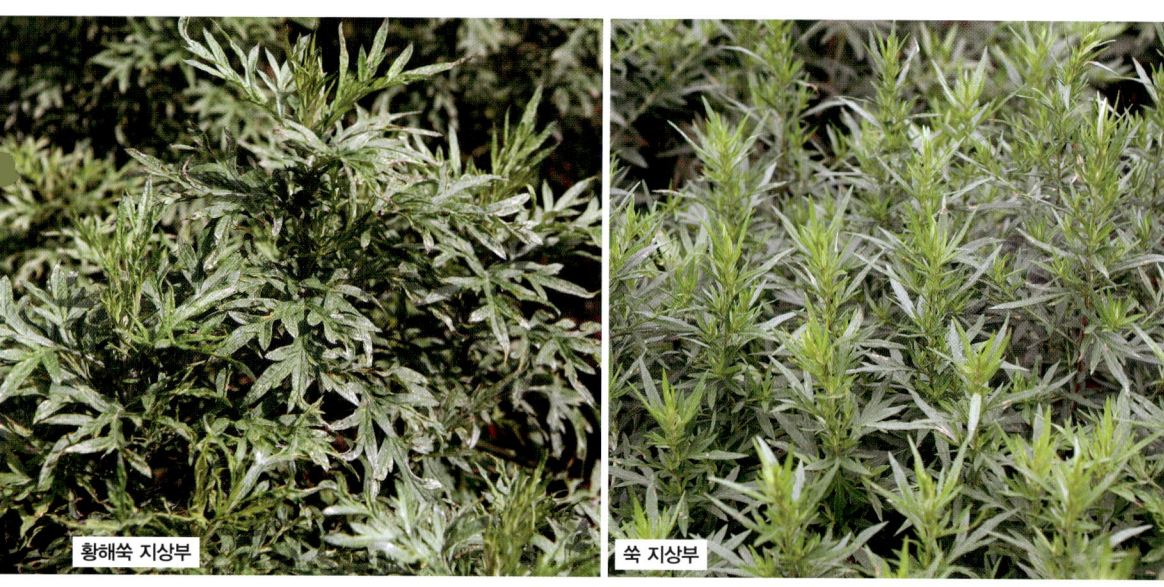

황해쑥 지상부

쑥 지상부

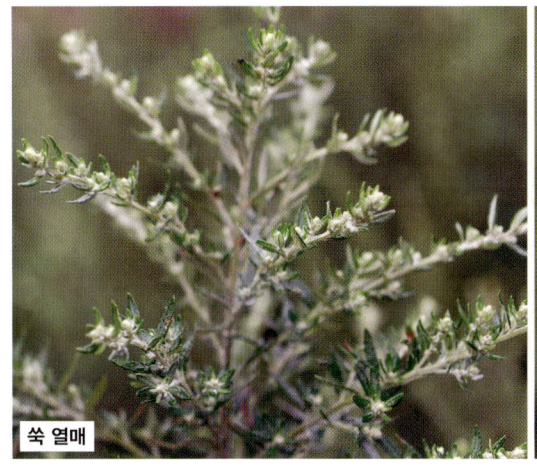
쑥 열매

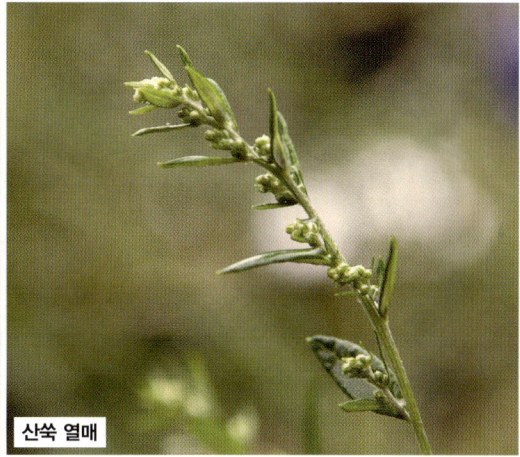
산쑥 열매

- **약재의 분류** : 식물성 약재
- **약재의 라틴어 생약명** : Artemisiae Argyi Folium
- **약재의 기원** : 이 약(애엽)은 황해쑥 *Artemisia argyi* Lev. et Vant., 쑥 *Artemisia princeps* Pampanini 또는 산쑥 *Artemisia montana* Pampani(국화과 Compositae)의 잎 및 어린줄기이다.
- **약재 저장법** : 밀폐용기(고형의 이물이 들어가는 것을 방지하고 내용의약품이 손실되지 않도록 보호할 수 있는 용기)

기원식물의 해설 KHP에서 기원식물 황해쑥의 학명이 '*Artemisia argyi* Lev. et Vant.'로 되어 있는데, 잘못된 명명자 표기를 고쳐(표준 약칭 준수) 올바르게 표기하면 '*A. argyi* H.Lév. & Vaniot'이다. 또한 기원식물 쑥의 학명이 '*Artemisia princeps* Pampanini'로 되어 있는데, 이는 오동정에 따른 잘못으로서, 국내 자생종인 쑥은 '*A. indica* Willd.'이며, *A. princeps*와는 별개의 종이다. 또한 기원식물 산쑥의 학명이 '*Artemisia montana* Pampani'로 되어 있는데, 누락된 기본명 명명자를 포함해 올바르게 표기하면 '*A. montana* (Nakai) Pamp.'이다. (참고논문: 박종철, 최고야. 한약정보연구회지, 2016;4(2):9-35)

약재의 효능

- **한방 효능군 분류** : 지혈약(止血藥, 출혈을 멈추는 약)-온경지혈약(溫經止血藥, 자궁을 따뜻하게 하여 하혈을 멈추는 약)

- **한방 약미(藥味)와 약성(藥性) :**
  - **한방 약미** – 맛은 쓰고 맵다.

    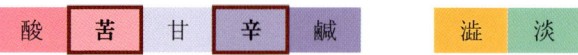

  - **한방 약성** – 성질은 따뜻하고 독이 약간 있다.

- **한방 작용부위(귀경, 歸經) :** 애엽은 주로 간장, 비장, 신장 질환에 영향을 미친다.
- **한방 효능 :** 경락을 따뜻하게 하여 지혈한다(溫經止血 온경지혈). 한사(寒邪)를 없애고 통증을 멎게 한다(散寒止痛 산한지통).
- **약효 해설 :** 임신하혈, 월경과다, 자궁에서 분비물이 나오는 증상, 부정기 자궁출혈을 치료한다. 자궁이 차서 임신하지 못하는 증상에 활용한다. 가슴과 배의 통증을 없앤다. 팔다리에 경련이 일어 뒤틀리는 것같이 아픈 증상에 사용한다. 오래된 설사, 이질에 유효하다. 토혈, 코피 치료에 효과가 있다. 습진에 외용(外用)한다.

북한에서의 효능

- **북한의 약재명 :** 약쑥
- **약재의 이명 :** 애엽
- **효능 :** 거한약으로서 경맥을 덥혀주고 잘 통하게 하며 풍한을 없애고 비위를 덥혀주며 아픔을 멈춘다. 출혈을 멈추고 태아를 안정시킨다.
- **주치 :** 비위허한증, 출혈, 월경부조, 월경아픔, 태동불안, 뜸료법에 쓴다.

약용법 잎 및 어린줄기 3~10g을 물 800mL에 넣고 달여서 반으로 나누어 아침저녁으로 마시거나 가루나 환(丸)으로 만들어 복용한다. 외용할 때는 적당량을 짓찧어서 환부에 붙인다.

| KHP[대한민국약전외한약(생약)규격집] 수재 약재 |

약재명: 여지핵

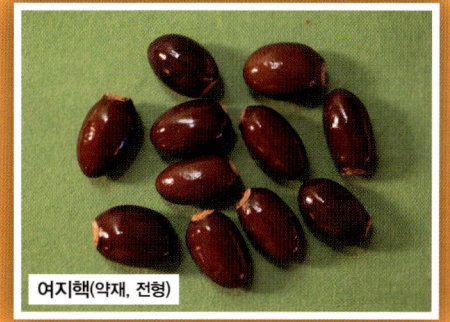

여지핵(약재, 전형)

약초명: 여지

| 한자명 | 荔枝核 | 약초명 및 학명 | 여지 *Litchi chinensis* Sonnerat
| 과명 | 무환자나무과(Sapindaceae) | 약용부위 | 씨

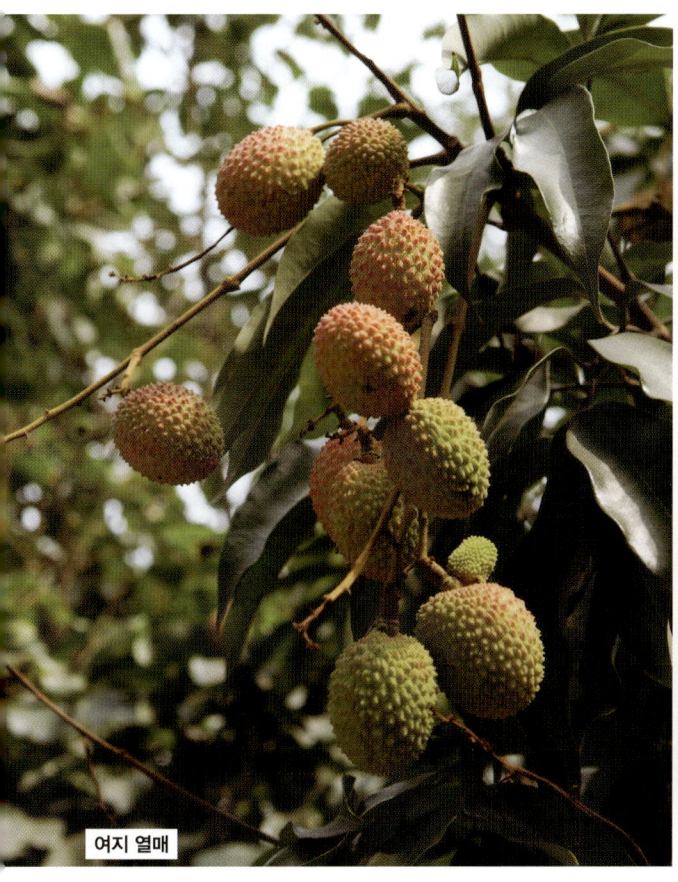

여지 열매

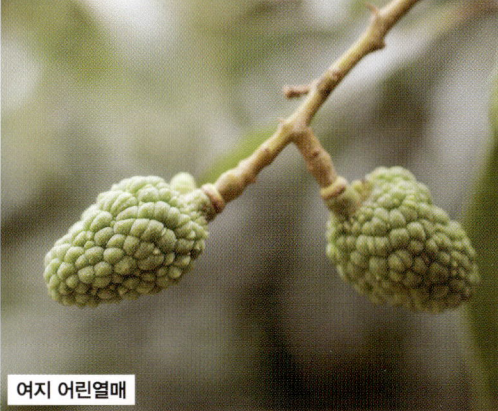

여지 어린열매

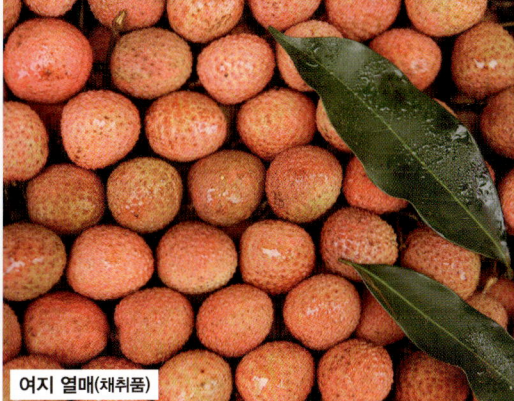

여지 열매(채취품)

동의보감의 효능

- **약재의 조선시대 의서(醫書) 수재** : 여지핵은《동의보감》탕액편의 과일부(部)와《방약합편》의 이과(夷果)편에 수재되어 있다.
- **《동의보감》 탕액편의 효능** : 여지(荔枝, 여지 과육)의 성질은 보통이고[平](약간 따뜻하다[微溫]고도 한다) 맛은 달며[甘](달면서 시다[甘酸]고도 한다) 독이 없다. 정신을 깨끗하게 하고 지혜를 더한다[益智]. 답답하고 목마른 것을 멎게 하고 안색을 좋게 한다.

  여지핵(荔枝核, 여지 씨)은 가슴앓이[心痛]와 소장산기(小腸疝氣)를 치료한다. 태워서 가루 낸 다음 따뜻한 술에 타 먹는다[입문].

- **《동의보감》 탕액편의 원문**

  여지(荔枝) : 性平[一云微溫] 味甘[一云甘酸] 無毒. 通神 益智 止煩渴 好顏色.

  여지핵(荔枝核) : 治心痛及小腸疝氣. 燒爲末 溫酒調下.[入門]

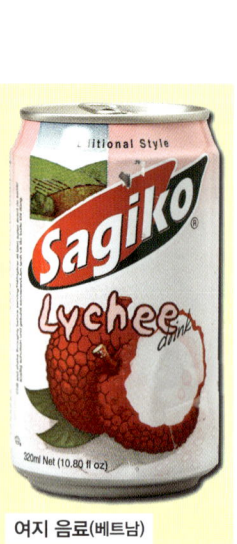

허준,《원본 동의보감》, 712쪽, 남산당(2014)

식약처 공인(公認) 약초

- **약초·약재의 식약처 공정서 수재** : 여지핵은 식품의약품안전처의 의약품 공정서인《대한민국약전외한약(생약)규격집(KHP)》에 수재되어 있다.
- **약재의 분류** : 식물성 약재
- **약재의 라틴어 생약명** : Litchi Semen

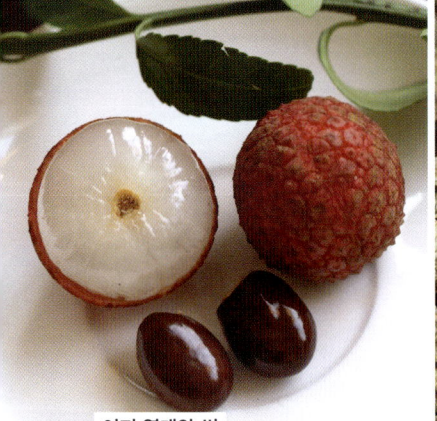

여지 열매와 씨

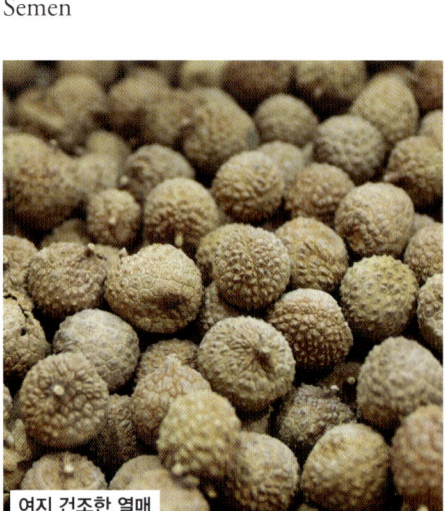

여지 건조한 열매

여지 음료(베트남)

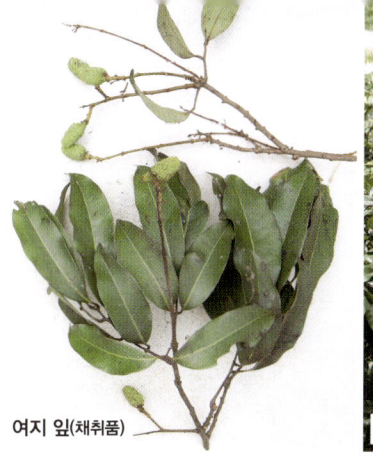
여지 잎(채취품)

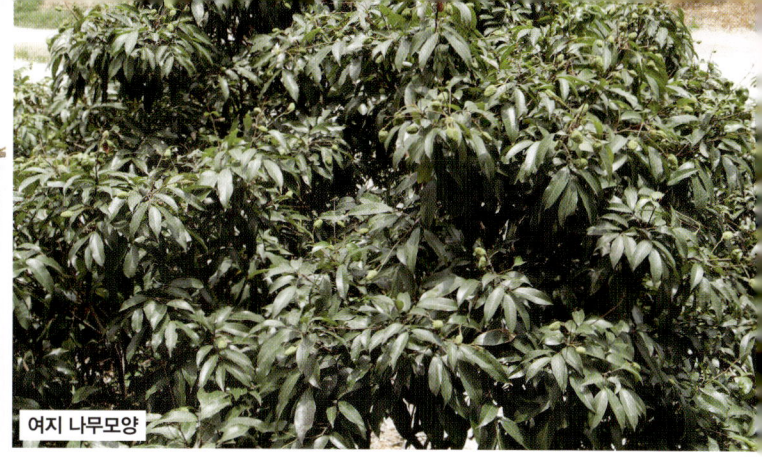
여지 나무모양

- **약재의 이명 또는 영명** : 여지(荔枝)
- **약재의 기원** : 이 약(여지핵)은 여지 *Litchi chinensis* Sonnerat(무환자나무과 Sapindaceae)의 씨이다.
- **약재 저장법** : 밀폐용기(고형의 이물이 들어가는 것을 방지하고 내용의약품이 손실되지 않도록 보호할 수 있는 용기)

약재의 효능

- **한방 효능군 분류** : 이기약(理氣藥, 기운이 잘 흐르게 하는 약)
- **한방 약미(藥味)와 약성(藥性)** :

  + **한방 약미** – 맛은 약간 쓰고 달다.

  | 酸 | **苦** | **甘** | 辛 | 鹹 | 澁 | 淡 |

  + **한방 약성** – 성질은 따뜻하다.

  | 大寒 | 寒 | 微寒 | 涼 | 平 | 微溫 | **溫** | 熱 | 大熱 |

- **한방 작용부위(귀경, 歸經)** : 여지핵은 주로 간장, 신장 질환에 영향을 미친다.
- **한방 효능** : 기운을 잘 소통시키고 뭉친 것을 풀어준다(行氣散結 행기산결). 한(寒)으로 인한 통증을 멎게 한다(祛寒止痛 거한지통).
- **약효 해설** : 가슴이 답답하고 갈증이 나는 증상을 치료한다. 배꼽 주위가 짜는 듯이 아프고 손발이 차가워지는 병증을 낫게 한다. 복부에 통증이 오래 지속되는 증상에 유효하다. 고환이 붓고 아픈 증상에 사용한다.

약용법 씨 5~10g을 물 800mL에 넣고 달여서 반으로 나누어 아침저녁으로 마신다.

| KHP[대한민국약전외한약(생약)규격집] 수재 약재 |

약재명
예지자

약초명 으름덩굴

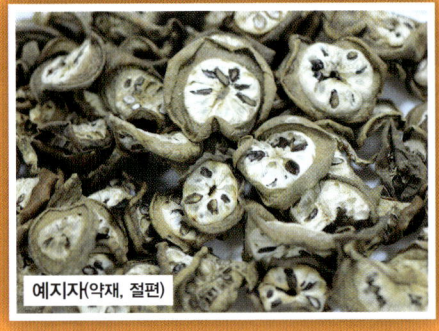
예지자(약재, 절편)

| 한자명 | 預知子 | 약초명 및 학명 | 으름덩굴 *Akebia quinata* Decaisne
| 과명 | 으름덩굴과(Lardizabalaceae) | 약용부위 | 거의 익은 열매

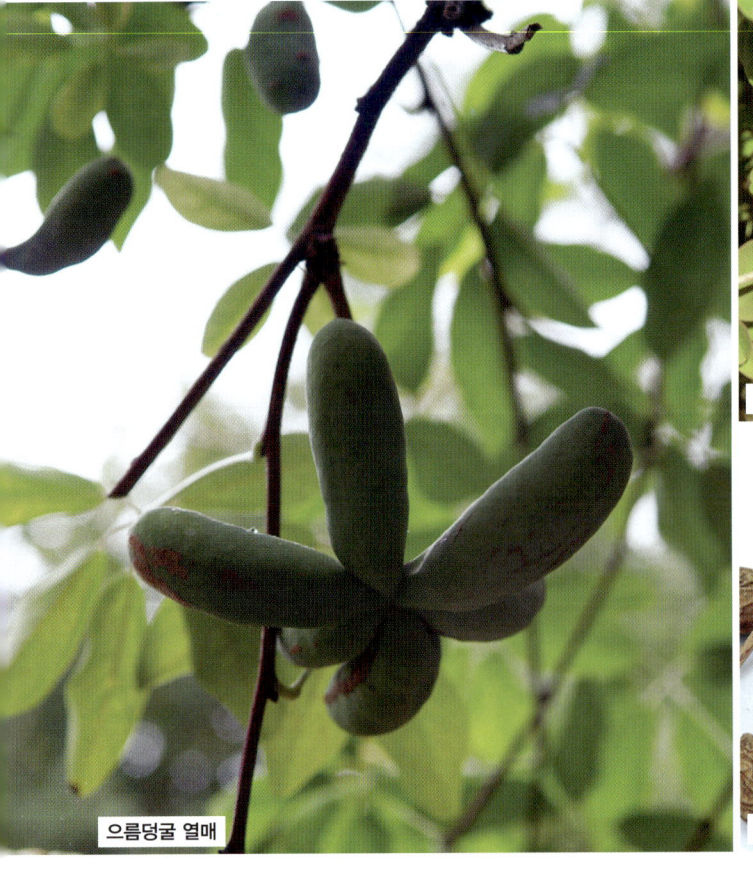
으름덩굴 열매

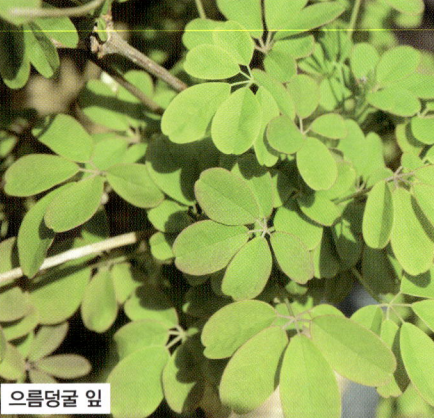
으름덩굴 잎

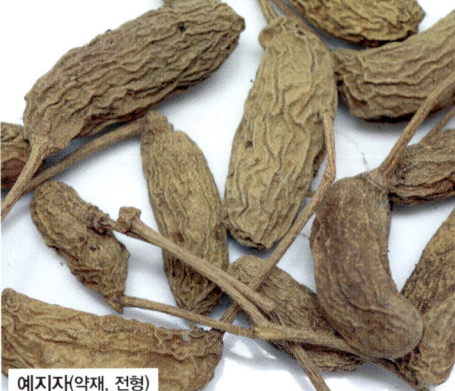
예지자(약재, 전형)

동의보감의 효능

- **약재의 조선시대 의서(醫書) 수재** : 예지자는 《동의보감》 탕액편의 풀부(部)에 수재되어 있다.
- **《동의보감》 탕액편의 효능** : 통초자(通草子, 으름덩굴 열매)는 연복자(鷰覆子)라고 하는데 으름덩굴의 열매이다. 줄기는 목통 또는 통초라고도 한다. 음력 7~8월에 딴다. 성질은 차고[寒] 맛은 달다[甘]. 위열(胃熱)과 음식을 먹은 뒤 토하는 것에 주로 쓴다. 삼초(三焦)의 열을 내린다. 대소변을 잘 나오게 하며 마음을 느긋하게 하고 갈증을 풀어준다[본초].
- **《동의보감》 탕액편의 원문**

  통초자(通草子) : 名鷰覆子 木通實也. 莖名木通 又名通草. 七八月採 性寒 味甘. 主胃熱反胃. 除三焦客熱 利大小便 寬心止渴.[本草]

허준, 《원본 동의보감》, 727쪽, 남산당(2014)

식약처 공인(公認) 약초

- **약초·약재의 식약처 공정서 수재** : 예지자는 식품의약품안전처의 의약품 공정서인 《대한민국약전외한약(생약)규격집(KHP)》에 수재되어 있다.
- **약재의 분류** : 식물성 약재

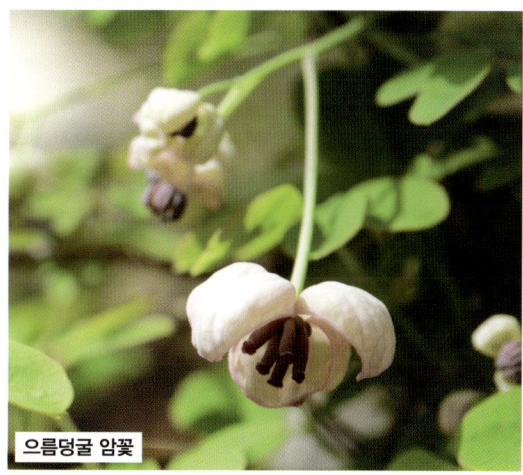

으름덩굴 암꽃

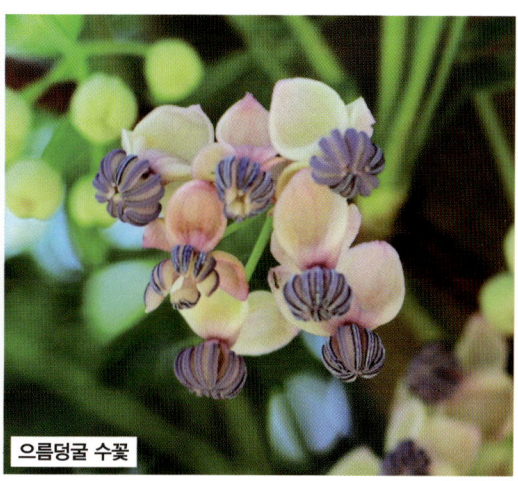

으름덩굴 수꽃

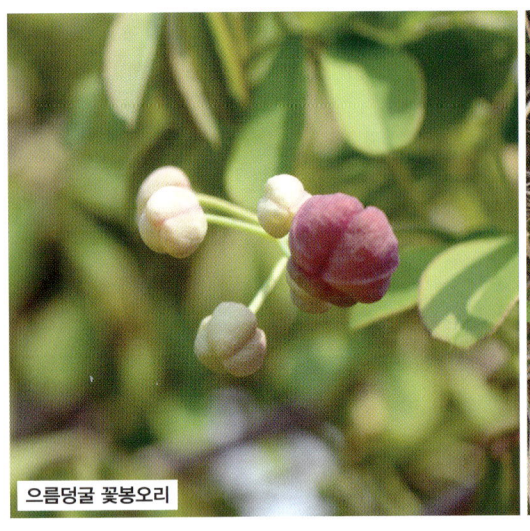
으름덩굴 꽃봉오리

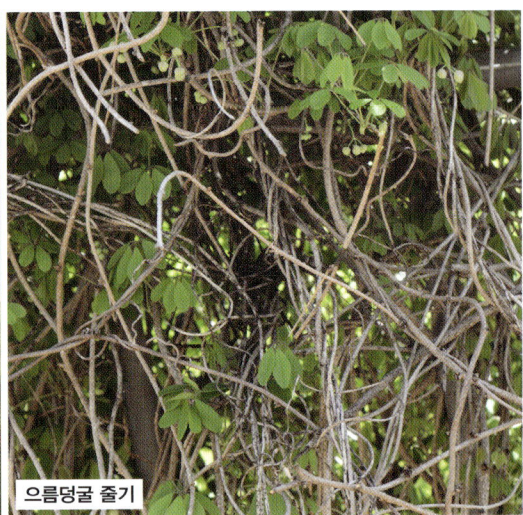
으름덩굴 줄기

- **약재의 라틴어 생약명** : Akebiae Fructus
- **약재의 이명 또는 영명** : 임하부인(林下婦人), 팔월찰(八月札)
- **약재의 기원** : 이 약(예지자)은 으름덩굴 *Akebia quinata* Decaisne 또는 기타 동속 근연식물 (으름덩굴과 Lardizabalaceae)의 거의 익은 열매이다.
- **약재 저장법** : 밀폐용기(고형의 이물이 들어가는 것을 방지하고 내용의약품이 손실되지 않도록 보호할 수 있는 용기)

기원식물의 해설   으름덩굴의 열매는 예지자(預知子) 그리고 으름덩굴의 줄기는 목통(木通)으로 부른다.

약재의 효능

- **한방 약미(藥味)와 약성(藥性)** :
  - **한방 약미** – 맛은 약간 쓰다.

    | 酸 | 苦 | 甘 | 辛 | 鹹 | 澁 | 淡 |

  - **한방 약성** – 성질은 보통이다.

    | 大寒 | 寒 | 微寒 | 凉 | 平 | 微溫 | 溫 | 熱 | 大熱 |

- **한방 작용부위(귀경, 歸經)** : 예지자는 주로 간장, 위장, 방광 질환에 영향을 미친다.

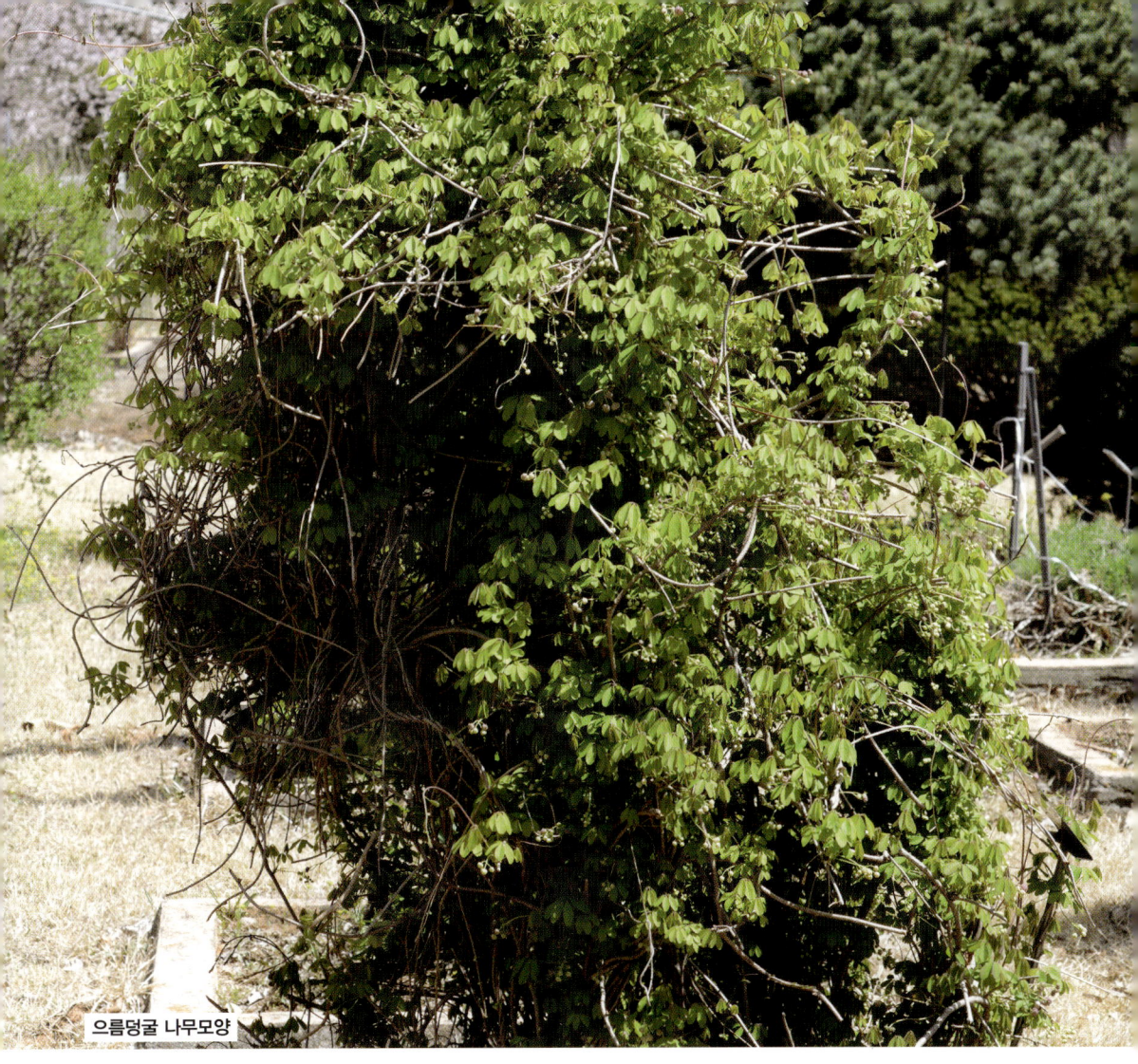

으름덩굴 나무모양

- **한방 효능** : 간기(肝氣)를 소통시켜 위(胃)를 편안하게 한다(疏肝和胃 소간화위). 혈액순환을 촉진하고 통증을 멎게 한다(活血止痛 활혈지통). 단단한 것을 부드럽게 하고 뭉친 것을 풀어준다(軟堅散結 연견산결). 소변을 잘 나오게 한다(利小便 이소변).
- **약효 해설** : 식욕부진, 요통(腰痛)을 치료한다. 고환이나 음낭이 커지면서 아프거나 아랫배가 아픈 병증에 유효하다. 대소변이 잘 나오지 않는 증상에 쓰인다.

약용법 열매 9~15g을 물 800mL에 넣고 달여서 반으로 나누어 아침저녁으로 마시거나 술을 담가 복용한다.

| KP(대한민국약전) 수재 약재 |

약재명

오매

약초명: 매실나무

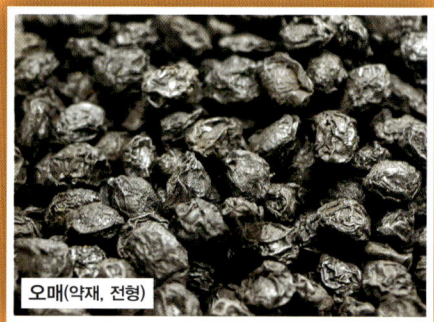
오매(약재, 전형)

|한자명| 烏梅　|약초명 및 학명| 매실나무 *Prunus mume* Siebold et Zuccarini
|과명| 장미과(Rosaceae)　|약용부위| 덜 익은 열매로서 연기를 쪼인 것

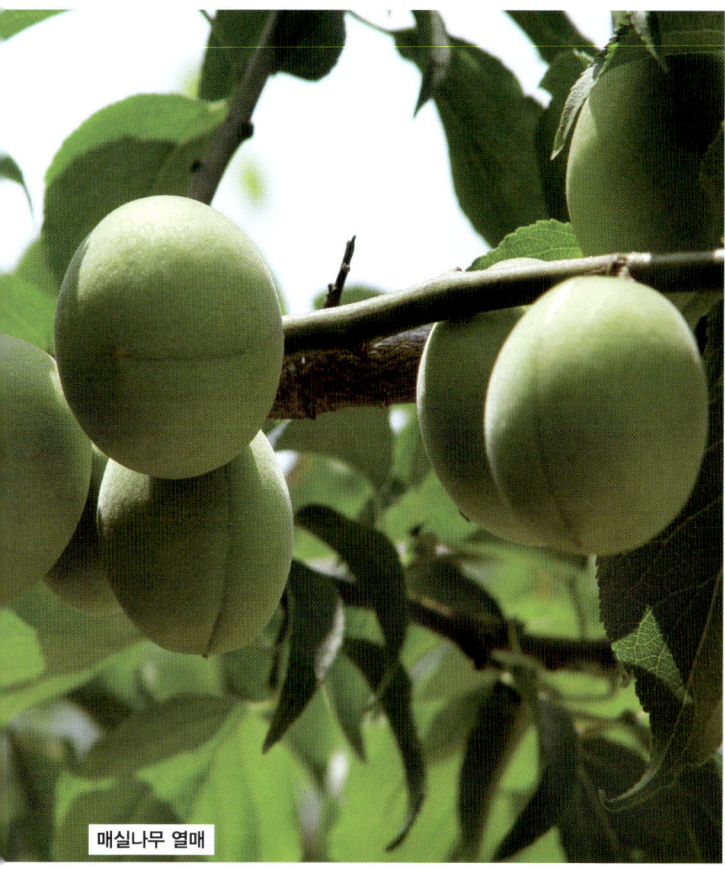
매실나무 열매

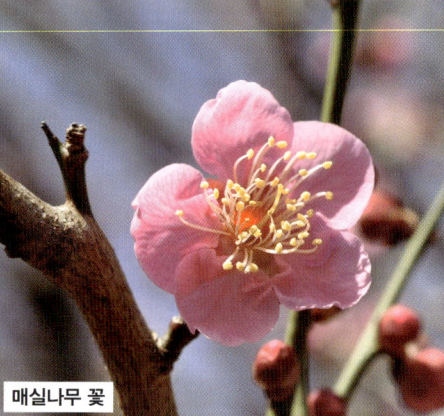
매실나무 꽃

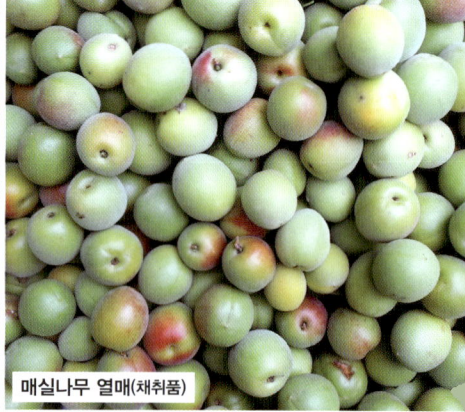
매실나무 열매(채취품)

동의보감의 효능

- **약재의 조선시대 의서(醫書) 수재** : 오매는 《동의보감》 탕액편의 과일부(部)와 《방약합편》의 오과(五果, 다섯 가지 과일)편에 수재되어 있다.
- **《동의보감》 탕액편의 효능** : 오매(烏梅, 덜 익은 푸른 매실을 연기에 쪼인 것)의 성질은 따뜻하고[煖] 맛이 시며[酸] 독이 없다. 담(痰)을 삭이고 토하는 것과 갈증, 이질을 멎게 한다. 몸이 허약하여 기침과 미열이 나며 식은땀이 흐르고 뼛속이 달아오르는 증상을 치료한다. 술독을 풀어준다. 상한(傷寒)과 곽란(霍亂) 때 갈증이 나는 것을 치료한다. 검은 사마귀를 없애고 입이 마르면서 침을 자주 뱉는 것을 치료한다 [본초].
- **《동의보감》 탕액편의 원문**

  오매(烏梅) : 性煖 味酸 無毒. 去痰 止吐逆 止渴 止痢 除勞熱骨蒸 消酒毒. 主傷寒及霍亂燥渴. 去黑痣 療口乾好唾. [本草]

허준, 《원본 동의보감》, 711쪽, 남산당(2014)

식약처 공인(公認) 약초

- **약초·약재의 식약처 공정서 수재** : 오매는 식품의약품안전처의 의약품

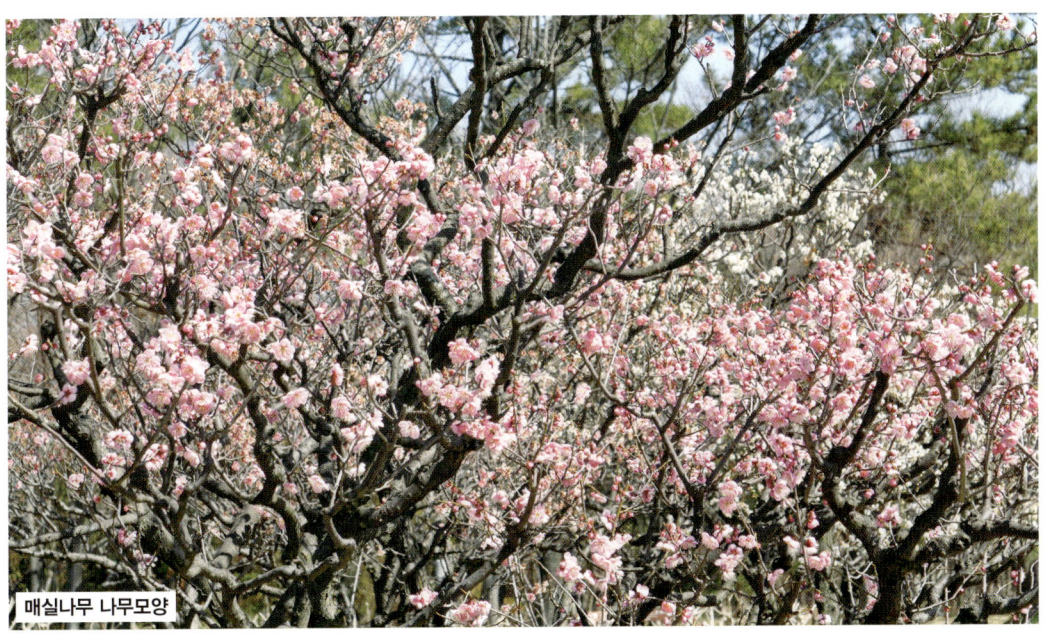

매실나무 나무모양

공정서인《대한민국약전(KP)》에 수재되어 있다.
- **약재의 분류** : 식물성 약재
- **약재의 라틴어 생약명** : Mume Fructus
- **약재의 이명 또는 영명** : Mume Fruit
- **약재의 기원** : 이 약(오매)은 매실나무 *Prunus mume* Siebold et Zuccarini(장미과 Rosaceae)의 덜 익은 열매로서 연기를 쪼인 것이다.
- **약재 저장법** : 밀폐용기(고형의 이물이 들어가는 것을 방지하고 내용의약품이 손실되지 않도록 보호할 수 있는 용기)

약재의 효능

- **한방 효능군 분류** : 수삽약(收澁藥, 수렴시키는 약)-지사약(止瀉藥, 설사를 멈추는 약)
- **한방 약미(藥味)와 약성(藥性)** :
  + **한방 약미** – 맛은 시고 떫다.

  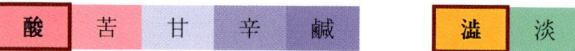

  + **한방 약성** – 성질은 보통이다.

  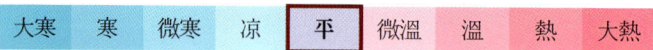

- **한방 작용부위(귀경, 歸經)** : 오매는 주로 간장, 비장, 폐, 대장 질환에 영향을 미친다.
- **한방 효능** : 폐(肺)의 기운을 수렴시킨다(斂肺 염폐). 설사를 멎게 한다(澁腸 삽장). 진액 생성을 촉진한다(生津 생진). 회충을 제거한다(安蛔 안회).
- **약효 해설** : 폐(肺)의 기운을 수렴하여 기침을 멈추게 한다. 만성설사와 만성이질을 치료한다.

북한에서의 효능

- **북한의 약재명** : 매화선열매
- **약재의 이명** : 오매
- **효능** : 구충약으로서 회충을 구제하고 게우기(구토), 목마르기, 기침, 설사를 멈춘다.
- **주치** : 회궐, 입안이 마르고 목이 마른데, 오랜 기침, 오랜 설사, 오랜 리질에 쓴다.

약용법 오매 6~12g을 물 800mL에 넣고 달여서 반으로 나누어 아침저녁으로 마신다.

| KP(대한민국약전) 수재 약재 |

약재명
오수유

약초명 오수유, 석호, 소모오수유

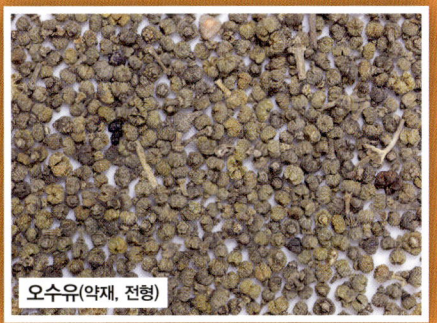
오수유(약재, 전형)

| 한자명 | 吳茱萸　　| 약초명 및 학명 | 오수유(吳茱萸) *Evodia rutaecarpa* Bentham, 석호(石虎) *Evodia rutaecarpa* Bentham var. *officinalis* Huang, 소모오수유(疎毛吳茱萸) *Evodia rutaecarpa* Bentham var. *bodinieri* Huang　| 과명 | 운향과(Rutaceae)　| 약용부위 | 열매

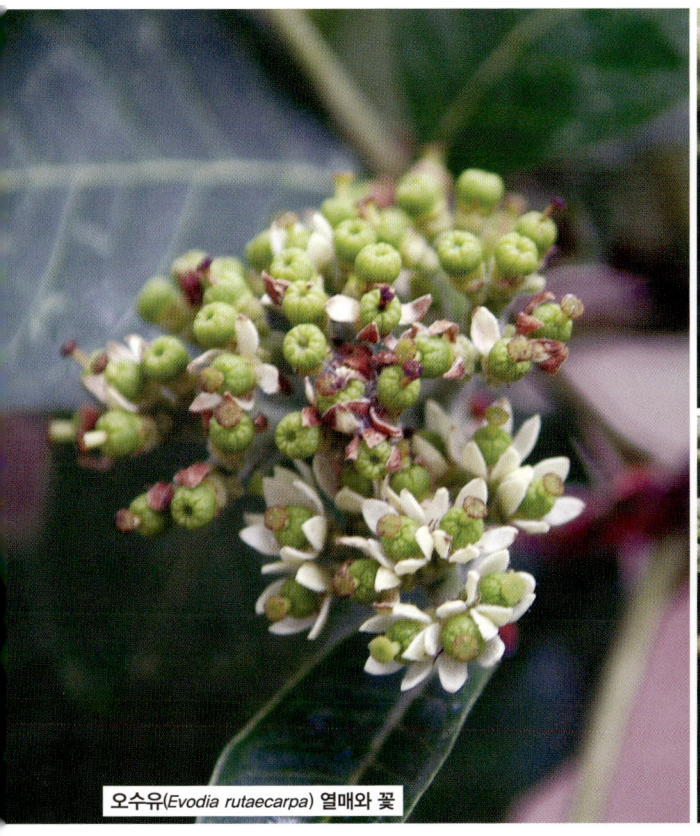
오수유(*Evodia rutaecarpa*) 열매와 꽃

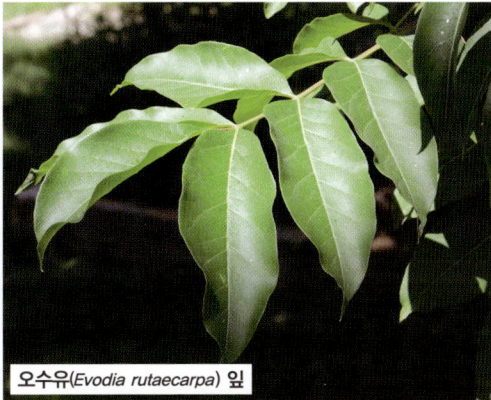
오수유(*Evodia rutaecarpa*) 잎

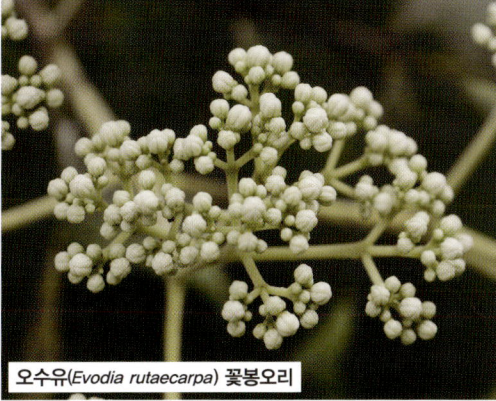
오수유(*Evodia rutaecarpa*) 꽃봉오리

동의보감의 효능

- **약재의 조선시대 의서(醫書) 수재** : 오수유는 《동의보감》 탕액편의 나무부(部)와 《방약합편》의 향목(香木, 향나무)편에 수재되어 있다.
- **《동의보감》 탕액편의 효능** : 오수유(吳茱萸, 오수유 열매)의 성질은 뜨거우며[熱] 맛은 맵고[辛] 독이 조금 있다. 속을 따뜻하게 하고 기를 내리게 하며 통증을 멎게 한다. 명치에 찬 기운이 쌓여 쥐어짜듯 아픈 것, 여러 가지 찬 기운이 뭉쳐 없어지지 않는 것, 중악(中惡, 중풍의 일종)으로 명치가 아픈 것을 낫게 한다. 곽란(霍亂)으로 토하고 설사하며 근(筋)이 뒤틀리는 것을 치료한다. 담을 삭이고 배 속에 생긴 덩어리와 옆구리 부위에 생긴 덩어리를 깨뜨린다. 습(濕)이나 혈(血)로 감각이 둔하고 저린 것[痲痺, 군비]을 없앤다. 신기(腎氣) 허약으로 인한 각기(脚氣), 위(胃) 속의 찬 기운을 낫게 한다.
- **《동의보감》 탕액편의 원문**

    오수유(吳茱萸) : 性熱 味辛苦 有小毒. 主溫中下氣止痛. 心腹積冷絞痛 諸冷實不消 中惡心腹痛. 治霍亂吐瀉 轉筋. 消痰 破癥癖 除濕血痲痺 療腎氣脚氣 胃中冷氣.

허준, 《원본 동의보감》, 741쪽, 남산당(2014)

식약처 공인(公認) 약초

- **약초·약재의 식약처 공정서 수재** : 오수유는 식품의약품안전처의 의약품 공정서인 《대한민국약전(KP)》에 수재되어 있다.
- **약재의 분류** : 식물성 약재
- **약재의 라틴어 생약명** : Evodiae Fructus
- **약재의 이명 또는 영명** : Evodia Fruit
- **약재의 기원** : 이 약(오수유)은 오수유(吳茱萸) *Evodia rutaecarpa* Bentham, 석호(石虎) *Evodia rutaecarpa* Bentham var. *officinalis* Huang 또는 소모오수유(疎毛吳茱萸) *Evodia rutaecarpa* Bentham var. *bodinieri* Huang(운향과 Rutaceae)의 열매로서 거의 익어 벌어지기 전에 채취한다.
- **약재 저장법** : 밀폐용기(고형의 이물이 들어가는 것을 방지하고 내용의약품이 손실되지 않도록 보호할 수 있는 용기)

약재의 효능

- **한방 효능군 분류** : 온리약(溫裏藥, 속을 따뜻하게 하는 약)
- **한방 약미(藥味)와 약성(藥性)** :
  - **한방 약미** – 맛은 쓰고 맵다.
    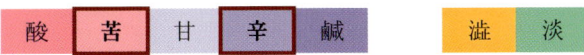
  - **한방 약성** – 성질은 뜨겁고 독이 약간 있다.
    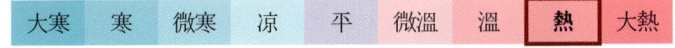
- **한방 작용부위(귀경, 歸經)** : 오수유는 주로 간장, 비장, 위장, 신장 질환에 영향을 미친다.
- **한방 효능** : 한사(寒邪)를 없애고 통증을 멎게 한다(散寒止痛 산한지통). 기(氣)가 거슬러 오르는 것을 내리고 구토를 멎게 한다(降逆止嘔 강역지구). 양기를 보충하고 설사를 멎게 한다(助陽止瀉 조양지사).
- **약효 해설** : 복부가 차고 아픈 증상에 유효하다. 갑자기 심하게 일어나는 간헐적 복통을 치료한다. 치통, 두통, 각기, 습진에 사용한다.

북한에서의 효능

- **북한의 약재명** : 오수유선열매
- **약재의 이명** : 약수유
- **효능** : 거한약으로서 비위를 덥혀주고 한습을 없애며 기를 잘 돌게 하고 게우기(구토)를 멈추며 아픔을 멈춘다.
- **주치** : 비위허한증, 간기울결로 인한 옆구리아픔, 산증, 신허설사에 쓴다.

약용법 열매 1.5~5g을 물 800mL에 넣고 달여서 반으로 나누어 아침저녁으로 마시거나 또는 가루나 환(丸)으로 만들어 복용한다. 외용할 때는 적당량을 가루 내어 환부에 붙인다.

주의사항 너무 많은 양을 쓰지 말아야 한다. 많은 양을 먹으면 시력장애 등이 생길 수 있다. 임신부는 복용을 삼간다.

| KP(대한민국약전) 수재 약재 |

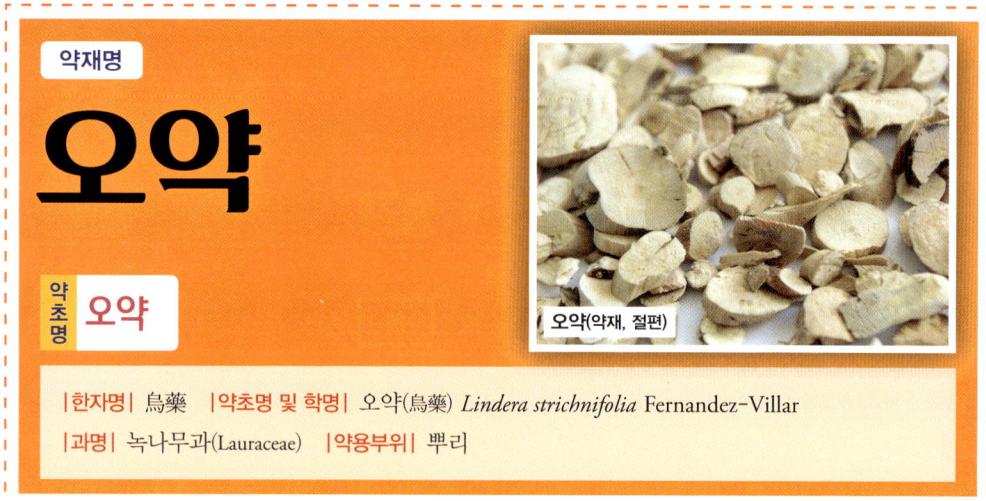

약재명: **오약**

약초명: 오약

오약(약재, 절편)

| 한자명 | 烏藥　　| 약초명 및 학명 | 오약(烏藥) *Lindera strichnifolia* Fernandez-Villar
| 과명 | 녹나무과(Lauraceae)　　| 약용부위 | 뿌리

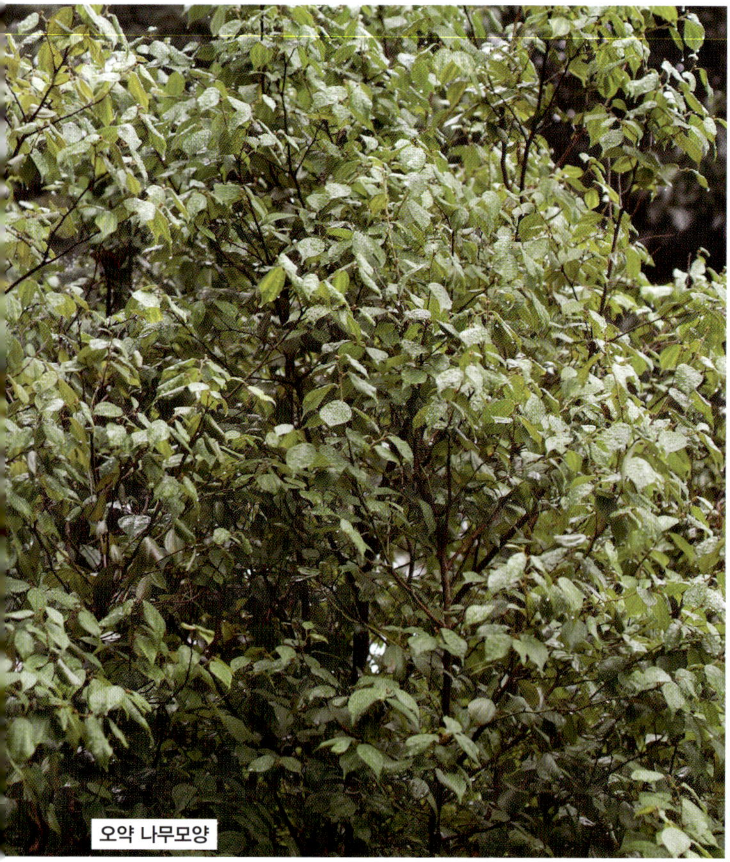

오약 나무모양

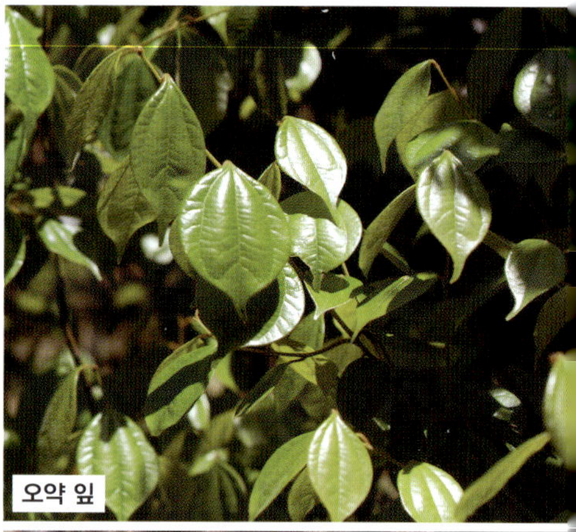

오약 잎

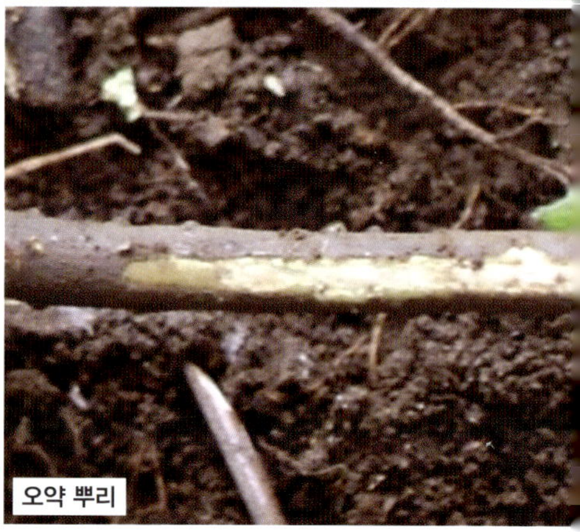

오약 뿌리

동의보감의 효능

- **약재의 조선시대 의서(醫書) 수재** : 오약은 《동의보감》 탕액편의 나무부(部)와 《방약합편》의 향목(香木, 향나무)편에 수재되어 있다.
- **《동의보감》 탕액편의 효능** : 오약(烏藥, 오약 뿌리)의 성질은 따뜻하며[溫] 맛이 맵고[辛] 독이 없다. 온갖 기병을 치료하고 온갖 냉기를 없앤다. 중악(中惡, 중풍의 일종)으로 명치가 아픈 것과 시주(尸疰), 객오, 헛것에 들린 것을 낫게 한다. 방광과 신(腎) 사이의 냉기가 등뼈를 치고 올라오는 것을 치료한다. 음식이 체하여 구토하고 설사하는 것, 반위(反胃)로 음식을 토하는 것, 이질, 옹절(癰癤), 옴, 나병을 치료한다. 소변이 잦은 것과 부인의 혈기로 오는 통증[血氣痛]을 낫게 한다. 소아의 배 속 충을 죽인다.
- **《동의보감》 탕액편의 원문**
  오약(烏藥) : 性溫 味辛 無毒. 治一切氣 除一切冷. 主中惡心腹痛 疰忤鬼氣. 療膀胱腎間冷氣攻衝背脊 治霍亂及反胃吐食 瀉痢 癰癤疥癩. 止小便滑數 婦人血氣痛 小兒腹中諸蟲.

허준, 《원본 동의보감》, 744쪽, 남산당(2014)

식약처 공인(公認) 약초

- **약초·약재의 식약처 공정서 수재** : 오약은 식품의약품안전처의 의약품 공정서인 《대한민국약전(KP)》에 수재되어 있다.
- **약재의 분류** : 식물성 약재
- **약재의 라틴어 생약명** : Linderae Radix
- **약재의 이명 또는 영명** : Lindera Root
- **약재의 기원** : 이 약(오약)은 오약(烏藥) *Lindera strichnifolia* Fernandez-Villar(녹나무과 Lauraceae)의 뿌리이다.
- **약재 저장법** : 밀폐용기(고형의 이물이 들어가는 것을 방지하고 내용의약품이 손실되지 않도록 보호할 수 있는 용기)

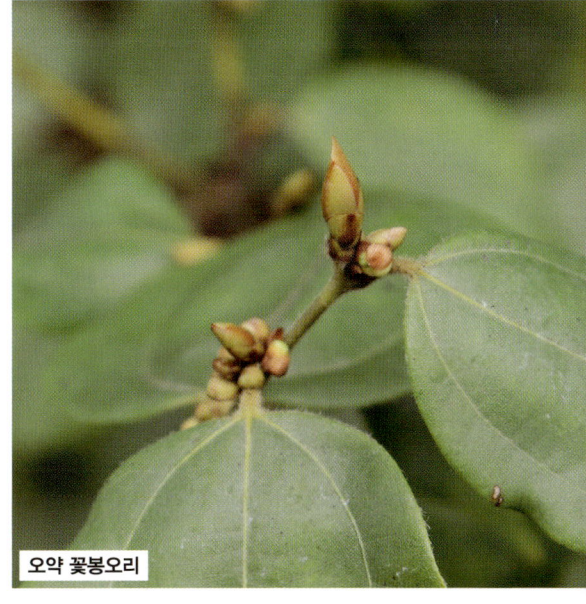

오약 꽃봉오리

오약 191

약재의 효능

- **한방 효능군 분류** : 이기약(理氣藥, 기운이 잘 흐르게 하는 약)
- **한방 약미(藥味)와 약성(藥性)** :
  + **한방 약미** - 맛은 맵다.

  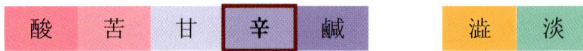

  + **한방 약성** - 성질은 따뜻하다.

  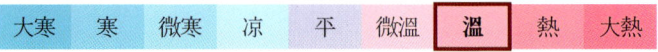

- **한방 작용부위(귀경, 歸經)** : 오약은 주로 폐, 비장, 신장, 방광 질환에 영향을 미친다.
- **한방 효능** : 기운을 잘 소통시키고 통증을 멎게 한다(行氣止痛 행기지통). 신(腎)을 따뜻하게 하고 추위를 없앤다(溫腎散寒 온신산한).
- **약효 해설** : 복부가 부르고 그득하며 통증이 있는 증상을 치료한다. 소변이 자주 또는 저절로 나오는 증상에 사용한다. 기(氣)가 거꾸로 치솟아서 숨이 가쁘고 급한 증상을 낫게 한다. 두통, 산후 복통에 유효하다.

북한에서의 효능

- **북한의 약재명** : 오약
- **효능** : 리기약으로서 기를 잘 돌아가게 하고 위를 덥혀주며 한사를 없애고 아픔을 멈춘다.
- **주치** : 기체로 명치와 배가 불어나며 아픈데, 방광이 허한하여 오줌을 자주 누는데, 비위허한증에 쓴다.

약용법 뿌리 6~10g을 물 800mL에 넣고 달여서 반으로 나누어 아침저녁으로 마신다.

| KP(대한민국약전) 수재 약재 |

약재명
용안육

약초명 용안

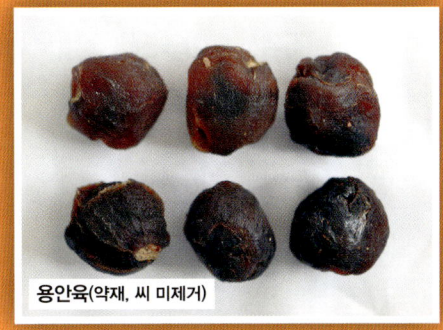
용안육(약재, 씨 미제거)

| 한자명 | 龍眼肉 | 약초명 및 학명 | 용안(龍眼) *Dimocarpus longan* Loureiro |
| 과명 | 무환자나무과(Sapindaceae) | 약용부위 | 헛씨껍질 |

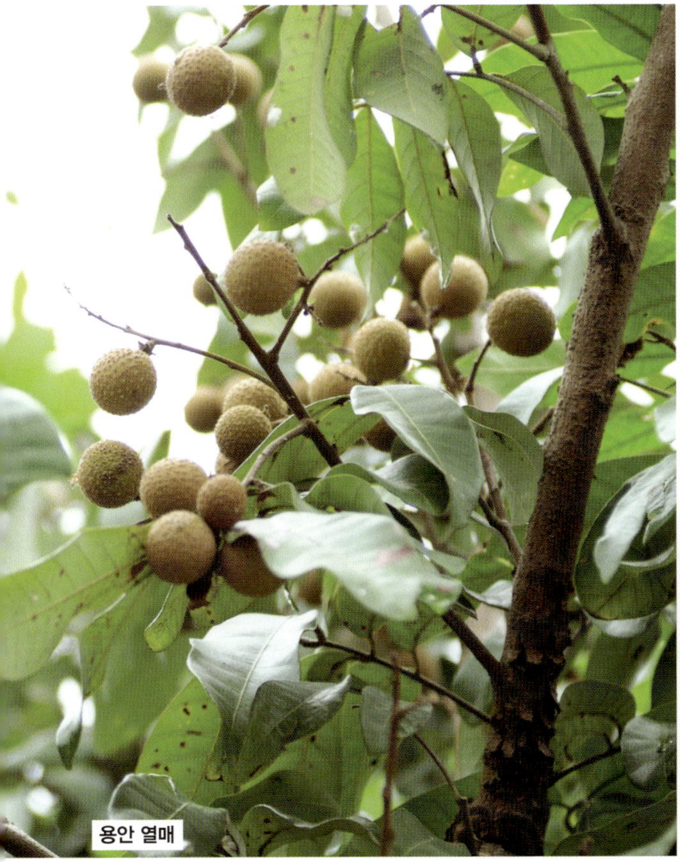

용안 열매

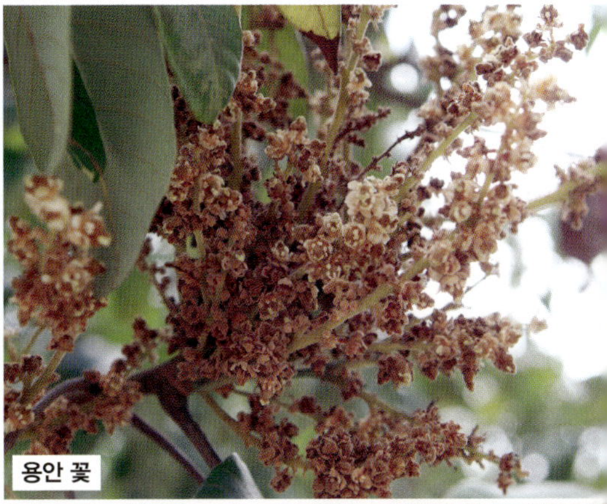

용안 꽃

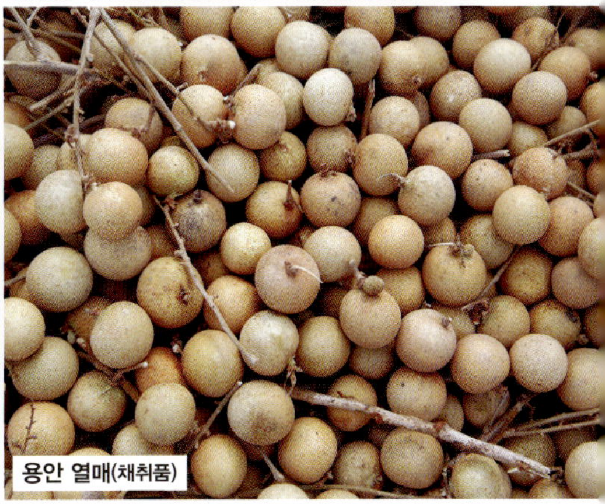

용안 열매(채취품)

동의보감의 효능

- **약재의 조선시대 의서(醫書) 수재** : 용안육은 《동의보감》 탕액편의 과일부(部)와 《방약합편》의 이과(夷果)편에 수재되어 있다.
- **《동의보감》 탕액편의 효능** : 용안(龍眼, 용안육)의 성질은 보통이고[平] 맛은 달며[甘] 독이 없다. 오장(五藏)의 나쁜 기운을 없애고 마음을 안정하게 하며 고독(蠱毒)을 없애고 삼충(三蟲)을 죽인다.
  용안핵(龍眼核, 용안 씨)은 연기가 나도록 태워 코에 쐬면 계속 콧물이 흐르던 것이 멎는다[입문].
- **《동의보감》 탕액편의 원문**
  용안(龍眼) : 性平 味甘 無毒. 主五藏邪氣. 安志 除蠱毒 去三蟲.
  용안핵(龍眼核) : 燒烟熏鼻 治流涕不止. [入門]

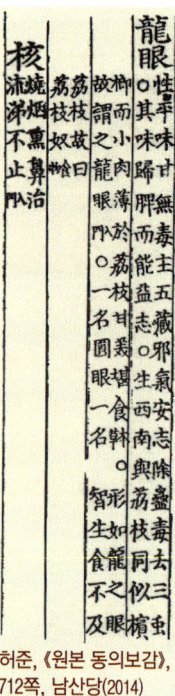

허준, 《원본 동의보감》, 712쪽, 남산당(2014)

식약처 공인(公認) 약초

- **약초·약재의 식약처 공정서 수재** : 용안육은 식품의약품안전처의 의약품 공정서인 《대한민국약전(KP)》에 수재되어 있다.
- **약재의 분류** : 식물성 약재
- **약재의 라틴어 생약명** : Longan Arillus
- **약재의 이명 또는 영명** : Longan Arillus
- **약재의 기원** : 이 약(용안육)은 용안(龍眼) *Dimocarpus longan* Loureiro(무환자나무과 Sapindaceae)의 헛씨껍질이다.

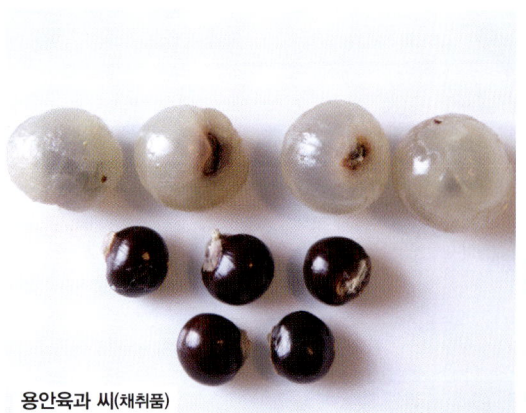

용안육과 씨(채취품)

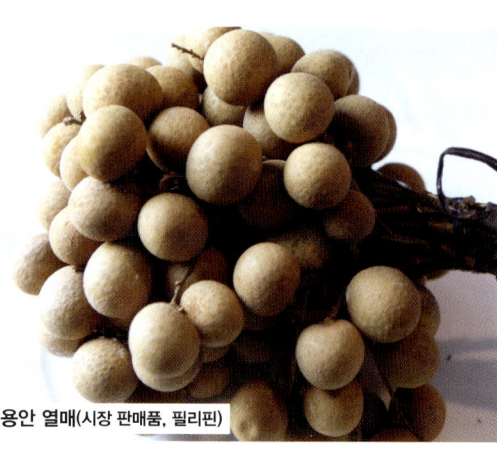

용안 열매(시장 판매품, 필리핀)

- **약재 저장법** : 밀폐용기(고형의 이물이 들어가는 것을 방지하고 내용의약품이 손실되지 않도록 보호할 수 있는 용기)

약재의 효능

- **한방 효능군 분류** : 보익약(補益藥, 보약)-보혈약(補血藥, 혈액을 보하는 약)
- **한방 약미(藥味)와 약성(藥性)** :
  - **한방 약미** – 맛은 달다.

    | 酸 | 苦 | **甘** | 辛 | 鹹 | | 澁 | 淡 |

  - **한방 약성** – 성질은 따뜻하다.

    | 大寒 | 寒 | 微寒 | 凉 | 平 | 微溫 | **溫** | 熱 | 大熱 |

- **한방 작용부위(귀경, 歸經)** : 용안육은 주로 심장, 비장 질환에 영향을 미친다.
- **한방 효능** : 심(心)과 비(脾)를 보한다(補益心脾 보익심비). 혈(血)을 보충하고 정신을 안정시킨다(養血安神 양혈안신).
- **약효 해설** : 잠이 잘 오지 않거나 건망증을 치료한다. 가슴이 몹시 두근거리고 불안해하는 증상을 낫게 한다. 기혈(氣血) 부족에 사용한다.

북한에서의 효능

- **북한의 약재명** : 룡안열매살
- **효능** : 보혈약으로서 심과 비를 보하고 피를 보하며 정신을 진정시킨다.
- **주치** : 심혈이 허하여 잘 놀라고 가슴이 두근거리는데, 혈어증, 잠장애, 건망증, 출혈, 월경장애, 신경쇠약에 쓴다.
- **약용법** 헛씨껍질 9~15g을 물 800mL에 넣고 달여서 반으로 나누어 아침저녁으로 마신다.

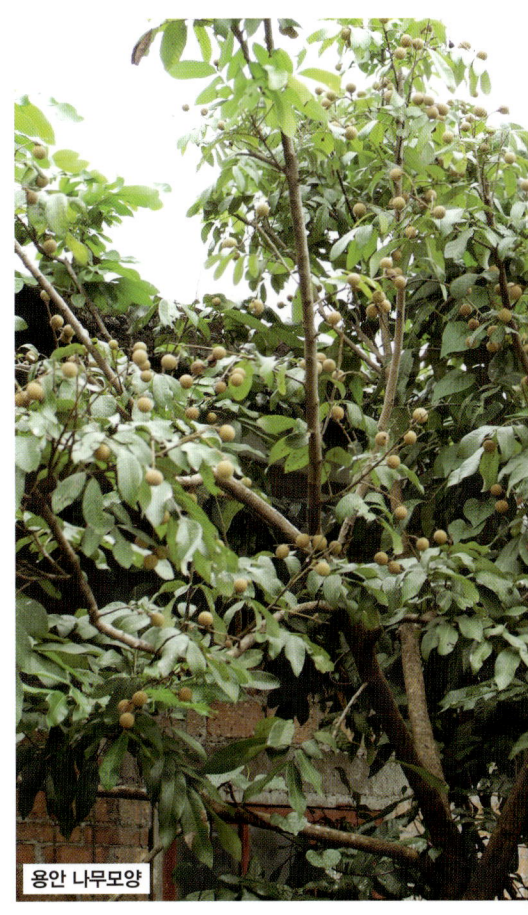

용안 나무모양

| KHP[대한민국약전외한약(생약)규격집] 수재 약재 |

약재명
우방근

약초명: 우엉

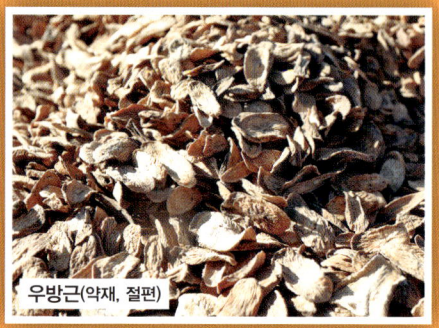
우방근(약재, 절편)

|한자명| 牛蒡根　　|약초명 및 학명| 우엉 *Arctium lappa* Linné
|과명| 국화과(Compositae)　　|약용부위| 뿌리

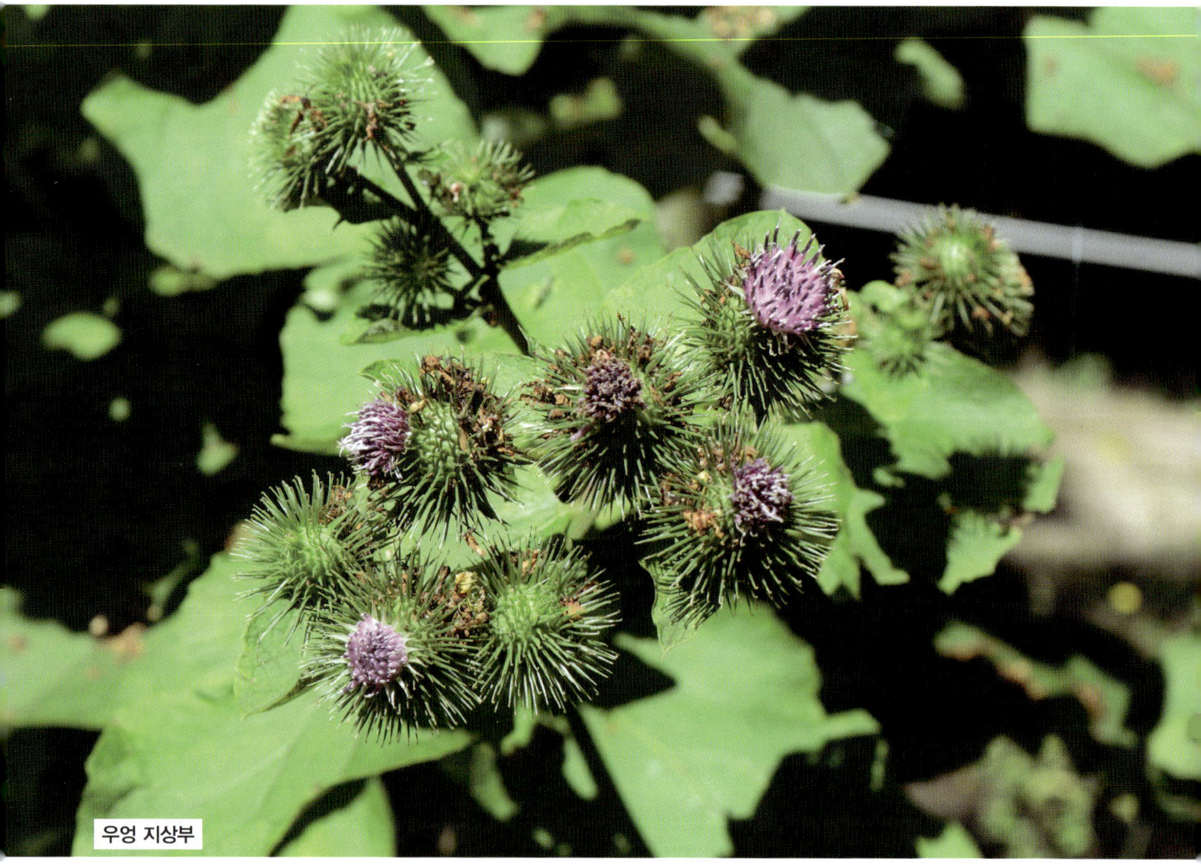

우엉 지상부

동의보감의 효능

- **약재의 조선시대 의서(醫書) 수재** : 우방근은 《동의보감》 탕액편의 풀부(部)에 수재되어 있다.
- **《동의보감》 탕액편의 효능** : 악실근경(惡實根莖, 우엉 뿌리와 줄기)은 상한(傷寒)이나 중풍(中風)으로 얼굴이 부은 것을 치료한다. 소갈(消渴)과 중열(中熱)을 낫게 한다[본초].
- **《동의보감》 탕액편의 원문**

  악실근경(惡實根莖) : 療傷寒及中風面腫 消渴熱中. [本草]

식약처 공인(公認) 약초

- **약초·약재의 식약처 공정서 수재** : 우방근은 식품의약품안전처의 의약품 공정서인 《대한민국약전외한약(생약)규격집(KHP)》에 수재되어 있다.
- **약재의 분류** : 식물성 약재
- **약재의 라틴어 생약명** : Arctii Radix
- **약재의 이명 또는 영명** : 악실근(惡實根), 서점근(鼠粘根)
- **약재의 기원** : 이 약(우방근)은 우엉 *Arctium lappa* Linné(국화과 Compositae)의 뿌리이다.
- **약재 저장법** : 밀폐용기(고형의 이물이 들어가는 것을 방지하고 내용의약품이 손실되지 않도록 보호할 수 있는 용기)

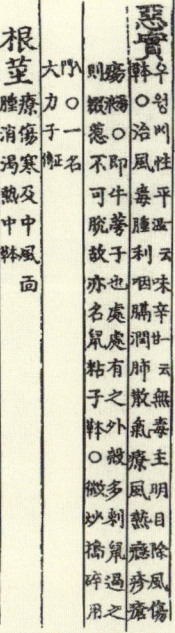

허준, 《원본 동의보감》, 729쪽, 남산당(2014)

약재의 효능

- **한방 약미(藥味)와 약성(藥性)** :

  + **한방 약미** – 맛은 쓰고 약간 달다.

  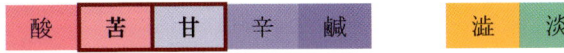

  + **한방 약성** – 성질은 서늘하다.

  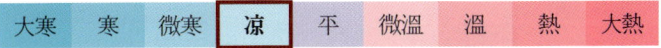

- **한방 작용부위(귀경, 歸經)** : 우방근은 주로 폐, 심장 질환에 영향을 미친다.
- **한방 효능** : 풍사(風邪)와 열사(熱邪)가 겹친 증상을 없앤다(散風熱 산풍열).
- **약효 해설** : 두통, 기침, 가래 제거에 효과가 있다. 목 안이 붓고 아픈 증상을 치료한다.

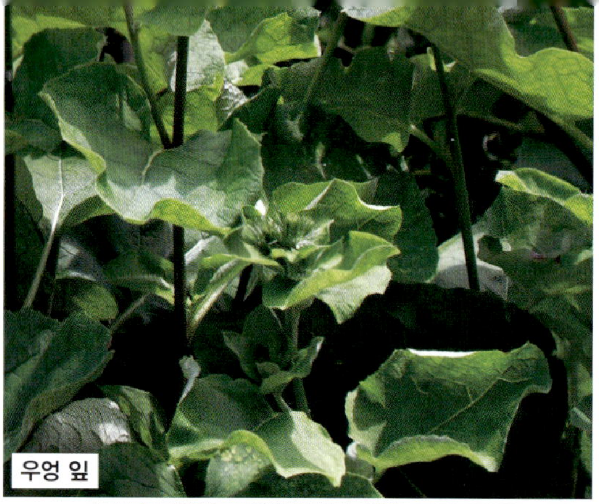

류머티즘 관절염에 사용한다.

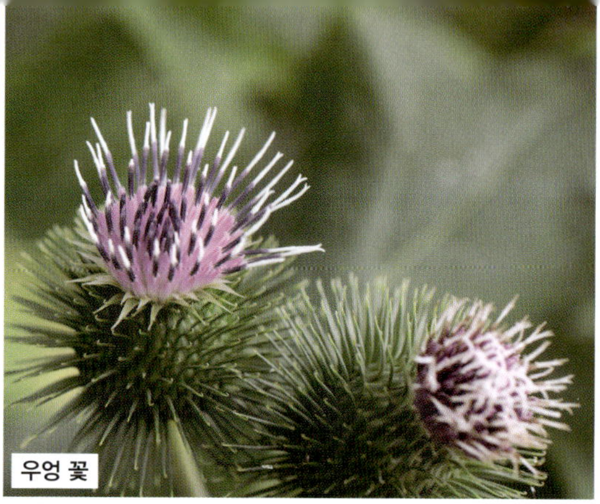

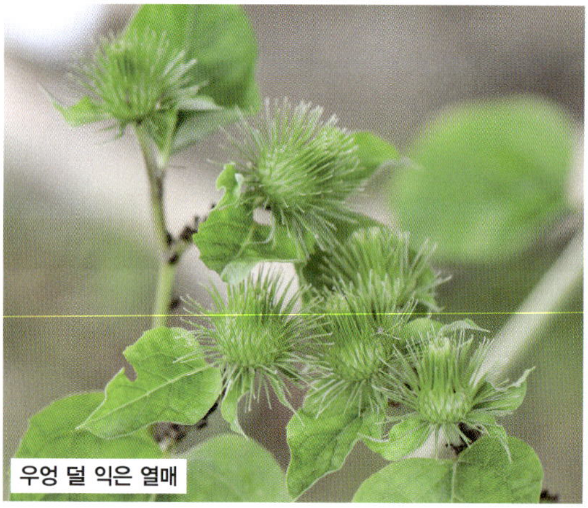

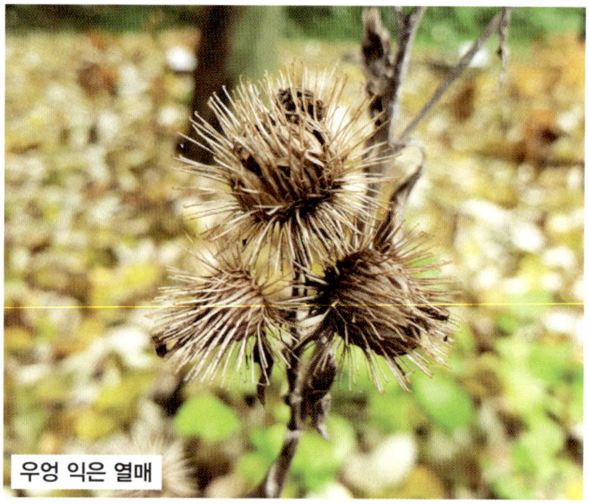

북한에서의 효능

- **북한의 약재명** : 우웡뿌리
- **용도** : 이눌린당제조원료로 쓴다.

약용법 뿌리 6~15g을 물 800mL에 넣고 달여서 반으로 나누어 아침저녁으로 마신다. 외용할 때는 적당량을 짓찧거나 고약(膏藥)처럼 걸쭉하게 만들어 환부에 붙인다. 달인 물로 상처 부위를 씻기도 한다.

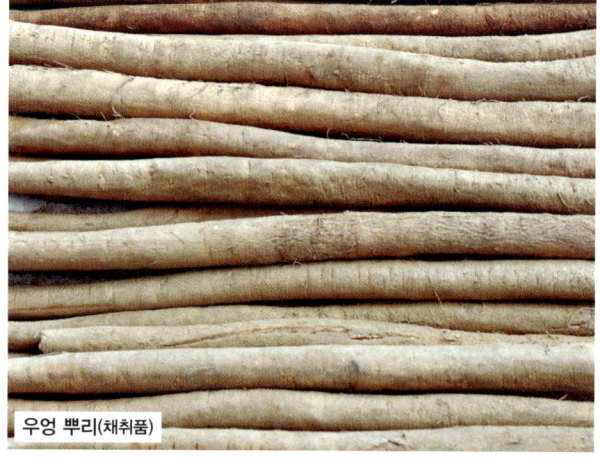

우엉 뿌리(채취품)

| KHP[대한민국약전외한약(생약)규격집] 수재 약재 |

약재명
운대자

약초명 유채

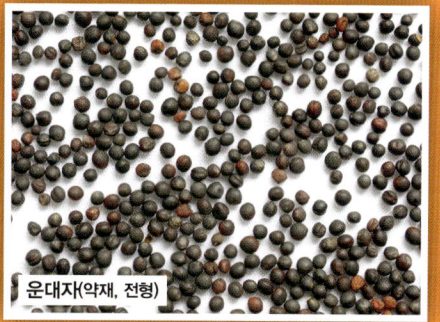
운대자(약재, 전형)

| **한자명** | 蕓薹子 | **약초명 및 학명** | 유채 *Brassica campestris* Linné subsp. *napus* Hooker fil. et Anderson var. *nippo-oleifera* Makino | **과명** | 십자화과(Cruciferae) | **약용부위** | 씨 |

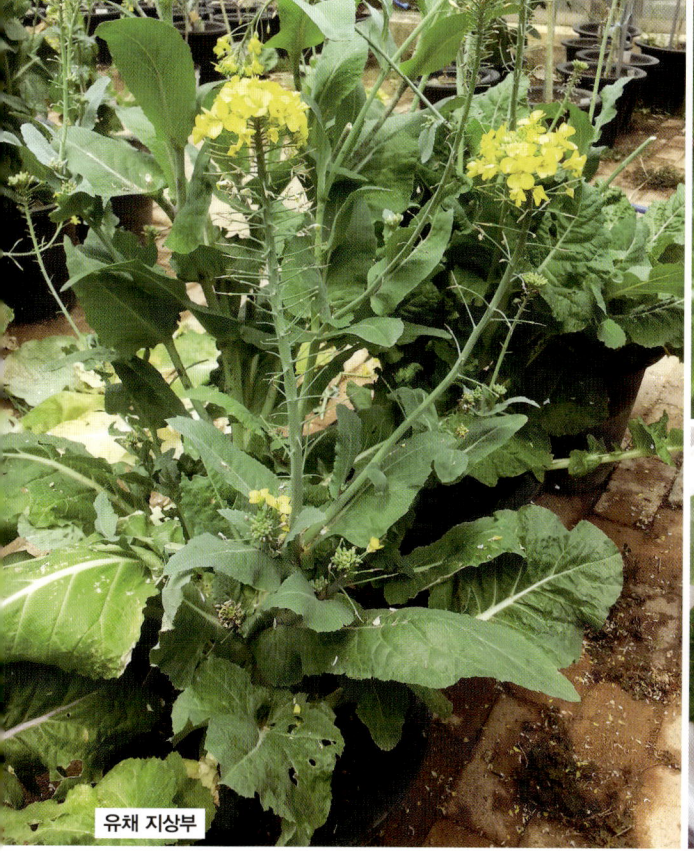
유채 지상부

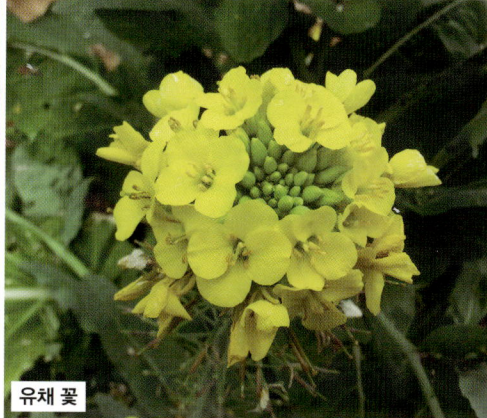
유채 꽃

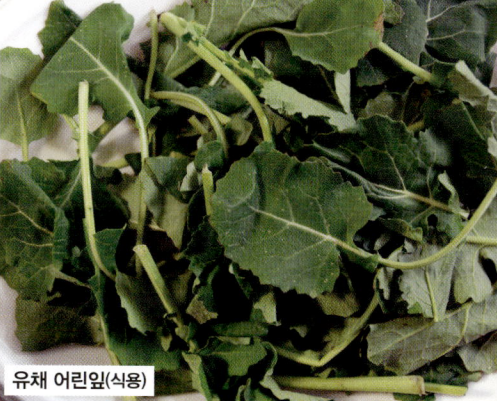
유채 어린잎(식용)

동의보감의 효능

- **약재의 조선시대 의서(醫書) 수재** : 운대자는 《동의보감》 탕액편의 채소부(部)에 수재되어 있다.
- **《동의보감》 탕액편의 효능** : 운대자(芸薹子, 유채 씨)는 기름을 짜서 머리에 바르면 머리카락이 길게 자라고 검어진다[본초].
- **《동의보감》 탕액편의 원문**

  운대자(芸薹子) : 壓取油 付頭 令髮長黑.[本草]

식약처 공인(公認) 약초

- **약초·약재의 식약처 공정서 수재** : 운대자는 식품의약품안전처의 의약품 공정서인 《대한민국약전외한약(생약)규격집(KHP)》에 수재되어 있다.
- **약재의 분류** : 식물성 약재
- **약재의 라틴어 생약명** : Brassicae Campestris Semen
- **약재의 이명 또는 영명** : 유채자(油菜子)
- **약재의 기원** : 이 약(운대자)은 유채 *Brassica campestris* Linné subsp. *napus* Hooker fi1. et Anderson var. *nippo-oleifera* Makino(십자화과 Cruciferae)의 씨이다.
- **약재 저장법** : 밀폐용기(고형의 이물이 들어가는 것을 방지하고 내용의약품이 손실되지 않도록 보호할 수 있는 용기)

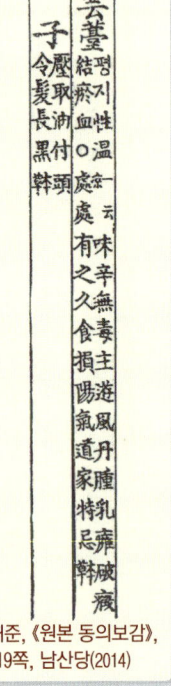

허준, 《원본 동의보감》, 719쪽, 남산당(2014)

약재의 효능

- **한방 약미(藥味)와 약성(藥性)** :
  - **한방 약미** – 맛은 달고 맵다.

  - **한방 약성** – 성질은 보통이다.

    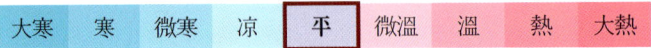

- **한방 작용부위(귀경, 歸經)** : 운대자는 주로 간장, 대장 질환에 영향을 미친다.
- **한방 효능** : 혈액순환을 촉진하고 어혈(瘀血)을 없앤다(活血化瘀 활혈화어). 종기를 가라

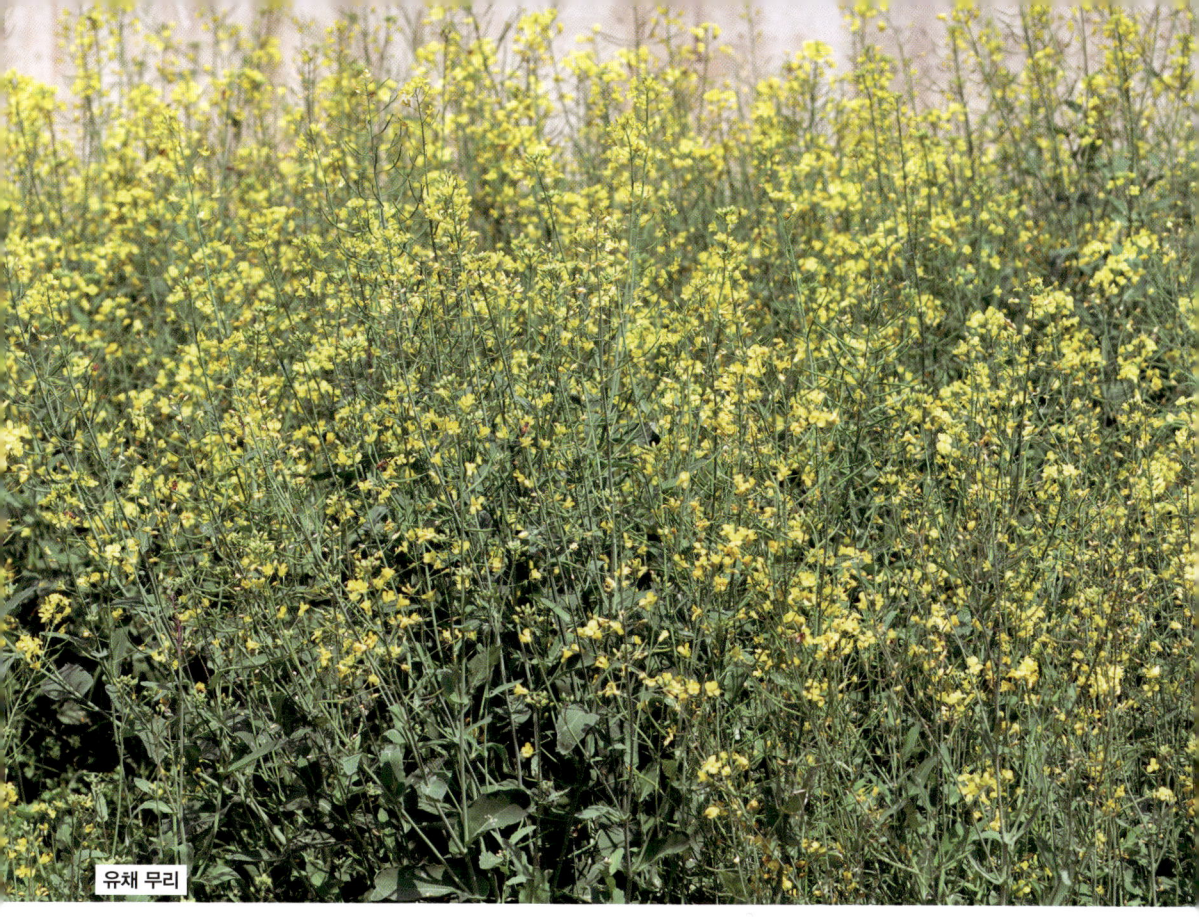

유채 무리

앉히고 뭉친 것을 풀어준다(消腫散結 소종산결). 대변이 잘 나오게 한다(潤腸通便 윤장통변).

- **약효 해설 :** 어혈로 인한 복통을 치료한다. 변비와 대변에 피가 섞이는 이질에 유효하다. 젖멍울을 낮게 한다.

약용법 씨 5~10g을 물 800mL에 넣고 달여서 반으로 나누어 아침저녁으로 마시거나 또는 가루나 환(丸)으로 만들어 복용한다. 외용할 때는 적당량을 가루 내어 환부에 붙인다.

| KHP[대한민국약전외한약(생약)규격집] 수재 약재 |

약재명
유기노

약초명 기호

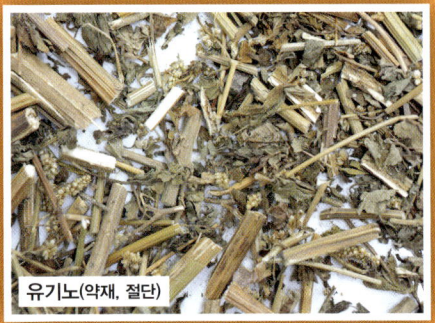
유기노(약재, 절단)

| 한자명 | 劉寄奴　　| 약초명 및 학명 | 기호(寄蒿) *Artemisia anomala* S. Moore
| 과명 | 국화과(Compositae)　　| 약용부위 | 전초

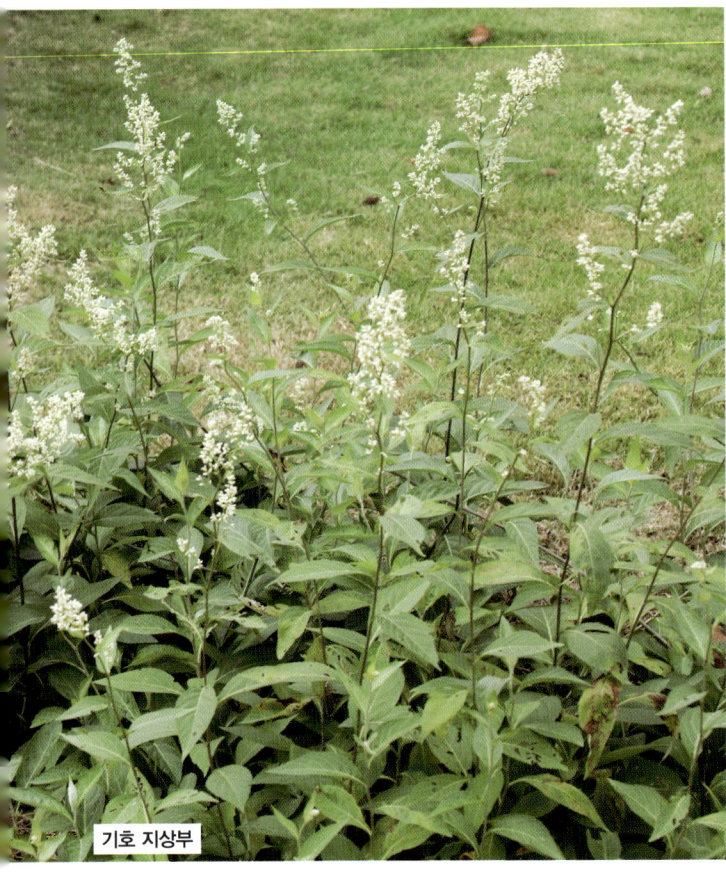
기호 지상부

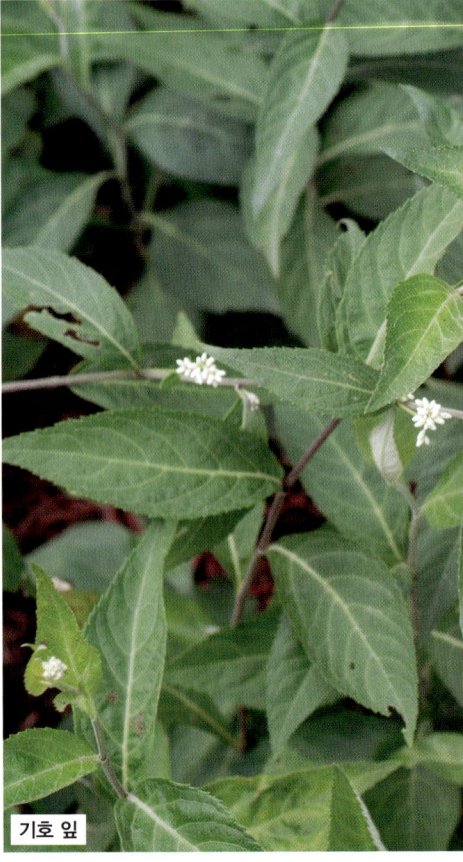
기호 잎

동의보감의 효능

- **약재의 조선시대 의서(醫書) 수재** : 유기노는 《동의보감》 탕액편의 풀부(部)에 수재되어 있다.
- **《동의보감》 탕액편의 효능** : 유기노초(劉寄奴草, 기호)의 성질은 따뜻하고[溫] 맛은 쓰며[苦] 독이 없다. 어혈을 깨뜨리고 배가 몹시 부르며 속이 그득한 감을 주는 증상을 낫게 한다. 월경을 잘 통하게 하고 배 속에 생긴 덩어리를 풀어준다. 송나라 고조(高祖) 유유(劉裕)의 어릴 때 이름이 기노(寄奴)였는데 그가 쇠붙이에 상하여 피 흘리는 것을 이 풀로 치료하여 신기하게 나았기 때문에 유기노(劉寄奴)라고 부른다[입문].
- **《동의보감》 탕액편의 원문**

  유기노초(劉寄奴草) : 性溫 味苦 無毒. 主破血下脹 通婦人經脈癥結. 宋高祖劉裕 少名寄奴 用此治金瘡出血如神 故爲名.[入門]

허준, 《원본 동의보감》, 736쪽, 남산당(2014)

식약처 공인(公認) 약초

- **약초·약재의 식약처 공정서 수재** : 유기노는 식품의약품안전처의 의약품 공정서인 《대한민국약전외한약(생약)규격집(KHP)》에 수재되어 있다.
- **약재의 분류** : 식물성 약재

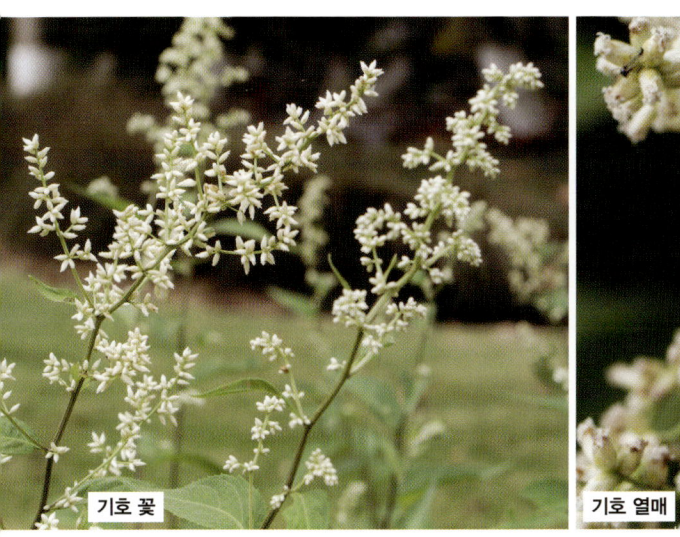

기호 꽃

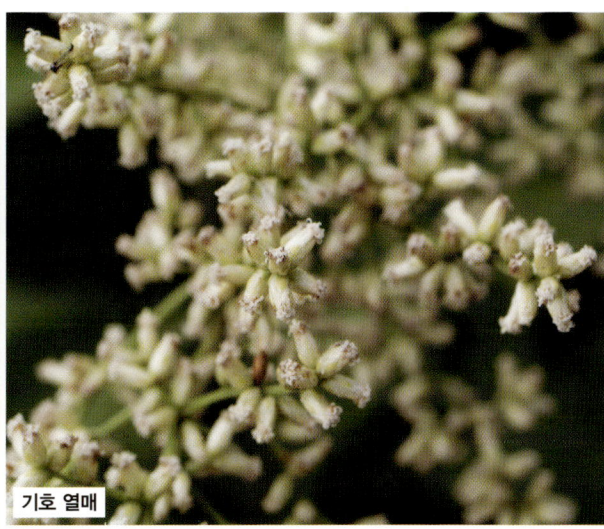

기호 열매

- **약재의 라틴어 생약명** : Artemisiae Anomalae Herba
- **약재의 기원** : 이 약(유기노)은 기호(奇蒿) *Artemisia anomala* S. Moore(국화과 Compositae)의 전초이다.
- **약재 저장법** : 밀폐용기(고형의 이물이 들어가는 것을 방지하고 내용의약품이 손실되지 않도록 보호할 수 있는 용기)

약재의 효능

- **한방 효능군 분류** : 활혈거어약(活血祛瘀藥, 혈액순환을 촉진하고 어혈을 제거하는 약)
- **한방 약미(藥味)와 약성(藥性)** :
  - **한방 약미** – 맛은 약간 쓰고 맵다.

    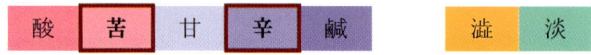

  - **한방 약성** – 성질은 따뜻하다.

    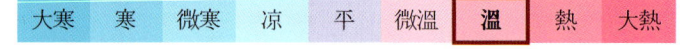

- **한방 작용부위(귀경, 歸經)** : 유기노는 주로 심장, 간장, 비장 질환에 영향을 미친다.
- **한방 효능** : 어혈을 깨뜨려 월경이 잘 나오게 한다(破瘀通經 파어통경). 출혈을 멎게 하고 종기를 가라앉힌다(止血消腫 지혈소종). 음식물이 정체되는 식적(食積)을 소화시킨다(消食化積 소식화적).
- **약효 해설** : 음식이 소화되지 않고 쌓여 배가 아픈 병증을 치료한다. 팔다리를 잘 쓰지 못하고 마비되며 아픈 증상에 사용한다. 산후 어혈에 유효하다. 혈변(血便), 혈뇨(血尿)에 쓰인다. 설사, 이질에 효과가 있다.

약용법 전초 5~10g을 물 800mL에 넣고 달여서 반으로 나누어 아침저녁으로 마시거나 또는 가루나 환(丸)으로 만들어 복용한다. 외용할 경우에는 적당량을 짓찧어서 환부에 붙인다.

| KHP[대한민국약전외한약(생약)규격집] 수재 약재 |

약재명

유향

약초명 유향나무

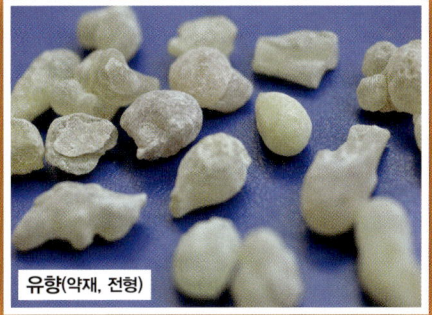
유향(약재, 전형)

| 한자명 | 乳香　　| 약초명 및 학명 | 유향나무 *Boswellia carterii* Birdwood
| 과명 | 감람과(Burseraceae)　　| 약용부위 | 줄기에 상처를 내어 얻은 수지(樹脂, 식물체로부터의 분비물 또는 상처로부터의 유출물)

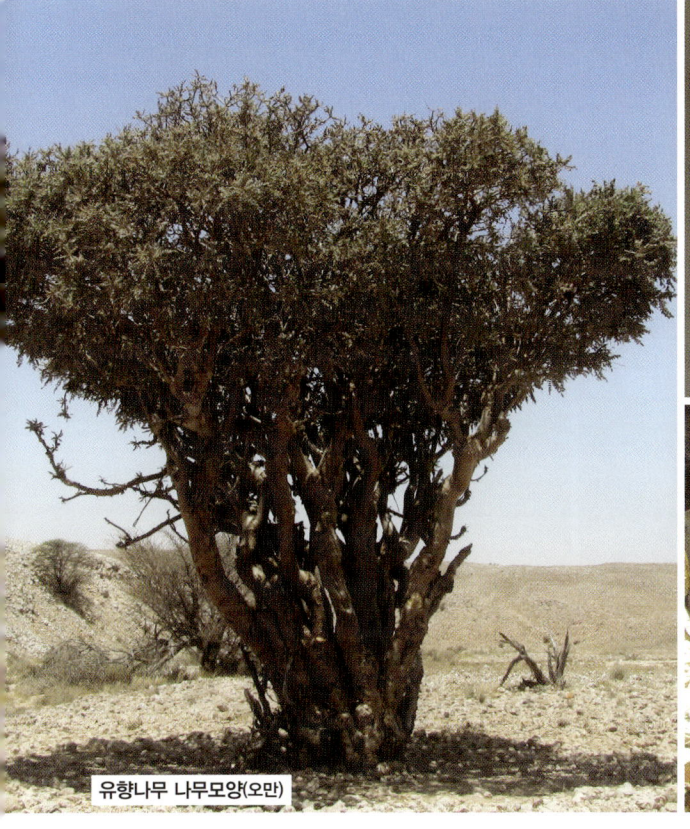
유향나무 나무모양(오만)

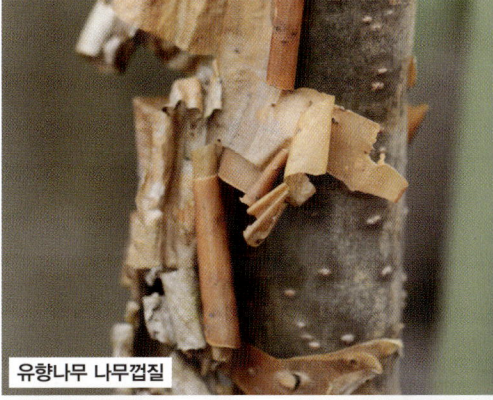
유향나무 나무껍질

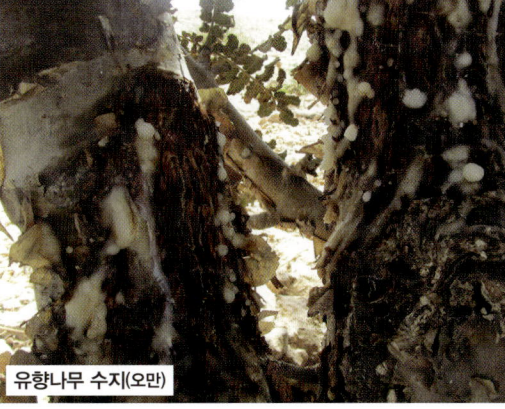
유향나무 수지(오만)

동의보감의 효능

- **약재의 조선시대 의서(醫書) 수재** : 유향은 《동의보감》 탕액편의 나무부(部)에 수재되어 있다.
- **《동의보감》 탕액편의 효능** : 유향(乳香, 유향나무의 수지)의 성질은 뜨겁고[熱](따뜻하다[溫]고도 한다) 맛은 매우며[辛] 독이 약간 있다. 풍수독(風水毒)으로 부은 데 주로 쓴다. 나쁜 기운을 없애고 명치가 아픈 것과 주기(疰氣)를 낮게 한다. 귀머거리, 중풍으로 입[口]을 악다무는 것, 부인의 혈기증[血氣]을 치료한다. 여러 가지 헌데를 안에서 삭도록 하고 대장의 설사[泄]와 이질[澼, 벽]을 멎게 한다.
- **《동의보감》 탕액편의 원문**

  유향(乳香) : 性熱[一云溫] 味辛 微毒. 主風水毒腫. 去惡氣 止心腹痛 疰氣. 療耳聾 中風口噤 婦人血氣. 治諸瘡令內消 止大腸泄澼.

허준, 《원본 동의보감》, 741쪽, 남산당(2014)

식약처 공인(公認) 약초

- **약초·약재의 식약처 공정서 수재** : 유향은 식품의약품안전처의 의약품 공정서인 《대한민국약전외한약(생약)규격집(KHP)》에 수재되어 있다.
- **약재의 분류** : 식물성 약재

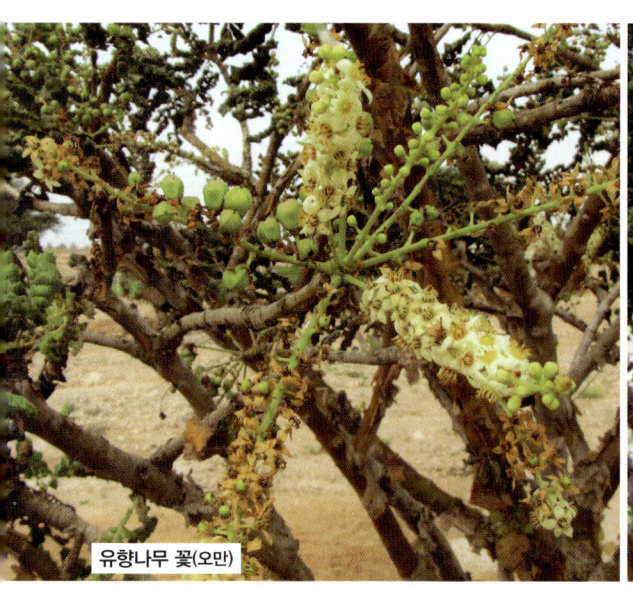

유향나무 꽃(오만)

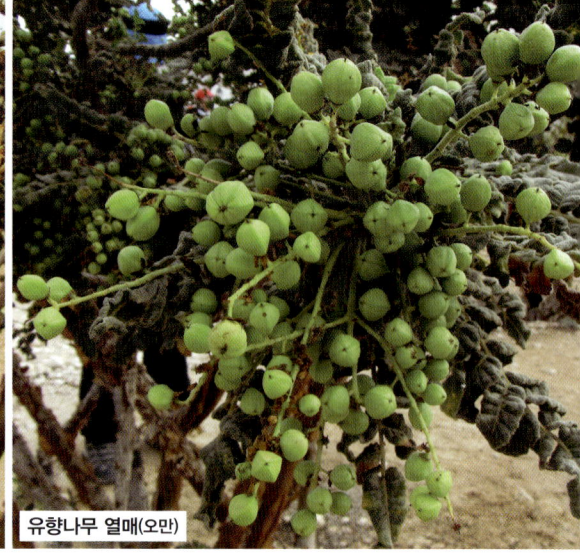

유향나무 열매(오만)

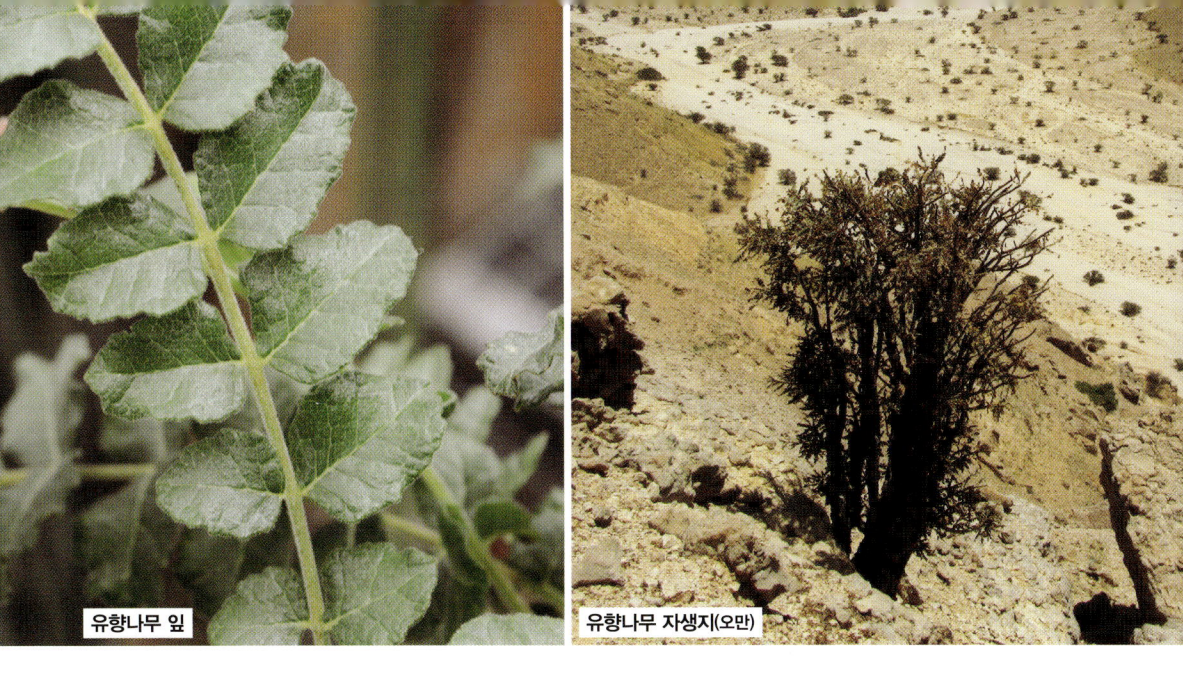

유향나무 잎
유향나무 자생지(오만)

- **약재의 라틴어 생약명** : Olibanum
- **약재의 기원** : 이 약(유향)은 유향나무 *Boswellia carterii* Birdwood 또는 기타 동속 근연식물(감람과 Burseraceae)의 줄기에 상처를 내어 얻은 수지이다.
- **약재 저장법** : 밀폐용기(고형의 이물이 들어가는 것을 방지하고 내용의약품이 손실되지 않도록 보호할 수 있는 용기)

기원식물의 해설 공정서에는 감람과(Burseraceae)가 두 종 있는데 몰약과 유향이다.

약재의 효능

- **한방 효능군 분류** : 활혈거어약(活血祛瘀藥, 혈액순환을 촉진하고 어혈을 제거하는 약)
- **한방 약미(藥味)와 약성(藥性)** :
  - **한방 약미** – 맛은 쓰고 맵다.

    | 酸 | **苦** | 甘 | **辛** | 鹹 | 澁 | 淡 |

  - **한방 약성** – 성질은 따뜻하다.

    | 大寒 | 寒 | 微寒 | 凉 | 平 | 微溫 | **溫** | 熱 | 大熱 |

- **한방 작용부위(귀경, 歸經)** : 유향은 주로 심장, 간장, 비장 질환에 영향을 미친다.
- **한방 효능** : 혈액순환을 촉진하고 통증을 없앤다(活血定痛 활혈정통). 종기를 가라앉히고

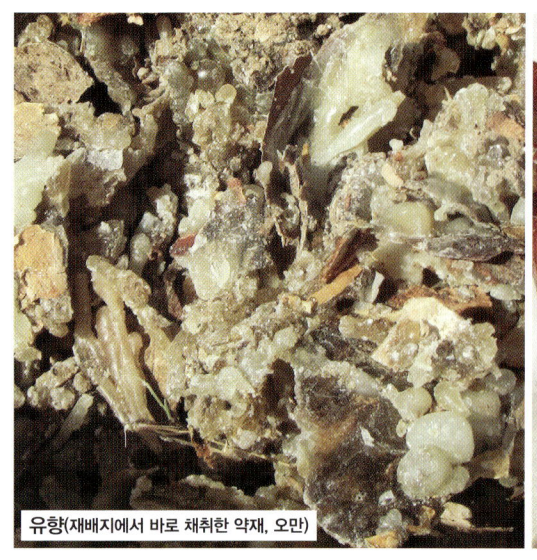
유향(재배지에서 바로 채취한 약재, 오만)

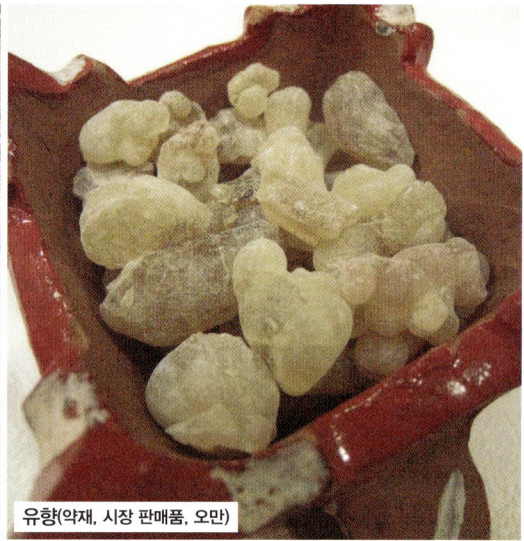
유향(약재, 시장 판매품, 오만)

새살이 돋게 한다(消腫生肌 소종생기).
- **약효 해설** : 산후 어혈통에 유효하다. 류머티즘 관절염을 치료한다. 가슴이 막히는 듯하면서 아픈 증상에 쓰인다. 진통, 소염약으로 월경통, 타박상에 사용한다.

북한에서의 효능

- **북한의 약재명** : 유향
- **효능** : 행혈약으로서 기혈을 잘 돌아가게 하고 아픔을 멈추고 경련을 멈추며 부은 것을 내리우고 새살이 살아나게 한다.
- **주치** : 옹종, 타박상, 심와부와 배가 아픈데, 월경때아픔, 입을 벌리지 못하고 팔다리가 가드러드는데, 무월경, 산후 배 아픔에 쓴다.

약용법 유향 3~5g을 물에 넣고 달여서 아침저녁으로 마시거나 또는 가루나 환(丸)으로 만들어 복용한다. 외용할 때는 유향을 가루 내어 환부에 바른다.

주의사항 임신부 및 위장이 약한 사람은 사용을 삼간다.

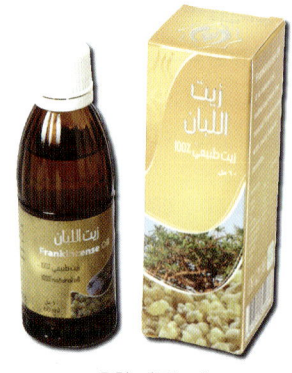
유향 제품(오만)

| KP(대한민국약전) 수재 약재 |

약재명

육계

약초명 육계

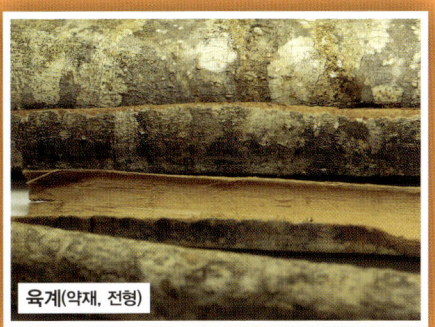
육계(약재, 전형)

|한자명| 肉桂　　|약초명 및 학명| 육계(肉桂) *Cinnamomum cassia* J.Presl
|과명| 녹나무과(Lauraceae)　　|약용부위| 줄기껍질로서 그대로 또는 주피를 약간 제거한 것

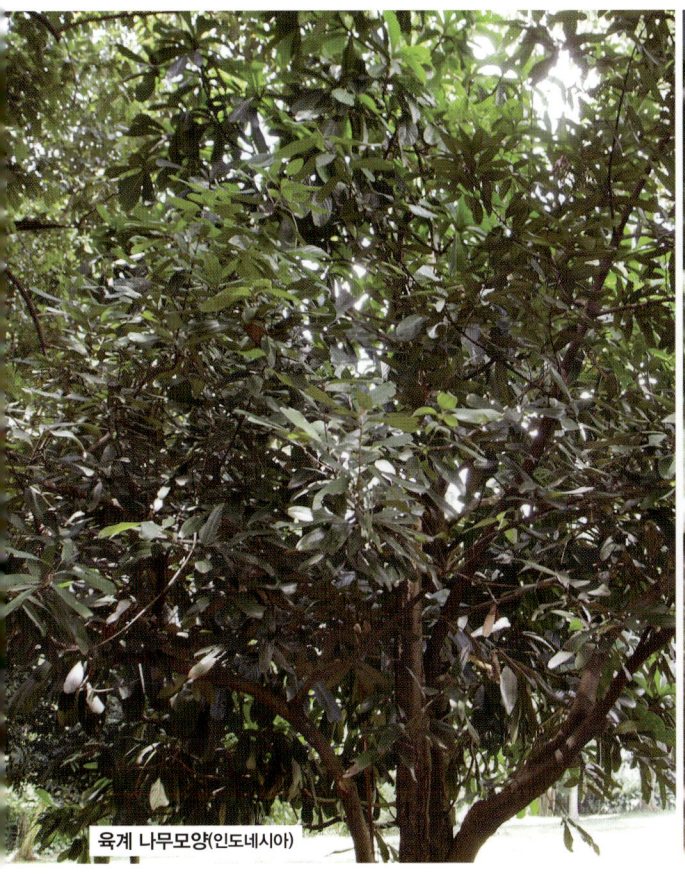
육계 나무모양(인도네시아)

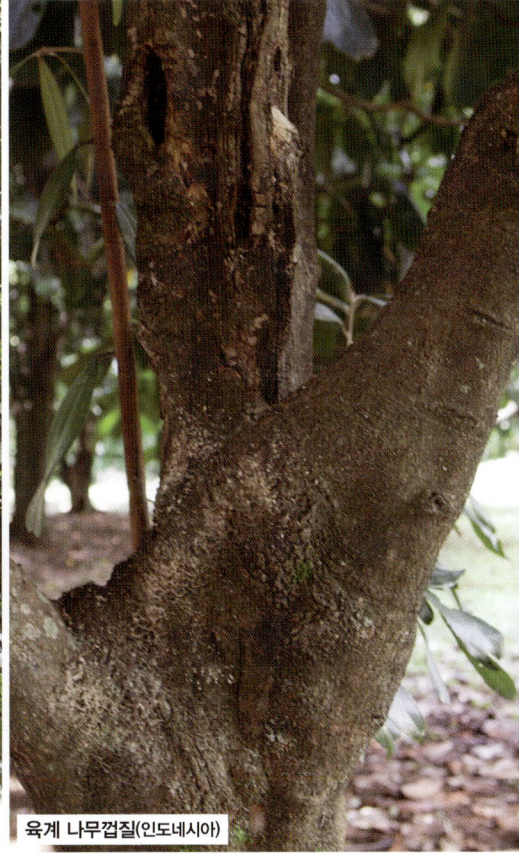
육계 나무껍질(인도네시아)

동의보감의 효능

- **약재의 조선시대 의서(醫書) 수재** : 육계는 《동의보감》 탕액편의 나무부(部)와 《방약합편》의 향목(香木, 향나무)편에 수재되어 있다.
- **《동의보감》 탕액편의 효능** : 육계(肉桂, 육계 줄기껍질)는 신(腎)을 잘 보하므로 장(藏)이나 하초(下焦)를 치료하는 약으로 쓴다. 수족소음경에 들어간다. 자주색이면서 두꺼운 것이 좋다. 거친 껍질을 긁어 버리고 쓴다[입문].
- **《동의보감》 탕액편의 원문**

  육계(肉桂) : 能補腎 宜入治藏及下焦藥 入手足少陰經. 色紫而厚者佳. 刮去麤皮用. [入門]

허준, 《원본 동의보감》, 738쪽, 남산당(2014)

식약처 공인(公認) 약초

- **약초·약재의 식약처 공정서 수재** : 육계는 식품의약품안전처의 의약품 공정서인 《대한민국약전(KP)》에 수재되어 있다.
- **약재의 분류** : 식물성 약재
- **약재의 라틴어 생약명** : Cinnamomi Cortex
- **약재의 이명 또는 영명** : Cinnamon Bark
- **약재의 기원** : 이 약(육계)은 육계(肉桂) *Cinnamomum cassia* J.Presl(녹나무과 Lauraceae)의 줄기껍질로서 그대로 또는 주피를 약간 제거한 것이다.
- **약재 저장법** : 밀폐용기(고형의 이물이 들어가는 것을 방지하고 내용의약품이 손실되지 않도록 보호할 수 있는 용기)

약재의 효능

- **한방 효능군 분류** : 온리약(溫裏藥, 속을 따뜻하게 하는 약)
- **한방 약미(藥味)와 약성(藥性)** :
  - **한방 약미** – 맛은 달고 맵다.

    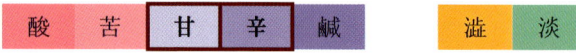

  - **한방 약성** – 성질은 매우 뜨겁다.

    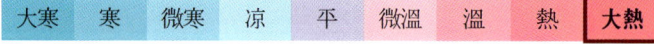

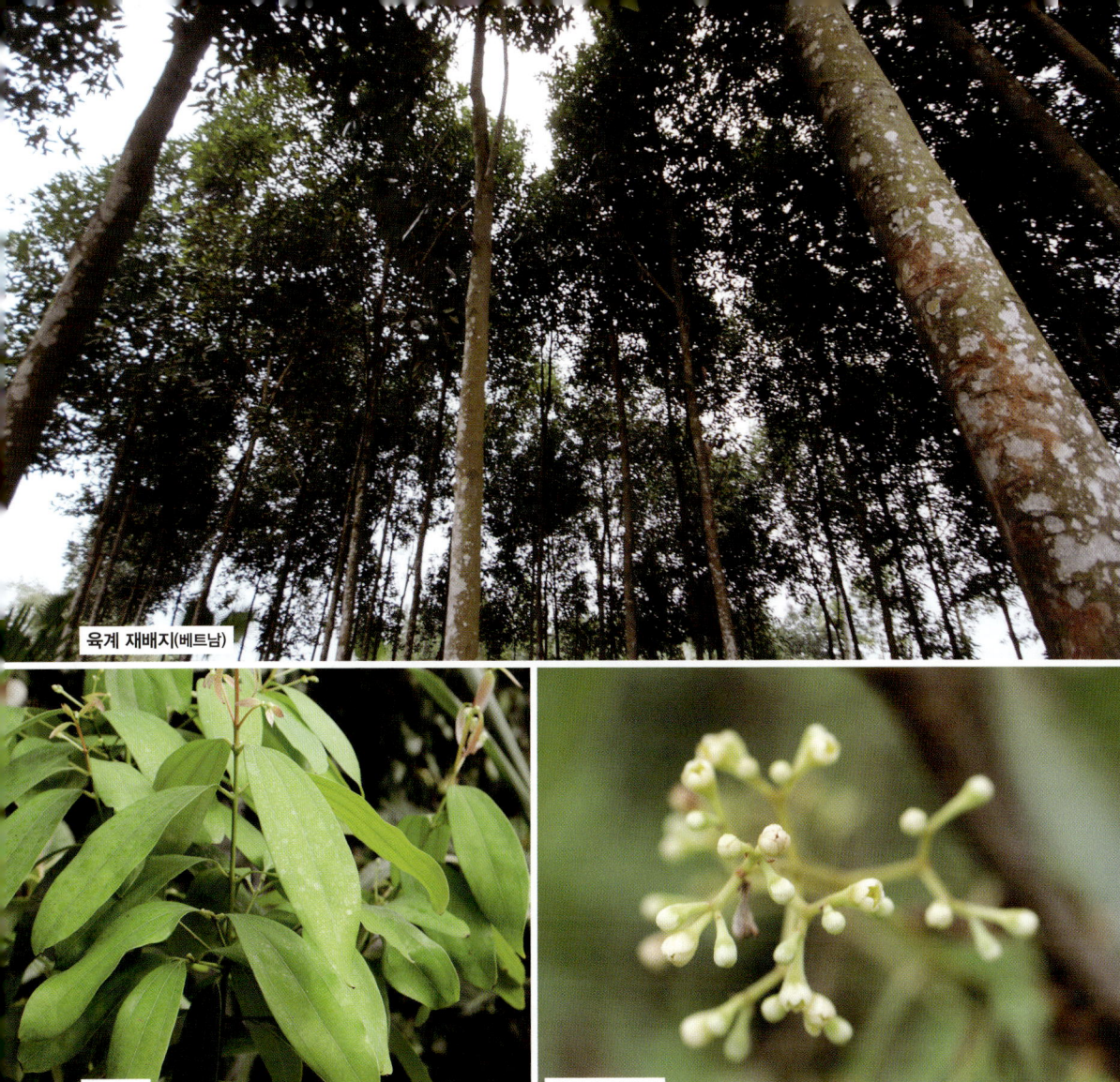

육계 재배지(베트남)

육계 잎

육계 꽃봉오리

- **한방 작용부위(귀경, 歸經)** : 육계는 주로 신장, 비장, 심장, 간장 질환에 영향을 미친다.
- **한방 효능** : 화를 보하여 양기(陽氣)를 돕는다(補火助陽 보화조양). 지나치게 떠오른 신화(腎火)를 단전으로 끌어 내린다(引火歸元 인화귀원). 한사(寒邪)를 없애고 통증을 멎게 한다(散寒止痛 산한지통). 경락을 따뜻하고 잘 통하게 한다(溫通經脈 온통경맥).
- **약효 해설** : 양기 부족에 쓰인다. 허리, 무릎이 차고 아픈 증상을 치료한다. 가슴과 배가 차면서 아픈 증상을 낫게 한다. 정신이 아찔아찔하여 어지러운 증상에 유효하다. 눈 충

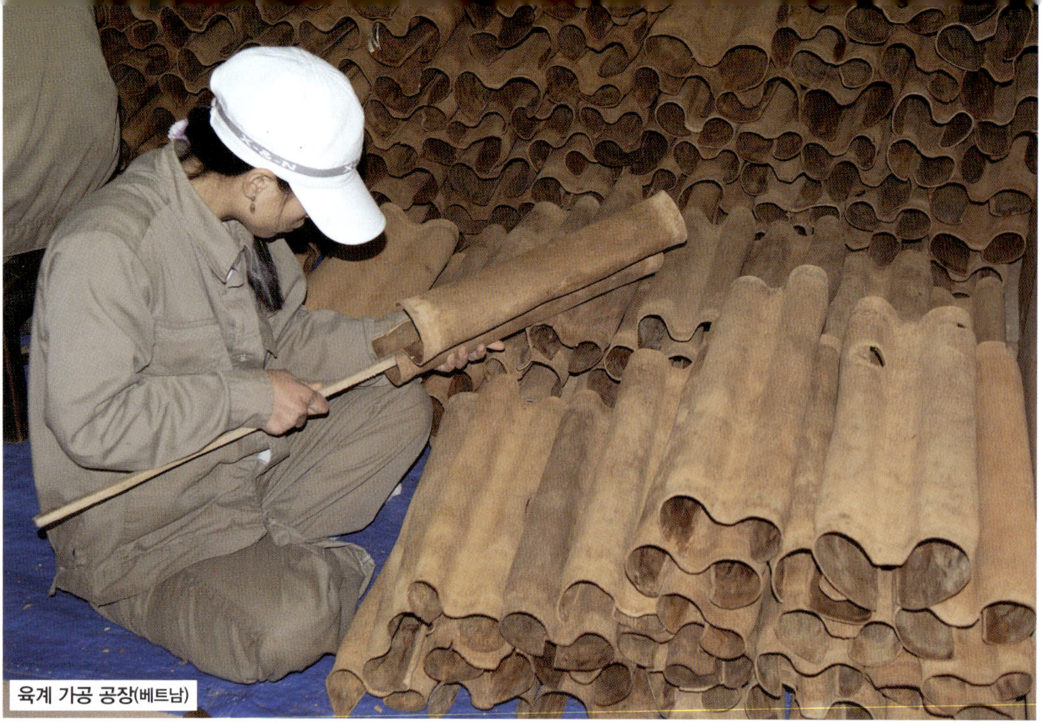

육계 가공 공장(베트남)

혈 제거에 효과가 있다.

북한에서의 효능

- **북한의 약재명** : 계피
- **효능** : 거한약으로서 비위를 덥혀주고 한사를 없애며 피를 잘 돌게 하고 아픔을 멈춘다.
- **주치** : 비위가 허한하여 입맛이 없고 소화가 잘 안되는데, 배가 차고 아픈데, 게우고 설사하는데, 관절아픔에 쓴다.

약용법 줄기껍질 1~5g을 물 800mL에 넣고 달여서 반으로 나누어 아침저녁으로 마신다.

주의사항 출혈 경향이 있는 사람 및 임신부는 사용을 삼간다.

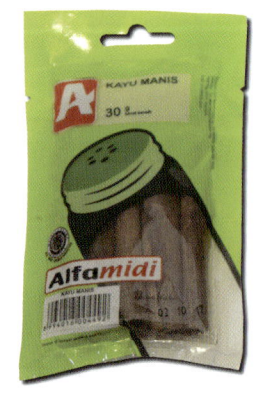
육계 제품(인도네시아)

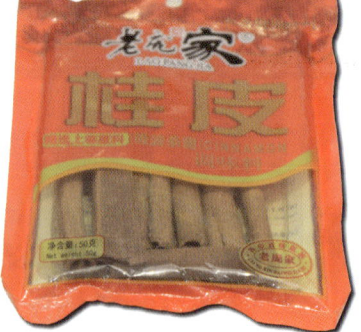
육계 제품(중국)

| KP(대한민국약전) 수재 약재 |

약재명
육두구

약초명 육두구

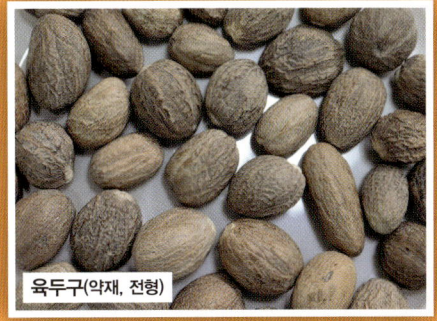
육두구(약재, 전형)

| 한자명 | 肉豆蔲　　| 약초명 및 학명 | 육두구(肉豆蔲) *Myristica fragrans* Houttuyn
| 과명 | 육두구과(Myristicaceae)　　| 약용부위 | 잘 익은 씨로서 씨껍질을 제거한 것

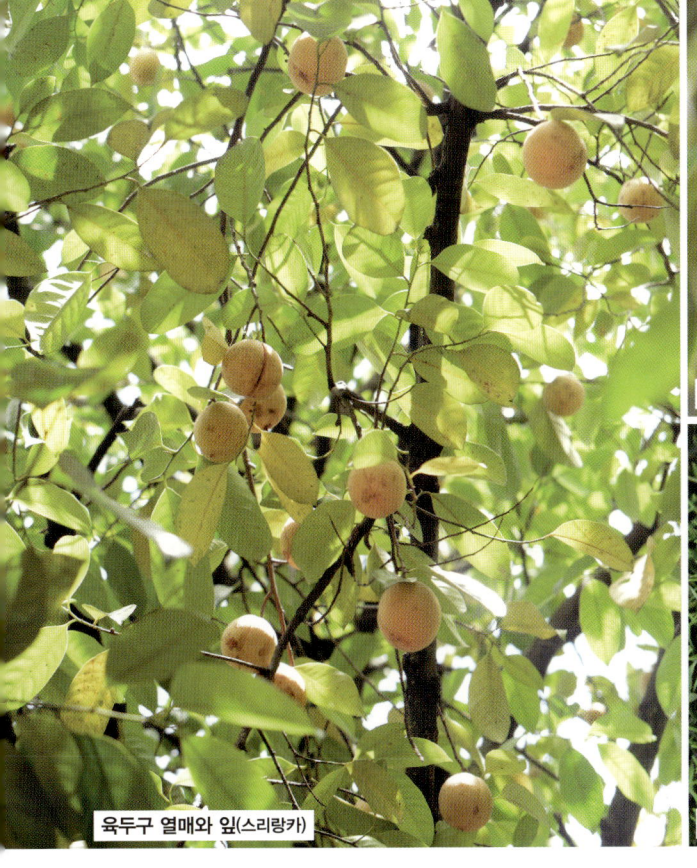
육두구 열매와 잎(스리랑카)

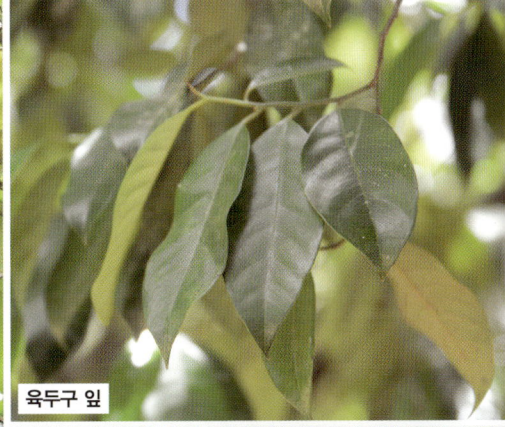
육두구 잎

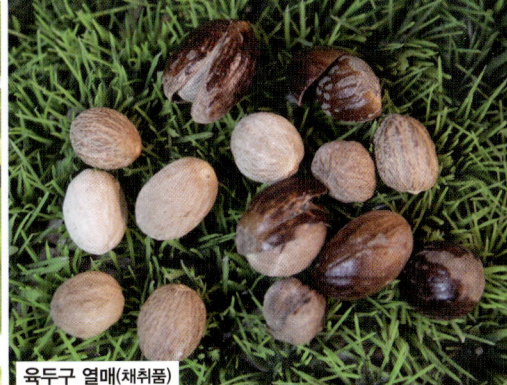
육두구 열매(채취품)

동의보감의 효능

- **약재의 조선시대 의서(醫書) 수재** : 육두구는 《동의보감》 탕액편의 풀부(部)와 《방약합편》의 방초(芳草, 향기가 좋은 풀)편에 수재되어 있다.
- **《동의보감》 탕액편의 효능** : 육두구(肉豆蔻, 육두구 씨)의 성질은 따뜻하며[溫] 맛은 맵고[辛](쓰다[苦]고도 한다) 독이 없다. 중초를 고르게 하고 기운을 내리며 설사와 이질을 멈추게 한다. 식욕을 돋게 하고 소화가 잘되게 한다. 소아가 젖을 토하는 것을 낫게 한다.
- **《동의보감》 탕액편의 원문**

  육두구(肉豆蔻) : 性溫 味辛[一云苦] 無毒. 調中下氣 止瀉痢. 開胃消食. 亦治小兒吐乳.

식약처 공인(公認) 약초

- **약초·약재의 식약처 공정서 수재** : 육두구는 식품의약품안전처의 의약품 공정서인 《대한민국약전(KP)》에 수재되어 있다.
- **약재의 분류** : 식물성 약재
- **약재의 라틴어 생약명** : Myristicae Semen
- **약재의 이명 또는 영명** : Nutmeg
- **약재의 기원** : 이 약(육두구)은 육두구(肉豆蔻) *Myristica fragrans* Houttuyn(육두구과 Myristicaceae)의 잘 익은 씨로서 씨껍질을 제거한 것이다.
- **약재 저장법** : 밀폐용기(고형의 이물이 들어가는 것을 방지하고 내용의약품이 손실되지 않도록 보호할 수 있는 용기)

허준, 《원본 동의보감》, 731쪽, 남산당(2014)

기원식물의 해설

- 육두구 씨를 둘러싸고 있는 가종피(假種皮, 씨 표면을 덮고 있는 특수한 부속물) 말린 것을 메이스(mace)라고 한다. 이 메이스는 육두구 씨(nutmeg)와 함께 향신료로도 사용한다.
- 식약처 공정서에서 두구(豆蔻)가 들어간 약재명은 백두구(白豆蔻) *Amomum kravanh* Pierre ex Gagnep., 소두구(小豆蔻) *Elettaria cardamomum* Maton, 육두구(肉豆蔻) *Myristica fragrans* Houttuyn, 초두구(草豆蔻) *Alpinia katsumadai* Hayata의 4종이 있다. 《대만중약전》에는 백두구를 '두구(豆蔻)'로 기재하고 있다.

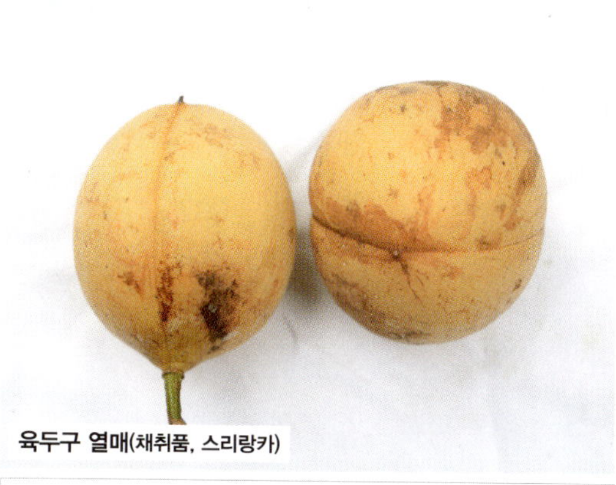

육두구 열매(채취품, 스리랑카)

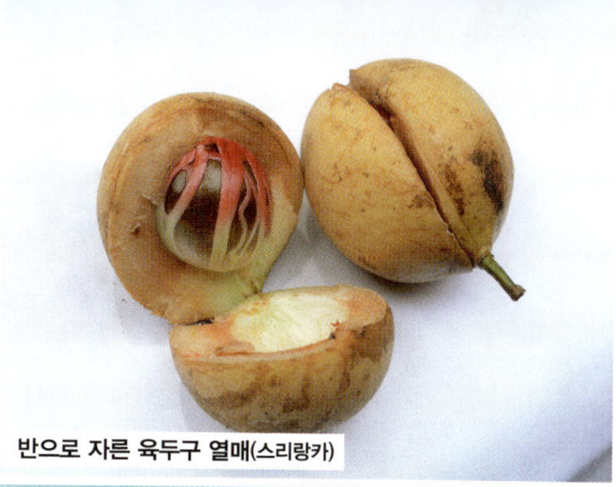

반으로 자른 육두구 열매(스리랑카)

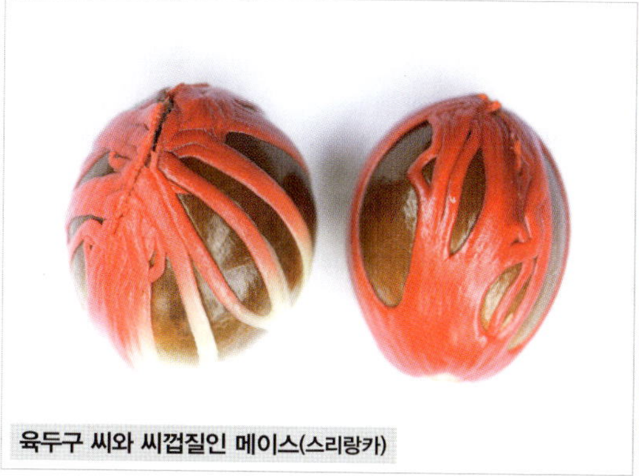

육두구 씨와 씨껍질인 메이스(스리랑카)

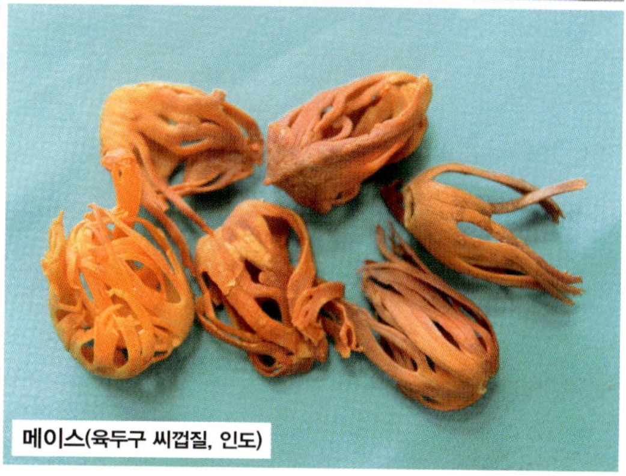

메이스(육두구 씨껍질, 인도)

약재의 효능

- **한방 효능군 분류 :** 수삽약(收澁藥, 수렴시키는 약)-지사약(止瀉藥, 설사를 멈추는 약)
- **한방 약미(藥味)와 약성(藥性) :**
  - **한방 약미** – 맛은 맵다.

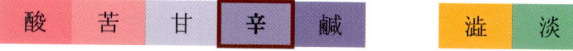

酸	苦	甘	**辛**	鹹		澁	淡

  - **한방 약성** – 성질은 따뜻하다.

大寒	寒	微寒	涼	平	微溫	**溫**	熱	大熱

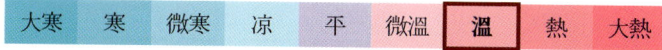

- **한방 작용부위(귀경, 歸經) :** 육두구는 주로 비장, 위장, 대장 질환에 영향을 미친다.
- **한방 효능 :** 배 속을 따뜻하게 하고 기운이 잘 통하게 한다(溫中行氣 온중행기). 장을 튼튼히 하여 설사를 멎게 한다(澁腸止瀉 삽장지사).
- **약효 해설 :** 식욕부진, 복부팽만에 효과가 있다. 소화를 촉진시키고 장을 튼튼하게 한다. 설사가 오랫동안 멈추지 않는 증상을 치료한다. 장내가스를 배출하며 건위(健胃) 작용이 있다.

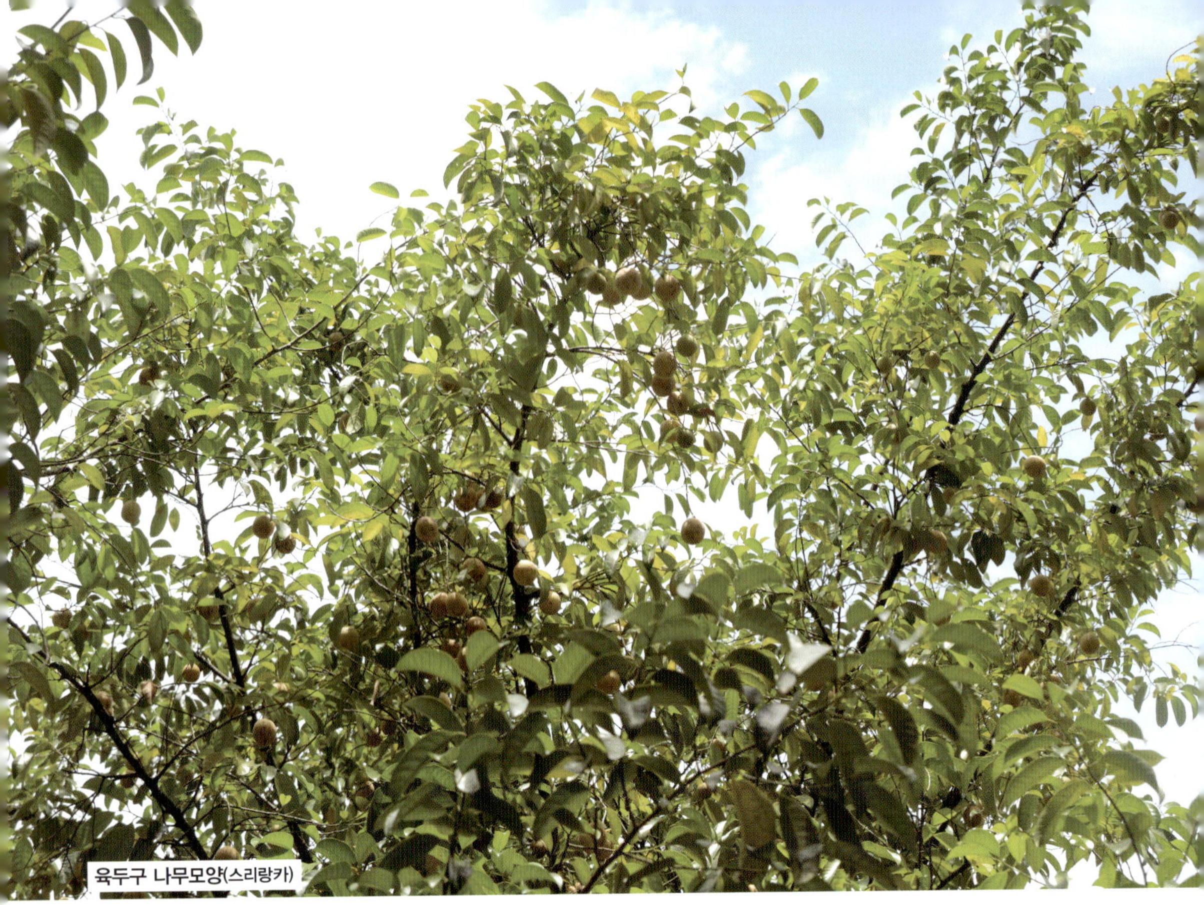

육두구 나무모양(스리랑카)

북한에서의 효능

- **북한의 약재명** : 육두구씨
- **효능** : 비위를 덥혀주고 입맛을 돋구며 소화가 잘되게 하고 설사와 게우기(구토)를 멈춘다.
- **주치** : 비위허한증, 설사, 게우기(구토), 입맛없기에 쓴다.

약용법 씨 3~10g을 물 800mL에 넣고 달여서 반으로 나누어 아침저녁으로 마신다.

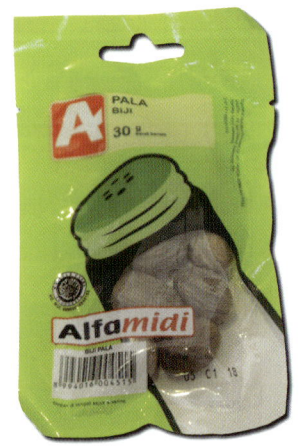

육두구 제품(인도네시아)

| KHP[대한민국약전외한약(생약)규격집] 수재 약재 |

약재명: 육종용

약초명: 육종용

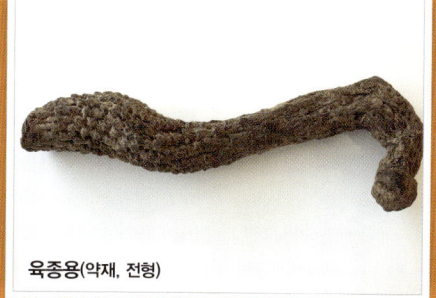
육종용(약재, 전형)

| 한자명 | 肉蓗蓉 | 약초명 및 학명 | 육종용(肉蓗蓉) *Cistanche deserticola* Y. C. Ma
| 과명 | 열당과(Orobanchaceae) | 약용부위 | 육질경(肉質莖)

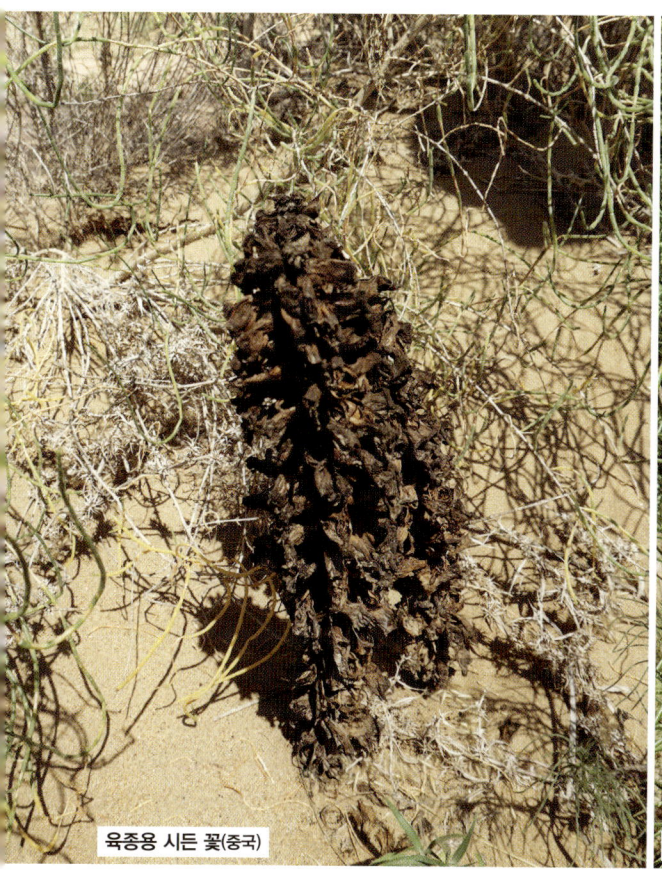
육종용 시든 꽃(중국)

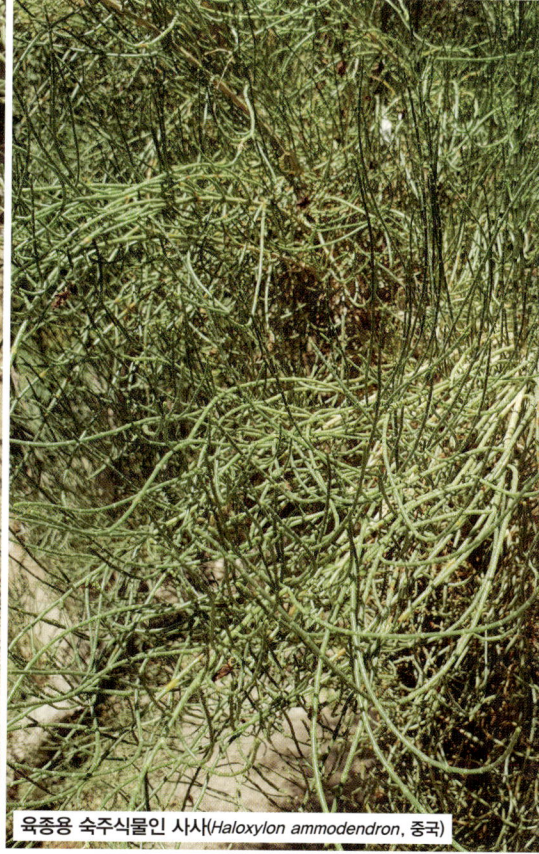
육종용 숙주식물인 사사(*Haloxylon ammodendron*, 중국)

동의보감의 효능

- **약재의 조선시대 의서(醫書) 수재** : 육종용은 《동의보감》 탕액편의 풀부(部)와 《방약합편》의 산초(山草)편에 수재되어 있다.
- **《동의보감》 탕액편의 효능** : 육종용(肉蓯蓉, 육종용 육질경)의 성질은 약간 따뜻하며[微溫] 맛이 달고[甘] 시며[酸] 짜고[鹹] 독이 없다. 오로칠상(五勞七傷)을 치료한다. 음경 속이 추웠다 더웠다 하면서 아픈 것을 없앤다. 양기를 세게 하고 정기를 더해서 아이를 많이 낳게 한다. 남성의 양기가 끊어져서 발기가 안 되는 것과 여성의 음기가 끊어져서 아이를 낳지 못하는 것을 치료한다. 오장(五藏)을 적시고 살찌게 하며 허리와 무릎을 따뜻하게 한다. 남성의 몽설(夢泄)과 유정(遺精), 요혈(尿血), 유뇨(遺尿), 자궁에서 분비물이 나오는 것, 음부가 아픈 데 쓴다.
- **《동의보감》 탕액편의 원문**

  육종용(肉蓯蓉) : 性微溫 味甘酸鹹 無毒. 主五勞七傷. 除莖中寒熱痛 強陰益精氣 令多子. 治男絕陽不興 女絕陰不産. 潤五藏 長肌肉 煖腰膝. 男子泄精尿血遺瀝 女子帶下陰痛.

  허준, 《원본 동의보감》, 724쪽, 남산당(2014)

식약처 공인(公認) 약초

- **약초·약재의 식약처 공정서 수재** : 육종용은 식품의약품안전처의 의약품 공정서인 《대한민국약전외한약(생약)규격집(KHP)》에 수재되어 있다.
- **약재의 분류** : 식물성 약재
- **약재의 라틴어 생약명** : Cistanchis Herba
- **약재의 기원** : 이 약(육종용)은 육종용(肉蓯蓉) *Cistanche deserticola* Y. C. Ma 또는 기타 동속 근연식물(열당과 Orobanchaceae)의 육질경(肉質莖)이다.
- **약재 저장법** : 밀폐용기(고형의 이물이 들어가는 것을 방지하고 내용의약품이 손실되지 않도록 보호할 수 있는 용기)

기원식물의 해설

공정서에 실려 있는 열당과(Orobanchaceae) 약재는 열당(列當)과 육종용(肉蓯蓉)의 두 개다. 육종용은 약용부위가 땅밑의 육질경(肉質莖)이지만 열당은 전초(全草) 부위를 쓴다. '열당인 초종용의 전초는 민간요법에서 일부 응용되어지고 있는 형편이

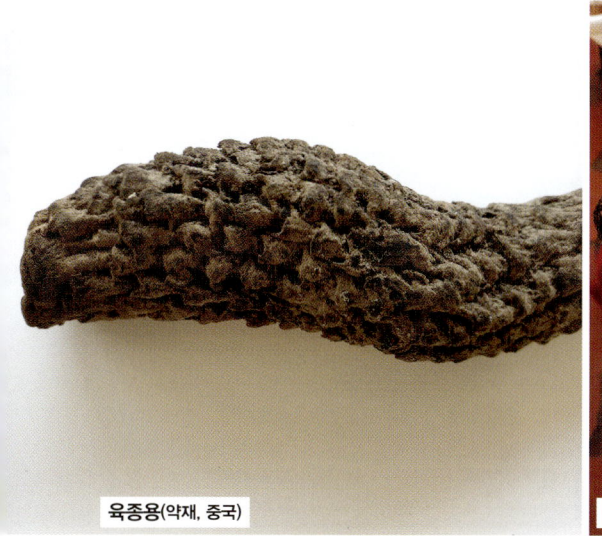
육종용(약재, 중국)

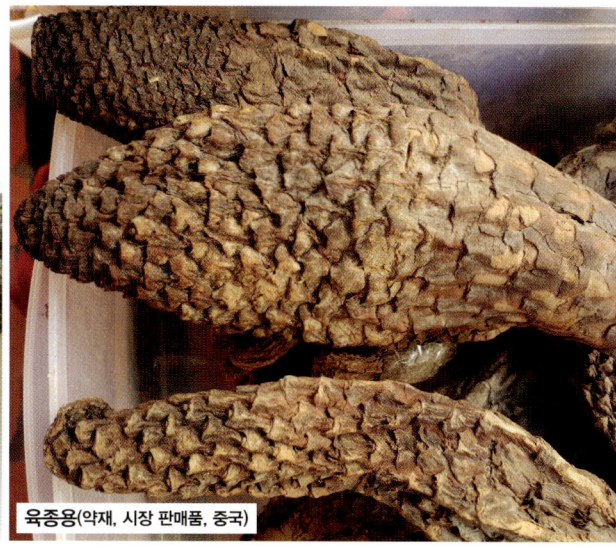
육종용(약재, 시장 판매품, 중국)

나, 그 효능은 우리나라에서 산출되지 않는 육종용과 유사하다는 점에서 대체약재로서의 충분한 가치를 가지고 있다고 볼 수 있다'고 주영승 교수(우석대 한의대)는 설명한다.

약재의 효능

- **한방 효능군 분류** : 보익약(補益藥, 보약)-보양약(補陽藥, 양기를 보하는 약)
- **한방 약미(藥味)와 약성(藥性)** :
  - **한방 약미** – 맛은 달고 짜다.

    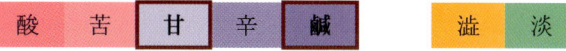

  - **한방 약성** – 성질은 따뜻하다.

    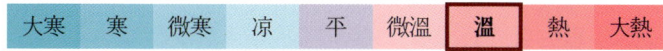

- **한방 작용부위(귀경, 歸經)** : 육종용은 주로 신장, 대장 질환에 영향을 미친다.
- **한방 효능** : 신(腎)의 양기(陽氣)를 보한다(補腎陽 보신양). 정(精)과 혈(血)을 보충한다(益精血 익정혈). 대변이 잘 나오게 한다(潤腸通便 윤장통변).
- **약효 해설** : 남성의 양기 부족 그리고 무의식중에 정액이 나오는 증상을 치료한다. 여성의 불임증과 자궁에서 분비물이 나오는 증상에 사용한다. 근골(筋骨)에 힘이 없는 증상에 유효하다. 대장의 진액이 줄어들어 대변이 굳어지는 증상을 낫게 한다.

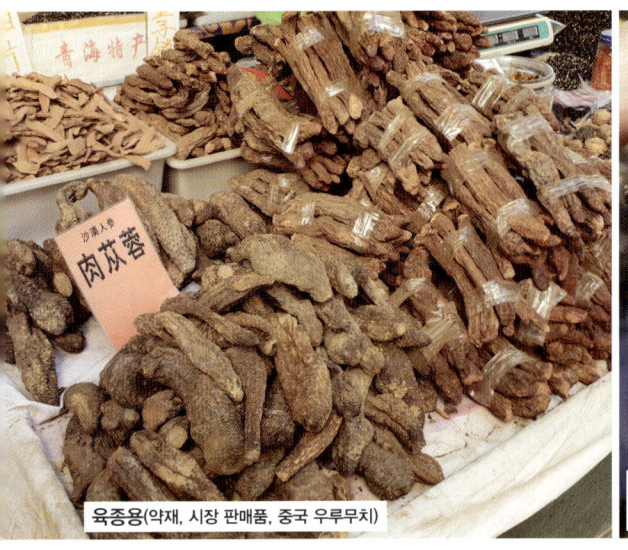
육종용(약재, 시장 판매품, 중국 우루무치).

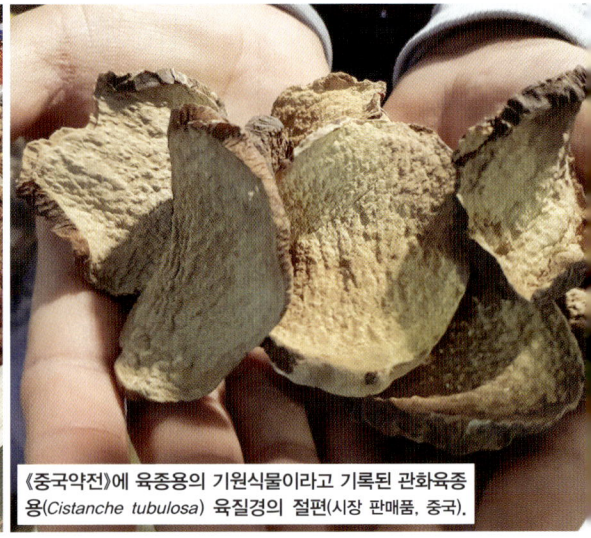
《중국약전》에 육종용의 기원식물이라고 기록된 관화육종용(Cistanche tubulosa) 육질경의 절편(시장 판매품, 중국).

북한에서의 효능

- **북한의 약재명** : 육종용
- **약재의 기원** : 이 약은 육종용[*Cistanche salsa* (C. A. Mey.) Benth. et Hook.]의 비늘잎이 있는 살진 어린 줄기이다.
- **효능** : 보양약으로서 신양을 보하고 피를 보하며 정을 보하고 대변을 잘 누게 한다.
- **주치** : 신양허로 허리와 무릎이 시리고 아픈데, 유정, 양위증, 불임증, 골연화증에 쓴다.

약용법 육종용 10~15g을 물 800mL에 넣고 달여서 반으로 나누어 아침저녁으로 마시거나 또는 가루나 환(丸)으로 만들어 복용한다. 술로 담가 마셔도 좋다.

주의사항 설사할 경우에는 쓰지 않는다.

| KP(대한민국약전) 수재 약재 |

약재명

익모초

약초명 익모초

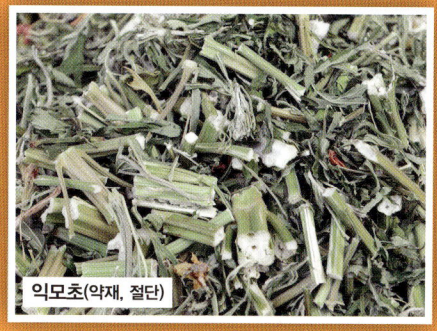
익모초(약재, 절단)

| 한자명 | 益母草　　| 약초명 및 학명 | 익모초 *Leonurus japonicus* Houttuyn
| 과명 | 꿀풀과(Labiatae)　　| 약용부위 | 지상부로서 꽃이 피기 전 또는 꽃이 필 때 채취한 것

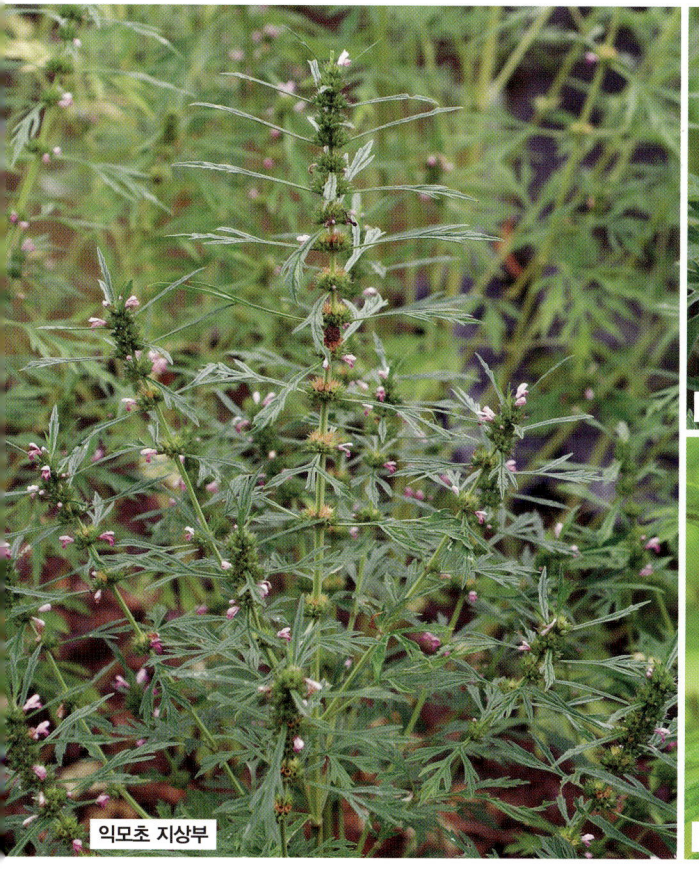
익모초 지상부

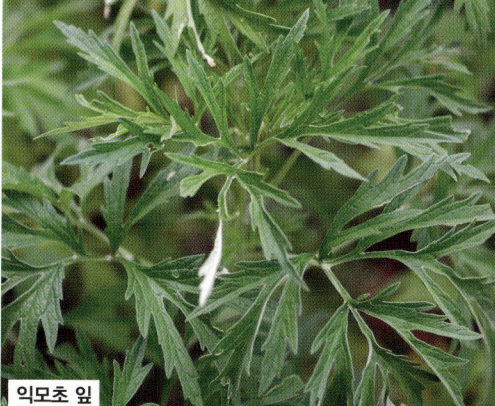
익모초 잎

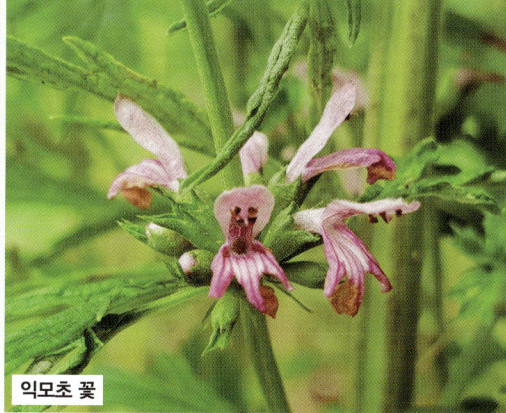
익모초 꽃

동의보감의 효능

- **약재의 조선시대 의서(醫書) 수재** : 익모초는 《동의보감》 탕액편의 풀부(部)와 《방약합편》의 습초(濕草)편에 수재되어 있다.
- **《동의보감》 탕액편의 효능** : 충위경엽(茺蔚莖葉, 익모초 줄기와 잎)은 출산 전후의 여러 병을 잘 치료하여 익모(益母)라 한다. 임신이 되게 하고 월경을 고르게 한다. 효과를 보지 않는 경우가 없기 때문에 부인의 선약(仙藥)이라고 한다[입문].
- **《동의보감》 탕액편의 원문**

    충위경엽(茺蔚莖葉) : 善救婦人胎前産後諸疾 故命名益母. 求嗣調經 無所不效 故曰婦人仙藥.[入門]

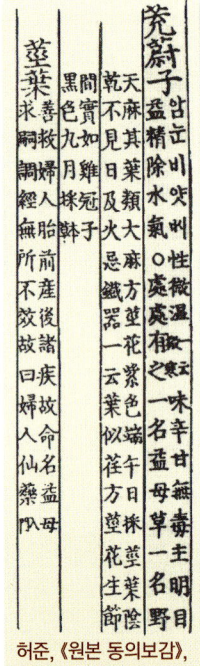

허준, 《원본 동의보감》, 721쪽, 남산당(2014)

식약처 공인(公認) 약초

- **약초·약재의 식약처 공정서 수재** : 익모초는 식품의약품안전처의 의약품 공정서인 《대한민국약전(KP)》에 수재되어 있다.
- **약재의 분류** : 식물성 약재
- **약재의 라틴어 생약명** : Leonuri Herba
- **약재의 이명 또는 영명** : Leonurus Herb
- **약재의 기원** : 이 약(익모초)은 익모초 *Leonurus japonicus* Houttuyn(꿀풀과 Labiatae)의 지상부로서 꽃이 피기 전 또는 꽃이 필 때 채취한 것이다.
- **약재 저장법** : 밀폐용기(고형의 이물이 들어가는 것을 방지하고 내용의약품이 손실되지 않도록 보호할 수 있는 용기)

약재의 효능

- **한방 효능군 분류** : 활혈거어약(活血祛瘀藥, 혈액순환을 촉진하고 어혈을 제거하는 약)
- **한방 약미(藥味)와 약성(藥性)** :
    + **한방 약미** – 맛은 쓰고 맵다.

      | 酸 | **苦** | 甘 | **辛** | 鹹 | 澁 | 淡 |

    + **한방 약성** – 성질은 약간 차다.

      | 大寒 | 寒 | **微寒** | 凉 | 平 | 微溫 | 溫 | 熱 | 大熱 |

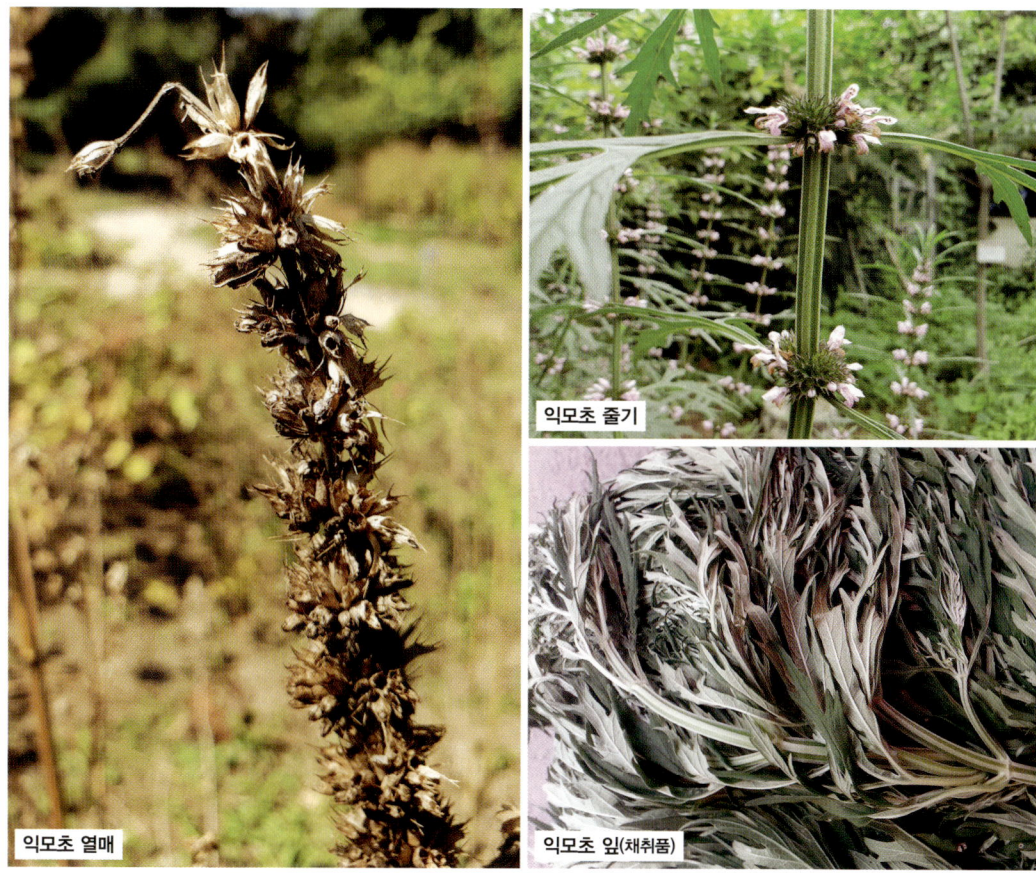

익모초 열매 / 익모초 줄기 / 익모초 잎(채취품)

- **한방 작용부위(귀경, 歸經)** : 익모초는 주로 간장, 심포(心包), 방광 질환에 영향을 미친다.
- **한방 효능** : 혈액순환을 촉진하고 월경을 순조롭게 한다(活血調經 활혈조경). 소변을 잘 나오게 하고 부종을 가라앉힌다(利尿消腫 이뇨소종). 열독(熱毒)을 해소한다(淸熱解毒 청열해독).
- **약효 해설** : 월경불순, 어혈복통에 유효하다. 소변이 잘 나오지 않거나 몸이 붓는 증상에 사용한다. 혈뇨(血尿)를 치료한다.

북한에서의 효능

- **북한의 약재명** : 익모초
- **효능** : 행혈약으로서 피순환을 돕고 어혈을 없애며 월경을 고르게 하고 독을 푼다.

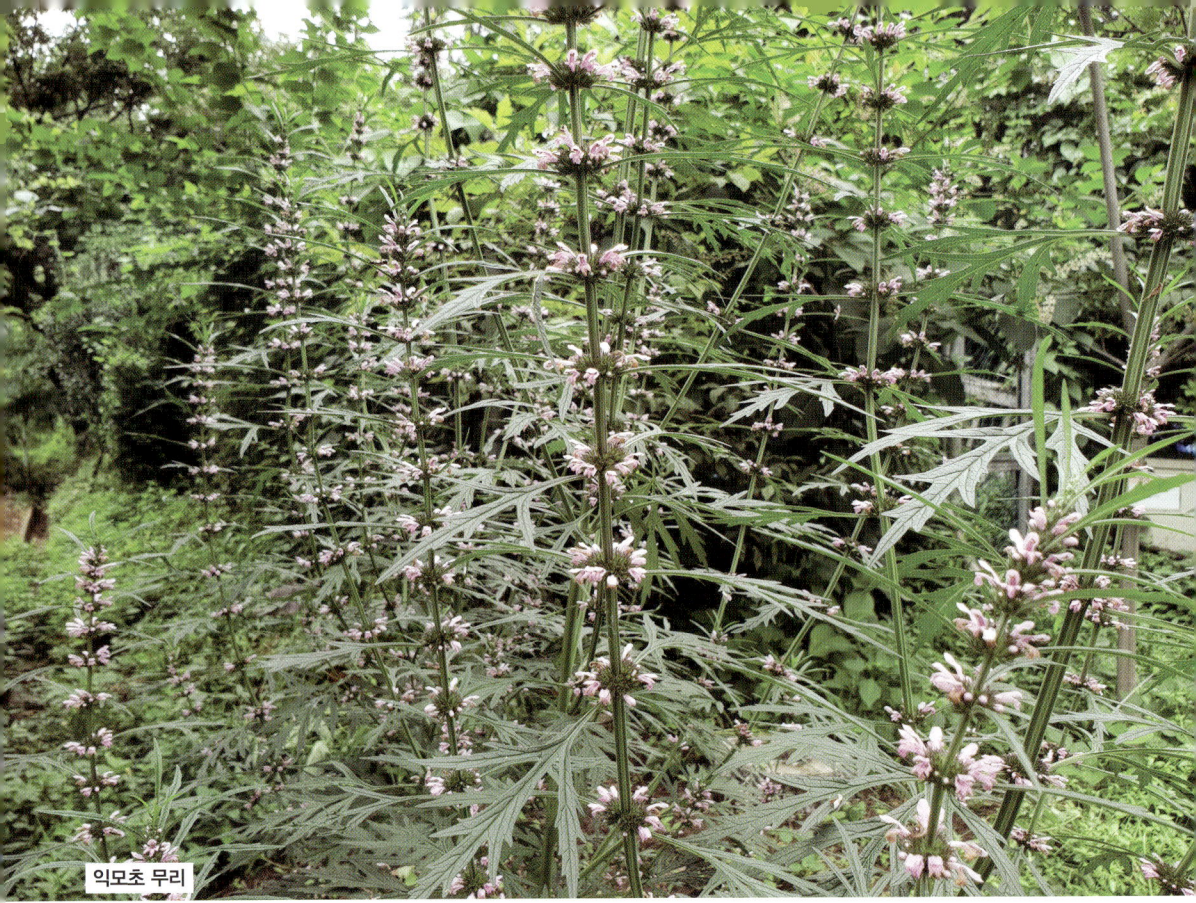

익모초 무리

- **주치** : 월경이 고르지 않은데, 월경과다, 산후 배아픔, 자궁출혈, 난산, 고혈압, 심장신경증에 쓴다.

약용법 지상부 9~30g을 물 800mL에 넣고 달여서 반으로 나누어 아침저녁으로 마신다.

주의사항 임신부에게는 쓰지 않는다.

| KP(대한민국약전) 수재 약재 |

약재명
익지

약초명 익지

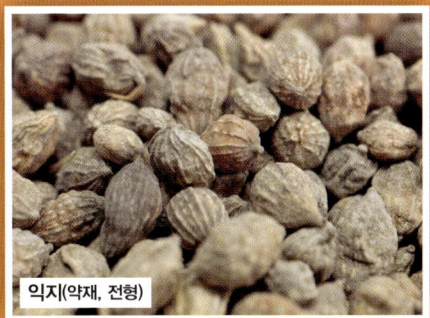
익지(약재, 전형)

| **한자명**| 益智　　| **약초명 및 학명**| 익지(益智) *Alpinia oxyphylla* Miquel
| **과명**| 생강과(Zingiberaceae)　　| **약용부위**| 열매

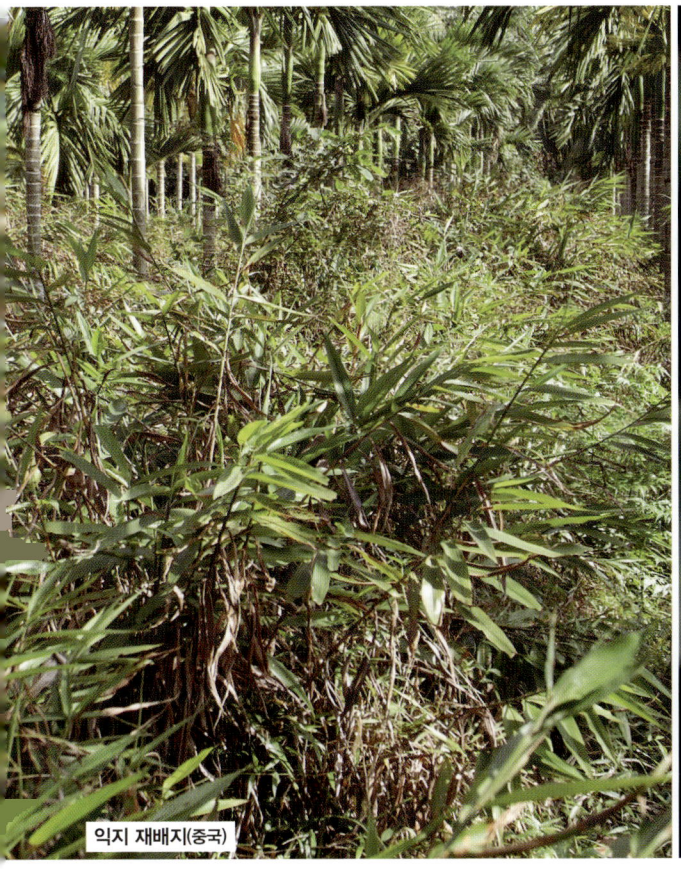
익지 재배지(중국)

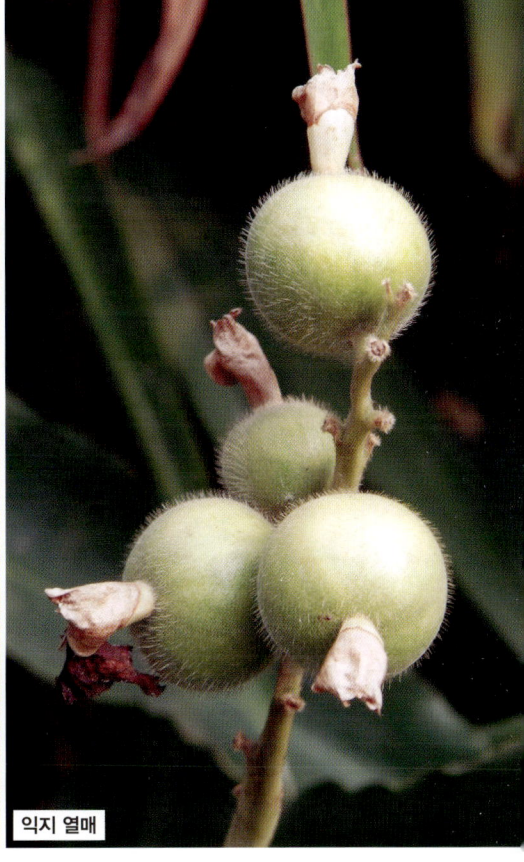
익지 열매

동의보감의 효능

- **약재의 조선시대 의서(醫書) 수재** : 익지는 《동의보감》 탕액편의 나무부(部)와 《방약합편》의 방초(芳草, 향기가 좋은 풀)편에 수재되어 있다.
- **《동의보감》 탕액편의 효능** : 익지자(益智子, 익지 열매)의 성질은 따뜻하며[溫] 맛은 맵고[辛] 독이 없다. 정[精]이 절로 새어 나가는 데 주로 쓴다. 소변을 줄이고 침을 흘리지 않게 한다. 기운을 돕고 정신을 안정시키며 모든 기를 고르게 한다.
- **《동의보감》 탕액편의 원문**

  익지자(益智子) : 性溫 味辛 無毒. 主遺精. 縮小便 攝涎唾 益氣安神 調諸氣.

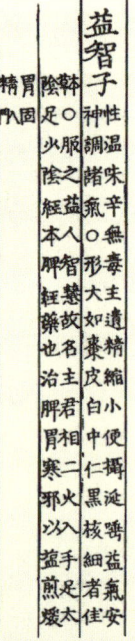

허준, 《원본 동의보감》, 746쪽, 남산당(2014)

식약처 공인(公認) 약초

- **약초·약재의 식약처 공정서 수재** : 익지는 식품의약품안전처의 의약품 공정서인 《대한민국약전(KP)》에 수재되어 있다.
- **약재의 분류** : 식물성 약재
- **약재의 라틴어 생약명** : Alpiniae Oxyphyllae Fructus
- **약재의 이명 또는 영명** : Bitter Cardamon
- **약재의 기원** : 이 약(익지)은 익지(益智) *Alpinia oxyphylla* Miquel(생강과 Zingiberaceae)의 열매이다.
- **약재 저장법** : 밀폐용기(고형의 이물이 들어가는 것을 방지하고 내용의약품이 손실되지 않도록 보호할 수 있는 용기)

약재의 효능

- **한방 효능군 분류** : 보익약(補益藥, 보약)-보양약(補陽藥, 양기를 보하는 약)
- **한방 약미(藥味)와 약성(藥性)** :
  + **한방 약미** – 맛은 맵다.

酸	苦	甘	**辛**	鹹	澁	淡

  + **한방 약성** – 성질은 따뜻하다.

大寒	寒	微寒	凉	平	微溫	**溫**	熱	大熱

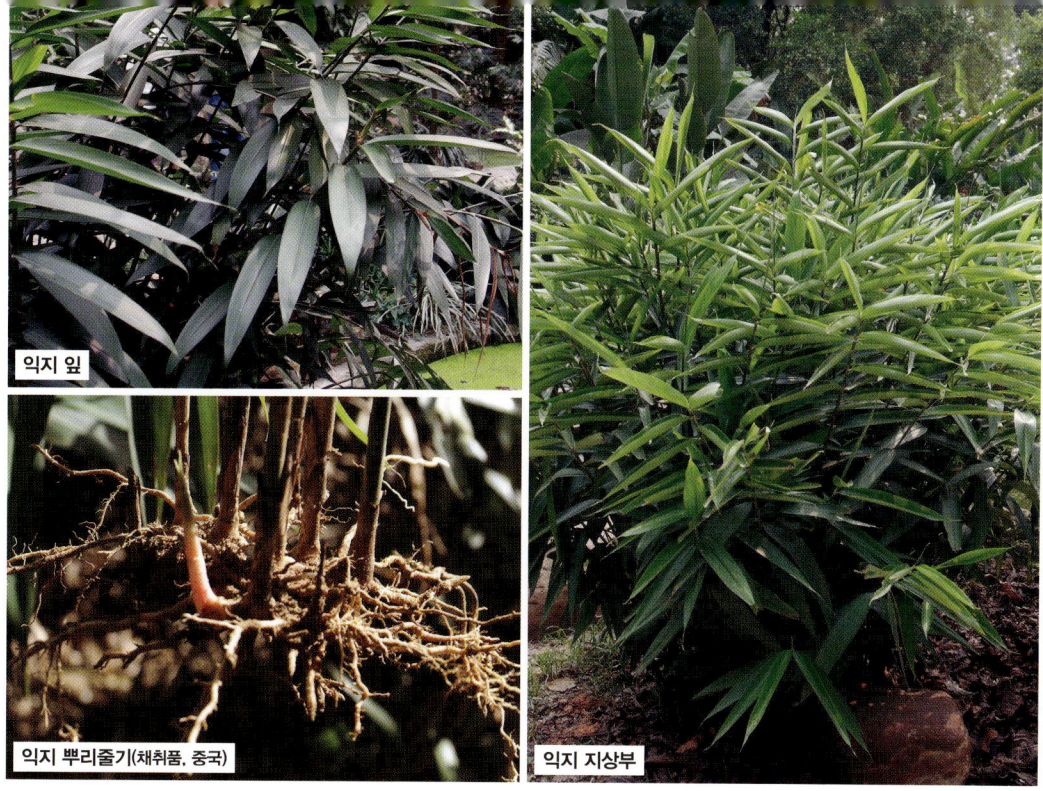

익지 잎
익지 뿌리줄기(채취품, 중국)
익지 지상부

- **한방 작용부위(귀경, 歸經)** : 익지는 주로 비장, 신장 질환에 영향을 미친다.
- **한방 효능** : 신(腎)을 따뜻하게 하고 정액이 새어 나가지 않게 하며 소변량을 줄인다(暖腎固精縮尿 난신고정축뇨). 비(脾)를 따뜻하게 하여 설사를 멎게 하고 침 분비를 억제한다(溫脾止瀉攝唾 온비지사섭타).
- **약효 해설** : 몽정과 무의식중에 정액이 몸 밖으로 나오는 증상을 낫게 한다. 야간의 다뇨를 치료하고 소변 횟수를 줄인다. 기운을 돕고 정신을 안정시킨다. 침을 많이 흘리지 않게 한다. 건위(健胃), 항염증, 항종양의 약리작용이 있다.

북한에서의 효능

- **북한의 약재명** : 익지열매
- **약재의 이명** : 익지인
- **효능** : 보양약으로서 신과 비를 덥혀주고 보하며 오줌을 줄인다.
- **주치** : 오줌잦기, 백탁, 유정, 유뇨증, 비위허한증, 건망증에 쓴다.

약용법 열매 3~10g을 물 800mL에 넣고 달여서 반으로 나누어 아침저녁으로 마신다.

| KHP[대한민국약전외한약(생약)규격집] 수재 약재 |

약재명
자단향

약초명 자단

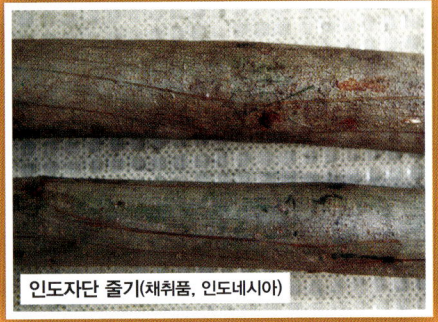
인도자단 줄기(채취품, 인도네시아)

| 한자명 | 紫檀香 | 약초명 및 학명 | 자단(紫檀) *Pterocarpus santalinus* Linné
| 과명 | 콩과(Leguminosae) | 약용부위 | 나무줄기의 심재

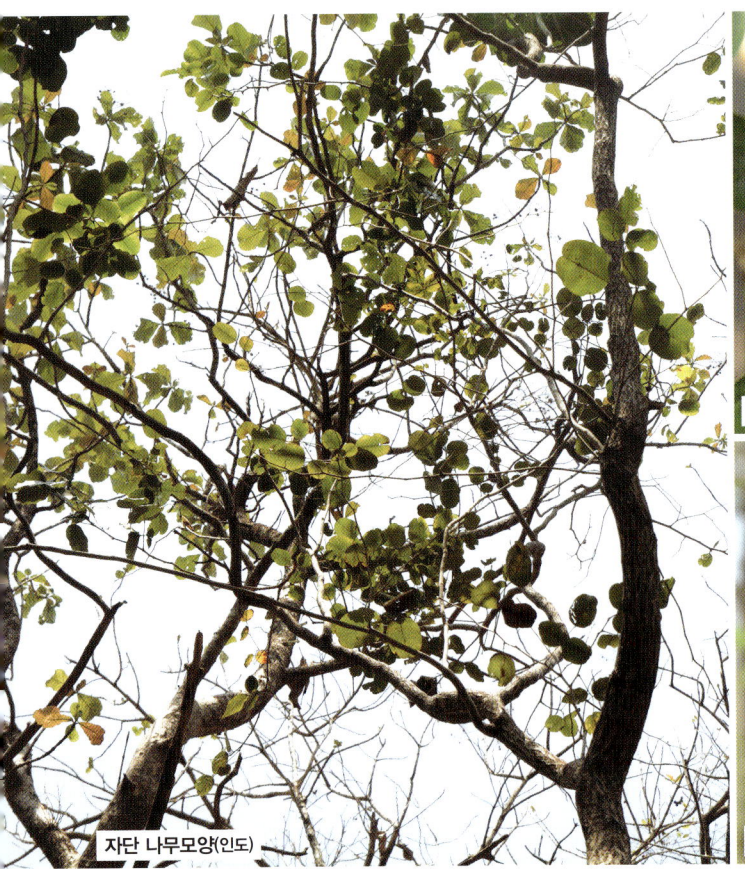
자단 나무모양(인도)

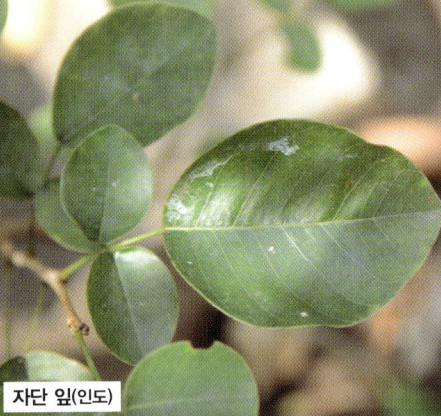
자단 잎(인도)

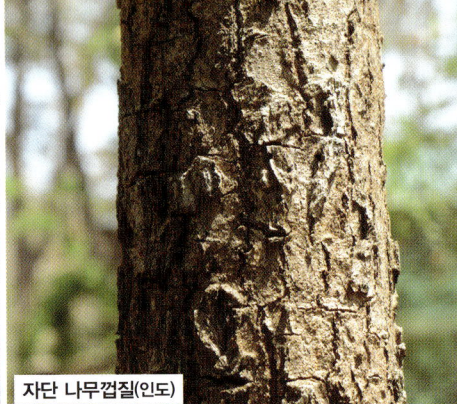
자단 나무껍질(인도)

동의보감의 효능

- **약재의 조선시대 의서(醫書) 수재** : 자단향은 《동의보감》 탕액편의 나무 부(部)에 수재되어 있다.
- **《동의보감》 탕액편의 효능** : 자단향(紫檀香, 자단 줄기의 심재)의 성질은 따뜻하며[溫] 맛은 맵고[辛] 독이 없다. 악독(惡毒), 풍독(風毒), 음식이 체하여 구토하고 설사하는 것, 명치 아래가 아픈 것, 중악(中惡, 중풍의 일종), 헛것에 들린 것을 낫게 한다. 일명 자진단(紫眞檀)이라고도 한다[본초].
- **《동의보감》 탕액편의 원문**

    자단향(紫檀香) : 性溫 味辛 無毒. 主惡毒 風毒 霍亂 心腹痛 中惡 鬼氣. 一名紫眞檀.[本草]

식약처 공인(公認) 약초

- **약초·약재의 식약처 공정서 수재** : 자단향은 식품의약품안전처의 의약품 공정서인 《대한민국약전외한약(생약)규격집(KHP)》에 수재되어 있다.
- **약재의 분류** : 식물성 약재
- **약재의 라틴어 생약명** : Santalini Lignum Rubrum
- **약재의 이명 또는 영명** : 자단(紫檀)
- **약재의 기원** : 이 약(자단향)은 자단(紫檀) *Pterocarpus santalinus* Linné(콩과 Leguminosae)의

허준, 《원본 동의보감》, 742쪽, 남산당(2014)

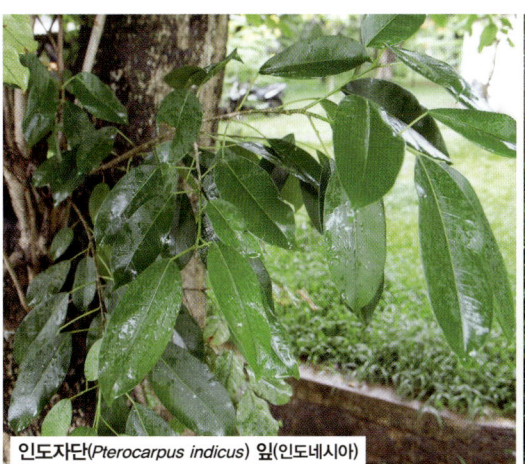

인도자단(*Pterocarpus indicus*) 잎(인도네시아)

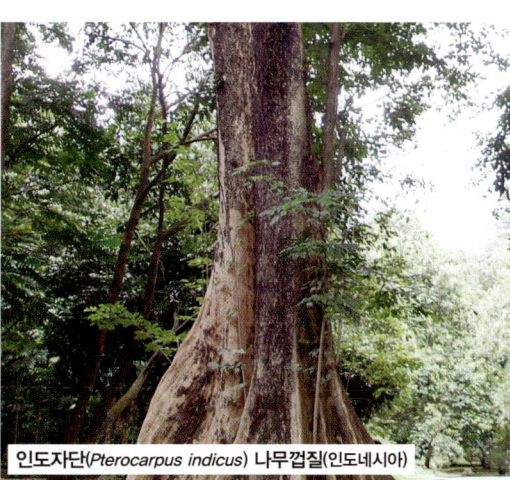

인도자단(*Pterocarpus indicus*) 나무껍질(인도네시아)

나무줄기의 심재이다.
- **약재 저장법** : 밀폐용기(고형의 이물이 들어가는 것을 방지하고 내용의약품이 손실되지 않도록 보호할 수 있는 용기)

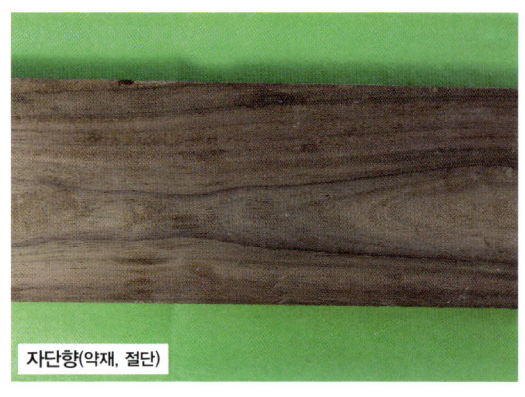

자단향(약재, 절단)

기원식물의 해설 이 책에 수록한 자단(*Pterocarpus santalinus* Linné)의 사진은 인도에서 촬영했다. 자단의 식물 사진으로서는 아마 우리나라에 처음 소개하는 사진으로 여겨진다. 우리나라에서 발행된 여러 식물도감에는 자단 대신 인도자단(*Pterocarpus indicus* Willd.)의 사진이 실려 있다. 자단 식물은 동남아시아에서 찾기가 어려워 필자도 그동안 인도네시아에서 촬영한 인도자단의 사진을 도감에 대신 활용했다.

약재의 효능

- **한방 약미(藥味)와 약성(藥性)** :
  + **한방 약미** – 맛은 짜다.

  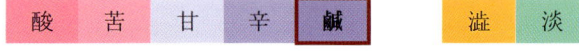

  + **한방 약성** – 성질은 보통이다.

  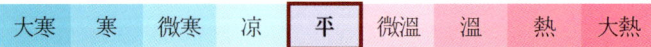

- **한방 작용부위(귀경, 歸經)** : 자단향은 주로 간장 질환에 영향을 미친다.
- **한방 효능** : 어혈을 제거하고 경맥을 통해 운행되는 정기인 영기(營氣)가 부족하거나 한쪽으로 몰린 것을 조화롭게 한다(祛瘀和營 거어화영). 출혈을 멎게 하고 통증을 안정시킨다(止血定痛 지혈정통). 독을 풀어주고 종기를 가라앉힌다(解毒消腫 해독소종).
- **약효 해설** : 두통, 심복통(心腹痛)에 사용한다. 소변이 시원스럽지 않고 방울 지어 떨어지며 아랫배가 아픈 증상을 낫게 한다. 지혈하며 통증을 가라앉히는 효능이 있다.

약용법 자단향 3~6g을 물 800mL에 넣고 달여서 반으로 나누어 아침저녁으로 마시거나 또는 가루나 환(丸)으로 만들어 복용한다. 외용할 때는 적당량을 가루 내어 환부에 붙인다.

| KHP[대한민국약전외한약(생약)규격집] 수재 약재 |

약재명
자소자

약초명 차즈기, 주름소엽

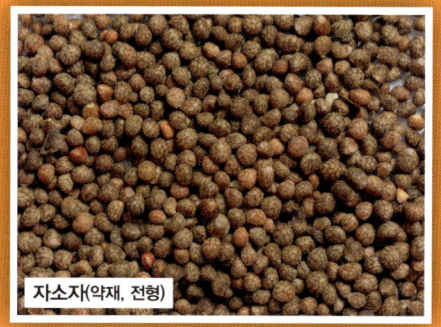
자소자(약재, 전형)

| 한자명 | 紫蘇子　　| 약초명 및 학명 | 차즈기 Perilla frutescens Britton var. acuta Kudo, 주름소엽 Perilla frutescens Britton var. crispa Decaisne　　| 과명 | 꿀풀과(Labiatae)　　| 약용부위 | 열매

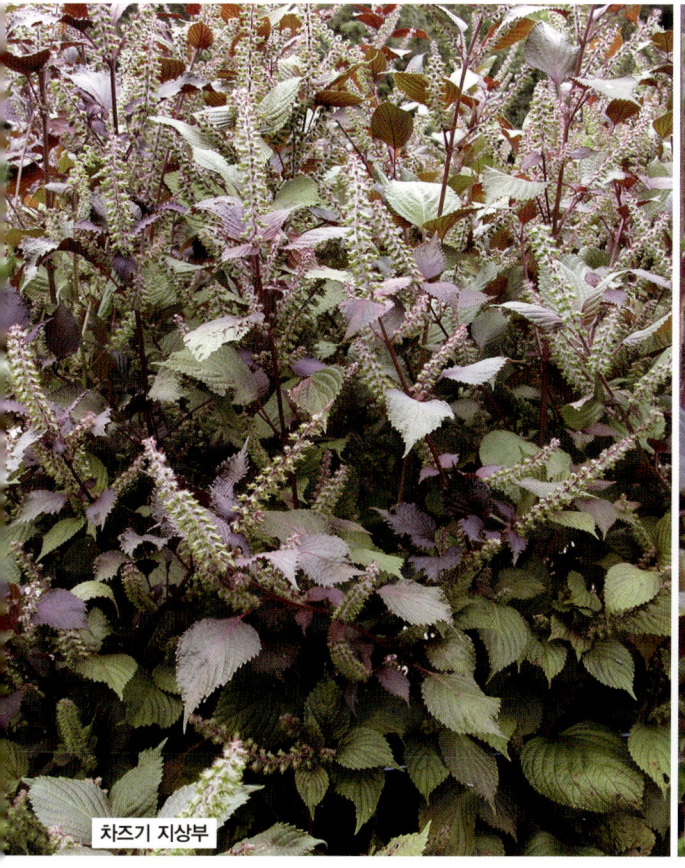
차즈기 지상부

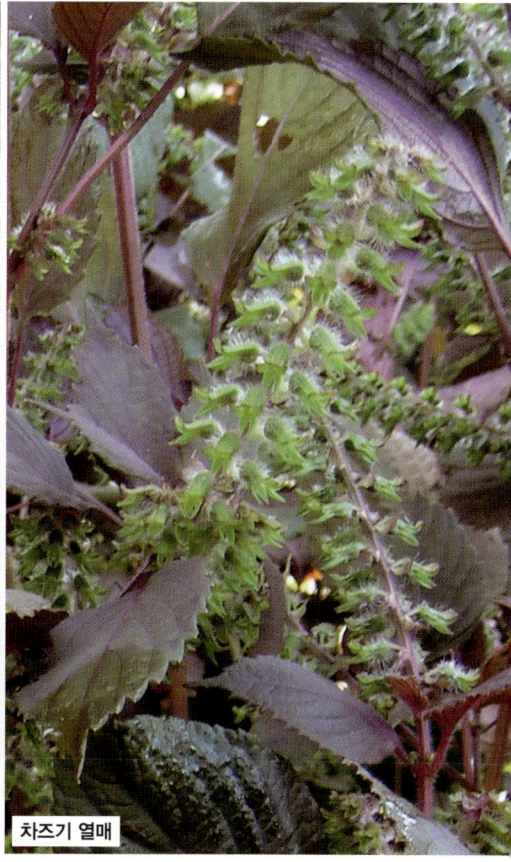
차즈기 열매

동의보감의 효능

- **약재의 조선시대 의서(醫書) 수재** : 자소자는 《동의보감》 탕액편의 채소부(部)와 《방약합편》의 방초(芳草, 향기가 좋은 풀)편에 수재되어 있다.
- **《동의보감》 탕액편의 효능** : 자소자(紫蘇子, 차즈기 열매)는 기운이 치밀어 오르는 것과 딸꾹질에 주로 쓴다. 중초를 조화롭게 하고 오장(五藏)을 보하며 기운을 내린다. 곽란(霍亂)과 음식을 먹은 뒤 토하는 것을 멎게 한다. 대소변을 잘 나오게 하고 기침을 멎게 한다. 심(心)과 폐(肺)를 적셔주고 담기(痰氣)를 삭인다. 폐기(肺氣)로 숨이 찬 것도 치료한다. 귤피와 함께 쓰는 것이 좋다. 약간 볶아서 쓴다[본초].
- **《동의보감》 탕액편의 원문**
  자소자(紫蘇子) : 主上氣咳逆. 調中 益五藏 下氣 止霍亂反胃 利大小便 止嗽 潤心肺 消痰氣. 又療肺氣喘急. 與橘皮相宜 微炒用.[本草]

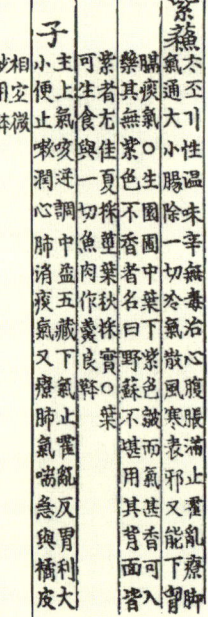

허준, 《원본 동의보감》, 717쪽, 남산당(2014)

식약처 공인(公認) 약초

- **약초·약재의 식약처 공정서 수재** : 자소자는 식품의약품안전처의 의약품 공정서인 《대한민국약전외한약(생약)규격집(KHP)》에 수재되어 있다.
- **약재의 분류** : 식물성 약재
- **약재의 라틴어 생약명** : Perillae Fructus
- **약재의 이명 또는 영명** : 소자(蘇子), Perilla fruit
- **약재의 기원** : 이 약(자소자)은 차즈기 *Perilla frutescens* Britton var. *acuta* Kudo 또는 주름소엽 *Perilla frutescens* Britton var. *crispa* Decaisne(꿀풀과 Labiatae)의 열매이다.
- **약재 저장법** : 밀폐용기(고형의 이물이 들어가는 것을 방지하고 내용의약품이 손실되지 않도록 보호할 수 있는 용기)

약재의 효능

- **한방 효능군 분류** : 화담지해평천약(化痰止咳平喘藥, 담음을 없애고 기침을 멈추며 천식을 안정시키는 약)-지해평천약(止咳平喘藥, 기침을 멈추고 천식을 안정시키는 약)

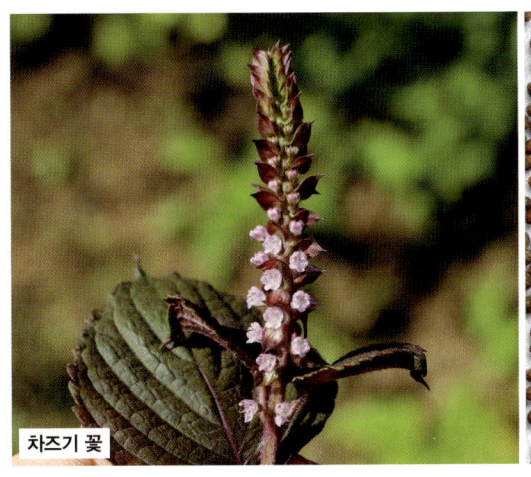
차즈기 꽃

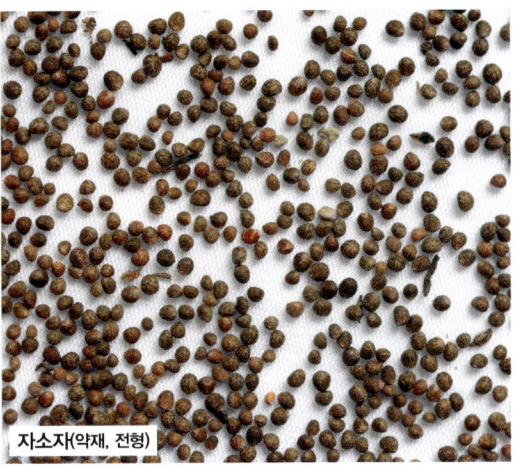
자소자(약재, 전형)

- **한방 약미(藥味)와 약성(藥性) :**
  - **한방 약미** – 맛은 맵다.

    | 酸 | 苦 | 甘 | **辛** | 鹹 | | 澁 | 淡 |

  - **한방 약성** – 성질은 따뜻하다.

    | 大寒 | 寒 | 微寒 | 凉 | 平 | 微溫 | **溫** | 熱 | 大熱 |

- **한방 작용부위(귀경, 歸經) :** 자소자는 주로 폐 질환에 영향을 미친다.
- **한방 효능 :** 치밀어 오른 기(氣)를 내리고 담(痰)을 녹인다(降氣化痰 강기화담). 기침과 천식을 멎게 한다(止咳平喘 지해평천). 대변이 잘 나오게 한다(潤腸通便 윤장통변).
- **약효 해설 :** 기침할 때 숨은 가쁘나 가래 끓는 소리가 없는 증상에 사용한다. 장(腸)의 진액이 부족하여 대변을 보기 어려운 증상을 치료한다.

북한에서의 효능

- **북한의 약재명 :** 차조기열매
- **약재의 이명 :** 자소자
- **효능 :** 진해평천약으로서 가래를 삭이고 기침을 멈추며 숨찬 증상을 낫게 한다.
- **주치 :** 가래가 있고 기침이 나며 숨이 가쁜데 쓴다.

약용법 열매 3~10g을 물 800mL에 넣고 달여서 반으로 나누어 아침저녁으로 마신다.

| KP(대한민국약전) 수재 약재 |

약재명
정향

약초명 정향

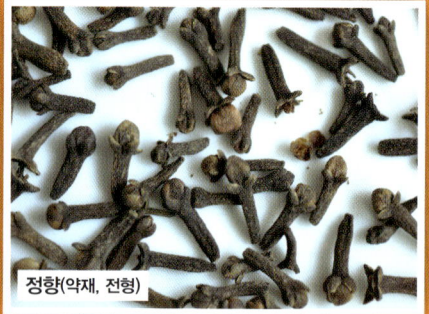

정향(약재, 전형)

| **한자명** | 丁香　　| **약초명 및 학명** | 정향(丁香) *Syzygium aromaticum* Merrill et Perry
| **과명** | 정향나무과(Myrtaceae)　　| **약용부위** | 꽃봉오리

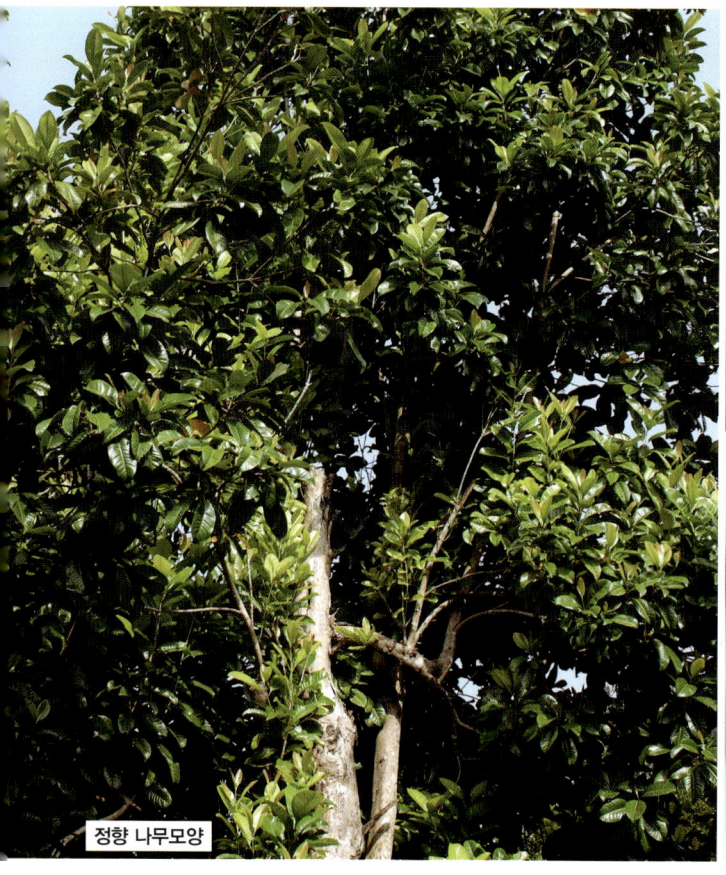

정향 나무모양

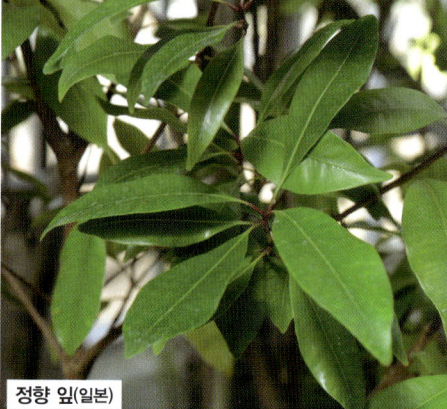

정향 잎(일본)

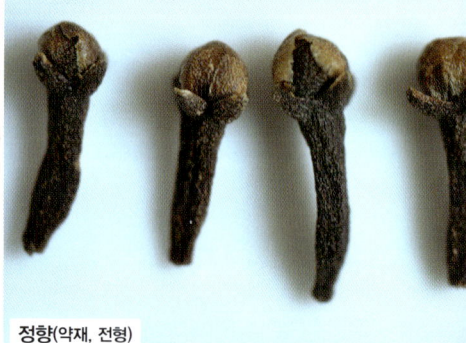

정향(약재, 전형)

동의보감의 효능

- **약재의 조선시대 의서(醫書) 수재** : 정향은 《동의보감》 탕액편의 나무부(部)와 《방약합편》의 향목(香木, 향나무)편에 수재되어 있다.
- **《동의보감》 탕액편의 효능** : 정향(丁香, 정향 꽃봉오리)의 성질은 따뜻하며[溫] 맛은 맵고[辛] 독이 없다. 비위(脾胃)를 따뜻하게 하고 음식이 체하여 구토하고 설사하는 것을 멎게 한다. 신기(腎氣), 분돈기(奔豚氣), 찬 기운으로 배가 아픈 것, 음낭이 아픈 것을 낫게 한다. 또한 성기능을 높이고 허리와 무릎을 따뜻하게 한다. 음식을 먹은 뒤 토하는 것을 낫게 한다. 술독을 없애며 풍독으로 부어오른 것을 삭인다. 잇몸이 곪아 썩는 병[齒㾴, 치감]을 낫게 하며 여러 가지 향기를 낸다.
- **《동의보감》 탕액편의 원문**

  정향(丁香) : 性溫 味辛 無毒. 溫脾胃 止霍亂 及腎氣 奔豚氣 冷氣 腹痛 陰痛. 壯陽 煖腰膝 療反胃 殺酒毒 消風毒諸腫 除齒㾴䘌 能發諸香.

허준, 《원본 동의보감》, 741쪽, 남산당(2014)

식약처 공인(公認) 약초

- **약초·약재의 식약처 공정서 수재** : 정향은 식품의약품안전처의 의약품 공정서인 《대한민국약전(KP)》에 수재되어 있다.
- **약재의 분류** : 식물성 약재
- **약재의 라틴어 생약명** : Syzygii Flos
- **약재의 이명 또는 영명** : 정자(丁子), Clove
- **약재의 기원** : 이 약(정향)은 정향(丁香) *Syzygium aromaticum* Merrill et Perry(정향나무과 Myrtaceae)의 꽃봉오리이다.
- **약재 저장법** : 밀폐용기(고형의 이물이 들어가는 것을 방지하고 내용의약품이 손실되지 않도록 보호할 수 있는 용기)

약재의 효능

- **한방 효능군 분류** : 온리약(溫裏藥, 속을 따뜻하게 하는 약)

- **한방 약미(藥味)와 약성(藥性) :**
  - **한방 약미** – 맛은 맵다.

    | 酸 | 苦 | 甘 | **辛** | 鹹 | | 澁 | 淡 |

  - **한방 약성** – 성질은 따뜻하다.

    | 大寒 | 寒 | 微寒 | 凉 | 平 | 微溫 | **溫** | 熱 | 大熱 |

- **한방 작용부위(귀경, 歸經) :** 정향은 주로 비장, 위장, 폐, 신장 질환에 영향을 미친다.
- **한방 효능 :** 배 속을 따뜻하게 하고 오심, 구토를 가라앉힌다(溫中降逆 온중강역). 신(腎)의 양기(陽氣)를 보한다(補腎助陽 보신조양).
- **약효 해설 :** 복부가 차고 아픈 증상에 효과가 있다. 신(腎)이 허약하여 생기는 발기부전을 치료한다. 허리와 무릎이 시큰거리고 찬 증상을 낫게 한다. 소화불량, 급만성 위장염에 사용한다. 치통완화, 구취방지 작용이 있다. 구토, 설사, 이질에 쓰인다. 향신료로 이용한다. 'clover'로 통용되는 이 향신료는 향이 강해 아주 적은 양을 사용해야 한다.

북한에서의 효능

- **북한의 약재명 :** 정향
- **효능 :** 거한약으로서 비위를 덥혀주고 게우기(구토)를 멈추며 신을 덥혀준다.
- **주치 :** 비위가 허한하여 배가 차고 아프며 게우거나 설사하는데, 소화불량, 딸꾹질, 신양허로 허리와 무릎이 시리고 아픈데, 음부가 차고 아픈데 쓴다.

약용법 꽃봉오리 2~5g을 물 800mL에 넣고 달여서 반으로 나누어 아침저녁으로 마시거나 또는 가루나 환(丸)으로 만들어 복용한다. 외용할 때는 적당량을 가루 내어 환부에 붙인다.

주의사항 울금과 함께 사용하지 않는다.

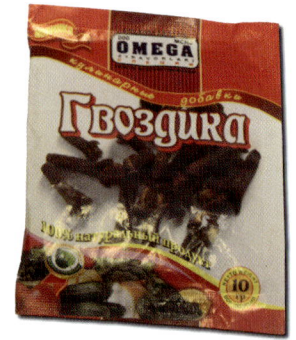

정향 제품(러시아)

| KP(대한민국약전) 수재 약재 |

약재명

조각자

약초명 주엽나무, 조각자나무

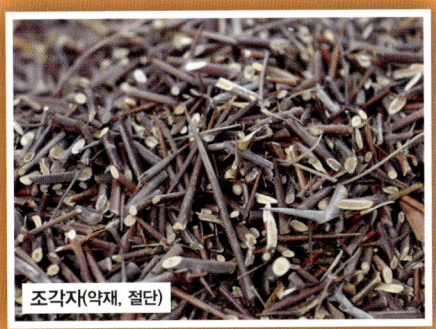
조각자(약재, 절단)

| 한자명 | 皂角刺　　| 약초명 및 학명 | 주엽나무 *Gleditsia japonica* Miquel, 조각자나무 *Gleditsia sinensis* Lamark　　| 과명 | 콩과(Leguminosae)　　| 약용부위 | 가시

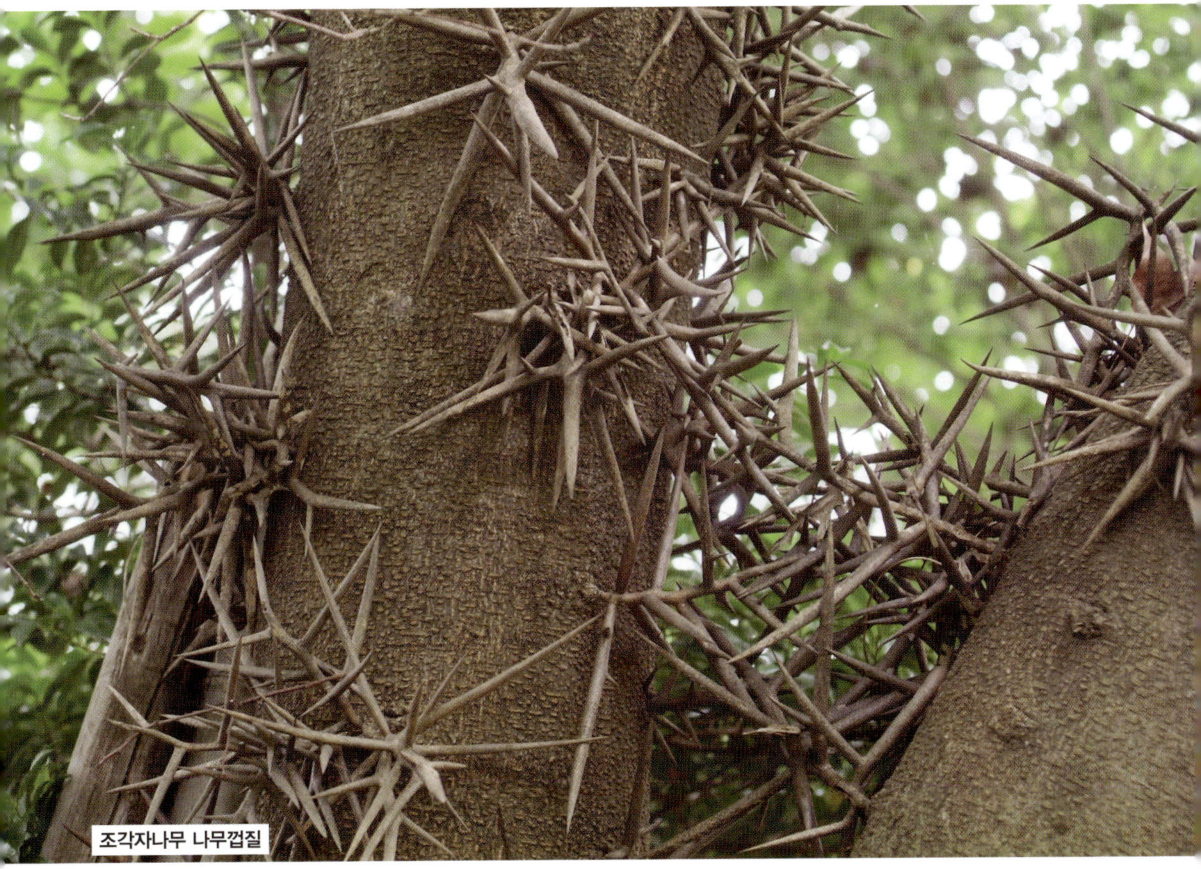

조각자나무 나무껍질

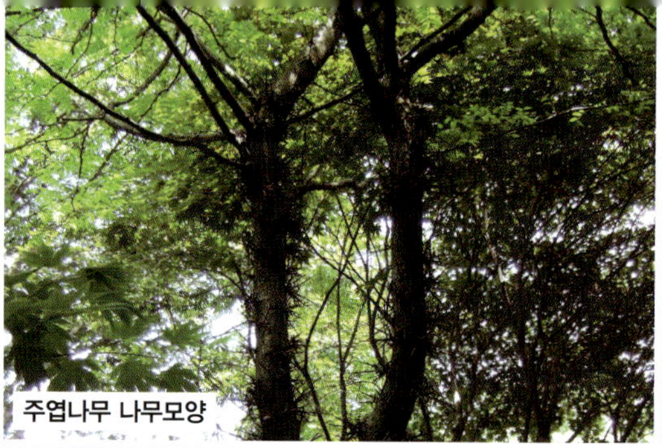

주엽나무 나무모양

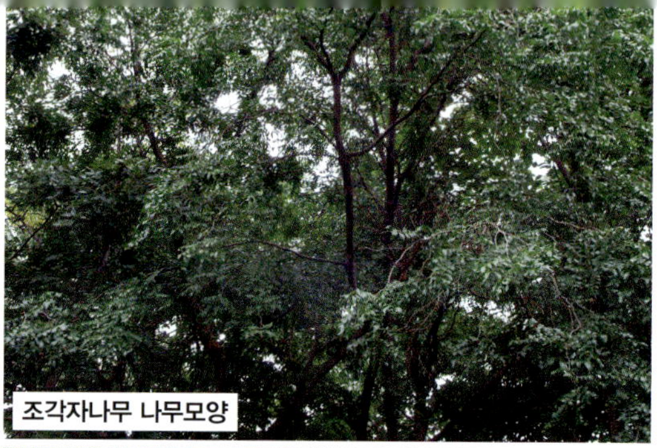

조각자나무 나무모양

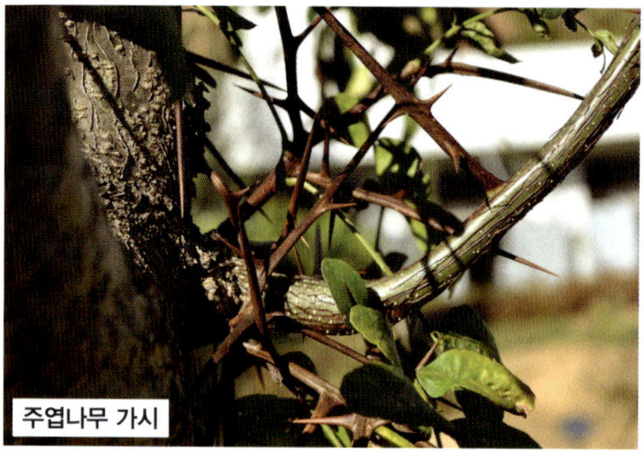

주엽나무 가시

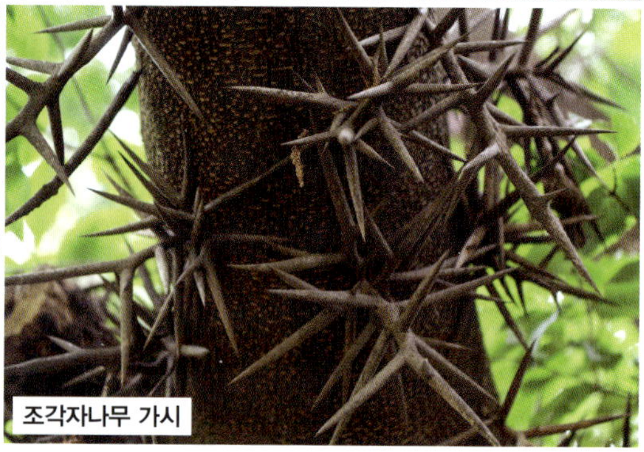

조각자나무 가시

동의보감의 효능

- **약재의 조선시대 의서(醫書) 수재 :** 조각자는 《동의보감》 탕액편의 나무부(部)와 《방약합편》의 교목(喬木, 줄기가 곧고 굵으며 높이 자라는 나무)편에 수재되어 있다.
- **《동의보감》 탕액편의 효능 :** 조각자(皂角刺, 주엽나무 가시)는 일명 천정(天丁)이라고도 한다. 옹저가 아직 터지지 않았을 때는 터지게 할 수 있다. 이미 터진 뒤에는 터진 부위로 약 기운을 끌고 가기 때문에 피부가 헐어 곪는 것과 나병[癘風, 여풍]에 중요한 약이다[입문].
- **《동의보감》 탕액편의 원문**

조각자(皂角刺) : 一名天丁. 凡癰疽未破者 能開竅 已破者 能引藥達瘡處 乃諸惡瘡及癘風要藥也.[入門]

皂角刺一名天丁凡癰疽未破者能開竅已破者能引藥達瘡處乃諸惡瘡及癘風要藥也入門

허준, 《원본 동의보감》, 745쪽, 남산당(2014)

식약처 공인(公認) 약초

- **약초·약재의 식약처 공정서 수재 :** 조각자는 식품의약품안전처의 의약품 공정서인 《대한민국약전(KP)》에 수재되어 있다.
- **약재의 분류 :** 식물성 약재

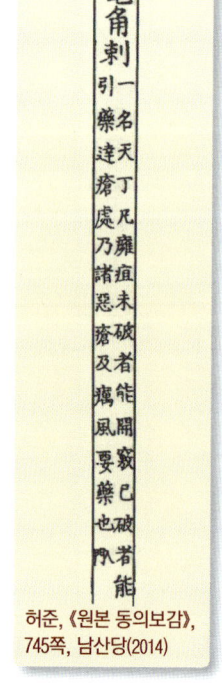

- **약재의 라틴어 생약명** : Gleditsiae Spina
- **약재의 이명 또는 영명** : Gleditsia Spine
- **약재의 기원** : 이 약(조각자)은 주엽나무 *Gleditsia japonica* Miquel 또는 조각자나무 *Gleditsia sinensis* Lamark(콩과 Leguminosae)의 가시이다.
- **약재 저장법** : 밀폐용기(고형의 이물이 들어가는 것을 방지하고 내용의약품이 손실되지 않도록 보호할 수 있는 용기)

약재의 효능

- **한방 효능군 분류** : 활혈거어약(活血祛瘀藥, 혈액순환을 촉진하고 어혈을 제거하는 약)
- **한방 약미(藥味)와 약성(藥性)** :
  + **한방 약미** – 맛은 맵다.

  | 酸 | 苦 | 甘 | **辛** | 鹹 | 澁 | 淡 |

  + **한방 약성** – 성질은 따뜻하다.

  | 大寒 | 寒 | 微寒 | 凉 | 平 | 微溫 | **溫** | 熱 | 大熱 |

- **한방 작용부위(귀경, 歸經)** : 조각자는 주로 간장, 위장 질환에 영향을 미친다.
- **한방 효능** : 종기를 가라앉히고 상처의 독기를 배출시킨다(消腫托毒 소종탁독). 고름이 잘 배출되게 한다(排膿 배농). 기생충을 죽인다(殺蟲 살충).
- **약효 해설** : 태아를 분만한 후 태반이 잘 나오지 않는 증상에 유효하다. 출산 후 유즙분 비량이 없는 증상을 치료한다. 배농(排膿), 거담, 살충 작용이 있다.

북한에서의 효능

- **북한의 약재명** : 주엽나무가시
- **약재의 이명** : 조각자
- **효능** : 리혈약으로서 피순환을 도우며 부종을 내리우며 고름을 빼내고 풍을 없애며 균을 죽인다.
- **주치** : 옹종, 악창, 문둥병, 편도염에 쓴다.

약용법 가시 3~10g을 물 800mL에 넣고 달여서 반으로 나누어 아침저녁으로 마시거나 외용으로 적당량 사용한다.

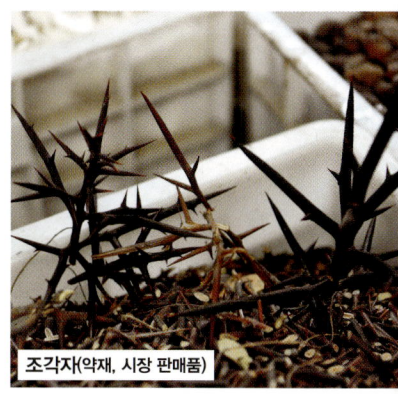
조각자(약재, 시장 판매품)

| KHP[대한민국약전외한약(생약)규격집] 수재 약재 |

약재명
조구등

약초명 화구등

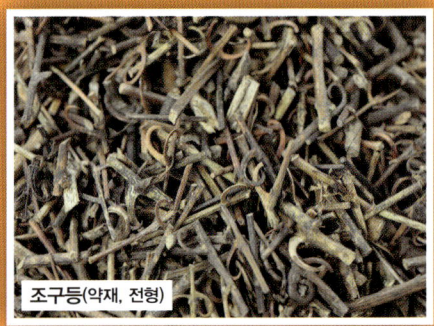
조구등(약재, 전형)

| 한자명 | 釣鉤藤 | 약초명 및 학명 | 화구등(華鉤藤) *Uncaria sinensis* Havil
| 과명 | 꼭두서니과(Rubiaceae) | 약용부위 | 가시가 달린 어린가지

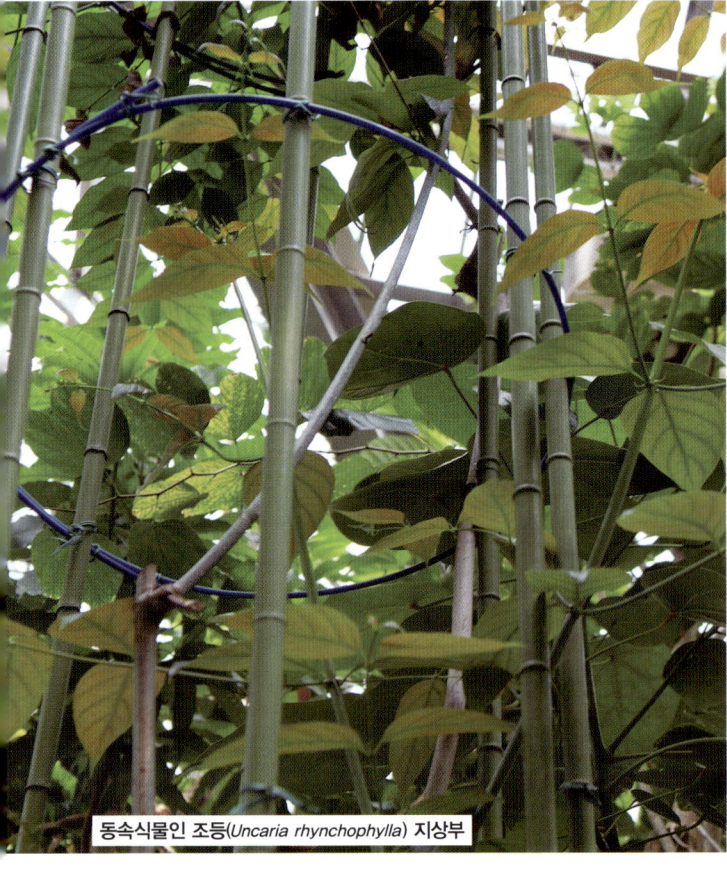
동속식물인 조등(*Uncaria rhynchophylla*) 지상부

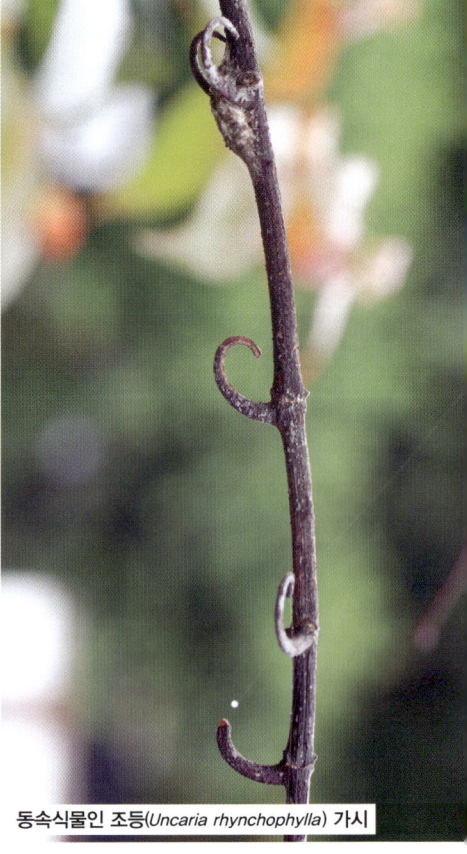
동속식물인 조등(*Uncaria rhynchophylla*) 가시

동의보감의 효능

- **약재의 조선시대 의서(醫書) 수재**: 조구등은 《동의보감》 탕액편의 나무부(部)와 《방약합편》의 만초(蔓草, 덩굴풀)편에 수재되어 있다.
- **《동의보감》 탕액편의 효능**: 조등(釣藤, 조구등 어린가지)의 성질은 차며[寒](보통이다[平]고도 한다) 맛은 쓰고[苦](달다[甘]고도 한다) 독이 없다. 소아가 놀랐을 때 발작하는 간질, 객오(客忤), 갓난아이가 놀라는 것을 낫게 한다. 오로지 소아가 열이 나다가 놀라는 증상을 치료한다.
- **《동의보감》 탕액편의 원문**

  조등(釣藤): 性寒[一云平] 味苦[一云甘] 無毒. 主小兒十二驚癎 及 客忤 胎風. 專治驚熱.

식약처 공인(公認) 약초

- **약초·약재의 식약처 공정서 수재**: 조구등은 식품의약품안전처의 의약품 공정서인 《대한민국약전외한약(생약)규격집(KHP)》에 수재되어 있다.
- **약재의 분류**: 식물성 약재
- **약재의 라틴어 생약명**: Uncariae Ramulus cum Uncus
- **약재의 이명 또는 영명**: 구등(鉤藤)

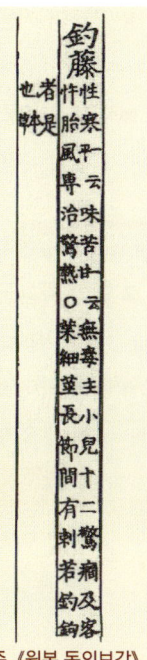

허준, 《원본 동의보감》, 746쪽, 남산당(2014)

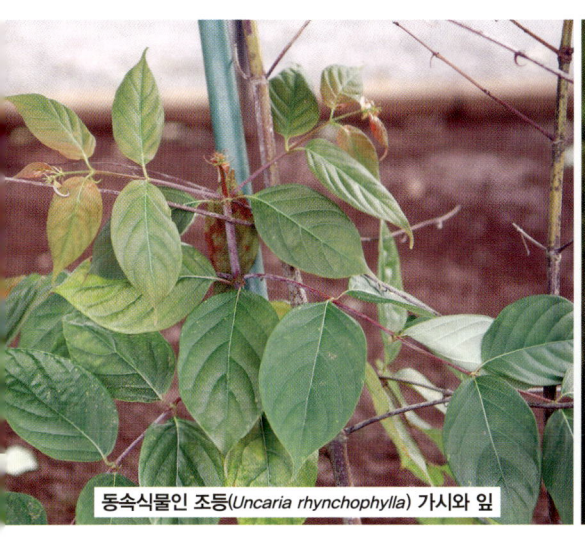

동속식물인 조등(*Uncaria rhynchophylla*) 가시와 잎

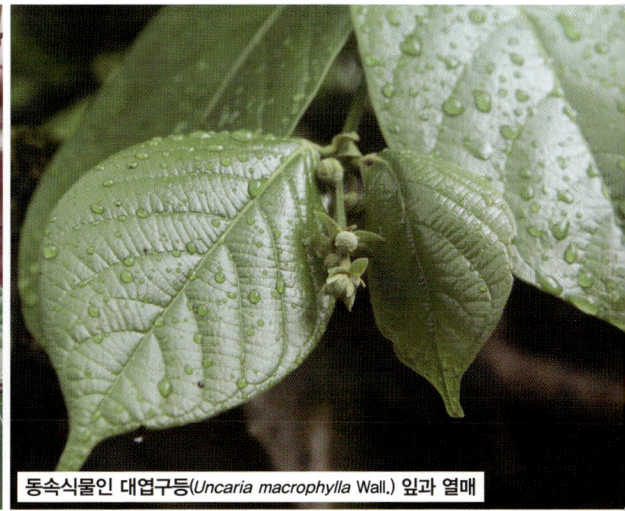

동속식물인 대엽구등(*Uncaria macrophylla* Wall.) 잎과 열매

- **약재의 기원** : 이 약(조구등)은 화구등(華鉤藤) *Uncaria sinensis* Havil 또는 기타 동속 근연 식물(꼭두서니과 Rubiaceae)의 가시가 달린 어린가지이다.
- **약재 저장법** : 밀폐용기(고형의 이물이 들어가는 것을 방지하고 내용의약품이 손실되지 않도록 보호할 수 있는 용기)

약재의 효능

- **한방 효능군 분류** : 평간약(平肝藥, 간기를 안정시키는 약)-평간식풍약[平肝息風藥, 간풍내동(肝風內動)을 안정시키는 약]
- **한방 약미(藥味)와 약성(藥性)** :
  + **한방 약미** – 맛은 달다.
  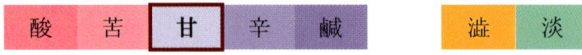
  + **한방 약성** – 성질은 서늘하다.
  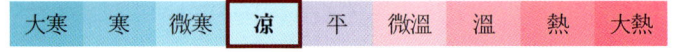
- **한방 작용부위(귀경, 歸經)** : 조구등은 주로 간장, 심포(心包) 질환에 영향을 미친다.
- **한방 효능** : 풍(風)으로 인한 경련을 멎게 한다(熄風止痙 식풍지경). 열기를 식히고 간화(肝火)를 안정시킨다(淸熱平肝 청열평간).
- **약효 해설** : 머리가 아프고 정신이 아찔아찔하여 어지러운 증상에 사용한다. 임신 말기 또는 해산 때 의식을 잃고 전신 경련이 일어나는 위급한 병증에 유효하다. 어린아이가 갑자기 의식을 잃고 경련이 나타나는 증상에 도움이 된다. 어린아이가 낮에는 조용하다가 밤이 되면 불안해하고 계속 우는 증상에 쓰인다. 고혈압 치료에 효과가 있다.

북한에서의 효능

- **북한의 약재명** : 조구등
- **효능** : 진경약으로서 열을 내리우고 평간하며 경련을 멈춘다.
- **주치** : 경련, 어린이경풍, 간화로 어지럽고 머리가 아픈데, 고혈압에 쓴다.

약용법 가시가 달린 어린가지 6~30g을 물 800mL에 넣고 달여서 반으로 나누어 아침저녁으로 마신다. 너무 오래 끓이지 않아야 한다. 또는 가루나 환(丸)으로 만들어 복용한다.

| KHP[대한민국약전외한약(생약)규격집] 수재 약재 |

약재명
종려피

약초명: 종려

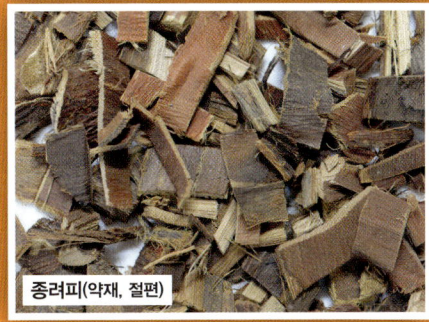
종려피(약재, 절편)

| 한자명 | 棕櫚皮 | 약초명 및 학명 | 종려(棕櫚) *Trachycarpus fortunei* Wendland
| 과명 | 야자과(Palmae) | 약용부위 | 잎자루가 오래 묵어 이루어진 헛줄기의 겉껍질

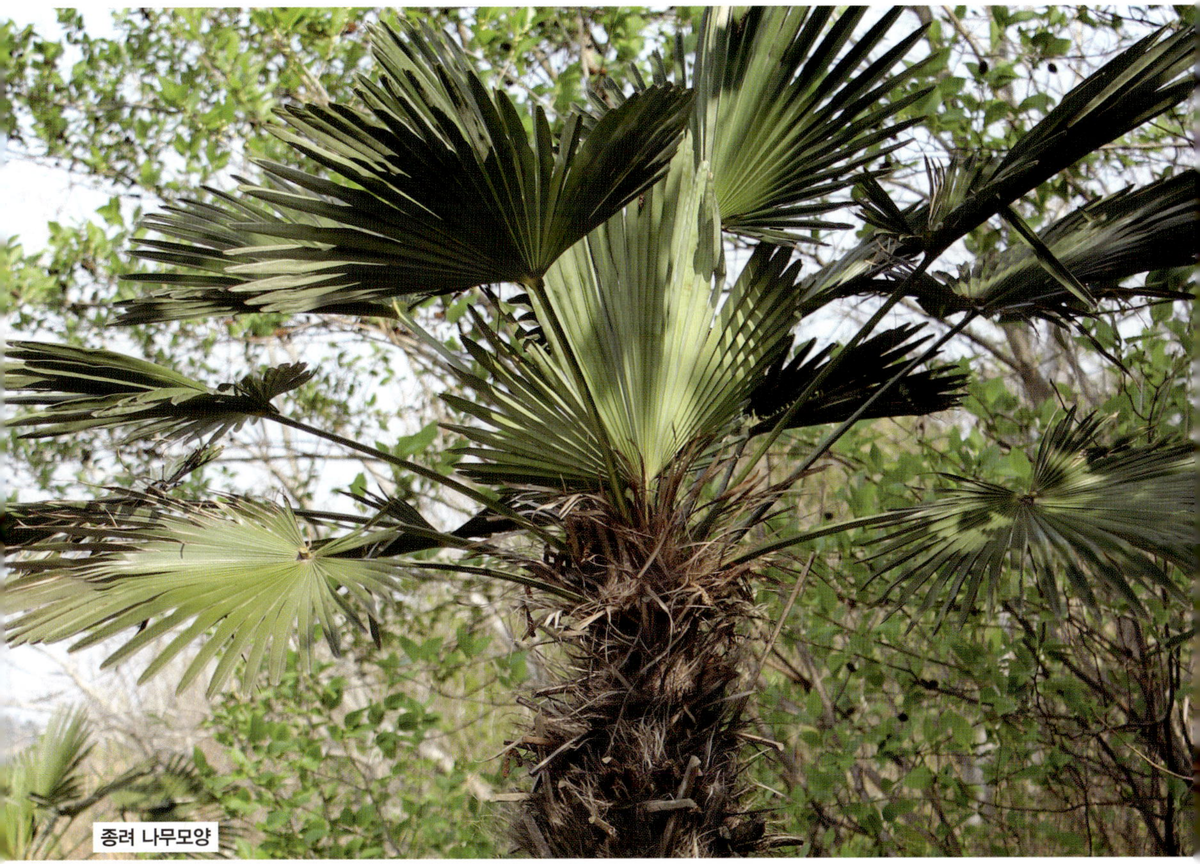

종려 나무모양

동의보감의 효능

- **약재의 조선시대 의서(醫書) 수재** : 종려피는《동의보감》탕액편의 나무부(部)와《방약합편》의 교목(喬木, 줄기가 곧고 굵으며 높이 자라는 나무)편에 수재되어 있다.
- **《동의보감》 탕액편의 효능** : 종려피(棕櫚皮, 종려나무 헛줄기의 겉껍질)의 성질은 보통이며[平] 독이 없다. 코피가 심한 것, 피를 토하는 것, 치질[腸風, 장풍], 적백이질, 부정기 자궁출혈, 자궁에서 분비물이 나오는 증상을 멎게 한다.
- **《동의보감》 탕액편의 원문**

    종려피(棕櫚皮) : 性平 無毒. 止鼻洪吐血 腸風 赤白痢 及婦人崩中帶下.

식약처 공인(公認) 약초

- **약초·약재의 식약처 공정서 수재** : 종려피는 식품의약품안전처의 의약품 공정서인《대한민국약전외한약(생약)규격집(KHP)》에 수재되어 있다.

허준,《원본 동의보감》, 747쪽, 남산당(2014)

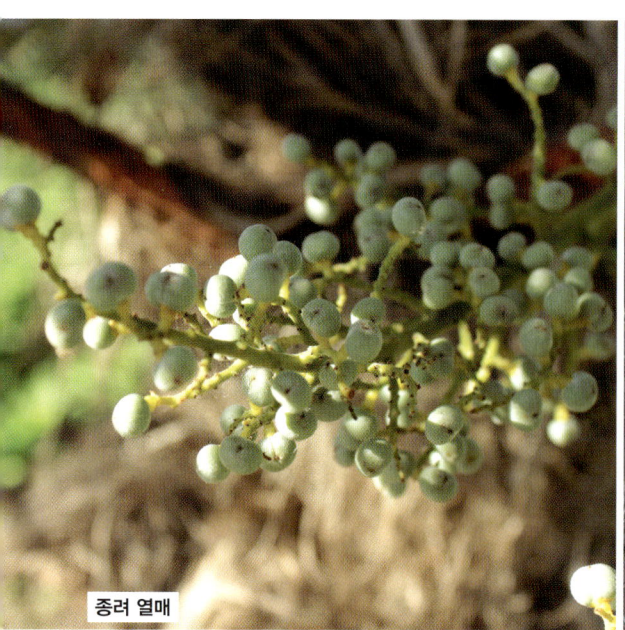

종려 열매

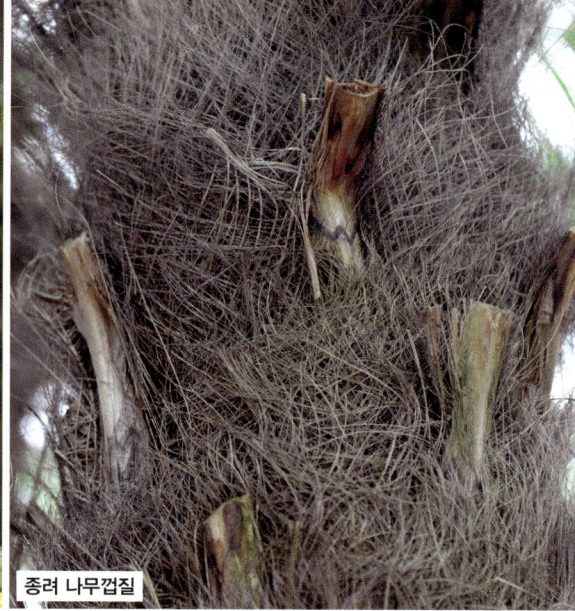

종려 나무껍질

- **약재의 분류** : 식물성 약재
- **약재의 라틴어 생약명** : Trachycarpi Petiolus
- **약재의 기원** : 이 약(종려피)은 종려(棕櫚) *Trachycarpus fortunei* Wendland 또는 기타 동속 식물(야자과 Palmae)의 잎자루가 오래 묵어 이루어진 헛줄기의 겉껍질이다.
- **약재 저장법** : 밀폐용기(고형의 이물이 들어가는 것을 방지하고 내용의약품이 손실되지 않도록 보호할 수 있는 용기)

기원식물의 해설 KHP에서 기원식물 종려의 학명이 '*Trachycarpus fortunei* Wendland'로 되어 있는데, 누락된 기본명 명명자를 포함해 올바르게 표기하면 '*T. fortunei* (Hook.) H. Wendl.'이다. (참고논문: 박종철, 최고야. 한약정보연구회지, 2016;4(2):9-35)

약재의 효능

- **한방 효능군 분류** : 지혈약(止血藥, 출혈을 멈추는 약)-수렴지혈약(收斂止血藥, 수렴작용으로 지혈하는 약)
- **한방 약미(藥味)와 약성(藥性)** :
  + **한방 약미** – 맛은 쓰고 떫다.

  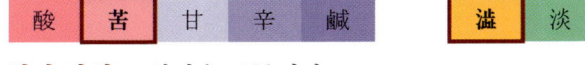

  + **한방 약성** – 성질은 보통이다.

  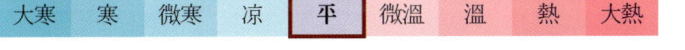

- **한방 작용부위(귀경, 歸經)** : 종려피는 주로 폐, 간장, 대장 질환에 영향을 미친다.
- **한방 효능** : 상처를 아물게 하여 지혈한다(收斂止血 수렴지혈).
- **약효 해설** : 혈변(血便), 혈뇨(血尿), 토혈, 코피를 멎게 한다. 부정기 자궁출혈 증상을 치료한다.

약용법 수치(修治)한 종려피 3~9g을 물 800mL에 넣고 달여서 반으로 나누어 아침저녁으로 마신다.

| KHP[대한민국약전외한약(생약)규격집] 수재 약재 |

약재명

죽여

약초명 솜대, 왕대

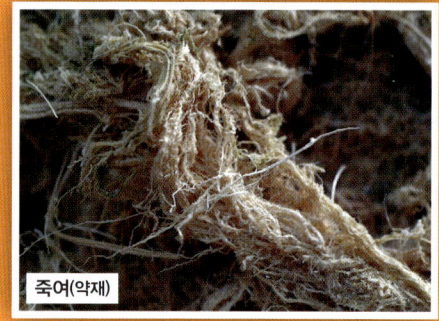
죽여(약재)

| 한자명 | 竹茹 | 약초명 및 학명 | 솜대 *Phyllostachys nigra* Munro var. *henonis* Stapf, 왕대 *Phyllostachys bambusoides* Siebold et Zuccarini
| 과명 | 벼과(Gramineae) | 약용부위 | 겉껍질을 제거한 중간층

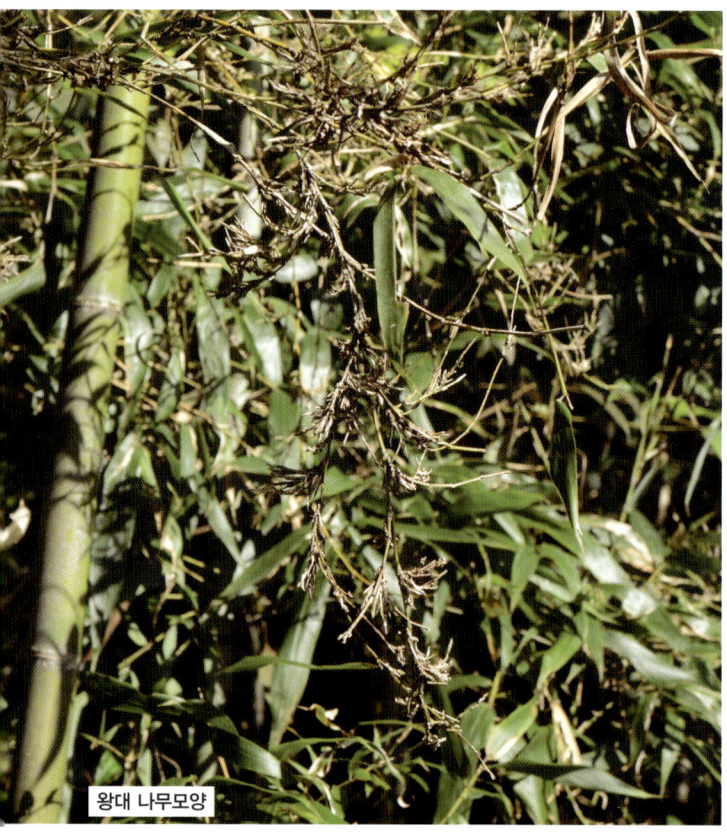
왕대 나무모양

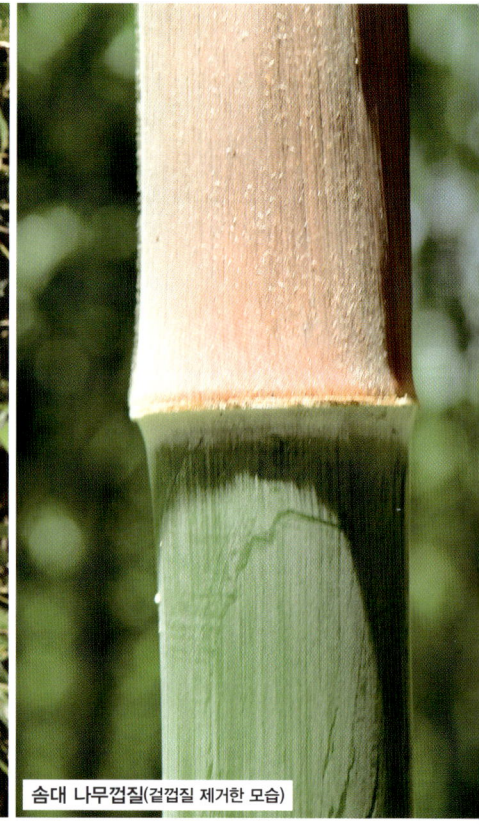
솜대 나무껍질(겉껍질 제거한 모습)

동의보감의 효능

- **약재의 조선시대 의서(醫書) 수재** : 죽여는 《동의보감》 탕액편의 나무부(部)와 《방약합편》의 포목(苞木)편에 수재되어 있다.
- **《동의보감》 탕액편의 효능** : 죽여(竹茹, 대나무 속껍질)는 구토, 딸꾹질에 주로 쓴다. 폐위로 피를 토하는 것, 가래나 침에 피가 섞여 나오는 것, 코피, 여성의 부정기 자궁출혈을 멎게 한다. 즉 푸른 대나무 껍질을 긁어낸 것이다[본초].
- **《동의보감》 탕액편의 원문**

  죽여(竹茹) : 主嘔噦咳逆. 止肺痿吐唾血 鼻衄崩中. 卽刮青竹皮也.[本草]

식약처 공인(公認) 약초

- **약초·약재의 식약처 공정서 수재** : 죽여는 식품의약품안전처의 의약품 공정서인 《대한민국약전외한약(생약)규격집(KHP)》에 수재되어 있다.
- **약재의 분류** : 식물성 약재

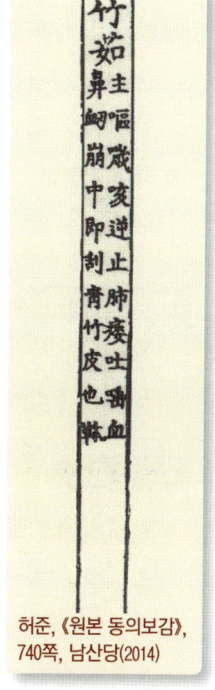

허준, 《원본 동의보감》, 740쪽, 남산당(2014)

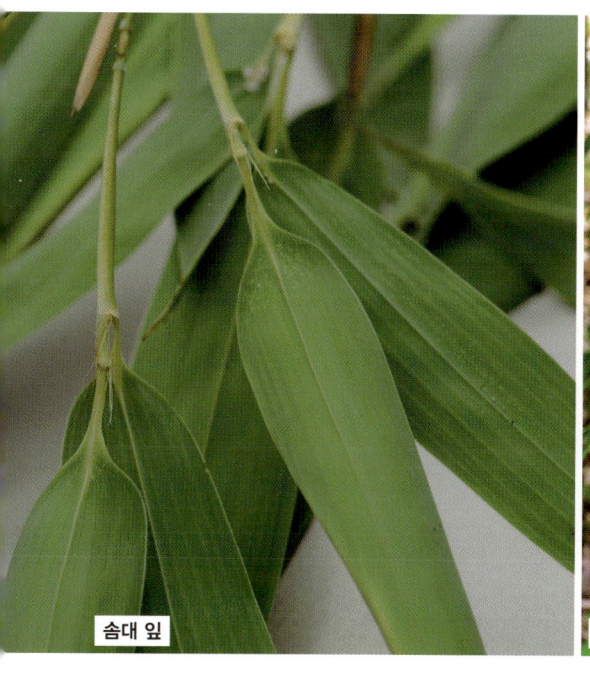

솜대 잎

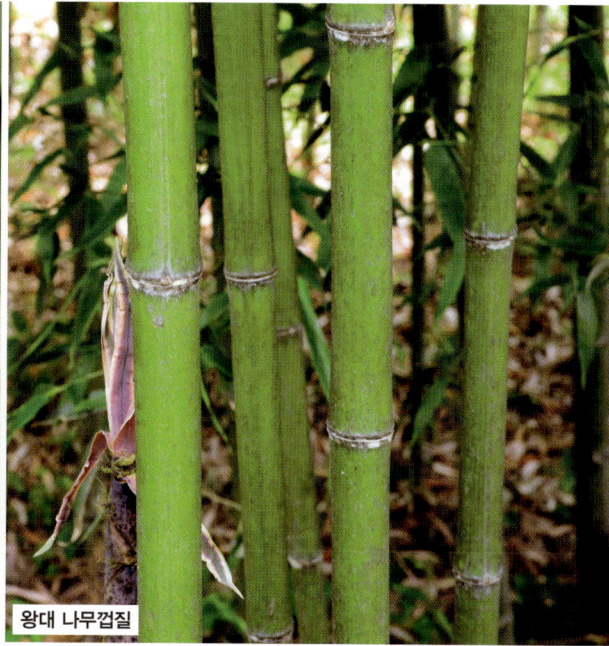

왕대 나무껍질

- **약재의 라틴어 생약명** : Phyllostachyos Caulis in Taeniam
- **약재의 기원** : 이 약(죽여)은 솜대 *Phyllostachys nigra* Munro var. *henonis* Stapf, 왕대 *Phyllostachys bambusoides* Siebold et Zuccarini 또는 기타 동속 근연식물(벼과 Gramineae)의 겉껍질을 제거한 중간층이다.
- **약재 저장법** : 밀폐용기(고형의 이물이 들어가는 것을 방지하고 내용의약품이 손실되지 않도록 보호할 수 있는 용기)

> **기원식물의 해설**   KHP에서 기원식물 솜대의 학명이 '*Phyllostachys nigra* Munro var. *henosis* Stapf'로 되어 있는데, 누락된 기본명 명명자를 포함해 올바르게 표기하면 '*P. nigra* var. *henonis* (Mitford) Stapf ex Rendle'이다. (참고논문: 박종철, 최고야. 한약정보연구회지, 2016;4(2):9–35)

약재의 효능

- **한방 효능군 분류** : 화담지해평천약(化痰止咳平喘藥, 담음을 없애고 기침을 멈추며 천식을 안정시키는 약)-청화열담약(淸化熱痰藥, 뜨거운 담음을 없애는 약)
- **한방 약미(藥味)와 약성(藥性)** :
    + **한방 약미** – 맛은 달다.

    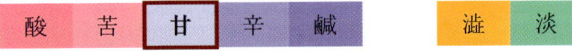

    + **한방 약성** – 성질은 약간 차다.

    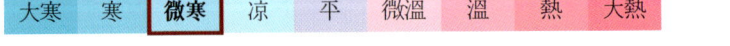

- **한방 작용부위(귀경, 歸經)** : 죽여는 주로 폐, 위장, 심장, 담낭 질환에 영향을 미친다.
- **한방 효능** : 열기를 식히고 가래를 없앤다(淸熱化痰 청열화담). 마음이 답답한 것을 없앤다(除煩 제번). 구토를 멎게 한다(止嘔 지구).
- **약효 해설** : 속에 열이 있어 가슴이 답답하여 잠을 못 자는 증상에 사용한다. 임신 중에 태아가 안정하지 못하고 움직이는 증상에 유효하다. 폐에 생긴 열로 기침이 나는 증상을 치료한다. 토혈, 혈뇨(血尿), 부정기 자궁출혈에 쓰인다.

북한에서의 효능

- **북한의 약재명** : 참대속껍질
- **약재의 이명** : 죽여

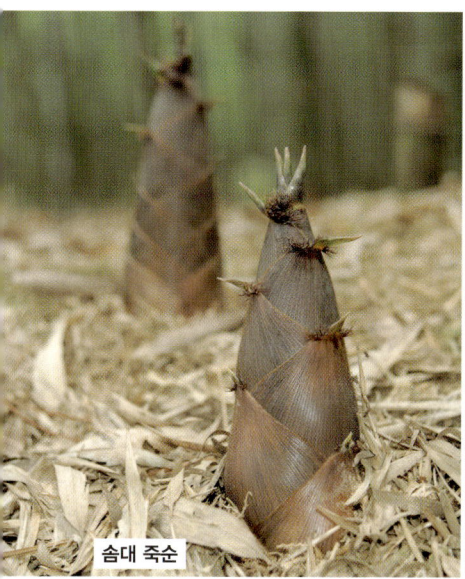
솜대 죽순

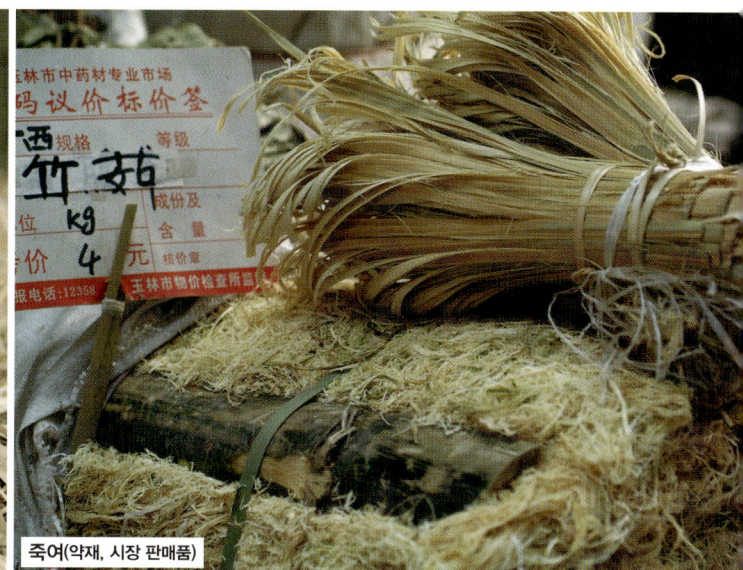
죽여(약재, 시장 판매품)

- **효능** : 게움멎이약으로서 열을 내리우고 혈열을 없애며 게우기(구토)를 멈추고 가래를 삭이며 태아를 안정시킨다.
- **주치** : 위열로 게우는데, 딸꾹질, 열담으로 가슴이 답답하고 기침이 나며 숨이 가쁜데, 어린이경풍, 혈열로 인한 출혈, 태동불안에 쓴다.

약용법 죽여 5~10g을 물 800mL에 넣고 달여서 반으로 나누어 아침저녁으로 마신다.

| KHP[대한민국약전외한약(생약)규격집] 수재 약재 |

약재명

지각

약초명 **광귤나무, 하귤**

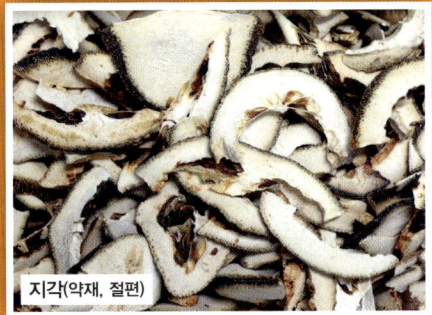
지각(약재, 절편)

|한자명| 枳殼　|약초명 및 학명| 광귤나무 *Citrus aurantium* Linné, 하귤 *Citrus natsudaidai* Hayata　|과명| 운향과(Rutaceae)　|약용부위| 덜 익은 열매

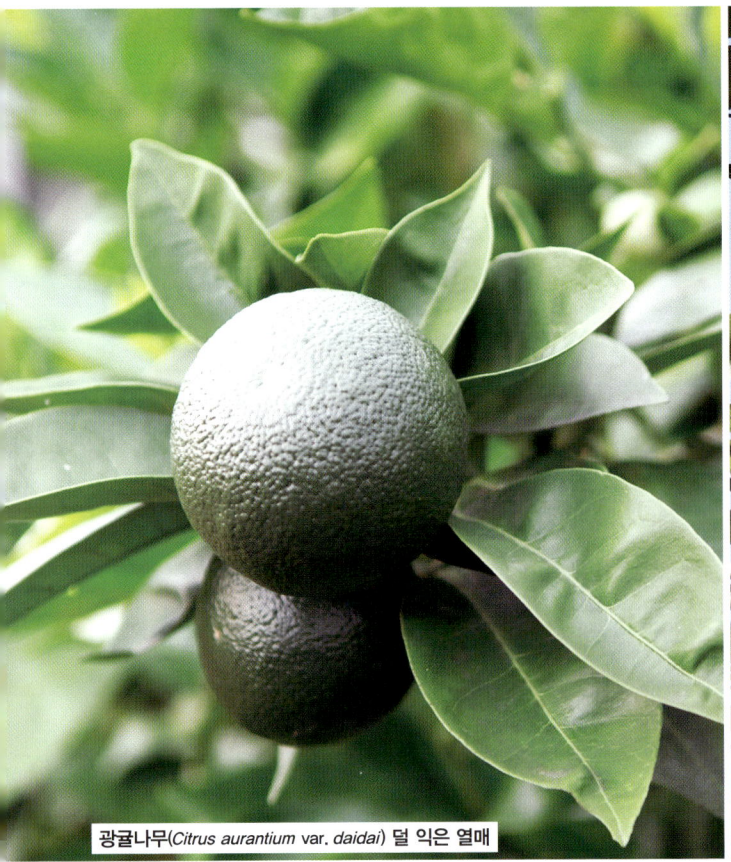
광귤나무(*Citrus aurantium* var. *daidai*) 덜 익은 열매

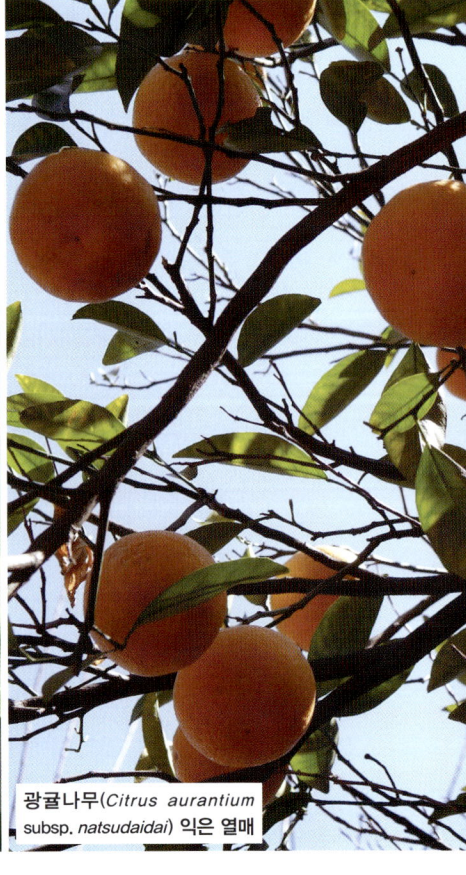
광귤나무(*Citrus aurantium* subsp. *natsudaidai*) 익은 열매

동의보감의 효능

- **약재의 조선시대 의서(醫書) 수재** : 지각은 《동의보감》 탕액편의 나무부(部)와 《방약합편》의 관목(灌木)편에 수재되어 있다.
- **《동의보감》 탕액편의 효능** : 지각(枳殼, 광귤나무 열매)의 성질은 차고[寒](약간 차다[微寒]고도 한다) 맛이 쓰며[苦] 시고[酸](쓰고[苦] 맵다[辛]고도 한다) 독이 없다. 폐기(肺氣)가 막혀 기침하는 데 주로 쓴다. 가슴에 몰려 있는 담(痰)을 흩어지게 하고 대소장을 잘 통하게 한다. 배가 몹시 부르며 속이 그득한 감을 주는 증상을 없앤다. 소변이 잘 나오지 않는 것과 구토가 멎지 않는 것이 동시에 나타나는 증상을 없애준다. 담(痰)을 삭이고 물을 몰아내며[逐水] 징벽(癥癖)과 기가 맺힌 것을 깨뜨린다. 풍으로 가렵고 마비된 것을 풀며 치질[腸風, 장풍], 치종(痔腫)을 낫게 한다.
- **《동의보감》 탕액편의 원문**

  지각(枳殼) : 性寒[一云微寒] 味苦酸[一云苦辛] 無毒. 主肺氣咳嗽. 散胸中痰滯 利大小腸 消脹滿 除關格壅塞 消痰逐水 破癥癖結氣 除風痒 麻痺 去腸風痔腫.

허준, 《원본 동의보감》, 743쪽, 남산당(2014)

식약처 공인(公認) 약초

- **약초·약재의 식약처 공정서 수재** : 지각은 식품의약품안전처의 의약품 공정서인 《대한민국약전외한약(생약)규격집(KHP)》에 수재되어 있다.
- **약재의 분류** : 식물성 약재
- **약재의 라틴어 생약명** : Aurantii Fructus Immaturus
- **약재의 이명 또는 영명** : 지각(只殼)
- **약재의 기원** : 이 약(지각)은 광귤나무 *Citrus aurantium* Linné, 하귤 *Citrus natsudaidai* Hayata 또는 그 재배변종(운향과 Rutaceae)의 덜 익은 열매이다.
- **약재 저장법** : 밀폐용기(고형의 이물이 들어가는 것을 방지하고 내용의약품이 손실되지 않도록 보호할 수 있는 용기)

기원식물의 해설　KHP는 지각(枳殼)을 '광귤나무, 하귤 또는 그 재배변종의 덜 익은 열매'로 규정한다. 《한약재감별도감》에서는 지각은 '한약재시장에서는 당귤나무, 탱자나무,

향원 및 귤의 덜 익은 열매를 그대로 또는 반으로 자른 것이 지각으로 거래되고 있다'고 기술하고 있다.

약재의 효능

- **한방 효능군 분류** : 이기약(理氣藥, 기운이 잘 흐르게 하는 약)
- **한방 약미(藥味)와 약성(藥性)** :
  - **한방 약미** – 맛은 시고 쓰며 맵다.

  - **한방 약성** – 성질은 약간 차다.

    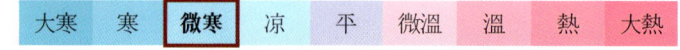

- **한방 작용부위(귀경, 歸經)** : 지각은 주로 비장, 위장 질환에 영향을 미친다.
- **한방 효능** : 기(氣)를 통하게 하고 배 속을 편안하게 한다(理氣寬中 이기관중). 기운이 잘 소통되도록 하여 배가 그득한 것을 없애준다(行滯消脹 행체소창).
- **약효 해설** : 소화불량과 복부가 부르고 그득한 증상에 유효하다. 가슴이 막히는 듯하면서 아픈 증상을 치료한다. 자궁이 처져서 밑으로 내려온 증상에 사용한다. 변비 치료에 도움이 된다.

북한에서의 효능

- **북한의 약재명** : 탱자선열매
- **약재의 이명** : 지각
- **효능** : 폐기와 비위의 기를 잘 통하게 하고 가래를 삭이며 소화를 돕는다.
- **주치** : 가래가 있고 가슴이 답답하며 기침이 나는데, 소화가 잘 안되고 속이 트직한데, 옆구리아픔에 쓴다.

약용법 열매 3~10g을 물 800mL에 넣고 달여서 반으로 나누어 아침저녁으로 마신다.

주의사항 임신부는 사용을 삼간다.

| KP(대한민국약전) 수재 약재 |

약재명
지골피

약초명 구기자나무, 영하구기

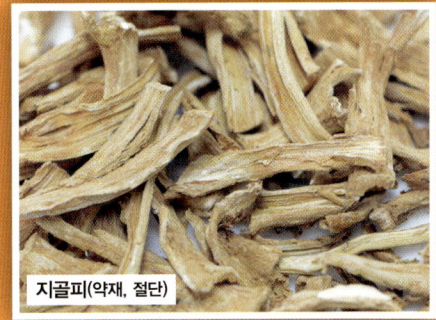
지골피(약재, 절단)

| 한자명 | 地骨皮 | 약초명 및 학명 | 구기자나무 *Lycium chinense* Miller, 영하구기(寧夏枸杞) *Lycium barbarum* Linné | 과명 | 가지과(Solanaceae) | 약용부위 | 뿌리껍질

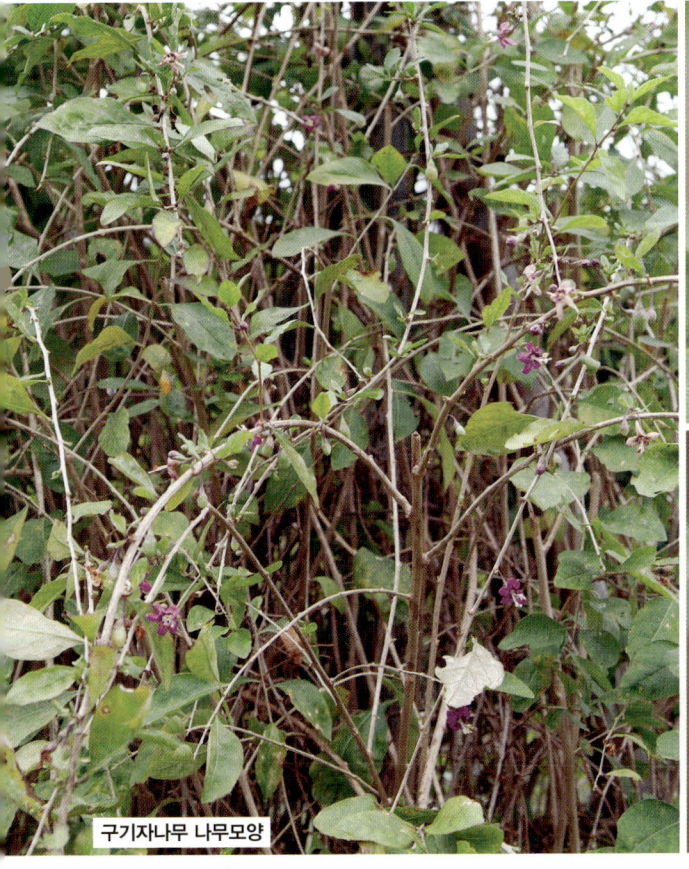
구기자나무 나무모양

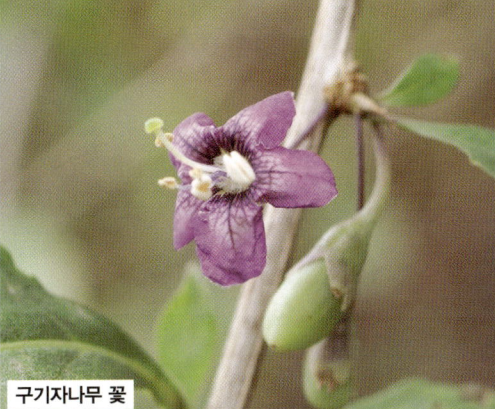
구기자나무 꽃

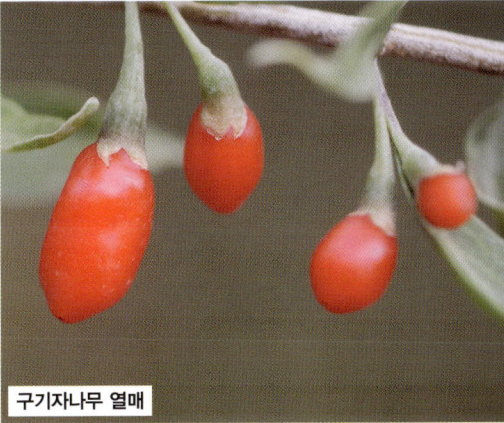
구기자나무 열매

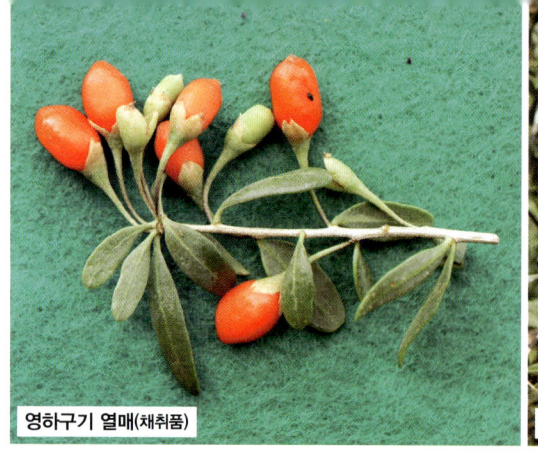
영하구기 열매(채취품)

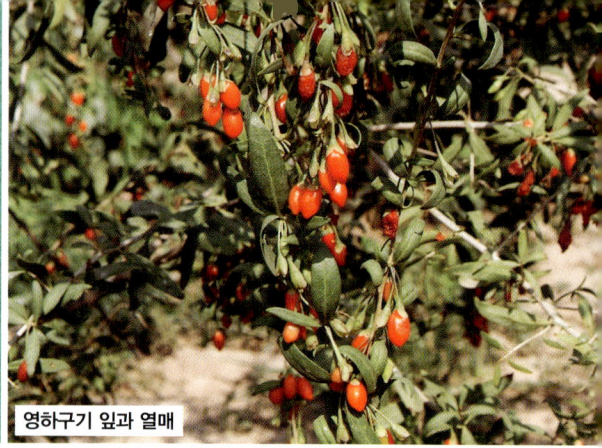
영하구기 잎과 열매

동의보감의 효능

- **약재의 조선시대 의서(醫書) 수재**: 지골피는《동의보감》탕액편의 나무부(部)와《방약합편》의 관목(灌木)편에 수재되어 있다.
- **《동의보감》탕액편의 효능**: 지골피(地骨皮, 구기자나무 뿌리껍질)는 족소음경과 수소양경에 들어가서 몸이 허약하여 식은땀이 흐르고 뼛속이 달아오르는 것을 낫게 한다. 피부의 열을 잘 풀어준다[탕액].
- **《동의보감》탕액편의 원문**
  지골피(地骨皮): 入足少陰經·手少陽經. 治有汗骨蒸 善解肌熱. [湯液]

식약처 공인(公認) 약초

- **약초·약재의 식약처 공정서 수재**: 지골피는 식품의약품안전처의 의약품 공정서인《대한민국약전(KP)》에 수재되어 있다.
- **약재의 분류**: 식물성 약재
- **약재의 라틴어 생약명**: Lycii Radicis Cortex
- **약재의 이명 또는 영명**: Lycium Root Bark
- **약재의 기원**: 이 약(지골피)은 구기자나무 *Lycium chinense* Miller 또는 영하구기(寧夏枸杞) *Lycium barbarum* Linné(가지과 Solanaceae)의 뿌리껍질이다.
- **약재 저장법**: 밀폐용기(고형의 이물이 들어가는 것을 방지하고 내용의약품이 손실되지 않도록 보호할 수 있는 용기)

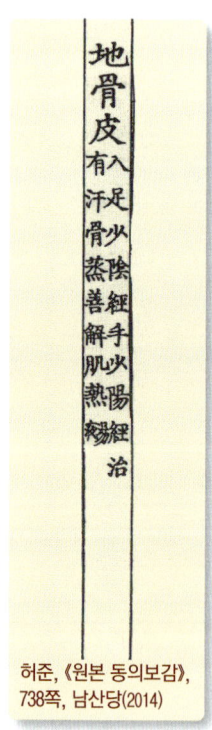
허준,《원본 동의보감》, 738쪽, 남산당(2014)

기원식물의 해설
구기자나무의 뿌리껍질은 지골피(地骨皮) 그리고 구기자나무의 열매는 구기자(枸杞子)로 부른다.

약재의 효능

- **한방 효능군 분류** : 청열약(淸熱藥, 열을 식히는 약)-청허열약(淸虛熱藥, 허약해서 나는 열을 식혀주는 약)
- **한방 약미(藥味)와 약성(藥性)** :
  - **한방 약미** – 맛은 달다.

    | 酸 | 苦 | 甘 | 辛 | 鹹 | 澁 | 淡 |

  - **한방 약성** – 성질은 차다.

    | 大寒 | 寒 | 微寒 | 凉 | 平 | 微溫 | 溫 | 熱 | 大熱 |

- **한방 작용부위(귀경, 歸經)** : 지골피는 주로 폐, 간장, 신장 질환에 영향을 미친다.
- **한방 효능** : 혈열(血熱)을 식히고 뼛속이 후끈 달아오르는 골증열(骨蒸熱)을 없앤다(凉血除蒸 양혈제증). 폐화(肺火)를 식힌다(淸肺降火 청폐강화).
- **약효 해설** : 가래, 기침 제거에 효과가 있다. 몸이 허약해서 식은땀 나는 증상에 쓰인다. 어린아이가 음식 조절을 못해서 생기는 증상을 낫게 한다. 폐에 생긴 여러 가지 열증(熱證)으로 기침이 나는 증상을 치료한다. 혈뇨(血尿), 토혈에 유효하다. 고혈압, 당뇨병 치료에 도움이 된다.

북한에서의 효능

- **북한의 약재명** : 구기자뿌리껍질
- **약재의 이명** : 지골피
- **효능** : 청열량혈약으로서 폐열을 내리우고 혈열을 없애며 골증을 낫게 한다.
- **주치** : 폐열로 기침이 나고 숨이 가쁜데, 혈열로 출혈하는데, 골증열(땀이 나는 경우), 고혈압, 당뇨병에 쓴다.

약용법 뿌리껍질 9~15g을 물 800mL에 넣고 달여서 반으로 나누어 아침저녁으로 마신다.

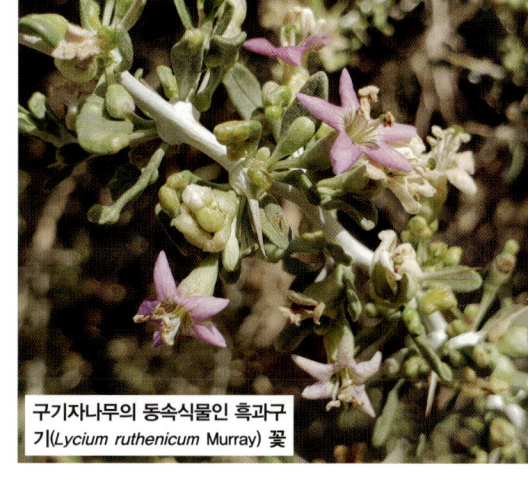

구기자나무의 동속식물인 흑과구기(*Lycium ruthenicum* Murray) 꽃

| KP(대한민국약전) 수재 약재 |

약재명

지모

약초명: 지모

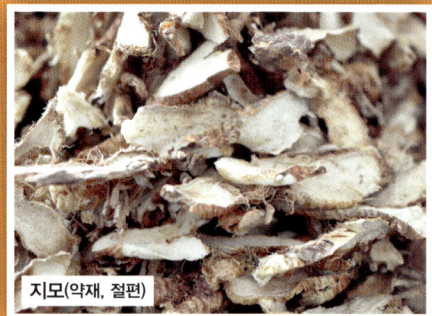
지모(약재, 절편)

|한자명| 知母 |약초명 및 학명| 지모 *Anemarrhena asphodeloides* Bunge
|과명| 백합과(Liliaceae) |약용부위| 뿌리줄기

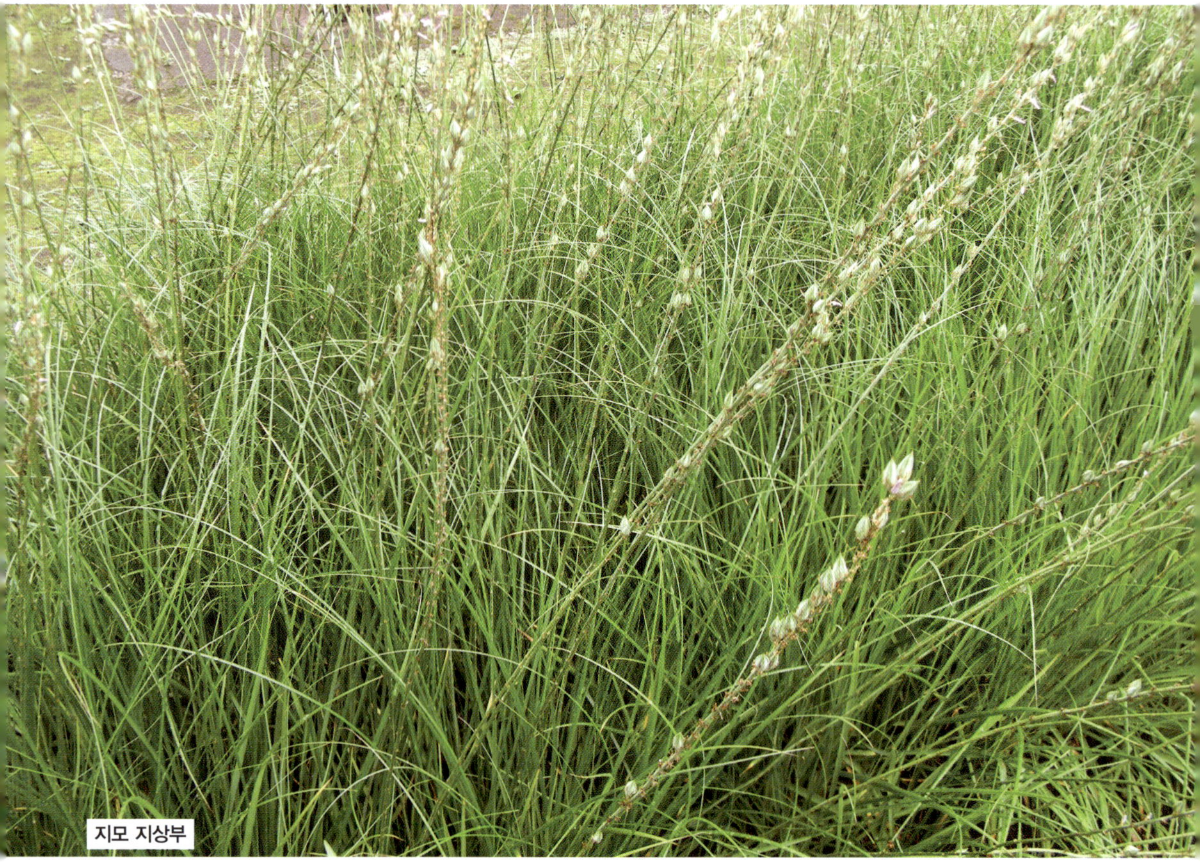

지모 지상부

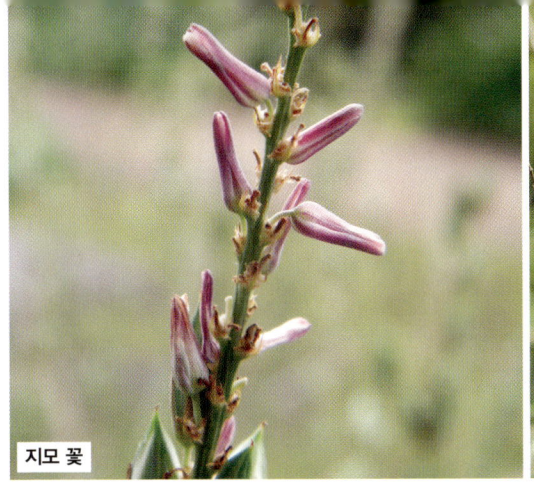
지모 꽃

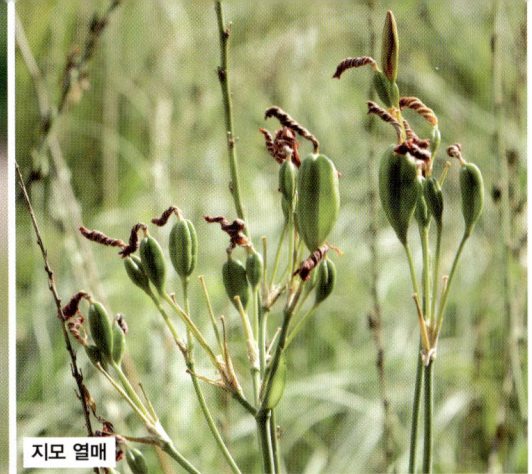
지모 열매

동의보감의 효능

- **약재의 조선시대 의서(醫書) 수재** : 지모는 《동의보감》 탕액편의 풀부(部)와 《방약합편》의 산초(山草)편에 수재되어 있다.

- **《동의보감》 탕액편의 효능** : 지모(知母, 지모 뿌리줄기)의 성질은 차고[寒](보통이다[平]고도 한다) 맛은 쓰며[苦](달다[甘]고도 한다) 독이 없다. 몸이 허약하여 미열이 나며 식은땀이 흐르고 뼛속이 달아오르는 증상을 낫게 한다. 신(腎)의 기운이 부족할 때 주로 쓴다. 소갈(消渴)을 멎게 하고 오랜 말라리아와 황달(黃疸)을 치료한다. 소장을 통하게 하며 담을 삭이고 기침을 멎게 하며 심폐(心肺)를 적셔준다. 산후에 충분한 휴식을 취하지 못해서 몸이 허약해지는 것을 치료한다.

- **《동의보감》 탕액편의 원문**

    지모(知母) : 性寒[一云平] 味苦[一云甘] 無毒. 主骨蒸熱勞 腎氣虛損. 止消渴 療久瘧黃疸 通小腸 消痰止嗽 潤心肺 治産後蓐勞.

허준, 《원본 동의보감》, 728쪽, 남산당(2014)

식약처 공인(公認) 약초

- **약초·약재의 식약처 공정서 수재** : 지모는 식품의약품안전처의 의약품 공정서인 《대한민국약전(KP)》에 수재되어 있다.
- **약재의 분류** : 식물성 약재
- **약재의 라틴어 생약명** : Anemarrhenae Rhizoma
- **약재의 이명 또는 영명** : Anemarrhena Rhizome

- **약재의 기원** : 이 약(지모)은 지모 *Anemarrhena asphodeloides* Bunge(백합과 Liliaceae)의 뿌리줄기이다.
- **약재 저장법** : 밀폐용기(고형의 이물이 들어가는 것을 방지하고 내용의약품이 손실되지 않도록 보호할 수 있는 용기)

약재의 효능

- **한방 효능군 분류** : 청열약(淸熱藥, 열을 식히는 약)-청열사화약(淸熱瀉火藥, 불처럼 달아오른 열을 식히는 약)
- **한방 약미(藥味)와 약성(藥性)** :
    + **한방 약미** – 맛은 쓰고 달다.

    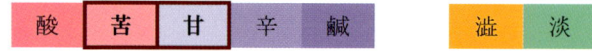

    + **한방 약성** – 성질은 차다.

    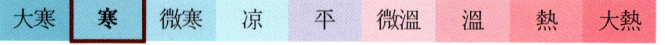

- **한방 작용부위(귀경, 歸經)** : 지모는 주로 폐, 위장, 신장 질환에 영향을 미친다.
- **한방 효능** : 열기를 식히고 화기(火氣)를 배출한다(淸熱瀉火 청열사화). 진액을 보충하여 건조한 것을 촉촉하게 한다(滋陰潤燥 자음윤조).
- **약효 해설** : 고열로 가슴이 답답하고 입이 마르며 갈증이 나는 병증을 치료한다. 폐열로 인해 마른기침이 나는 증상에 사용한다. 대장의 진액이 줄어들어 대변이 굳어진 증상에 유효하다. 해열, 이뇨, 진경 작용이 있다.

북한에서의 효능

- **북한의 약재명** : 지모뿌리
- **약재의 이명** : 제모
- **효능** : 청열사화약으로서 음을 보하고 열을 내리우며 대변을 잘 누게 한다.
- **주치** : 음허로 오후에 열이 있고 잘 때 식은땀이 나는데, 폐염성기침, 목마르기, 당뇨병, 변비에 쓴다.

약용법

뿌리줄기 6~12g을 물 800mL에 넣고 달여서 반으로 나누어 아침저녁으로 마신다.

| KHP[대한민국약전외한약(생약)규격집] 수재 약재 |

약재명
차전초

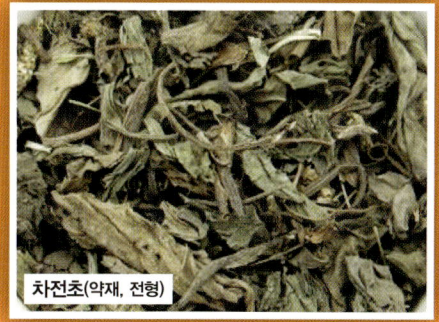
차전초(약재, 전형)

약초명 질경이, 털질경이

| 한자명 | 車前草 | 약초명 및 학명 | 질경이 *Plantago asiatica* Linné, 털질경이 *Plantago depressa* Willdenow | 과명 | 질경이과(Plantaginaceae) | 약용부위 | 전초

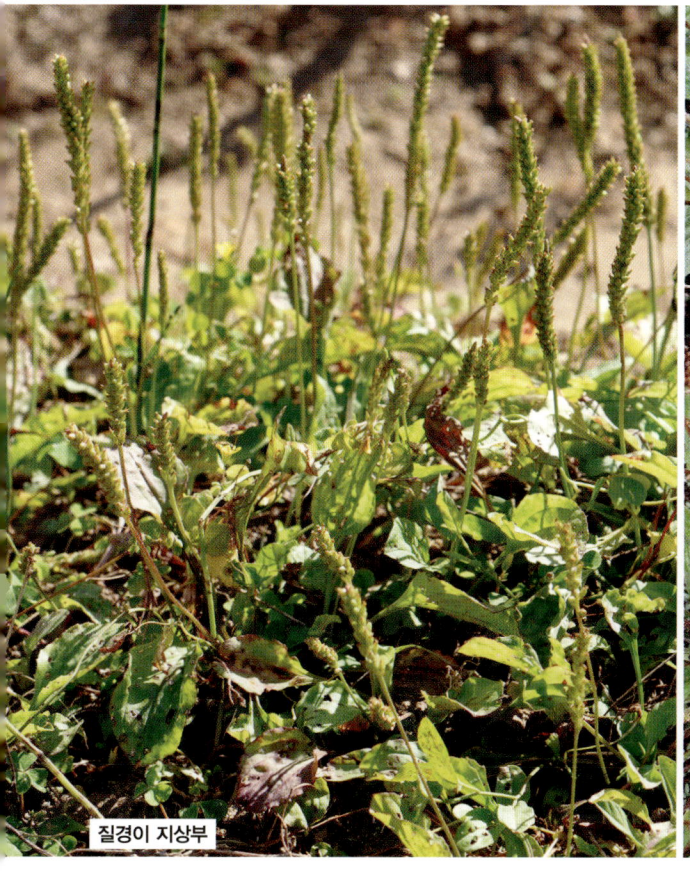
질경이 지상부

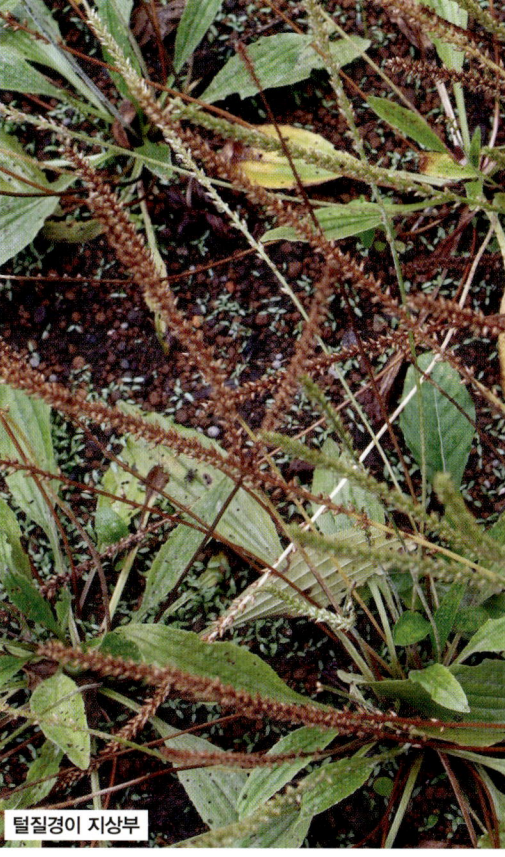
털질경이 지상부

차전초 259

동의보감의 효능

- **약재의 조선시대 의서(醫書) 수재** : 차전초는 《동의보감》 탕액편의 풀부(部)에 수재되어 있다.
- **《동의보감》 탕액편의 효능** : 차전엽과 차전근(車前葉, 根, 질경이 잎과 뿌리)은 주로 코피, 혈뇨(血尿), 소변에 피가 섞여 나오는 임증[血淋]에 쓰는데 즙을 내어 먹는다[본초].
- **《동의보감》 탕액편의 원문**
  차전엽급근(車前葉及根) : 主吐衄尿血血淋. 取汁服之. [本草]

식약처 공인(公認) 약초

- **약초·약재의 식약처 공정서 수재** : 차전초는 식품의약품안전처의 의약품 공정서인 《대한민국약전외한약(생약)규격집(KHP)》에 수재되어 있다.
- **약재의 분류** : 식물성 약재
- **약재의 라틴어 생약명** : Plantaginis Herba
- **약재의 기원** : 이 약(차전초)은 질경이 *Plantago asiatica* Linné 또는 털질경이 *Plantago depressa* Willdenow(질경이과 Plantaginaceae)의 전초이다.
- **약재 저장법** : 밀폐용기(고형의 이물이 들어가는 것을 방지하고 내용의약품이 손실되지 않도록 보호할 수 있는 용기)

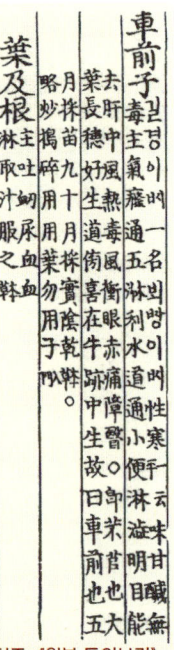

허준, 《원본 동의보감》, 722쪽, 남산당(2014)

약재의 효능

- **한방 약미(藥味)와 약성(藥性)** :
  + **한방 약미** – 맛은 달다.

    | 酸 | 苦 | **甘** | 辛 | 鹹 | | 澁 | 淡 |

  + **한방 약성** – 성질은 차다.

    | 大寒 | **寒** | 微寒 | 凉 | 平 | 微溫 | 溫 | 熱 | 大熱 |

- **한방 작용부위(귀경, 歸經)** : 차전초는 주로 간장, 신장, 폐, 소장 질환에 영향을 미친다.
- **한방 효능** : 열기를 식히고 소변이 잘 나오게 한다(清熱利尿 청열이뇨). 혈열(血熱)을 식힌다(凉血 양혈). 독성을 없앤다(解毒 해독).
- **약효 해설** : 담열증(痰熱證)으로 기침이 나오는 증상을 없앤다. 목 안이 붓고 아픈 증상에

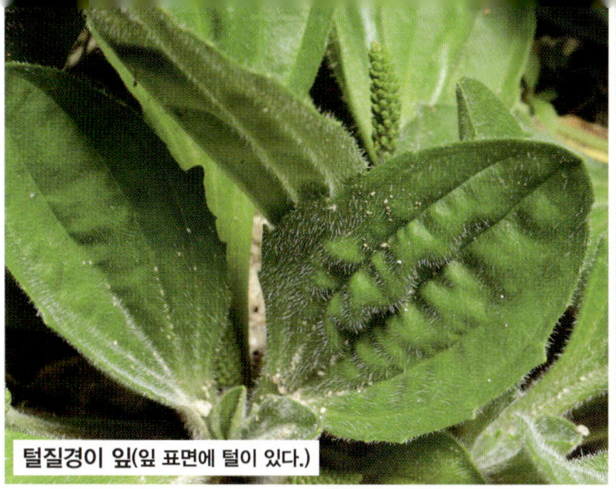

털질경이 잎(잎 표면에 털이 있다.)

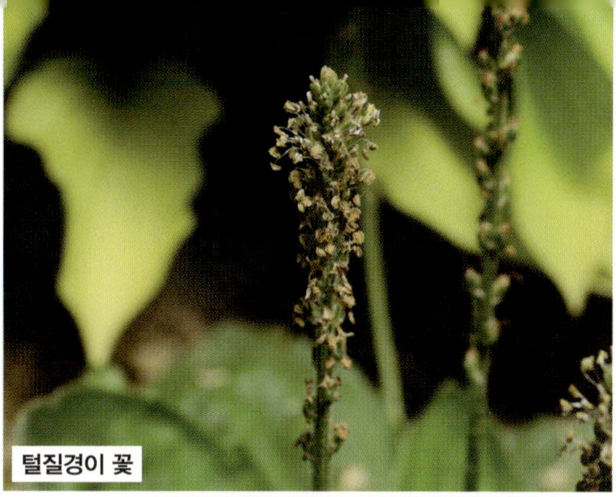

털질경이 꽃

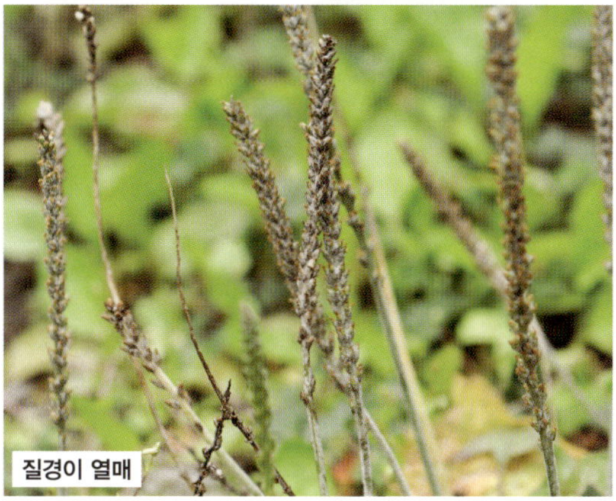

질경이 열매

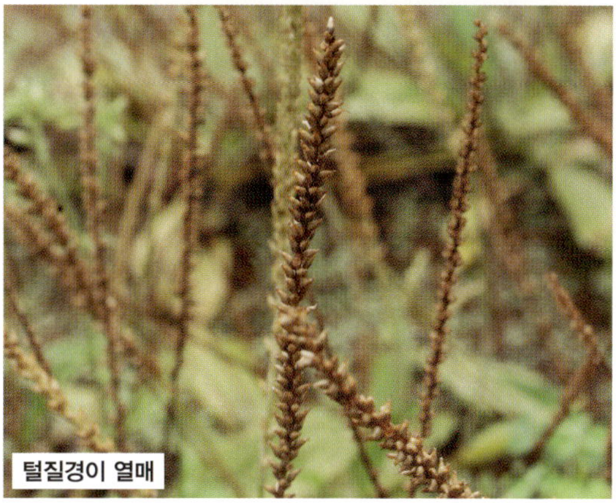

털질경이 열매

쓰인다. 간열(肝熱)로 인해 눈이 붉게 되는 증상을 낫게 한다. 몸이 부으며 소변량이 적은 증상에 사용한다. 혈뇨(血尿), 코피를 멎게 한다.

북한에서의 효능

- **북한의 약재명** : 길짱구
- **약재의 이명** : 차전초
- **효능** : 오줌내기약으로서 오줌을 잘 나가게 하고 열을 내리우며 가래를 삭이고 기침을 멈추며 눈을 밝게 하고 출혈을 멈춘다.
- **주치** : 부종, 오줌누기장애, 만성기관지염, 만성위염, 위궤양, 방광염, 설사, 코피, 피오줌에 쓴다.

약용법 전초 9~30g을 물 800mL에 넣고 달여서 반으로 나누어 아침저녁으로 마신다.

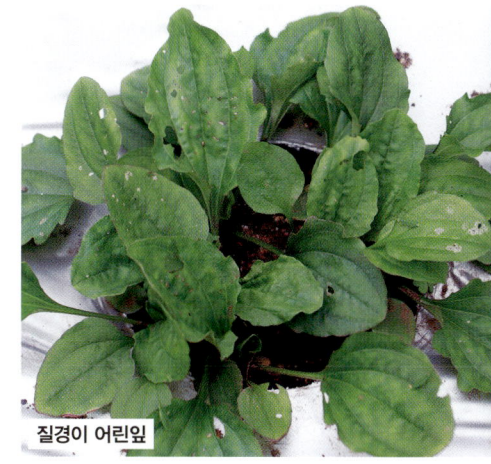

질경이 어린잎

차전초 261

| KP(대한민국약전) 수재 약재 |

약재명
창이자

약초명 도꼬마리

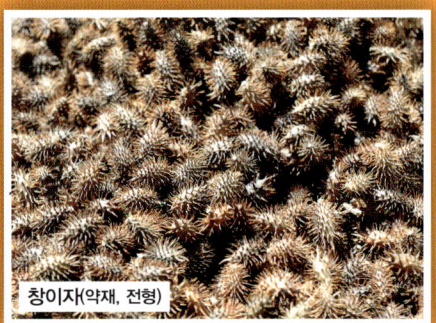
창이자(약재, 전형)

| 한자명 | 蒼耳子　　| 약초명 및 학명 | 도꼬마리 *Xanthium strumarium* Linné
| 과명 | 국화과(Compositae)　　| 약용부위 | 잘 익은 열매

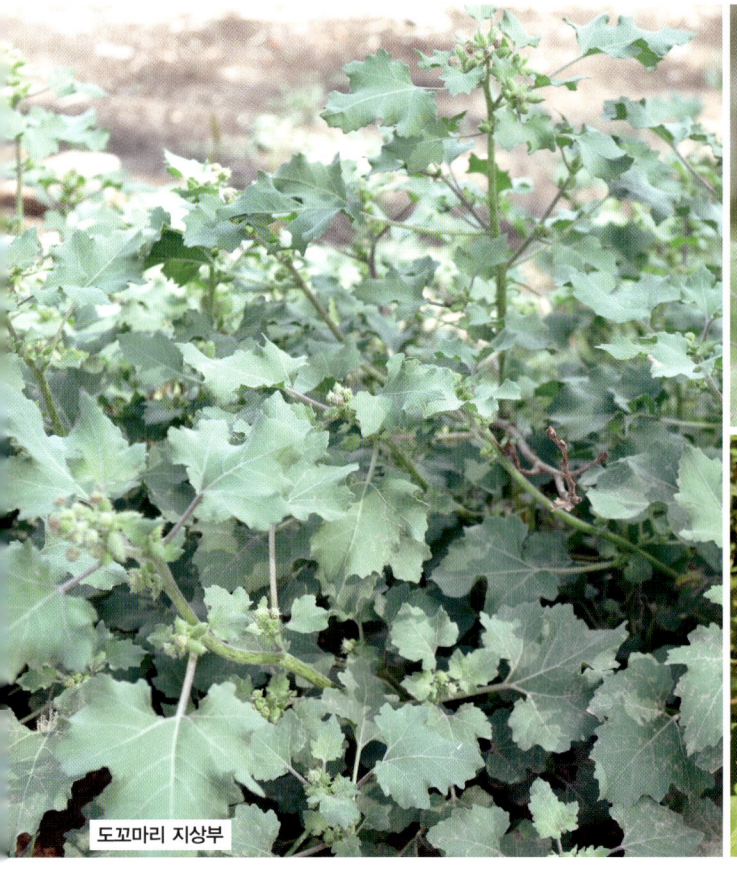
도꼬마리 지상부

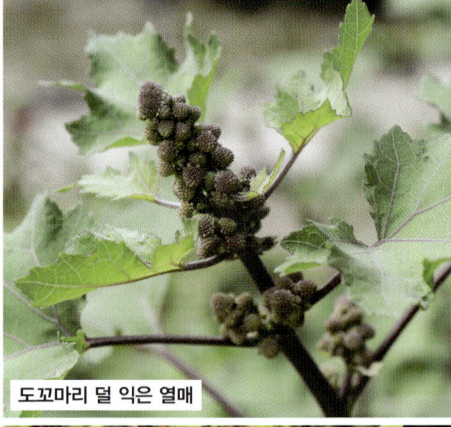
도꼬마리 덜 익은 열매

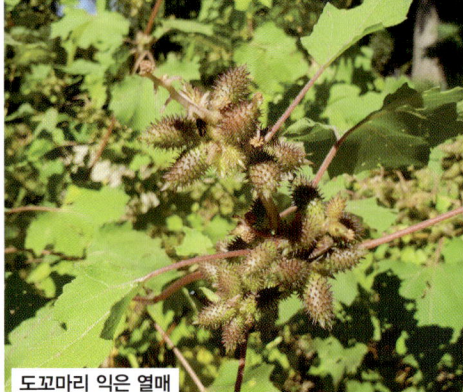
도꼬마리 익은 열매

동의보감의 효능

- **약재의 조선시대 의서(醫書) 수재** : 창이자는 《동의보감》 탕액편의 풀부(部)와 《방약합편》의 습초(濕草)편에 수재되어 있다.
- **《동의보감》 탕액편의 효능** : 시이실(葈耳實, 도꼬마리 열매)의 성질은 따뜻하고[溫] 맛은 쓰며[苦] 달고[甘] 독이 없다. 간(肝)의 열을 없애며 눈을 밝게 한다. 약에 넣을 때는 절구에 찧어서 가시를 없애고 약간 볶아서 쓴다. 일명 도인두(道人頭)라고도 한다[본초].
- **《동의보감》 탕액편의 원문**

  시이실(葈耳實) : 性溫 味苦甘 無毒. 主肝家熱 明目. 入藥 杵去刺 略炒用. 一名道人頭.[本草]

식약처 공인(公認) 약초

- **약초·약재의 식약처 공정서 수재** : 창이자는 식품의약품안전처의 의약품 공정서인 《대한민국약전(KP)》에 수재되어 있다.
- **약재의 분류** : 식물성 약재
- **약재의 라틴어 생약명** : Xanthii Fructus
- **약재의 이명 또는 영명** : Xanthium Fruit
- **약재의 기원** : 이 약(창이자)은 도꼬마리 *Xanthium strumarium* Linné(국화과 Compositae)의 잘 익은 열매이다.
- **약재 저장법** : 밀폐용기(고형의 이물이 들어가는 것을 방지하고 내용의약품이 손실되지 않도록 보호할 수 있는 용기)

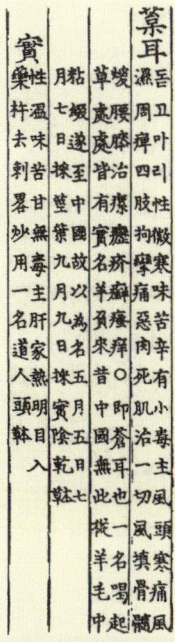

허준, 《원본 동의보감》, 726쪽, 남산당(2014)

기원식물의 해설

창이자의 《동의보감》 약재명은 '시이실(葈耳實)'이다.

약재의 효능

- **한방 효능군 분류** : 해표약[解表藥, (땀을 내어) 체표를 풀어주는 약]-발산풍한약(發散風寒藥, 체표에 머물러 있는 차가운 기운을 발산시키는 약)

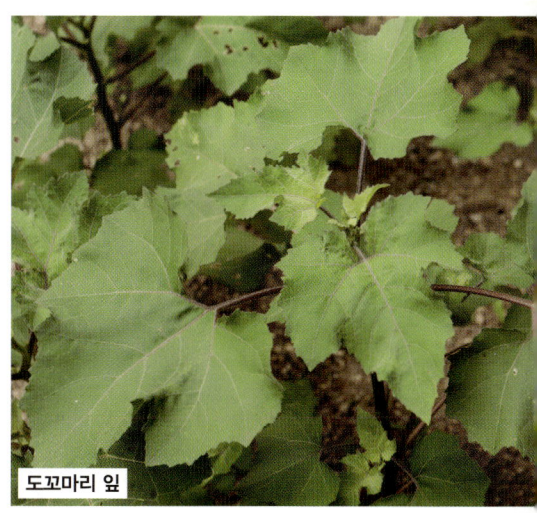

도꼬마리 잎

- ■ **한방 약미(藥味)와 약성(藥性) :**
  - **+ 한방 약미** – 맛은 쓰고 달며 맵다.

    | 酸 | 苦 | 甘 | 辛 | 鹹 | | 澁 | 淡 |

  - **+ 한방 약성** – 성질은 따뜻하며 독이 약간 있다.

    | 大寒 | 寒 | 微寒 | 凉 | 平 | 微溫 | 溫 | 熱 | 大熱 |

- ■ **한방 작용부위(귀경, 歸經) :** 창이자는 주로 폐, 간장 질환에 영향을 미친다.
- ■ **한방 효능 :** 풍한(風寒)을 없앤다(散風寒 산풍한). 코가 막힌 것을 잘 통하게 한다(通鼻竅 통비규). 풍사(風邪)와 습사(濕邪)를 없앤다(祛風濕 거풍습). 가려움증을 멎게 한다(止痒 지양).
- ■ **약효 해설 :** 코가 막히고 호흡이 불편한 증상에 사용한다. 팔다리를 잘 쓰지 못하고 마비되며 아픈 증상을 치료한다. 감기로 인한 두통, 치통을 없애준다. 습진, 개선에 유효하다.

북한에서의 효능

- ■ **북한의 약재명 :** 도꼬마리
- ■ **약재의 이명 :** 창이자
- ■ **효능 :** 땀을 나게 하고 풍습을 없앤다.
- ■ **주치 :** 감기로 머리가 아픈데, 풍한습비, 관절염, 팔다리가 가드라들며 아픈데, 상악동염, 알레르기성비염, 만성비염에 쓴다.

약용법 열매 3~10g을 물 800mL에 넣고 달여서 반으로 나누어 아침저녁으로 마시거나 또는 가루나 환(丸)으로 만들어 복용한다. 외용할 때는 적당량을 짓찧어서 환부에 붙인다.

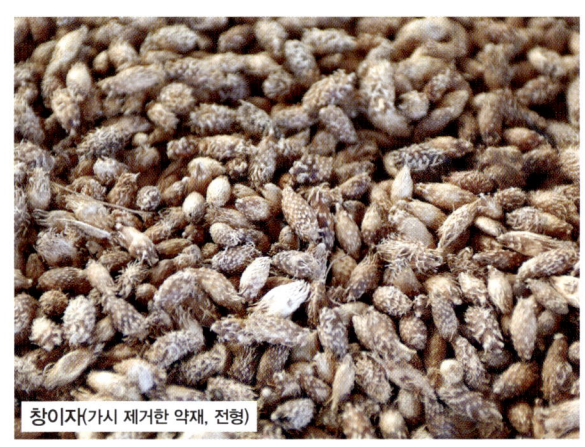

창이자(가시 제거한 약재, 전형)

| KP(대한민국약전) 수재 약재 |

약재명
창출

약초명: **모창출, 북창출**

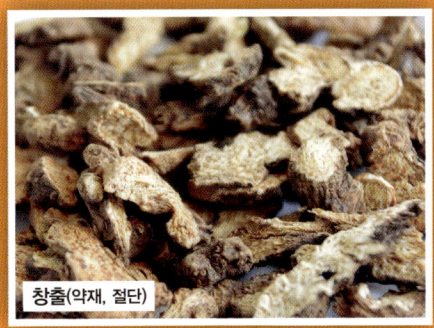
창출(약재, 절단)

| 한자명 | 蒼朮 | 약초명 및 학명 | 모창출(茅蒼朮) *Atractylodes lancea* De Candlle, 북창출(北蒼朮) *Atractylodes chinensis* Koidzumi | 과명 | 국화과(Compositae) | 약용부위 | 뿌리줄기

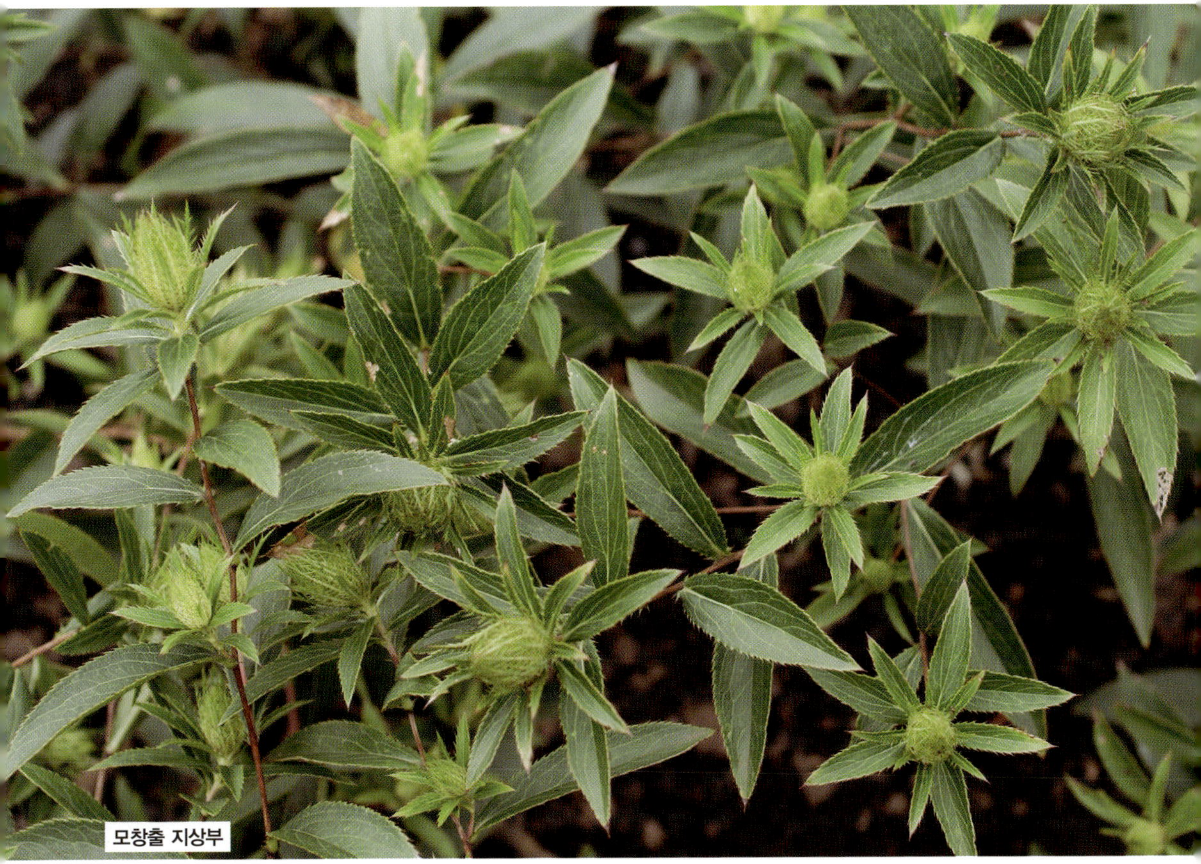

모창출 지상부

동의보감의 효능

- **약재의 조선시대 의서(醫書) 수재** : 창출은《동의보감》탕액편의 풀부(部) 와《방약합편》의 산초(山草)편에 수재되어 있다.
- **《동의보감》탕액편의 효능** : 창출(蒼朮, 모창출, 북창출 뿌리줄기)의 성질 은 따뜻하며[溫] 맛이 쓰고[苦] 매우며[辛] 독이 없다. 상중하의 습으 로 인한 병[上中下濕疾]을 치료한다. 속을 편안하게 하고 땀을 내게 한다. 고여 있는 담음(痰飮), 옆구리 부위에 덩어리가 생긴 것, 기괴 (氣塊), 산람장기(山嵐瘴氣)를 깨뜨린다. 풍한습(風寒濕)으로 뼈마디가 아프고 손발이 저린 증상을 치료한다. 곽란(霍亂)으로 토하고 설사 하는 것이 멎지 않는 것을 낫게 한다. 몸이 붓는 것과 배가 몹시 부 르며 속이 그득한 감을 주는 증상을 없앤다.
- **《동의보감》탕액편의 원문**

  창출(蒼朮) : 性溫 味苦辛 無毒. 治上中下濕疾. 寬中發汗 破窠囊痰 飮 痃癖氣塊 山嵐瘴氣. 治風寒濕痺 療霍亂吐瀉不止 除水腫脹滿.

허준,《원본 동의보감》, 721쪽, 남산당(2014)

식약처 공인(公認) 약초

- **약초·약재의 식약처 공정서 수재** : 창출은 식품의약품안전처의 의약품 공정서인《대한민국 약전(KP)》에 수재되어 있다.

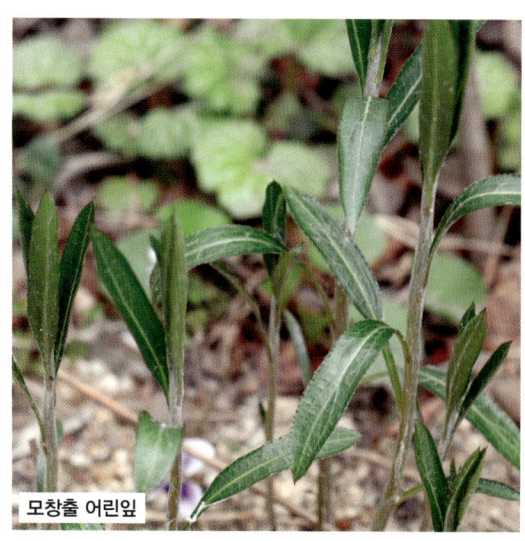

모창출 어린잎

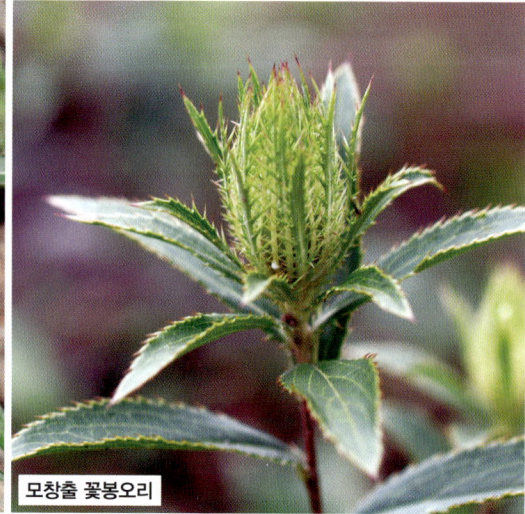

모창출 꽃봉오리

- **약재의 분류** : 식물성 약재
- **약재의 라틴어 생약명** : Atractylodis Rhizoma
- **약재의 이명 또는 영명** : Atractylodes Rhizome
- **약재의 기원** : 이 약(창출)은 모창출(茅蒼朮) *Atractylodes lancea* De Candlle 또는 북창출(北蒼朮) *Atractylodes chinensis* Koidzumi(국화과 Compositae)의 뿌리줄기이다.
- **약재 저장법** : 밀폐용기(고형의 이물이 들어가는 것을 방지하고 내용의약품이 손실되지 않도록 보호할 수 있는 용기)

> **약재의 효능**

- **한방 효능군 분류** : 방향화습약(芳香化濕藥, 방향성이 있어 습기를 제거하는 약)
- **한방 약미(藥味)와 약성(藥性)** :
  + **한방 약미** – 맛은 쓰고 맵다.

    | 酸 | **苦** | 甘 | **辛** | 鹹 | | 澁 | 淡 |

  + **한방 약성** – 성질은 따뜻하다.

    | 大寒 | 寒 | 微寒 | 凉 | 平 | 微溫 | **溫** | 熱 | 大熱 |

- **한방 작용부위(귀경, 歸經)** : 창출은 주로 비장, 위장, 간장 질환에 영향을 미친다.
- **한방 효능** : 습기를 말리고 비(脾)를 건강하게 한다(燥濕健脾 조습건비). 풍증(風症)을 제거

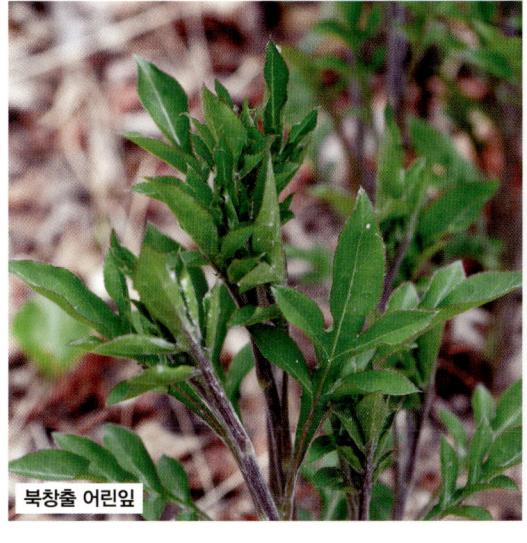

북창출 어린잎

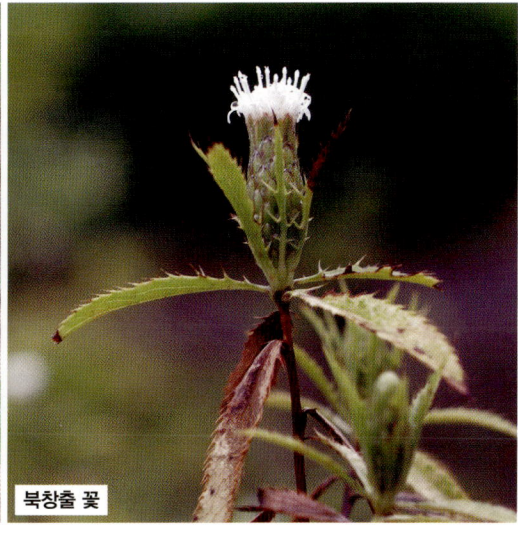

북창출 꽃

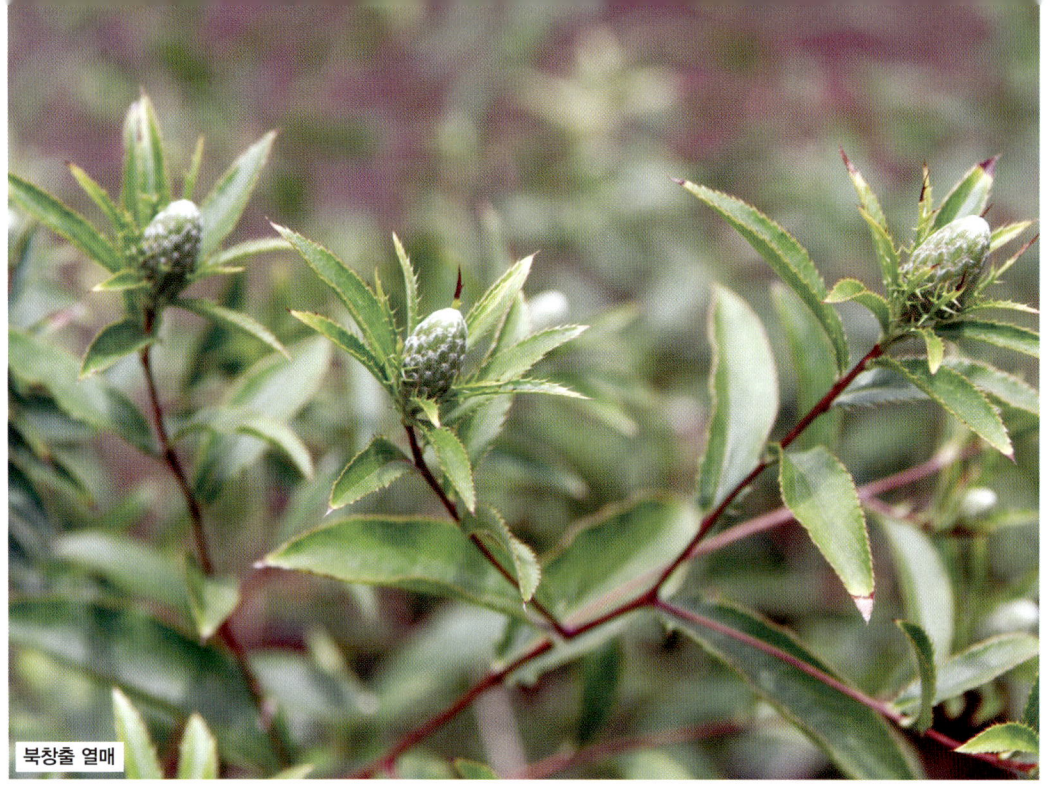

북창출 열매

하고 한사(寒邪)를 흩어지게 한다(祛風散寒 거풍산한). 눈을 밝게 한다(明目 명목).
- **약효 해설** : 식욕부진과 복부가 부르고 그득한 증상에 쓰인다. 몸이 붓는 증상과 설사를 치료한다. 관절염에 유효하다. 야맹증, 눈이 흐린 증상에 사용한다.

북한에서의 효능

- **북한의 약재명** : 삽주
- **약재의 기원** : 조선삽주(*Atractylodes koreana* Kitam.), 삽주(*Atractylodes japonica* Koidz.)의 뿌리줄기다.
- **약재의 이명** : 창출
- **효능** : 거풍습약으로서 습을 없애고 비를 건전하게 하며 땀을 내고 풍을 없애며 눈을 밝게 한다.
- **주치** : 비위에 습이 있어 입맛이 없고 소화가 잘 안되며 배가 불어나고 설사하는데, 풍한습비, 부종, 감기에 쓴다.

약용법 뿌리줄기 3~9g을 물 800mL에 넣고 달여서 반으로 나누어 아침저녁으로 마신다.

| KHP[대한민국약전외한약(생약)규격집] 수재 약재 |

약재명
천련자

약초명 천련, 멀구슬나무

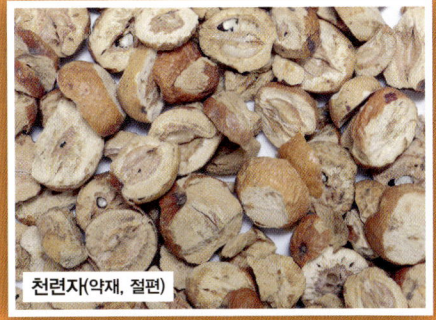
천련자(약재, 절편)

| 한자명 | 川楝子　　| 약초명 및 학명 | 천련(川楝) *Melia toosendan* Sieb. et Zucc., 멀구슬나무 *Melia azedarach* Linné　　| 과명 | 멀구슬나무과(Meliaceae)　　| 약용부위 | 열매

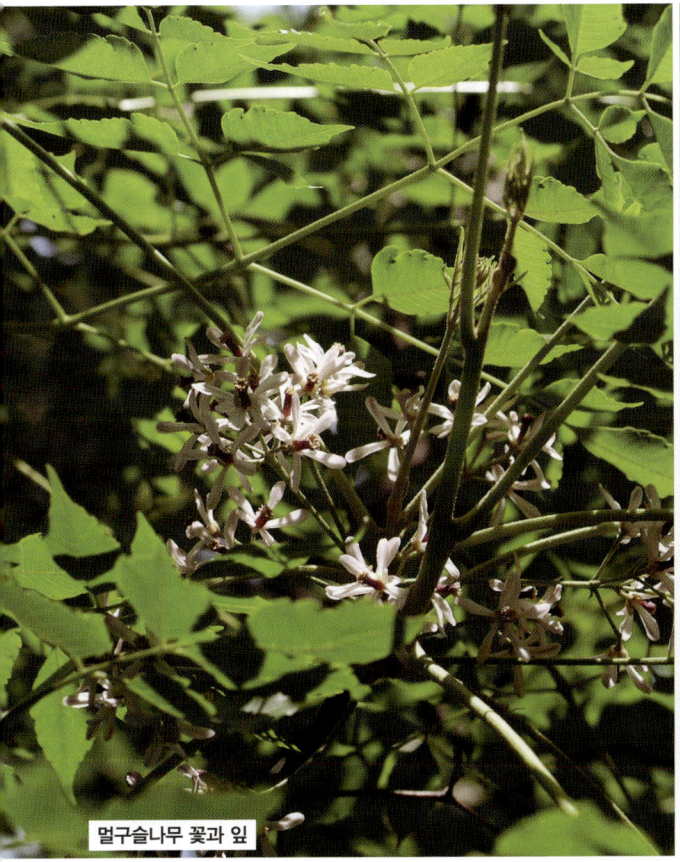
멀구슬나무 꽃과 잎

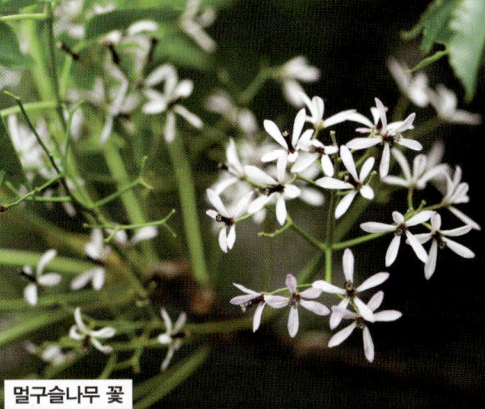
멀구슬나무 꽃

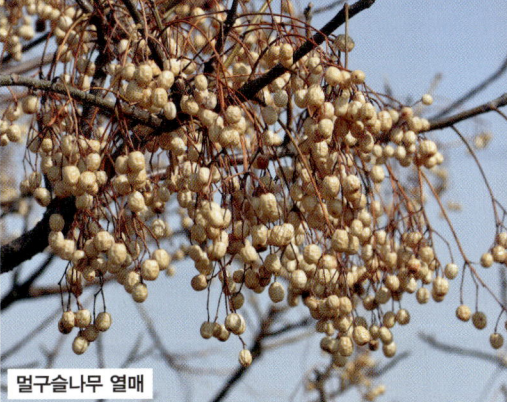
멀구슬나무 열매

> **동의보감의 효능**

- **약재의 조선시대 의서(醫書) 수재** : 천련자는 《동의보감》 탕액편의 나무부(部)와 《방약합편》의 교목(喬木, 줄기가 곧고 굵으며 높이 자라는 나무)편에 수재되어 있다.
- **《동의보감》 탕액편의 효능** : 연실(練實, 멀구슬나무 열매)의 성질은 차고[寒] 맛이 쓰며[苦] 독이 없다. 온병(溫病), 상한(傷寒)으로 열이 심하고 답답해 미칠 것 같은 데 주로 쓴다. 소변을 잘 나오게 하고 삼충(三蟲)을 죽이며 옴과 헌데를 치료한다.
- **《동의보감》 탕액편의 원문**

　연실(練實) : 性寒 味苦 無毒. 主溫病傷寒 大熱煩狂. 利水道 殺三蟲 疥瘍.

> **식약처 공인(公認) 약초**

- **약초·약재의 식약처 공정서 수재** : 천련자는 식품의약품안전처의 의약품 공정서인 《대한민국약전외한약(생약)규격집(KHP)》에 수재되어 있다.
- **약재의 분류** : 식물성 약재

허준, 《원본 동의보감》, 745쪽, 남산당(2014)

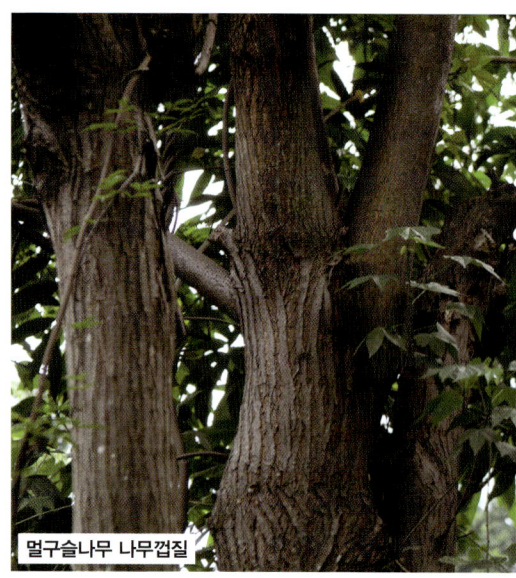

멀구슬나무 나무껍질

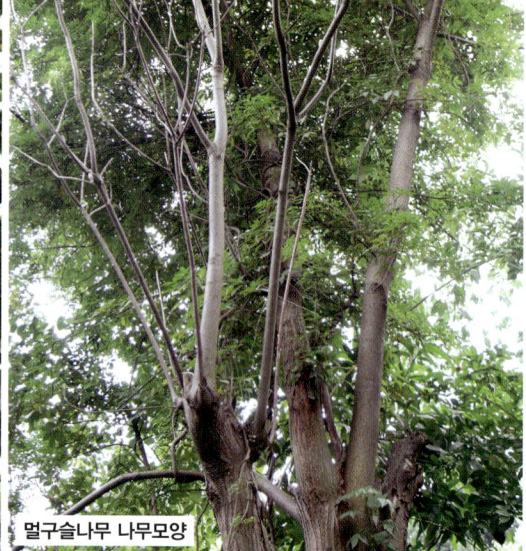

멀구슬나무 나무모양

- **약재의 라틴어 생약명** : Meliae Fructus
- **약재의 이명 또는 영명** : 금령자(金鈴子)
- **약재의 기원** : 이 약(천련자)은 천련(川楝) *Melia toosendan* Sieb. et Zucc. 또는 멀구슬나무 *Melia azedarach* Linné(멀구슬나무과 Meliaceae)의 열매이다.
- **약재 저장법** : 밀폐용기(고형의 이물이 들어가는 것을 방지하고 내용의약품이 손실되지 않도록 보호할 수 있는 용기)

기원식물의 해설 KHP에서 기원종을 '천련(川楝) *Melia toosendan* Sieb. et Zucc. 또는 멀구슬나무 *Melia azedarach* Linné'로 하고 있는데, 최근 연구에서 이 두 종은 동일종으로 밝혀졌으므로, 선취권 우선에 따라 멀구슬나무(*M. azedarach* L.)로 통일해야 한다.(참고논문: 박종철, 최고야. 한약정보연구회지, 2016;4(2):9-35)

약재의 효능

- **한방 효능군 분류** : 이기약(理氣藥, 기운이 잘 흐르게 하는 약)
- **한방 약미(藥味)와 약성(藥性)** :
  - **한방 약미** – 맛은 쓰다.

  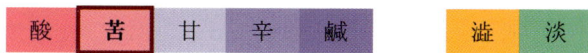

  - **한방 약성** – 성질은 차며 독이 약간 있다.

  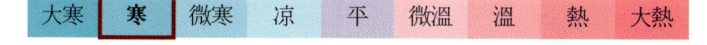

- **한방 작용부위(귀경, 歸經)** : 천련자는 주로 간장, 소장, 방광 질환에 영향을 미친다.
- **한방 효능** : 간열(肝熱)을 해소한다(疏肝泄熱 소간설열). 기운을 잘 소통시키고 통증을 멎게 한다(行氣止痛 행기지통). 기생충을 죽인다(殺蟲 살충).
- **약효 해설** : 복부가 부르고 그득하며 통증이 있는 증상에 사용한다. 고환이나 음낭이 커지면서 아랫배가 아픈 증상에 유효하다. 회충으로 인한 복통을 치료한다.

약용법 열매 5~10g을 물 800mL에 넣고 달여서 반으로 나누어 아침저녁으로 마시거나 외용으로 적당량 사용한다.

| KP(대한민국약전) 수재 약재 |

약재명
천문동

약초명 천문동

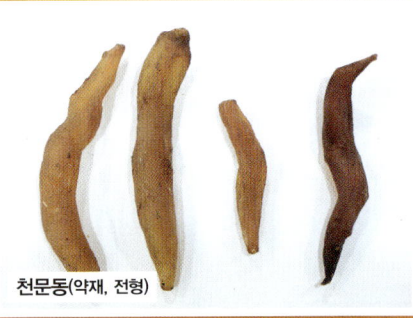
천문동(약재, 전형)

| 한자명 | 天門冬 | 약초명 및 학명 | 천문동 *Asparagus cochinchinensis* Merrill
| 과명 | 백합과(Liliaceae) | 약용부위 | 덩이뿌리로서 뜨거운 물로 삶거나 찐 뒤에 겉껍질을 제거하고 말린 것

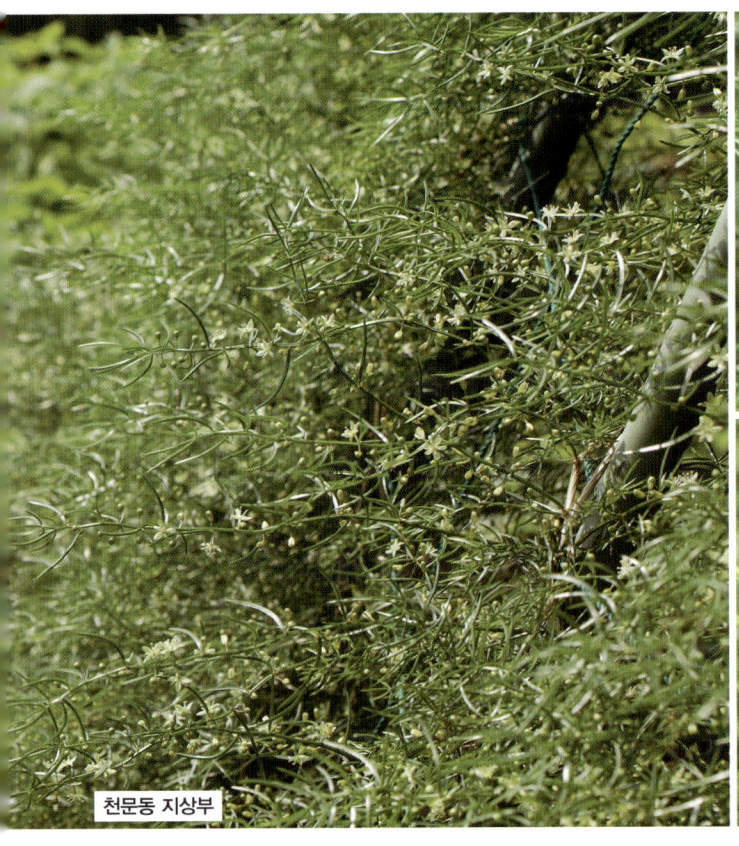
천문동 지상부

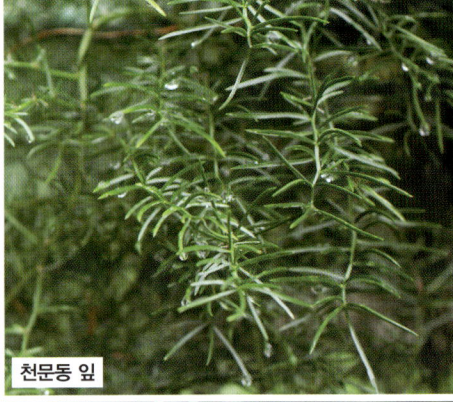
천문동 잎

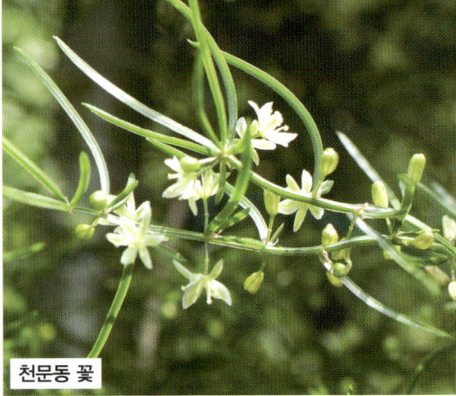
천문동 꽃

동의보감의 효능

- **약재의 조선시대 의서(醫書) 수재** : 천문동은 《동의보감》 탕액편의 풀부(部)와 《방약합편》의 만초(蔓草, 덩굴풀)편에 수재되어 있다.
- **《동의보감》 탕액편의 효능** : 천문동(天門冬, 천문동 덩이뿌리)의 성질은 차며[寒] 맛이 쓰고[苦] 달며[甘] 독이 없다. 폐에 숨이 가쁘고 기침하는 것을 치료한다. 담(痰)을 삭이고 피를 토하는 것을 멎게 한다. 폐열(肺熱)로 진액이 소모되어 기침하고 숨차는 것을 치료한다. 신기(腎氣)를 통하게 하고 마음을 진정시키며 소변이 잘 나오게 한다. 성질이 차면서도 보할 수 있다[冷而能補]. 삼충(三蟲)을 죽이며 안색을 좋게 하고 소갈증[消渴]을 멎게 하며 오장(五藏)을 적셔준다.
- **《동의보감》 탕액편의 원문**

  천문동(天門冬) : 性寒 味苦甘 無毒. 治肺氣喘嗽 消痰 止吐血. 療肺痿 通腎氣 鎭心 利小便. 冷而能補 殺三蟲 悅顔色 止消渴 潤五藏.

식약처 공인(公認) 약초

- **약초·약재의 식약처 공정서 수재** : 천문동은 식품의약품안전처의 의약품 공정서인 《대한민국약전(KP)》에 수재되어 있다.
- **약재의 분류** : 식물성 약재
- **약재의 라틴어 생약명** : Asparagi Tuber

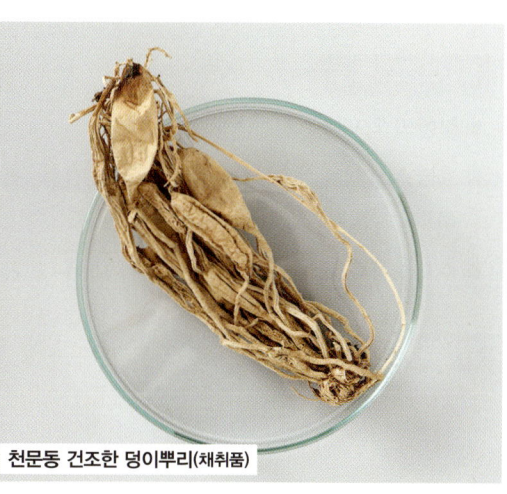

허준, 《원본 동의보감》, 720쪽, 남산당(2014)

천문동 열매

천문동 건조한 덩이뿌리(채취품)

- **약재의 이명 또는 영명** : Asparagus Tuber
- **약재의 기원** : 이 약(천문동)은 천문동 *Asparagus cochinchinensis* Merrill(백합과 Liliaceae)의 덩이뿌리로서 뜨거운 물로 삶거나 찐 뒤에 겉껍질을 제거하고 말린 것이다.
- **약재 저장법** : 밀폐용기(고형의 이물이 들어가는 것을 방지하고 내용의약품이 손실되지 않도록 보호할 수 있는 용기)

약재의 효능

- **한방 효능군 분류** : 보익약(補益藥, 보약)-보음약(補陰藥, 진액을 보하는 약)
- **한방 약미(藥味)와 약성(藥性)** :
  + **한방 약미** – 맛은 쓰고 달다.

  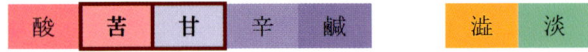

  + **한방 약성** – 성질은 차다.

  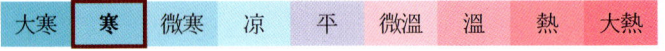

- **한방 작용부위(귀경, 歸經)** : 천문동은 주로 폐, 신장 질환에 영향을 미친다.
- **한방 효능** : 진액을 보충하여 건조하지 않게 한다(養陰潤燥 양음윤조). 폐열(肺熱)을 식히고 진액 생성을 촉진한다(淸肺生津 청폐생진).
- **약효 해설** : 폐에 생긴 여러 가지 열증(熱證)으로 마른기침이 나는 증상을 치료한다. 인후의 부종 및 동통에 유효하다. 열병(熱病)으로 가슴이 답답하고 입이 마르며 갈증이 나는 병증에 쓰인다. 당뇨 치료에 도움이 된다.

북한에서의 효능

- **북한의 약재명** : 천문동
- **효능** : 보음약으로서 음을 보하고 열을 내리우며 폐를 눅여주어 기침을 멈추며 신을 보한다.
- **주치** : 음허로 미열이 있고 목이 마른데, 당뇨병, 마른기침, 기관지염, 백날기침에 쓴다.

약용법 덩이뿌리 6~12g을 물 800mL에 넣고 달여서 반으로 나누어 아침저녁으로 마신다.

| KP(대한민국약전) 수재 약재 |

약재명
초과

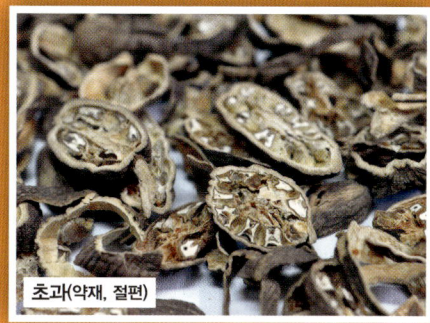
초과(약재, 절편)

약초명 초과

| **한자명** 草果 | **약초명 및 학명** 초과(草果) *Amomum tsao-ko* Crevost et Lemaire
| **과명** 생강과(Zingiberaceae) | **약용부위** 잘 익은 열매

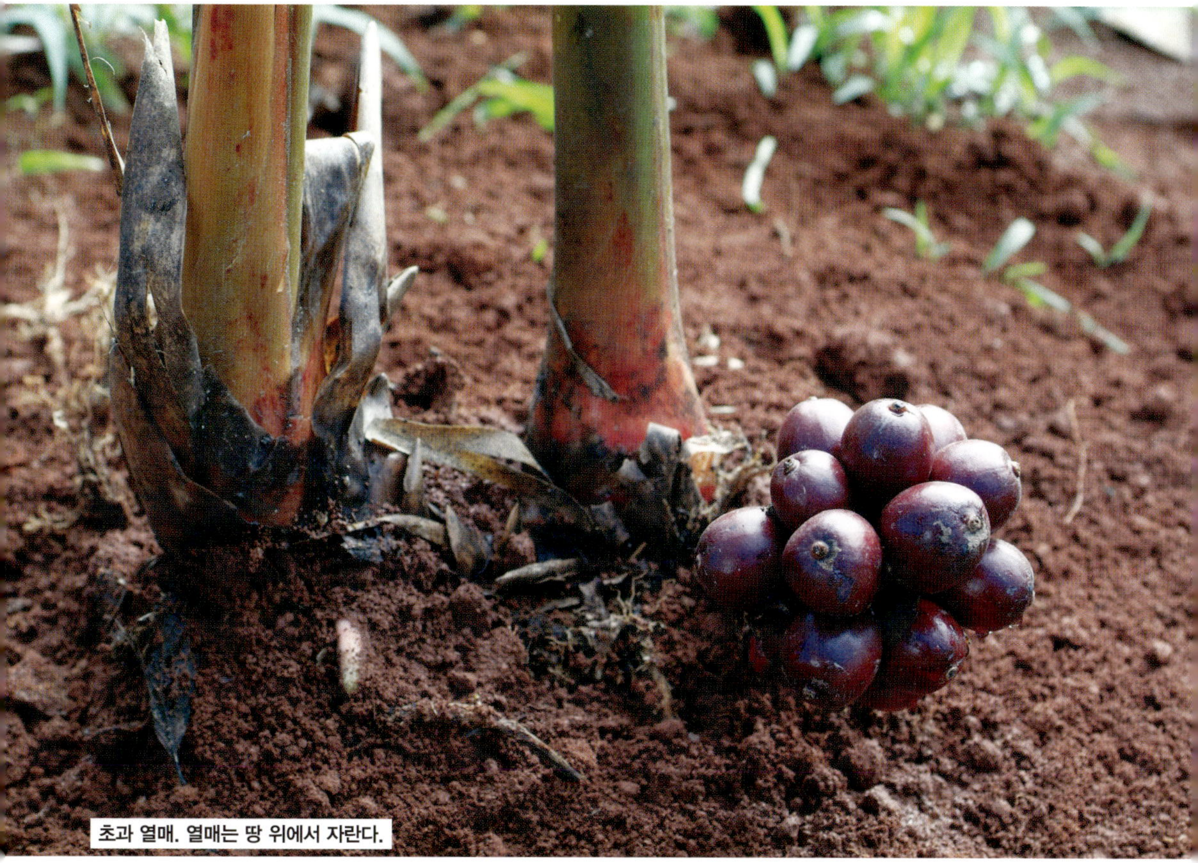

초과 열매. 열매는 땅 위에서 자란다.

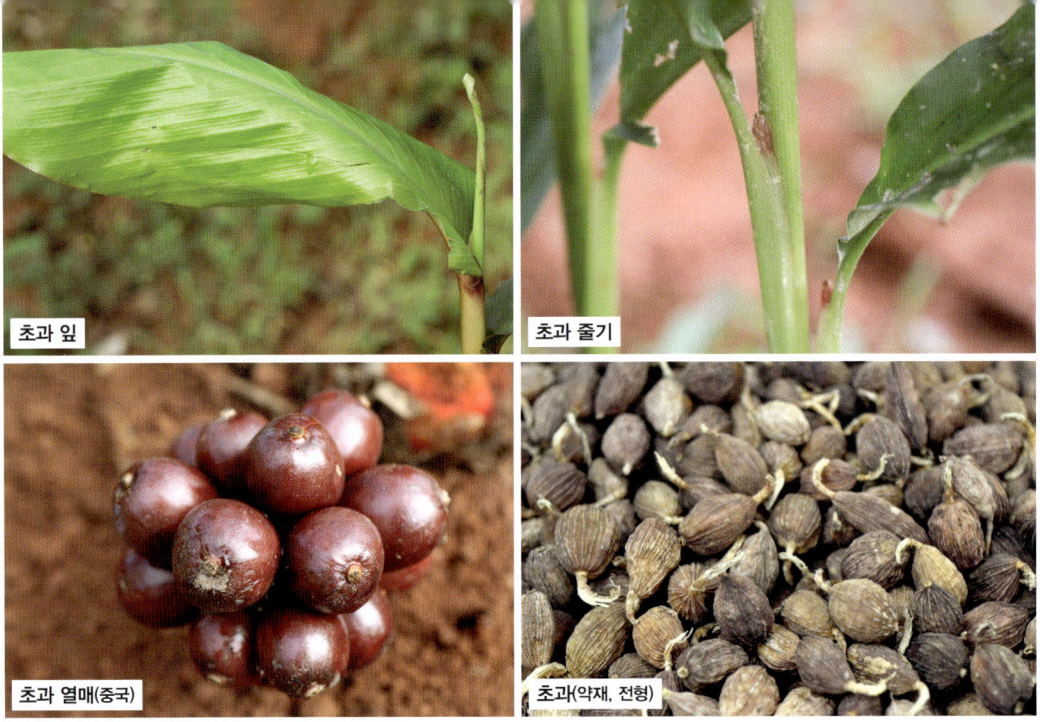

초과 잎 / 초과 줄기 / 초과 열매(중국) / 초과(약재, 전형)

동의보감의 효능

- **약재의 조선시대 의서(醫書) 수재** : 초과는 《동의보감》 탕액편의 풀부(部)와 《방약합편》의 방초(芳草, 향기가 좋은 풀)편에 수재되어 있다.
- **《동의보감》 탕액편의 효능** : 초과(草果, 초과 열매)의 성질은 따뜻하고[溫] 맛은 매우며[辛] 독이 없다. 모든 찬 기운을 없앤다. 비위(脾胃)를 따뜻하게 하고 구토를 멎게 한다. 배가 불러 오른 것을 가라앉히고 학모(瘧母)를 낫게 하며 체한 것을 내린다. 술독과 과일을 먹고 배 속에 덩어리가 생긴 것을 없애며[解酒毒果積] 산람장기를 물리치고 급성 전염병[瘟疫, 온역]을 낫게 한다.
- **《동의보감》 탕액편의 원문**

  초과(草果) : 性溫 味辛 無毒. 主一切冷氣. 溫脾胃 止嘔吐. 治膨脹 化瘧母 消宿食 解酒毒果積 兼辟瘴解瘟.

식약처 공인(公認) 약초

- **약초·약재의 식약처 공정서 수재** : 초과는 식품의약품안전처의 의약품 공정서인 《대한민국약전(KP)》에 수재되어 있다.

허준, 《원본 동의보감》, 737쪽, 남산당(2014)

- **약재의 분류** : 식물성 약재
- **약재의 라틴어 생약명** : Amomi Tsao-ko Fructus
- **약재의 이명 또는 영명** : Amomum Tsao-ko Fruit
- **약재의 기원** : 이 약(초과)은 초과(草果) *Amomum tsao-ko* Crevost et Lemaire(생강과 Zingiberaceae)의 잘 익은 열매이다.
- **약재 저장법** : 밀폐용기(고형의 이물이 들어가는 것을 방지하고 내용의약품이 손실되지 않도록 보호할 수 있는 용기)

약재의 효능

- **한방 효능군 분류** : 방향화습약(芳香化濕藥, 방향성이 있어 습기를 제거하는 약)
- **한방 약미(藥味)와 약성(藥性)** :
  - **한방 약미** – 맛은 맵다.
  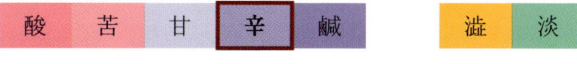
  - **한방 약성** – 성질은 따뜻하다.
  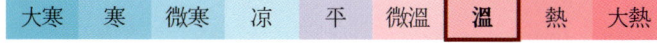
- **한방 작용부위(귀경, 歸經)** : 초과는 주로 비장, 위장 질환에 영향을 미친다.
- **한방 효능** : 습기를 말리고 배 속을 따뜻하게 한다(燥濕溫中 조습온중). 말라리아[瘧疾]를 억제하고 가래를 제거한다(截瘧除痰 절학제담).
- **약효 해설** : 복부가 부르고 그득한 증상에 사용한다. 말라리아로 인한 오한, 발열 증상에 유효하다. 음식이 소화되지 않고 오랫동안 정체되는 증상에 쓰인다. 음식물이 들어가면 토하는 증상과 설사를 치료한다.

북한에서의 효능

- **북한의 약재명** : 초과열매
- **효능** : 거한약으로서 비위를 덥혀주고 한습을 없애며 소화를 돕고 가래를 삭인다.
- **주치** : 비위가 허한하여 배가 차고 아픈데, 소화불량, 게우기(구토), 설사, 말라리아에 쓴다.

약용법 열매 3~6g을 물 800mL에 넣고 달여서 반으로 나누어 아침저녁으로 마신다.

| KP(대한민국약전) 수재 약재 |

약재명
초두구

약초명: 초두구

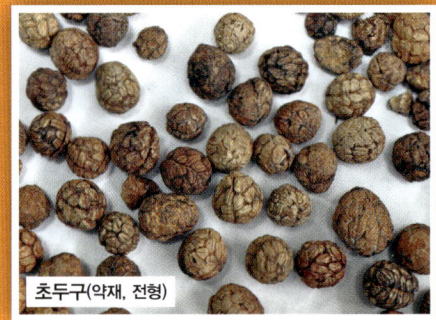
초두구(약재, 전형)

| 한자명 | 草豆蔻 | 약초명 및 학명 | 초두구(草豆蔻) *Alpinia katsumadai* Hayata
| 과명 | 생강과(Zingiberaceae) | 약용부위 | 씨로서 열매껍질을 제거한 것

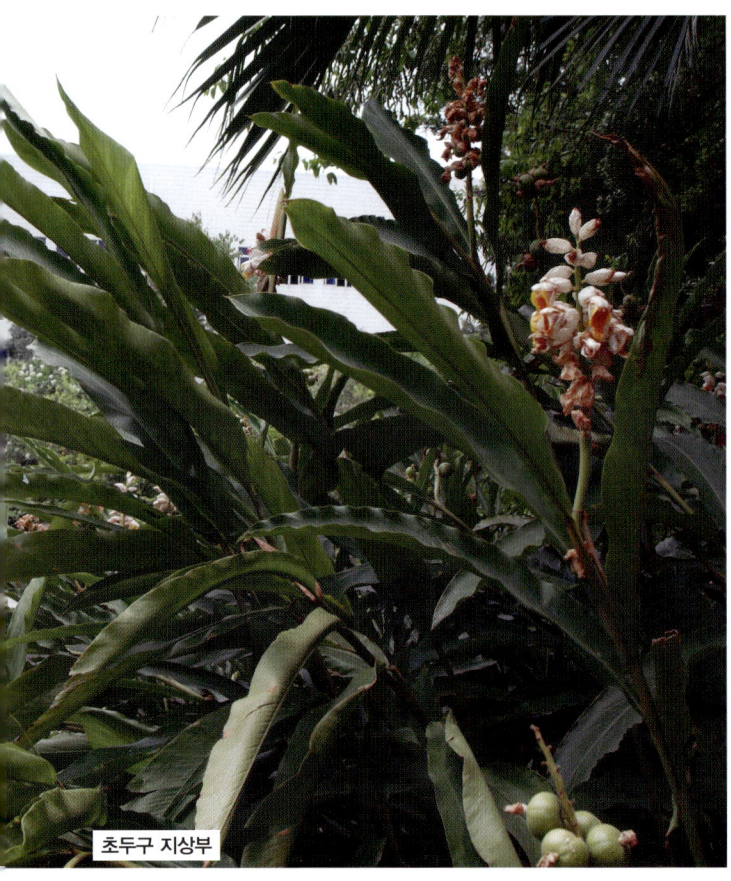
초두구 지상부

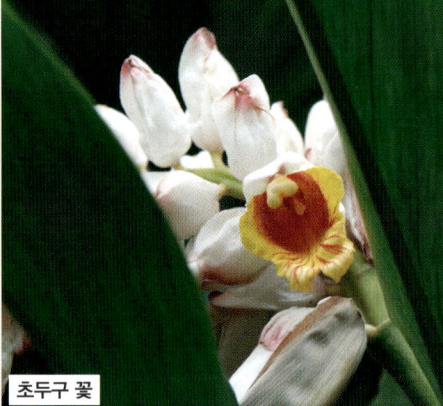
초두구 꽃

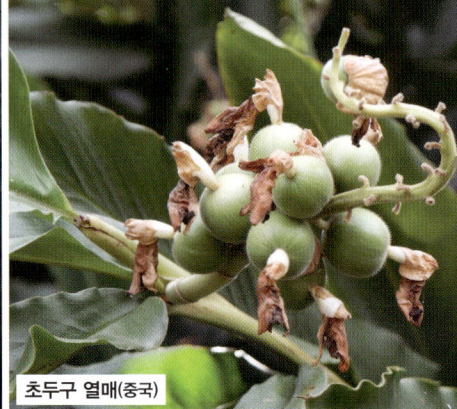
초두구 열매(중국)

동의보감의 효능

- **약재의 조선시대 의서(醫書) 수재**: 초두구는 《동의보감》 탕액편의 풀부(部)와 《방약합편》의 방초(芳草, 향기가 좋은 풀)편에 수재되어 있다.
- **《동의보감》 탕액편의 효능**: 초두구(草豆蔲, 초두구 씨)의 성질은 뜨겁고 맛은 매우며[辛] 독이 없다. 모든 냉기에 주로 쓴다. 속을 따뜻이 하며 기를 내린다. 명치가 아픈 것, 음식으로 체하여 구토하고 설사하는 것을 멎게 한다. 입안의 냄새를 없앤다.
- **《동의보감》 탕액편의 원문**

  초두구(草豆蔲): 性熱 味辛 無毒. 主一切冷氣. 溫中下氣 止心腹痛 及霍亂嘔吐 去口臭氣.

식약처 공인(公認) 약초

- **약초·약재의 식약처 공정서 수재**: 초두구는 식품의약품안전처의 의약품 공정서인 《대한민국약전(KP)》에 수재되어 있다.
- **약재의 분류**: 식물성 약재
- **약재의 라틴어 생약명**: Alpiniae Katsumadai Semen
- **약재의 이명 또는 영명**: Alpina Katsumadai Seed
- **약재의 기원**: 이 약(초두구)은 초두구(草豆蔲) *Alpinia katsumadai* Hayata(생강과 Zingiberaceae)의 씨로서 열매껍질을 제거한 것이다.

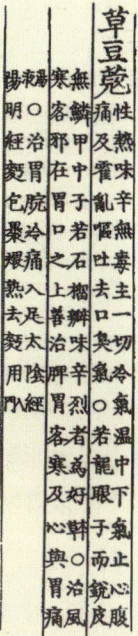

허준, 《원본 동의보감》, 737쪽, 남산당(2014)

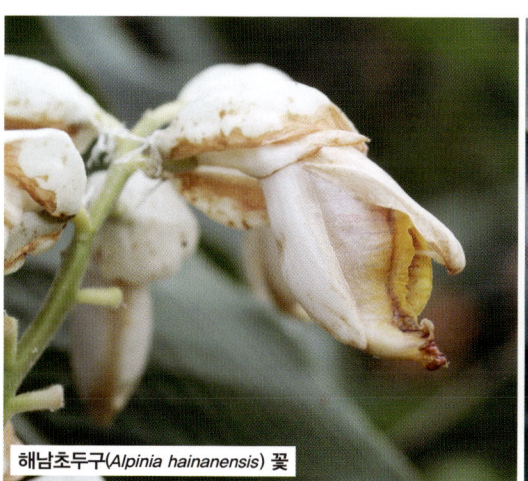

해남초두구(*Alpinia hainanensis*) 꽃

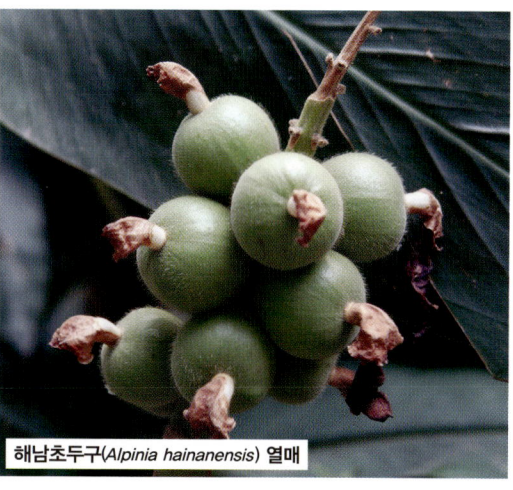

해남초두구(*Alpinia hainanensis*) 열매

- **약재 저장법** : 밀폐용기(고형의 이물이 들어가는 것을 방지하고 내용의약품이 손실되지 않도록 보호할 수 있는 용기)

기원식물의 해설 식약처 공정서에서 두구(豆蔲)가 들어간 약재명은 백두구(白豆蔲) *Amomum kravanh* Pierre ex Gagnep., 소두구(小豆蔲) *Elettaria cardamomum* Maton, 육두구(肉豆蔲) *Myristica fragrans* Houttuyn, 초두구(草豆蔲) *Alpinia katsumadai* Hayata의 4종이 있다. 《대만중약전》에는 백두구를 '두구(豆蔲)'로 기재하고 있다.

약재의 효능

- **한방 효능군 분류** : 방향화습약(芳香化濕藥, 방향성이 있어 습기를 제거하는 약)
- **한방 약미(藥味)와 약성(藥性)** :
  + **한방 약미** – 맛은 맵다.

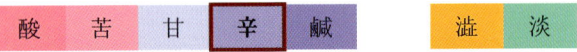

  + **한방 약성** – 성질은 따뜻하다.

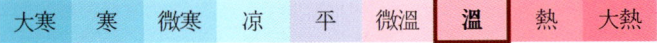

- **한방 작용부위(귀경, 歸經)** : 초두구는 주로 비장, 위장 질환에 영향을 미친다.
- **한방 효능** : 습기를 말리고 기를 잘 통하게 한다(燥濕行氣 조습행기). 배 속을 따뜻하게 하고 구토를 멎게 한다(溫中止嘔 온중지구).
- **약효 해설** : 복부가 부르고 그득하며 통증이 있는 증상에 유효하다. 식욕부진에 사용한다. 입냄새 제거에 좋다. 각기, 구토, 말라리아 치료에 효과가 있다.

북한에서의 효능

- **북한의 약재명** : 초두구씨
- **효능** : 거한약으로서 비위를 덥혀주고 게우기(구토)를 멈추며 습과 가래를 없앤다.
- **주치** : 비위허한증, 게우기(구토), 설사, 말라리아에 쓴다.

약용법 씨 3~6g을 물 800mL에 넣고 달여서 반으로 나누어 아침저녁으로 마신다.

| KHP[대한민국약전외한약(생약)규격집] 수재 약재 |

약재명
촉규화

약초명 접시꽃

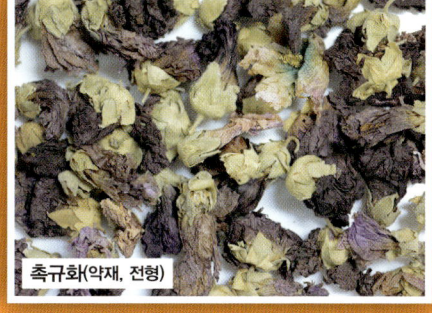
촉규화(약재, 전형)

| 한자명 | 蜀葵花　　| 약초명 및 학명 | 접시꽃 *Althaea rosea* Cavanil
| 과명 | 아욱과(Malvaceae)　　| 약용부위 | 꽃

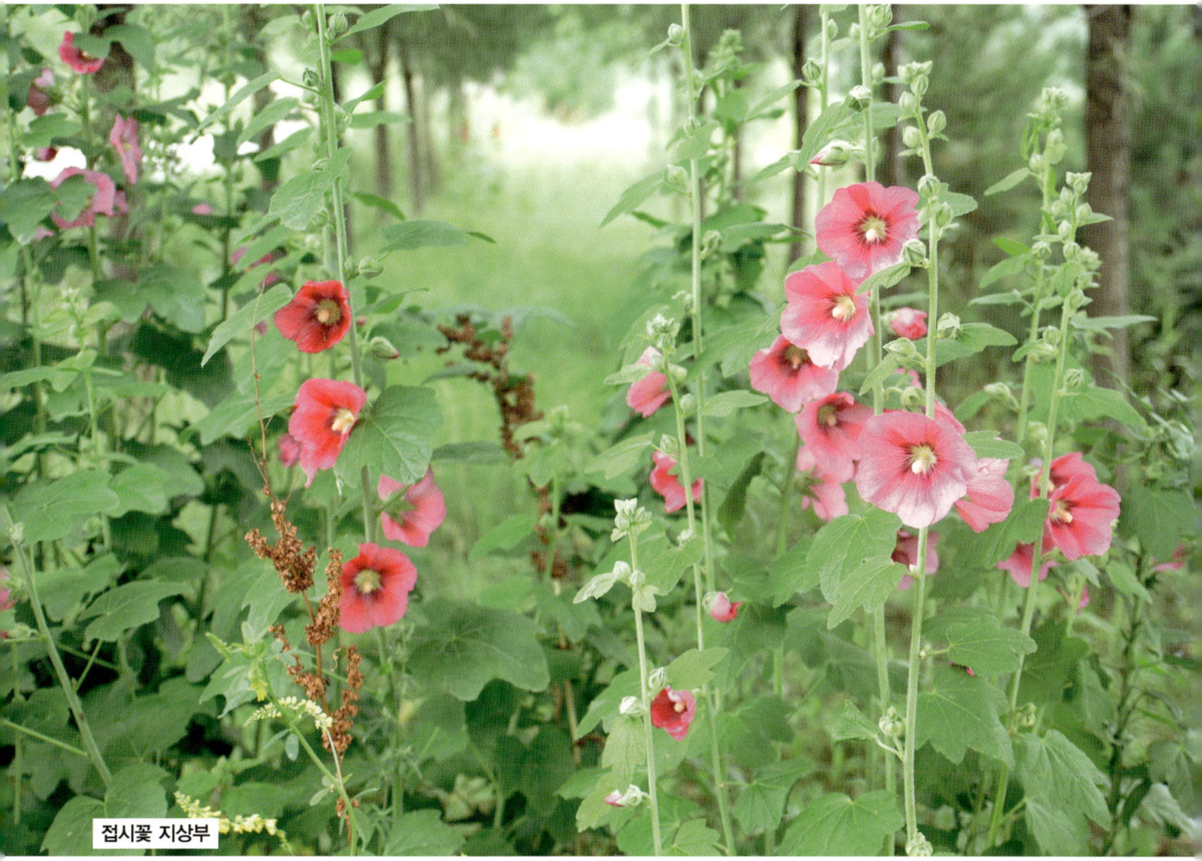

접시꽃 지상부

동의보감의 효능

- **약재의 조선시대 의서(醫書) 수재** : 촉규화는 《동의보감》 탕액편의 채소부(部)와 《방약합편》의 습초(濕草)편에 수재되어 있다.
- **《동의보감》 탕액편의 효능** : 홍촉규화(紅蜀葵花, 접시꽃 꽃)는 붉은 꽃과 흰 꽃이 있다. 붉은 꽃은 적대하[赤帶]를 치료하고 흰 꽃은 백대하[白帶]를 치료한다. 붉은 꽃은 혈병[血]을 치료하고 흰 꽃은 기병[氣]을 치료한다[본초].
- **《동의보감》 탕액편의 원문**

  홍촉규화(紅蜀葵花) : 有赤白. 赤者治赤帶 白者治白帶. 赤治血 白治氣.[本草]

식약처 공인(公認) 약초

- **약초·약재의 식약처 공정서 수재** : 촉규화는 식품의약품안전처의 의약품 공정서인 《대한민국약전외한약(생약)규격집(KHP)》에 수재되어 있다.
- **약재의 분류** : 식물성 약재
- **약재의 라틴어 생약명** : Althaeae Flos

허준, 《원본 동의보감》, 714쪽, 남산당(2014)

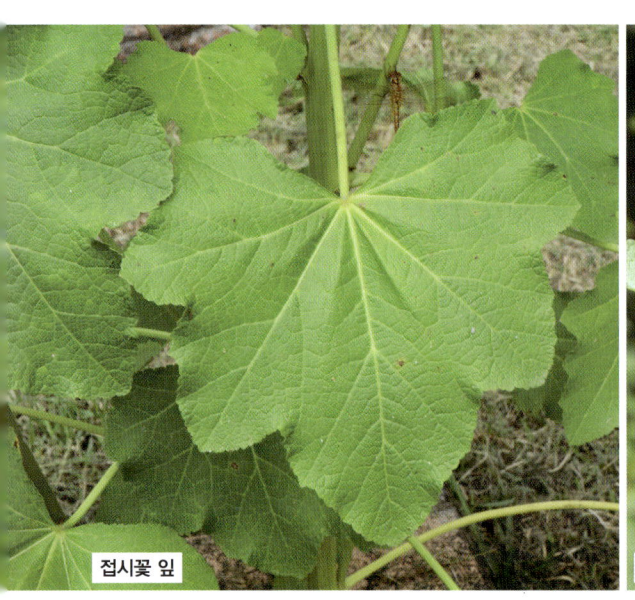

접시꽃 잎

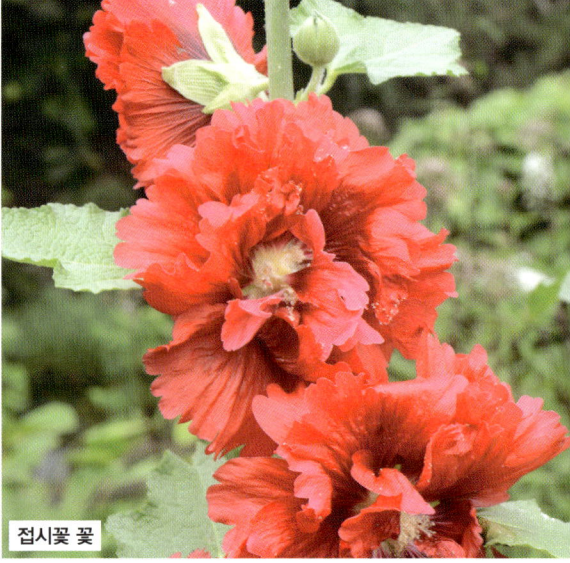

접시꽃 꽃

- **약재의 이명 또는 영명** : 백촉규화(白蜀葵花), Althaea Flower
- **약재의 기원** : 이 약(촉규화)은 접시꽃 *Althaea rosea* Cavanil(아욱과 Malvaceae)의 꽃이다.
- **약재 저장법** : 밀폐용기(고형의 이물이 들어가는 것을 방지하고 내용의약품이 손실되지 않도록 보호할 수 있는 용기)

약재의 효능

- **한방 약미(藥味)와 약성(藥性)** :
  + **한방 약미** – 맛은 달고 짜다.

  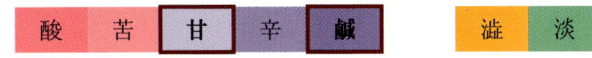

  + **한방 약성** – 성질은 서늘하다.

  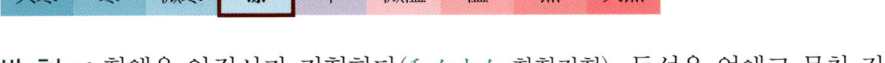

- **한방 효능** : 혈액을 안정시켜 지혈한다(和血止血 화혈지혈). 독성을 없애고 뭉친 것을 풀어준다(解毒散結 해독산결).
- **약효 해설** : 월경과다, 자궁에서 분비물이 나오는 증상을 치료한다. 토혈, 코피, 대소변 불통을 낫게 한다. 말라리아 치료에 도움이 된다.

약용법 꽃 3~9g을 물 800mL에 넣고 달여서 반으로 나누어 아침저녁으로 마시거나 또는 1~3g을 가루 내어 복용한다. 외용할 때는 적당량을 가루 내어 환부에 뿌리며 신선한 재료는 짓찧어서 상처 부위에 붙인다.

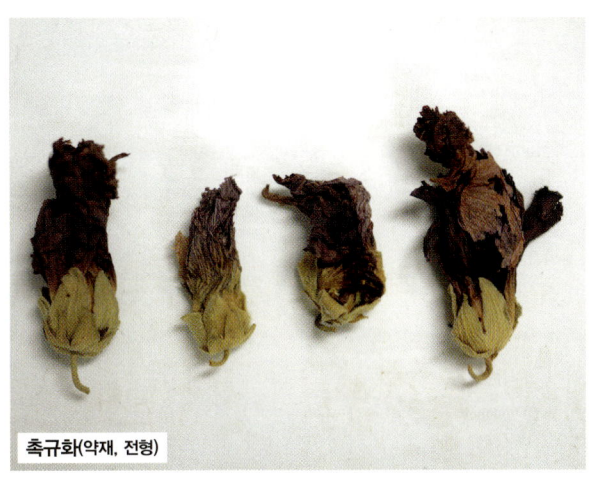

촉규화(약재, 전형)

| KHP[대한민국약전외한약(생약)규격집] 수재 약재 |

약재명
측백엽

약초명 측백나무

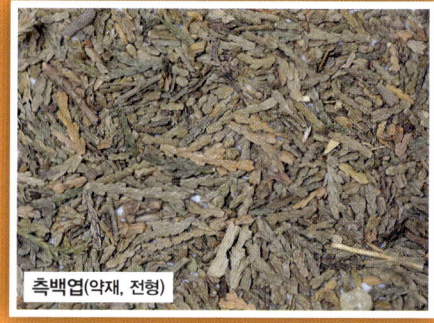
측백엽(약재, 전형)

| 한자명 | 側柏葉 | 약초명 및 학명 | 측백나무 *Thuja orientalis* Linné
| 과명 | 측백나무과(Cupressaceae) | 약용부위 | 어린가지와 잎

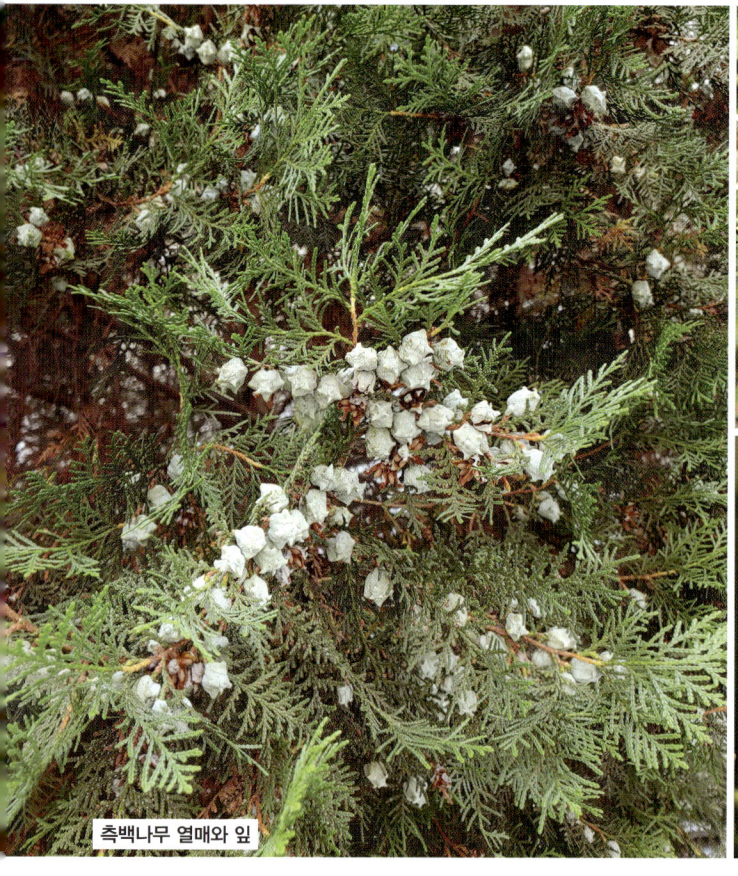
측백나무 열매와 잎

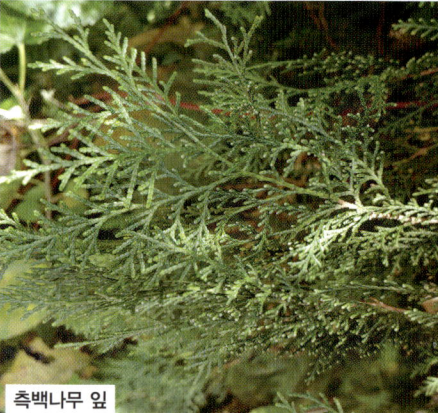
측백나무 잎

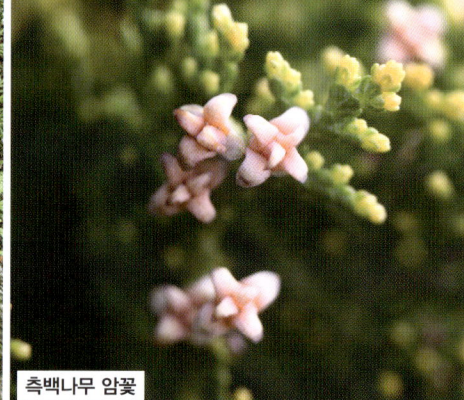
측백나무 암꽃

동의보감의 효능

- **약재의 조선시대 의서(醫書) 수재** : 측백엽은 《동의보감》 탕액편의 나무 부(部)와 《방약합편》의 향목(香木, 향나무)편에 수재되어 있다.
- **《동의보감》 탕액편의 효능** : 백엽(栢葉, 측백나무 잎)의 맛은 쓰고[苦] 매우며[辛] 성질은 떫다[澁]. 모두 한 방향으로 납작하게 자란다. 토혈(吐血), 코피, 대변에 피가 섞여 나오는 이질을 낫게 한다. 음(陰)을 보하는 중요한 약이다. 각 계절에 해당하는 방향의 잎을 따서 그늘에 말린다. 약에 넣을 때에는 쪄서 쓴다[본초].
- **《동의보감》 탕액편의 원문**

  백엽(栢葉) : 味苦辛 性澁. 皆側向而生. 主吐血衄血痢血 補陰之要藥. 四時各依方而採 陰乾. 入藥 蒸用.[本草]

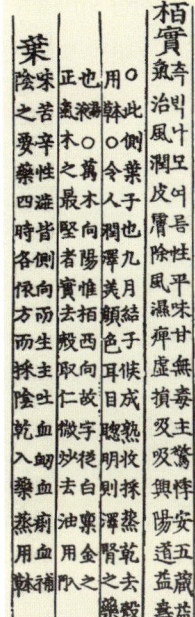

허준, 《원본 동의보감》, 739쪽, 남산당(2014)

식약처 공인(公認) 약초

- **약초·약재의 식약처 공정서 수재** : 측백엽은 식품의약품안전처의 의약품 공정서인 《대한민국약전외한약(생약)규격집(KHP)》에 수재되어 있다.
- **약재의 분류** : 식물성 약재
- **약재의 라틴어 생약명** : Thujae Orientalis Folium
- **약재의 이명 또는 영명** : 백엽(栢葉)
- **약재의 기원** : 이 약(측백엽)은 측백나무 *Thuja orientalis* Linné(측백나무과 Cupressaceae)의 어린가지와 잎이다.
- **약재 저장법** : 밀폐용기(고형의 이물이 들어가는 것을 방지하고 내용의약품이 손실되지 않도록 보호할 수 있는 용기)

약재의 효능

- **한방 효능군 분류** : 지혈약(止血藥, 출혈을 멈추는 약)-양혈지혈약(凉血止血藥, 혈열을 식히고 지혈하는 약)

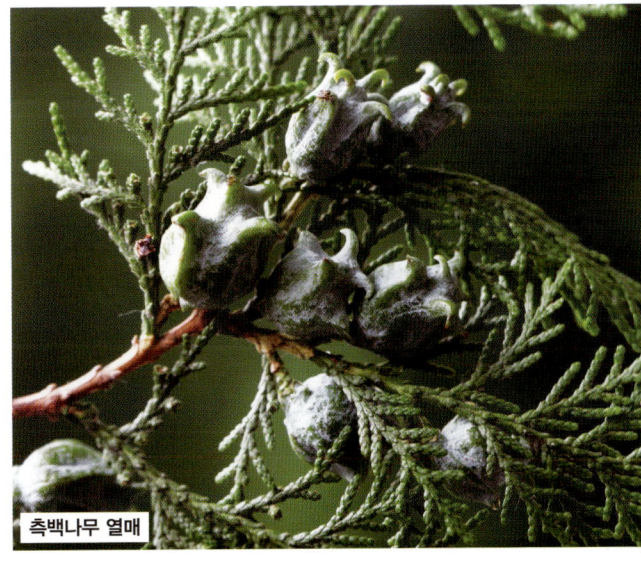

측백나무 열매

측백엽 285

- **한방 약미(藥味)와 약성(藥性) :**
  - **한방 약미** – 맛은 쓰고 떫다.

    | 酸 | **苦** | 甘 | 辛 | 鹹 | | 澁 | 淡 |

  - **한방 약성** – 성질은 차다.

    | 大寒 | **寒** | 微寒 | 凉 | 平 | 微溫 | 溫 | 熱 | 大熱 |

- **한방 작용부위(귀경, 歸經) :** 측백엽은 주로 폐, 간장, 비장 질환에 영향을 미친다.
- **한방 효능 :** 혈열(血熱)을 식히고 지혈한다(凉血止血 양혈지혈). 가래를 녹이고 기침을 멎게 한다(化痰止咳 화담지해). 머리털이 나게 하고 흰머리를 검게 한다(生髮烏髮 생발오발).
- **약효 해설 :** 폐에 생긴 여러 가지 열증(熱證)으로 기침이 나는 증상을 낫게 한다. 여성의 부정기 자궁출혈이 멈추지 않는 증상에 사용한다. 각혈, 토혈, 코피를 멎게 한다. 머리카락이 회백색으로 변하는 증상에 유효하다. 화상 치료에 효과가 있다.

북한에서의 효능

- **북한의 약재명 :** 측백잎
- **약재의 이명 :** 측백엽
- **효능 :** 피멎이약으로서 혈열을 없애고 출혈을 멈춘다.
- **주치 :** 출혈, 혈리, 머리칼이 빠지는데, 머리칼이 일찍 희여지는데, 만성기관지염, 백날기침, 급성 및 만성세균성적리에 쓴다.

약용법 어린가지와 잎 6~15g을 물 800mL에 넣고 달여서 반으로 나누어 아침저녁으로 마시거나 또는 가루나 환(丸)으로 만들어 복용한다. 외용할 때는 적당량을 짓찧어서 환부에 붙이거나 가루 내어 상처 부위에 뿌린다.

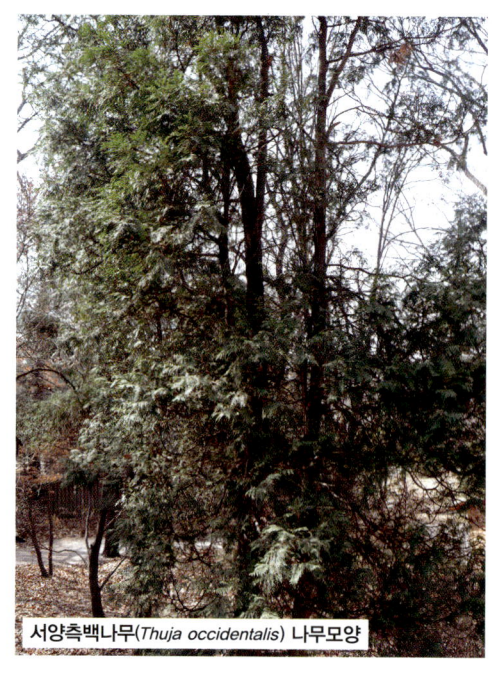

서양측백나무(*Thuja occidentalis*) 나무모양

| KHP[대한민국약전외한약(생약)규격집] 수재 약재 |

약재명
침향

약초명 침향나무

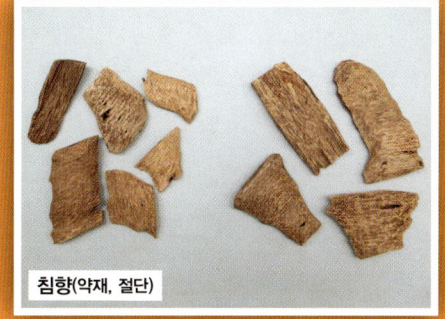
침향(약재, 절단)

| 한자명 | 沈香 | 약초명 및 학명 | 침향나무 *Aquilaria agallocha* Roxburgh
| 과명 | 팥꽃나무과(Thymelaeaceae) | 약용부위 | 수지(樹脂, 식물체로부터의 분비물 또는 상처로부터의 유출물)가 침착된 수간목

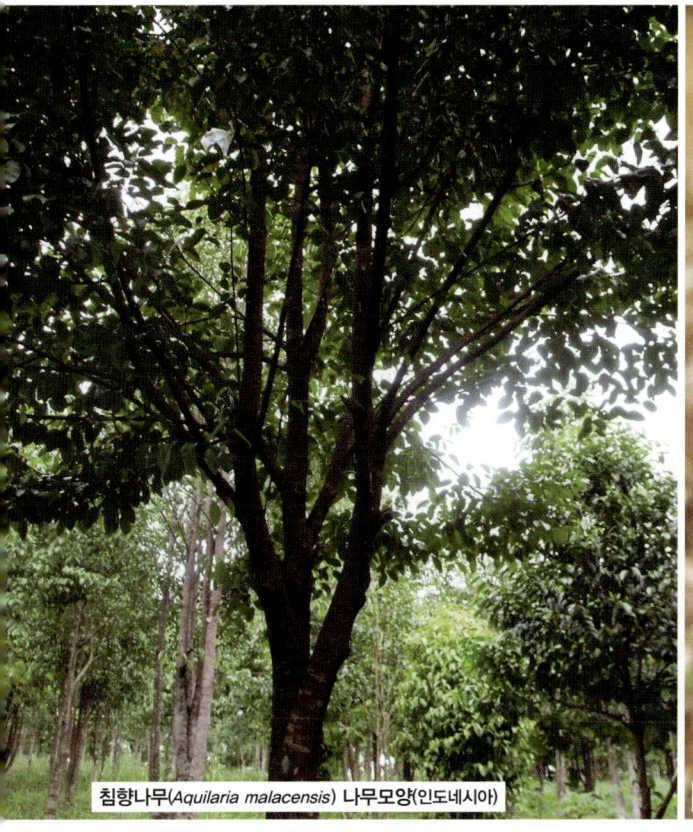
침향나무(*Aquilaria malacensis*) 나무모양(인도네시아)

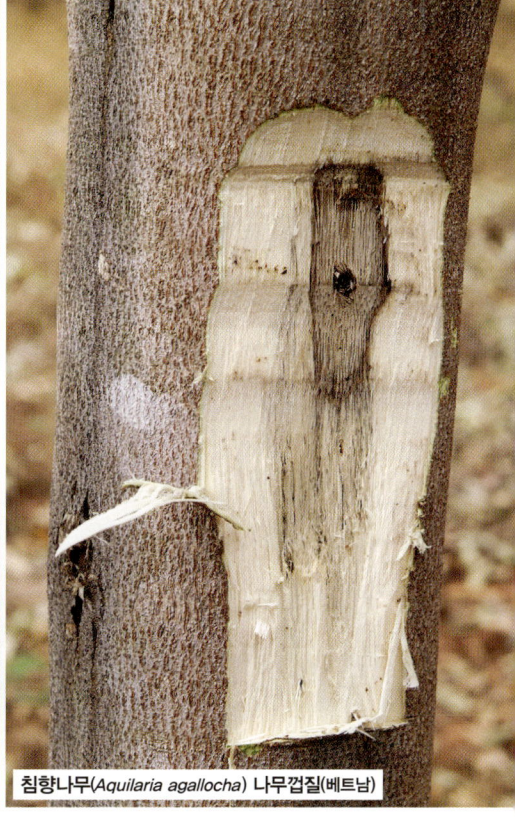
침향나무(*Aquilaria agallocha*) 나무껍질(베트남)

동의보감의 효능

- **약재의 조선시대 의서(醫書) 수재** : 침향은 《동의보감》 탕액편의 나무 부(部)와 《방약합편》의 향목(香木, 향나무)편에 수재되어 있다.
- **《동의보감》 탕액편의 효능** : 침향(沈香, 침향나무의 수지가 침착된 수간 목)의 성질은 뜨겁고[熱] 맛은 매우며[辛](쓰다[苦]고도 한다) 독이 없다. 풍수(風水)로 심하게 부은 데 주로 쓴다. 나쁜 기운을 없애고 명치가 아픈 것을 멎게 한다. 신정(腎精)을 돕고 성기능을 높인다[益精壯陽]. 찬바람으로 마비된 것, 곽란(霍亂)으로 구토하고 설사하는 것, 근(筋)이 뒤틀리는 것을 치료한다.
- **《동의보감》 탕액편의 원문**

  침향(沈香) : 性熱 味辛[一云苦] 無毒. 主風水毒腫 去惡氣 止心腹痛 益精壯陽. 治冷風麻痺 霍亂吐瀉轉筋.

허준, 《원본 동의보감》, 741쪽, 남산당(2014)

식약처 공인(公認) 약초

- **약초·약재의 식약처 공정서 수재** : 침향은 식품의약품안전처의 의약품 공정서인 《대한민국약전외한약(생약)규격집(KHP)》에 수재되어 있다.
- **약재의 분류** : 식물성 약재
- **약재의 라틴어 생약명** : Aquilariae Lignum

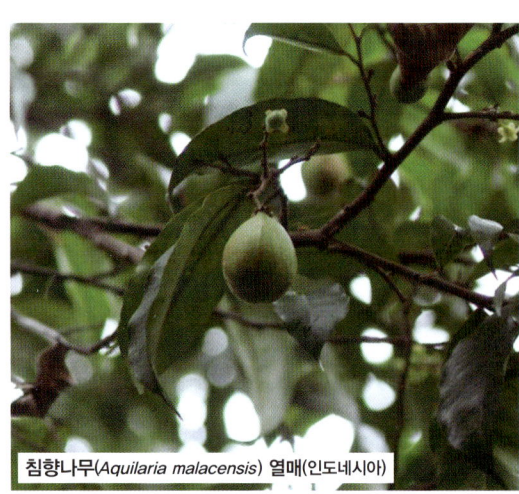

침향나무(*Aquilaria malacensis*) 열매(인도네시아)

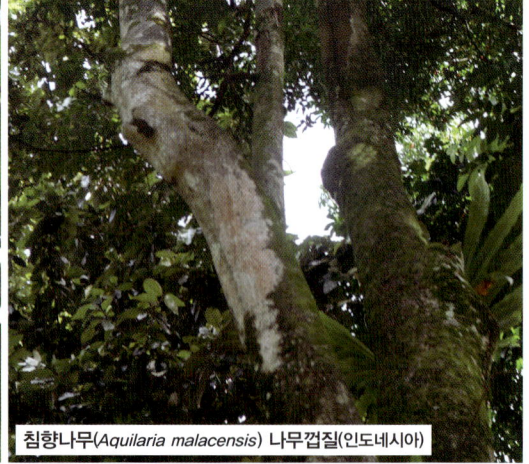

침향나무(*Aquilaria malacensis*) 나무껍질(인도네시아)

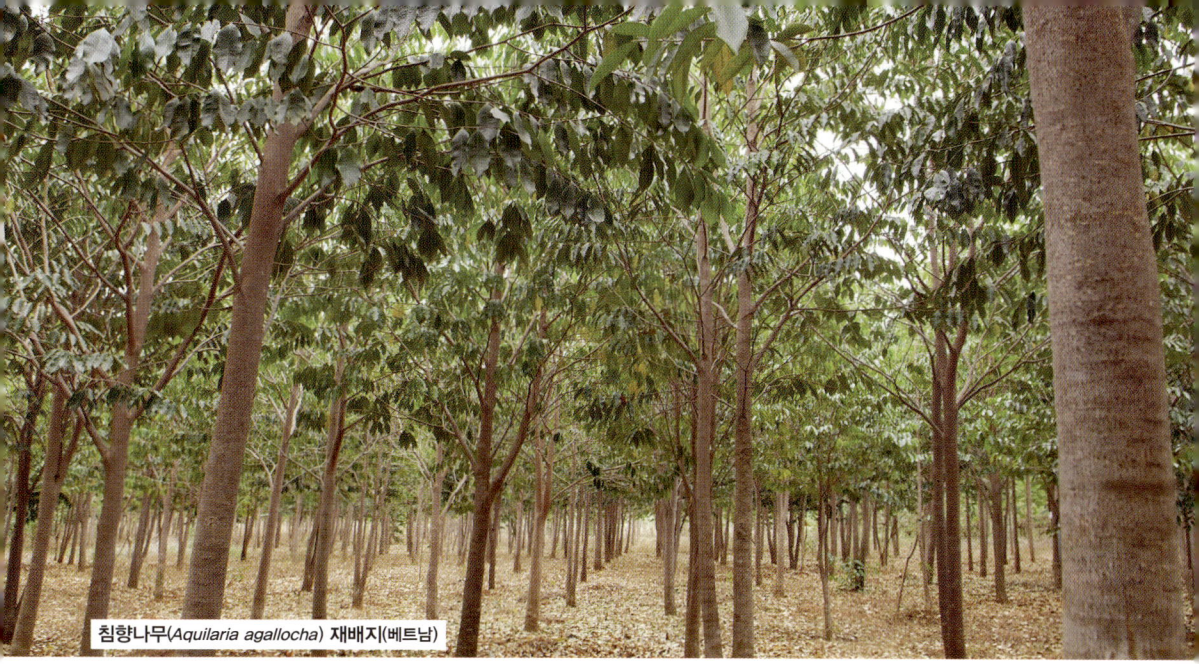

침향나무(*Aquilaria agallocha*) 재배지(베트남)

- **약재의 이명 또는 영명** : 침수향(沈水香), Aloe Wood
- **약재의 기원** : 이 약(침향)은 침향나무 *Aquilaria agallocha* Roxburgh(팥꽃나무과 Thymelaeaceae)의 수지가 침착된 수간목이다.
- **약재 저장법** : 밀폐용기(고형의 이물이 들어가는 것을 방지하고 내용의약품이 손실되지 않도록 보호할 수 있는 용기)

기원식물의 해설 《중국약전》에는 침향(沈香)을 '백목향[白木香, *Aquilaria sinensis* (Lour.) Gilg]의 수지를 함유한 목재'로 규정하고 있어 한국에서 사용하는 '침향'의 기원식물과 다르다.

약재의 효능

- **한방 효능군 분류** : 이기약(理氣藥, 기운이 잘 흐르게 하는 약)
- **한방 약미(藥味)와 약성(藥性)** :
  - **한방 약미** – 맛은 쓰고 맵다.

    | 酸 | **苦** | 甘 | **辛** | 鹹 | 澁 | 淡 |

  - **한방 약성** – 성질은 따뜻하다.

    | 大寒 | 寒 | 微寒 | 凉 | 平 | 微溫 | **溫** | 熱 | 大熱 |

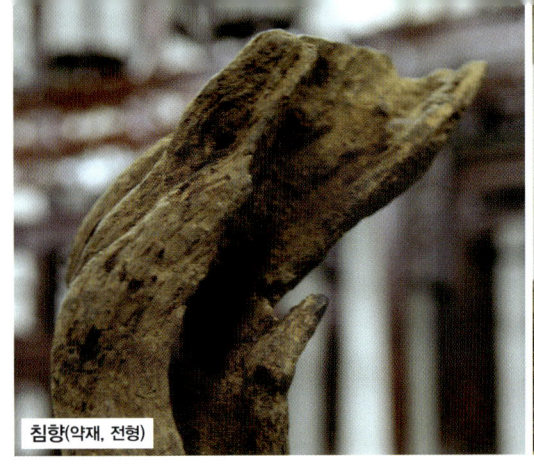
침향(약재, 전형)

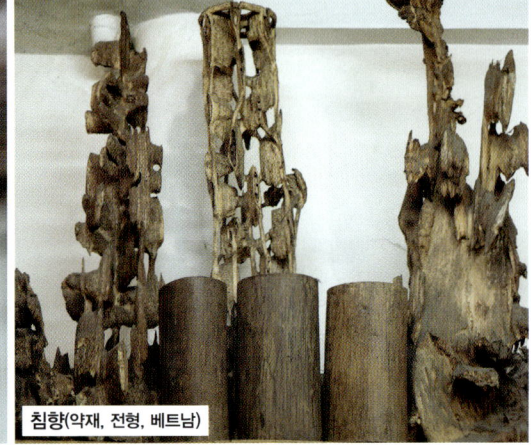
침향(약재, 전형, 베트남)

- **한방 작용부위(귀경, 歸經)** : 침향은 주로 신장, 비장, 위장 질환에 영향을 미친다.
- **한방 효능** : 기운을 잘 소통시키고 통증을 멎게 한다(行氣止痛 행기지통). 배 속을 따뜻하게 하고 오심, 구토를 가라앉힌다(溫中降逆 온중강역). 숨이 잘 들어가게 하고 천식을 멎게 한다(納氣平喘 납기평천).
- **약효 해설** : 복부가 차고 아픈 증상에 유효하다. 기가 치밀어 올라 발생한 천식을 치료한다. 허리와 무릎이 연약하고 무력한 증상의 치료에 효과가 있다. 소변이 잘 나오지 않고 잔뇨감이 있는 증상에 쓰인다. 소화불량, 식욕부진에 좋은 효과를 나타낸다. 진정, 해독, 건위(健胃)약으로 사용한다.

북한에서의 효능

- **북한의 약재명** : 침향
- **효능** : 리기약으로서 기를 내리우고 아픔을 멈추며 위를 덥혀주고 양기를 보한다.
- **주치** : 기체로 배가 불어나고 아픈데, 신허로 숨이 가쁜데, 기관지천식, 비위허한으로 인한 게우기(구토), 딸꾹질, 신양허로 허리와 무릎이 시린데 쓴다.
- **약용법** 침향 2~5g을 물 800mL에 넣고 달여서 반으로 나누어 아침저녁으로 마신다. 다른 약과 함께 달일 때는 침향을 나중에 넣는다. 또는 0.5~1g을 가루 내어 복용한다.

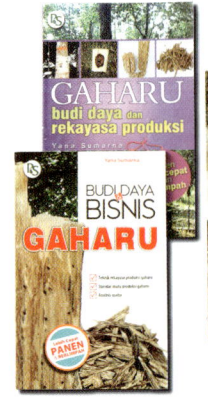
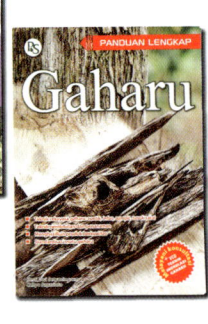
침향 책자(인도네시아)

| KP(대한민국약전) 수재 약재 |

약재명
택란

약초명 쉽싸리

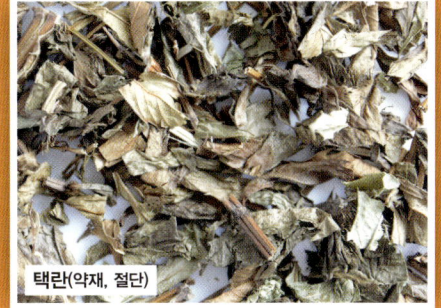
택란(약재, 절단)

| 한자명 | 澤蘭　　| 약초명 및 학명 | 쉽싸리 *Lycopus lucidus* Turczaininov
| 과명 | 꿀풀과(Labiatae)　　| 약용부위 | 꽃이 피기 전의 지상부

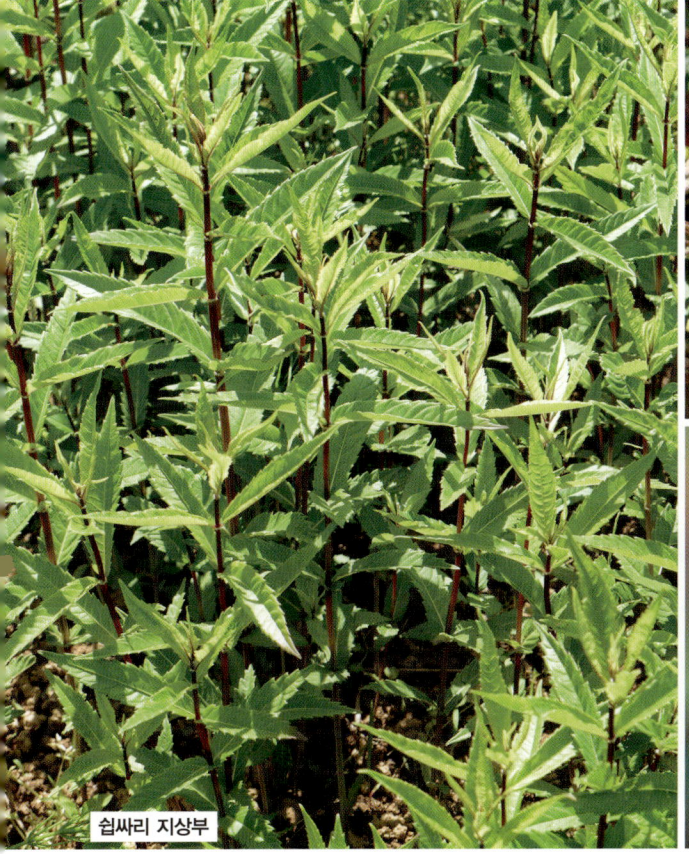
쉽싸리 지상부

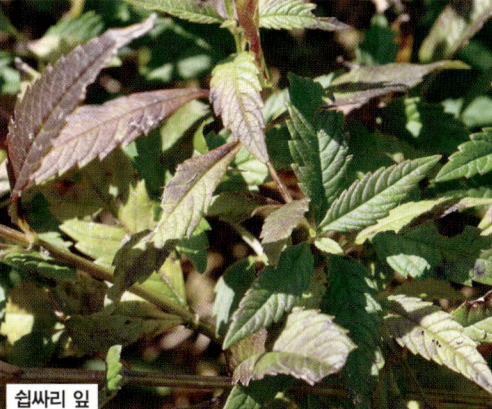
쉽싸리 잎

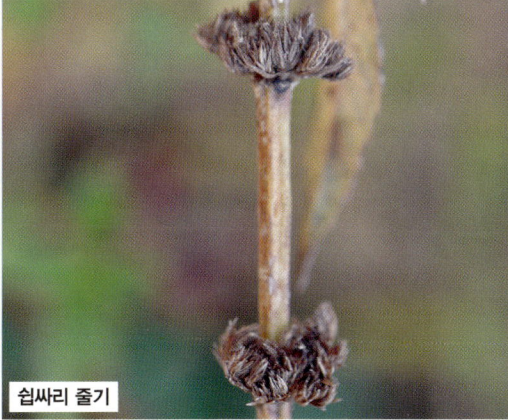
쉽싸리 줄기

택란 291

동의보감의 효능

- **약재의 조선시대 의서(醫書) 수재** : 택란은 《동의보감》 탕액편의 풀부(部)와 《방약합편》의 방초(芳草, 향기가 좋은 풀)편에 수재되어 있다.
- **《동의보감》 탕액편의 효능** : 택란(澤蘭, 쉽싸리 지상부)의 성질은 약간 따뜻하고[微溫] 맛은 쓰고[苦] 달며[甘](맵다[辛]고도 한다) 독이 없다. 산전산후(産前産後)의 여러 가지 질병과 산후에 배가 아픈 것, 잦은 출산으로 피가 부족하고 기력이 쇠약하며 몸이 차가워진 것, 허로병이 생겨 야윈 것을 낫게 한다. 쇠붙이에 다친 것, 옹종(癰腫)을 치료한다. 타박상으로 생긴 어혈을 풀어준다.
- **《동의보감》 탕액편의 원문**

  택란(澤蘭) : 性微溫 味苦甘 [一云辛] 無毒. 主産前後百病 産後腹痛 頻産血氣衰冷 成勞羸瘦 及金瘡癰腫. 消撲損瘀血.

식약처 공인(公認) 약초

- **약초·약재의 식약처 공정서 수재** : 택란은 식품의약품안전처의 의약품 공정서인 《대한민국약전(KP)》에 수재되어 있다.
- **약재의 분류** : 식물성 약재

허준, 《원본 동의보감》, 730쪽, 남산당(2014)

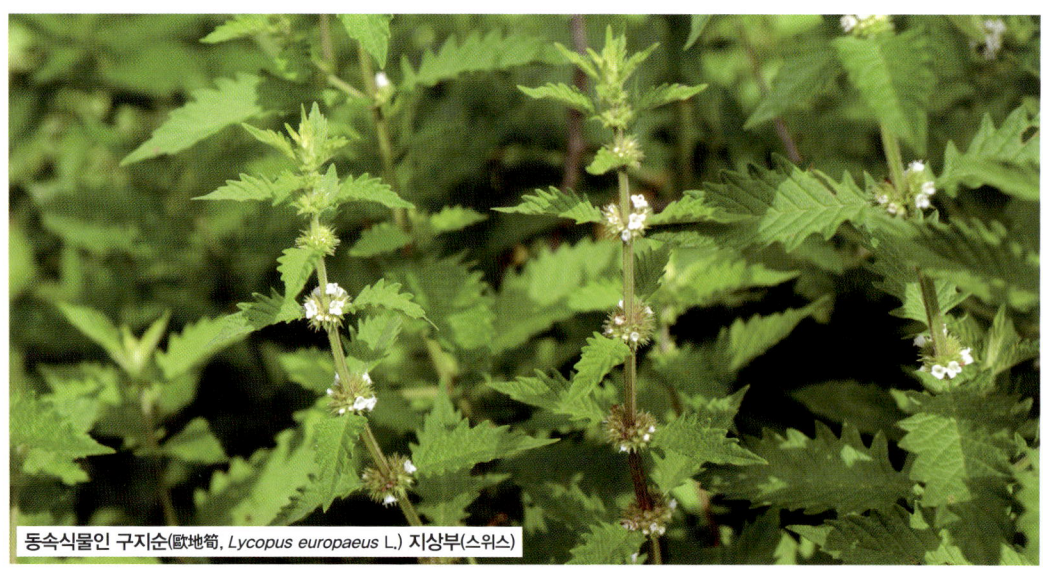

동속식물인 구지순(歐地筍, *Lycopus europaeus* L.) 지상부(스위스)

- **약재의 라틴어 생약명** : Lycopi Herba
- **약재의 이명 또는 영명** : Lycopus Herb
- **약재의 기원** : 이 약(택란)은 쉽싸리 *Lycopus lucidus* Turczaininov(꿀풀과 Labiatae)의 꽃이 피기 전의 지상부이다.
- **약재 저장법** : 밀폐용기(고형의 이물이 들어가는 것을 방지하고 내용의약품이 손실되지 않도록 보호할 수 있는 용기)

약재의 효능

- **한방 효능군 분류** : 활혈거어약(活血祛瘀藥, 혈액순환을 촉진하고 어혈을 제거하는 약)
- **한방 약미(藥味)와 약성(藥性)** :
  + **한방 약미** – 맛은 쓰고 맵다.

  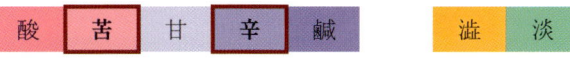

  + **한방 약성** – 성질은 약간 따뜻하다.

  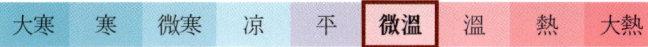

- **한방 작용부위(귀경, 歸經)** : 택란은 주로 간장, 비장 질환에 영향을 미친다.
- **한방 효능** : 혈액순환을 촉진하고 월경을 순조롭게 한다(活血調經 활혈조경). 어혈을 제거하고 종기를 가라앉힌다(祛瘀消癰 거어소옹). 소변을 잘 나오게 하고 부종을 가라앉힌다(利水消腫 이수소종).
- **약효 해설** : 생리통, 산후 복통에 유효하다. 월경불순에 사용한다. 타박상, 전신 부종을 치료한다.

북한에서의 효능

- **북한의 약재명** : 쉽싸리
- **약재의 이명** : 택란
- **효능** : 피순환을 돕고 어혈을 없애며 월경을 정상으로 하게 하며 오줌을 잘 나가게 한다.
- **주치** : 어혈로 인한 산후 배아픔, 무월경, 월경장애, 부종, 산후 부종, 간염, 간경변증에 쓴다.

약용법

지상부 6~12g을 물 800mL에 넣고 달여서 반으로 나누어 아침저녁으로 마신다.

| KHP[대한민국약전외한약(생약)규격집] 수재 약재 |

약재명
패장

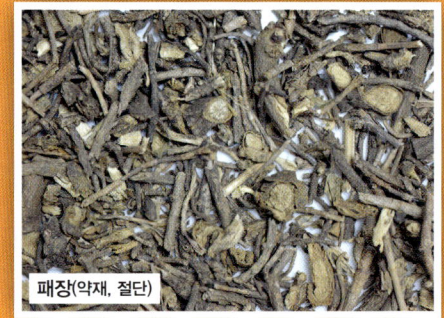

패장(약재, 절단)

약초명 뚝갈, 마타리

| 한자명 | 敗醬　　| 약초명 및 학명 | 뚝갈 *Patrinia villosa* Jussieu, 마타리 *Patrinia scabiosaefolia* Fischer ex Link　　| 과명 | 마타리과(Valerianaceae)　　| 약용부위 | 뿌리

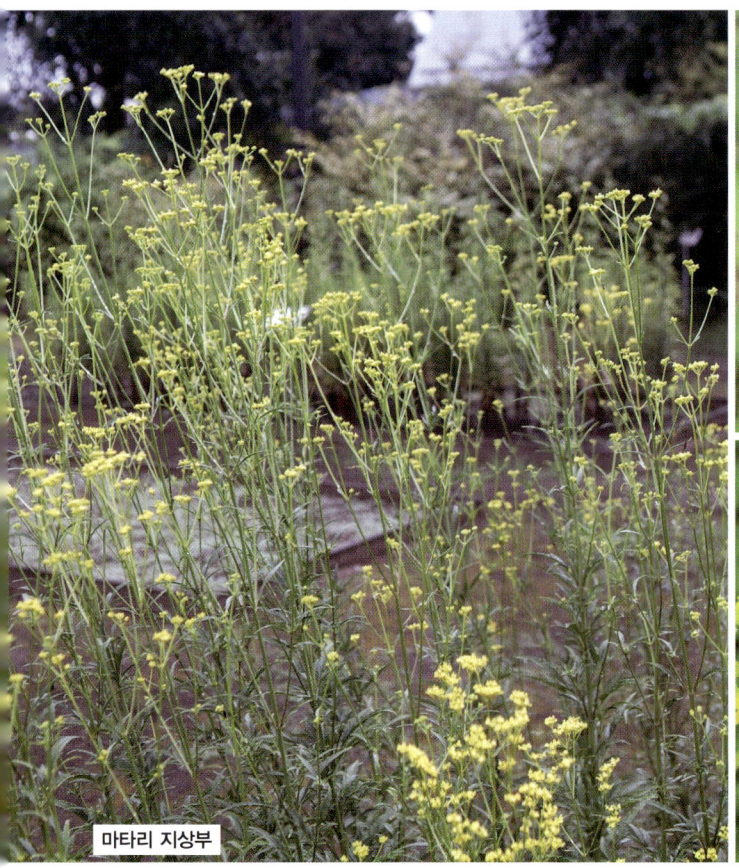

마타리 지상부

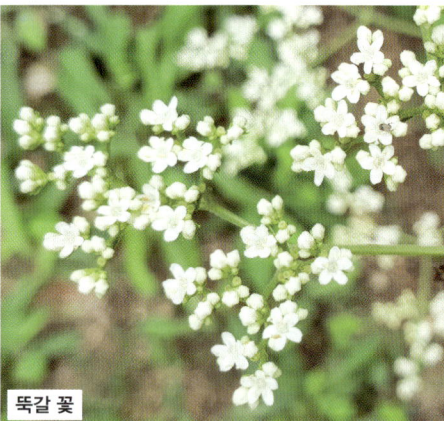

뚝갈 꽃

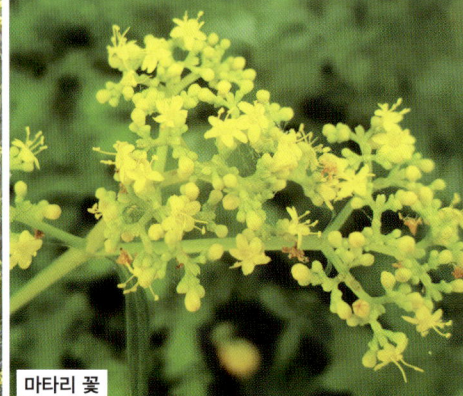

마타리 꽃

동의보감의 효능

- **약재의 조선시대 의서(醫書) 수재** : 패장은 《동의보감》 탕액편의 풀부(部)에 수재되어 있다.
- **《동의보감》 탕액편의 효능** : 패장(敗醬, 마타리 뿌리)의 성질은 보통이고[平](약간 차다[微寒]고도 한다) 맛은 쓰고[苦] 짜며[鹹] 독이 없다. 어혈이 여러 해 된 것을 깨트리고 고름을 삭여 물로 변화시킨다. 산후의 온갖 병을 낫게 하며 분만을 촉진하고 유산시킨다. 심한 열로 창(瘡)이 생긴 것, 창양(瘡瘍), 옴과 버짐, 단독을 치료한다. 눈이 충혈된 것, 예장[眼障], 예막[眼膜], 눈에 군살이 돋아난 것, 귓속에서 온갖 고름이 흘러나오는 것을 치료한다. 또 고름을 빼내고 병적으로 생긴 작은 구멍을 아물게 한다.
- **《동의보감》 탕액편의 원문**

  패장(敗醬) : 性平[一云微寒] 味苦鹹 無毒. 主破多年凝血 能化膿爲水 及産後諸病 能催生 落胞. 療暴熱火瘡 瘡瘍疥癬 丹毒. 治赤眼 障膜努肉 聤耳. 又排膿補瘻.

허준, 《원본 동의보감》, 729쪽, 남산당(2014)

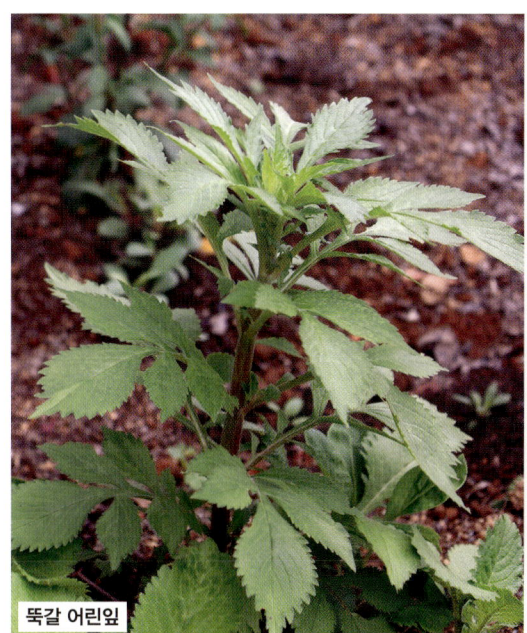

뚝갈 어린잎

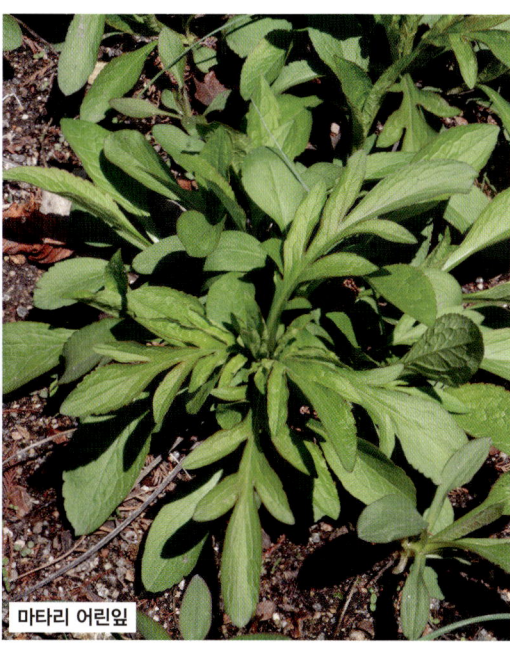

마타리 어린잎

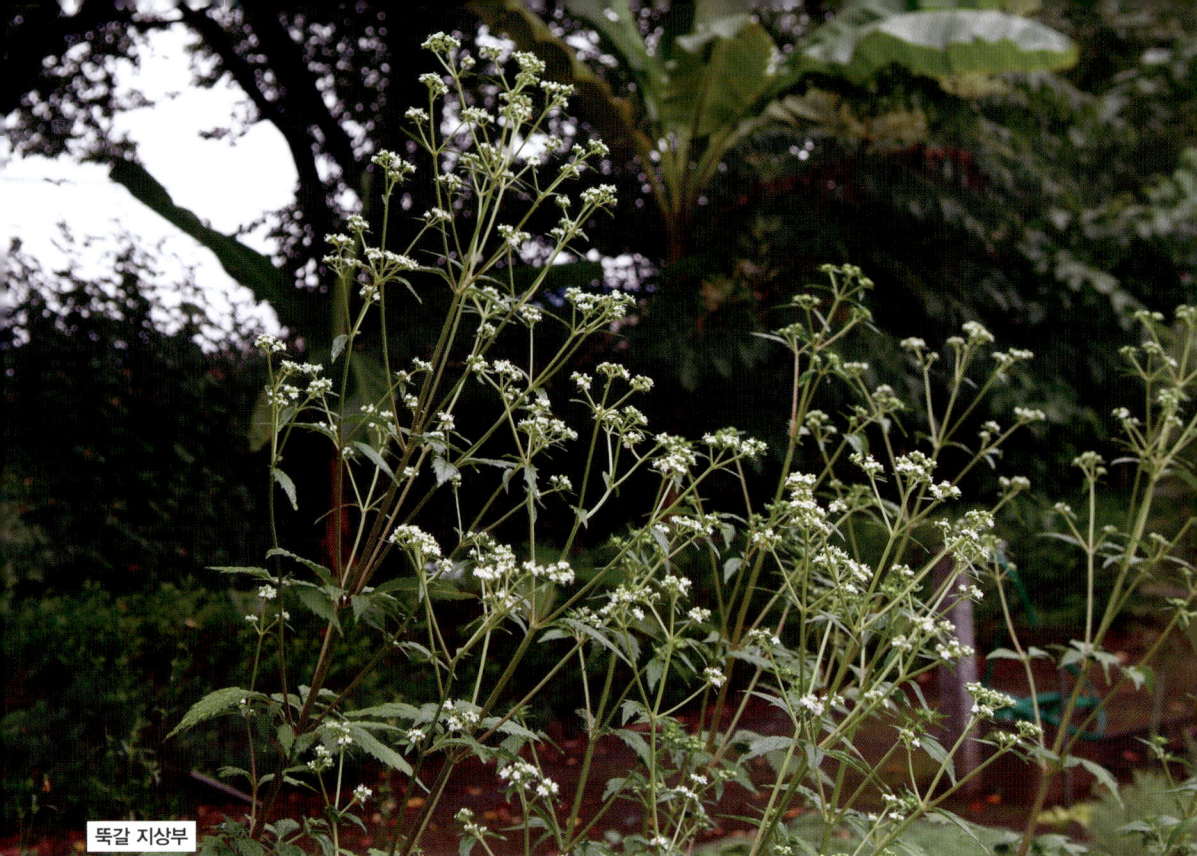

뚝갈 지상부

식약처 공인(公認) 약초

- **약초·약재의 식약처 공정서 수재** : 패장은 식품의약품안전처의 의약품 공정서인 《대한민국약전외한약(생약)규격집(KHP)》에 수재되어 있다.
- **약재의 분류** : 식물성 약재
- **약재의 라틴어 생약명** : Patriniae Radix
- **약재의 이명 또는 영명** : 녹장근(鹿醬根)
- **약재의 기원** : 이 약(패장)은 뚝갈 *Patrinia villosa* Jussieu 또는 마타리 *Patrinia scabiosaefolia* Fischer ex Link(마타리과 Valerianaceae)의 뿌리이다.
- **약재 저장법** : 밀폐용기(고형의 이물이 들어가는 것을 방지하고 내용의약품이 손실되지 않도록 보호할 수 있는 용기)

기원식물의 해설 《중국약전》과 《북한약전》의 패장(敗醬) 기원식물은 뚝갈과 마타리를 쓰는 우리 공정서와 달리 마타리만 사용한다.

약재의 효능

- **한방 효능군 분류** : 청열약(淸熱藥, 열을 식히는 약)-청열해독약(淸熱解毒藥, 열독을 없애는 약)
- **한방 약미(藥味)와 약성(藥性)** :
  + **한방 약미** – 맛은 쓰고 맵다.

    | 酸 | 苦 | 甘 | 辛 | 鹹 | 澁 | 淡 |

  + **한방 약성** – 성질은 약간 차다.

    | 大寒 | 寒 | 微寒 | 凉 | 平 | 微溫 | 溫 | 熱 | 大熱 |

- **한방 작용부위(귀경, 歸經)** : 패장은 주로 위장, 대장, 간장 질환에 영향을 미친다.
- **한방 효능** : 열독(熱毒)을 해소한다(淸熱解毒 청열해독). 혈액순환을 촉진하고 고름을 배출한다(活血排膿 활혈배농).
- **약효 해설** : 산후의 어혈복통 치료에 좋다. 자궁에서 분비물이 나오는 증상과 설사에 유효하다. 눈이 충혈되면서 붓고 아픈 증상에 사용한다. 소염, 배농(排膿) 작용이 있다.

북한에서의 효능

- **북한의 약재명** : 마타리
- **약재의 기원** : 이 약은 마타리(*Patrinia scabiosaefolia* Fisch.)의 뿌리와 뿌리줄기이다.
- **약재의 이명** : 패장
- **효능** : 행혈약으로서 피순환을 도우며 어혈을 없애며 고름을 빼고 열을 내리우며 독을 푼다.
- **주치** : 옹종, 단독, 화농성염증, 눈에 피진 데, 산후배아픔, 신경쇠약, 잠장애, 전염성이하선염에 쓴다.

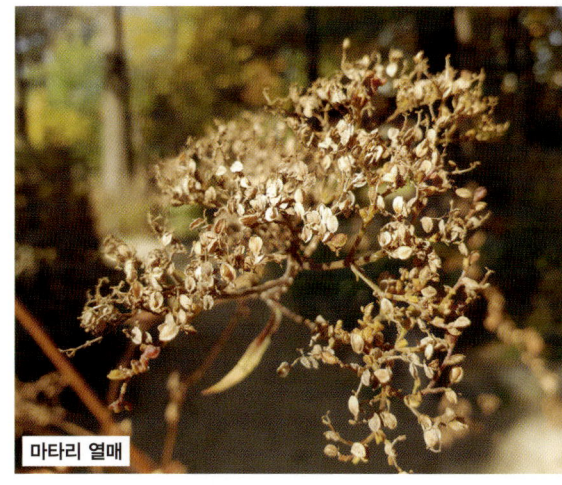

마타리 열매

약용법 뿌리 10~15g을 물 800mL에 넣고 달여서 반으로 나누어 아침저녁으로 마신다. 외용할 때는 신선한 재료 적당량을 짓찧어서 환부에 붙인다.

주의사항 임신부에게는 쓰지 않는다.

| KHP[대한민국약전외한약(생약)규격집] 수재 약재 |

약재명
필발

약초명: 필발

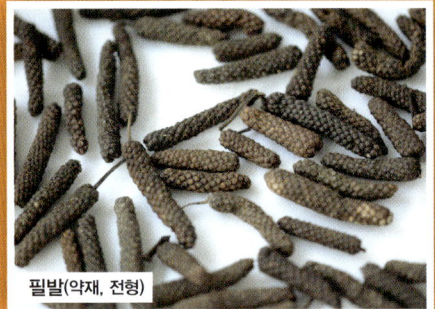

필발(약재, 전형)

| 한자명 | 蓽撥 | 약초명 및 학명 | 필발(蓽撥) *Piper longum* Linné
| 과명 | 후추과(Piperaceae) | 약용부위 | 덜 익은 열매

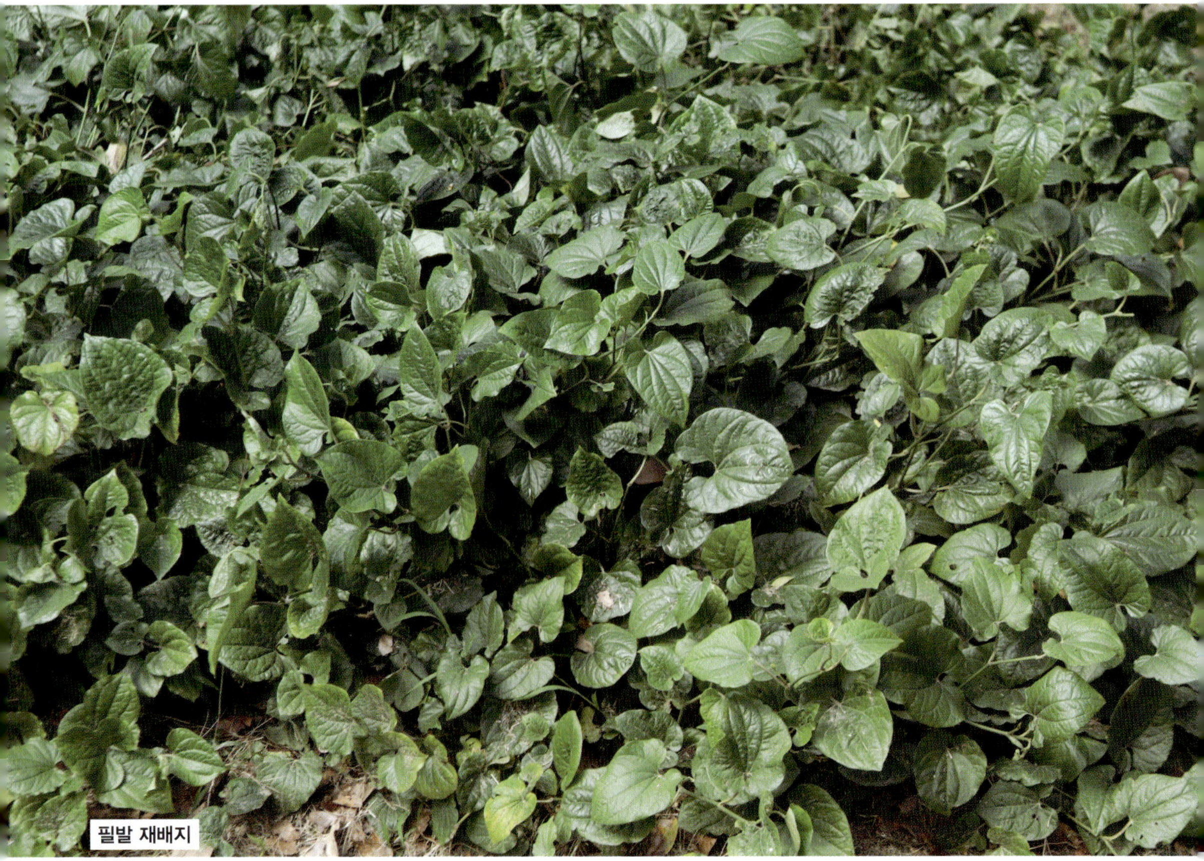

필발 재배지

동의보감의 효능

- **약재의 조선시대 의서(醫書) 수재** : 필발은 《동의보감》 탕액편의 풀부(部)와 《방약합편》의 방초(芳草, 향기가 좋은 풀)편에 수재되어 있다.
- **《동의보감》 탕액편의 효능** : 필발(蓽撥, 필발 열매)의 성질은 매우 따뜻하며[大溫] 맛은 맵고[辛] 독이 없다. 위(胃)의 찬 기운을 없애고 고환이 부어오르면서 몹시 아픈 것, 옆구리 부위에 생긴 덩어리를 없앤다. 음식이 체하여 구토하고 설사하는 것을 낫게 한다. 냉기(冷氣), 혈기(血氣)로 가슴이 아픈 것을 치료한다. 음식을 소화시키고 비린내를 없앤다.
- **《동의보감》 탕액편의 원문**

   필발(蓽撥) : 性大溫 味辛 無毒. 除胃冷陰疝痃癖. 治霍亂 冷氣心痛 血氣. 消食 殺腥氣.

식약처 공인(公認) 약초

- **약초·약재의 식약처 공정서 수재** : 필발은 식품의약품안전처의 의약품 공정서인 《대한민국약전외한약(생약)규격집(KHP)》에 수재되어 있다.
- **약재의 분류** : 식물성 약재
- **약재의 라틴어 생약명** : Piperis Longi Fructus
- **약재의 이명 또는 영명** : 필발(畢撥)

허준, 《원본 동의보감》, 731쪽, 남산당(2014)

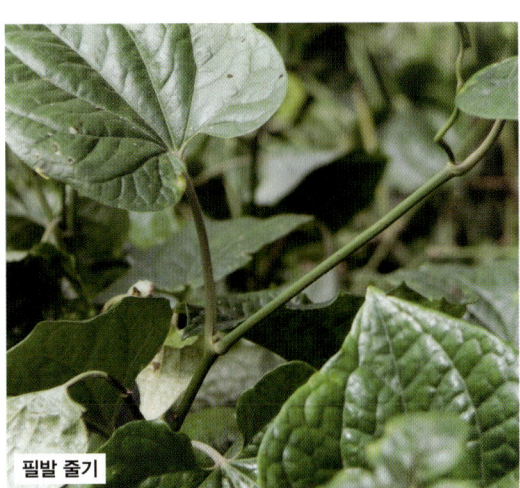

필발 줄기

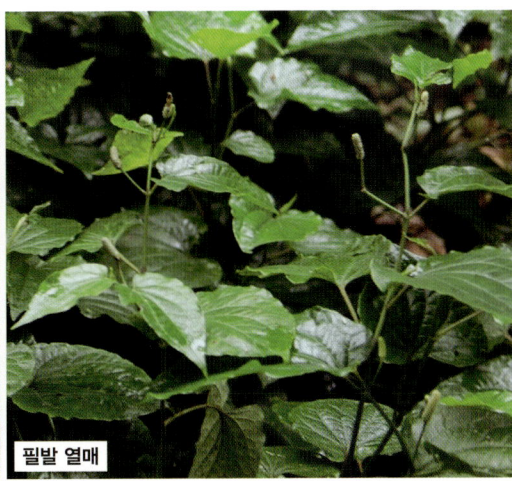

필발 열매

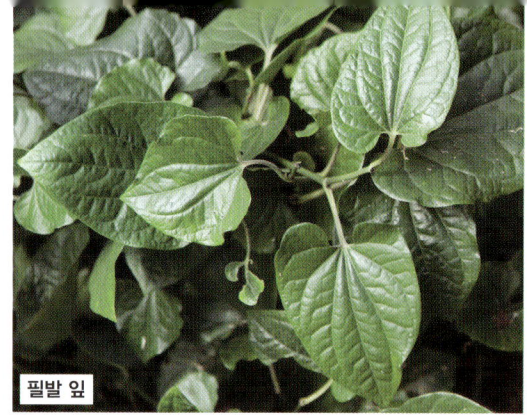
필발 잎

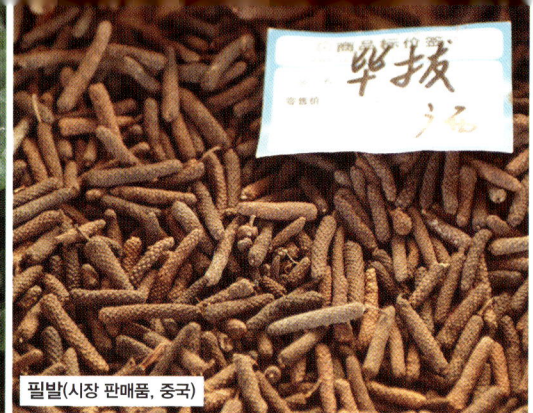
필발(시장 판매품, 중국)

- **약재의 기원** : 이 약(필발)은 필발(蓽撥) *Piper longum* Linné(후추과 Piperaceae)의 덜 익은 열매이다.
- **약재 저장법** : 밀폐용기(고형의 이물이 들어가는 것을 방지하고 내용의약품이 손실되지 않도록 보호할 수 있는 용기)

약재의 효능

- **한방 효능군 분류** : 온리약(溫裏藥, 속을 따뜻하게 하는 약)
- **한방 약미(藥味)와 약성(藥性)** :
  + **한방 약미** - 맛은 맵다.

  | 酸 | 苦 | 甘 | **辛** | 鹹 | | 澁 | 淡 |

  + **한방 약성** - 성질은 뜨겁다.

  | 大寒 | 寒 | 微寒 | 凉 | 平 | 微溫 | 溫 | **熱** | 大熱 |

- **한방 작용부위(귀경, 歸經)** : 필발은 주로 위장, 대장 질환에 영향을 미친다.
- **한방 효능** : 배 속을 따뜻하게 하여 추위를 없앤다(溫中散寒 온중산한). 기운을 아래로 내리고 통증을 멎게 한다(下氣止痛 하기지통).
- **약효 해설** : 복부가 차고 아픈 증상에 유효하다. 가슴이 막히는 듯하면서 아픈 병증에 사용한다. 구토, 식욕감퇴, 설사 치료에 효과가 있다. 두통, 치통, 축농증을 치료한다.

약용법 열매 1~3g을 물 800mL에 넣고 달여서 반으로 나누어 아침저녁으로 마시거나 또는 가루나 환(丸)으로 만들어 복용한다. 외용으로 적당량 사용한다.

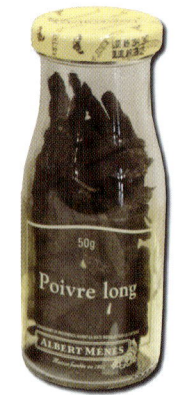
필발 제품(프랑스)

| KHP[대한민국약전외한약(생약)규격집] 수재 약재 |

약재명
필징가

약초명 필징가, 산계초

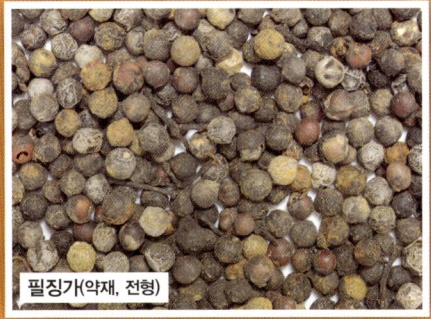
필징가(약재, 전형)

|한자명| 蓽澄茄 |약초명, 학명 및 과명| 필징가(蓽澄茄) *Piper cubeba* Linné(후추과 Piperaceae), 산계초(山鷄椒) *Litsea cubeba* Persoon c.(녹나무과 Lauraceae) |약용부위| 덜 익은 열매

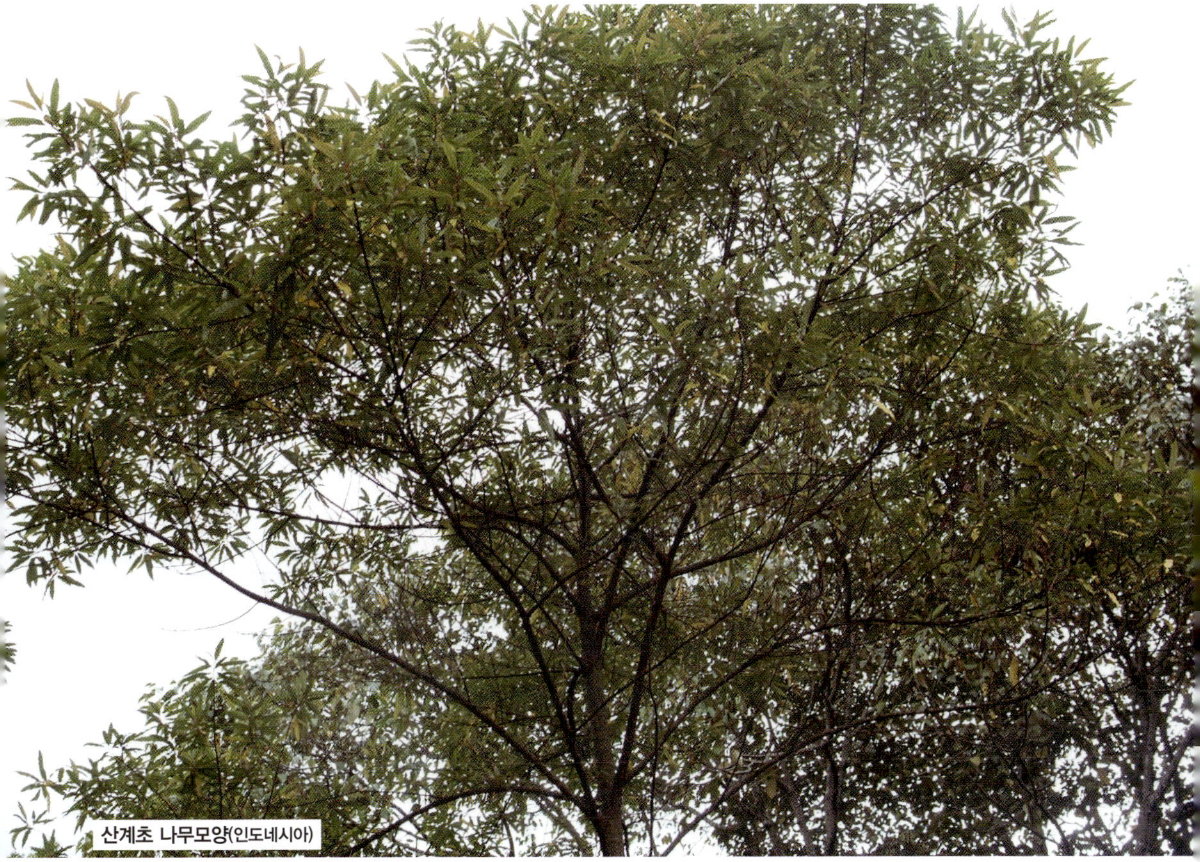

산계초 나무모양(인도네시아)

필징가 301

동의보감의 효능

- **약재의 조선시대 의서(醫書) 수재** : 필징가는 《동의보감》 탕액편의 나무부(部)와 《방약합편》의 만초(蔓草, 덩굴풀)편에 수재되어 있다.
- **《동의보감》 탕액편의 효능** : 필징가(蓽澄茄, 필징가 열매)의 성질은 따뜻하며[溫] 맛은 맵고[辛] 독이 없다. 기를 내리고 소화시키는 데 주로 쓴다. 곽란(霍亂)으로 설사하고 배가 아픈 것, 신기(腎氣)와 방광이 차서[冷] 아픈 것을 낫게 한다. 머리를 염색할 수 있고 몸에서 향기가 나게 한다.
- **《동의보감》 탕액편의 원문**

    필징가(蓽澄茄) : 性溫 味辛 無毒. 主下氣 消食. 治霍亂泄瀉 肚腹痛 幷腎氣 膀胱冷. 能染髮及香身.

식약처 공인(公認) 약초

- **약초·약재의 식약처 공정서 수재** : 필징가는 식품의약품안전처의 의약품 공정서인 《대한민국약전외한약(생약)규격집(KHP)》에 수재되어 있다.

허준, 《원본 동의보감》, 746쪽, 남산당(2014)

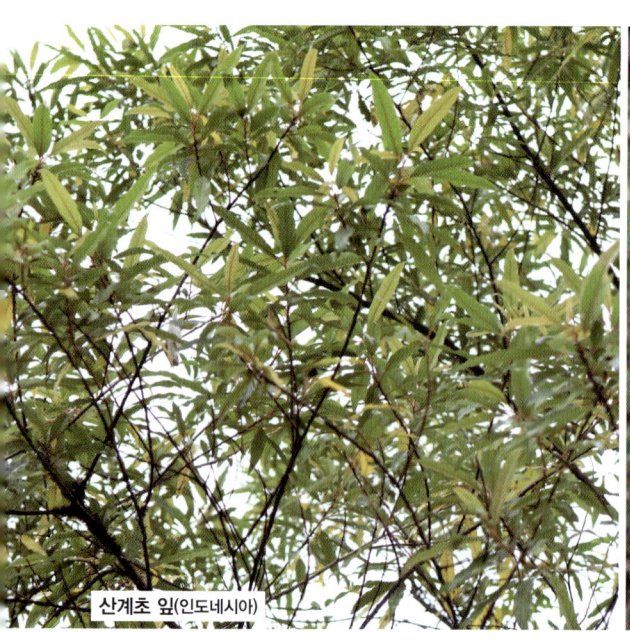

산계초 잎(인도네시아)

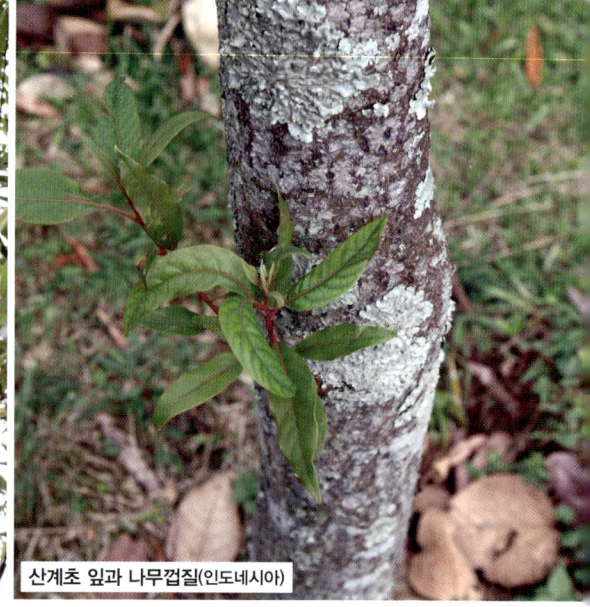

산계초 잎과 나무껍질(인도네시아)

- **약재의 분류** : 식물성 약재
- **약재의 라틴어 생약명** : Cubebae Fructus
- **약재의 이명 또는 영명** : 징가(澄茄)
- **약재의 기원** : 이 약(필징가)은 필징가(華澄茄) *Piper cubeba* Linné(후추과 Piperaceae) 또는 산계초(山鷄椒) *Litsea cubeba* Persoon c.(녹나무과 Lauraceae)의 덜 익은 열매이다.
- **약재 저장법** : 밀폐용기(고형의 이물이 들어가는 것을 방지하고 내용의약품이 손실되지 않도록 보호할 수 있는 용기)

기원식물의 해설 KHP에서 기원식물 필징가의 학명이 '*Piper cubeba* Linné'로 되어 있는데, 이 학명의 명명자는 린네가 아니고 린네의 아들이므로(이름은 Carl Linnaeus로 동일), 올바르게 표기하면 '*P. cubeba* L.f.'이다. 또한 기원식물 산계초의 학명이 '*Litsea cubeba* Persoon c.'로 되어 있는데, 여기서 명명자 뒤의 'c.'는 의미 없는 기호이므로 삭제해야 하며(명명자는 Christiaan Hendrik Persoon), 누락된 기본명 명명자를 포함해 올바르게 표기하면 정명은 '*L. cubeba* (Lour.) Pers.'이다. (참고논문: 박종철, 최고야. 한약정보연구회지, 2016;4(2):9-35)

약재의 효능

- **한방 효능군 분류** : 온리약(溫裏藥, 속을 따뜻하게 하는 약)
- **한방 약미(藥味)와 약성(藥性)** :

  + **한방 약미** – 맛은 맵다.

  | 酸 | 苦 | 甘 | **辛** | 鹹 | | 澁 | 淡 |

  + **한방 약성** – 성질은 따뜻하다.

  | 大寒 | 寒 | 微寒 | 凉 | 平 | 微溫 | **溫** | 熱 | 大熱 |

- **한방 작용부위(귀경, 歸經)** : 필징가는 주로 비장, 위장, 신장, 방광 질환에 영향을 미친다.
- **한방 효능** : 배 속을 따뜻하게 하여 추위를 없앤다(溫中散寒 온중산한). 기운을 잘 소통시키고 통증을 멎게 한다(行氣止痛 행기지통).
- **약효 해설** : 복부가 차고 아픈 증상에 유효하다. 배꼽 주위가 짜는 듯이 아프고 손발이 차가워지는 병증에 사용한다. 소화불량과 음식물이 들어가면 토하는 병증을 치료한다.

약용법 열매 1~3g을 물 800mL에 넣고 달여서 반으로 나누어 아침저녁으로 마신다.

| KHP[대한민국약전외한약(생약)규격집] 수재 약재 |

약재명
하엽

약초명 연꽃

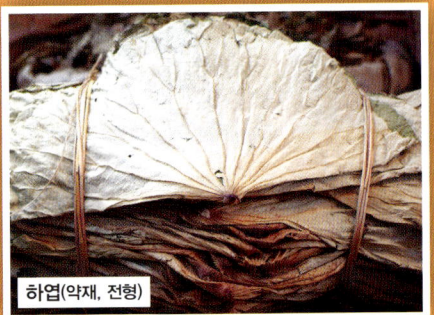
하엽(약재, 전형)

|한자명| 荷葉　|약초명 및 학명| 연꽃 *Nelumbo nucifera* Gaertner
|과명| 수련과(Nymphaeaceae)　|약용부위| 잎

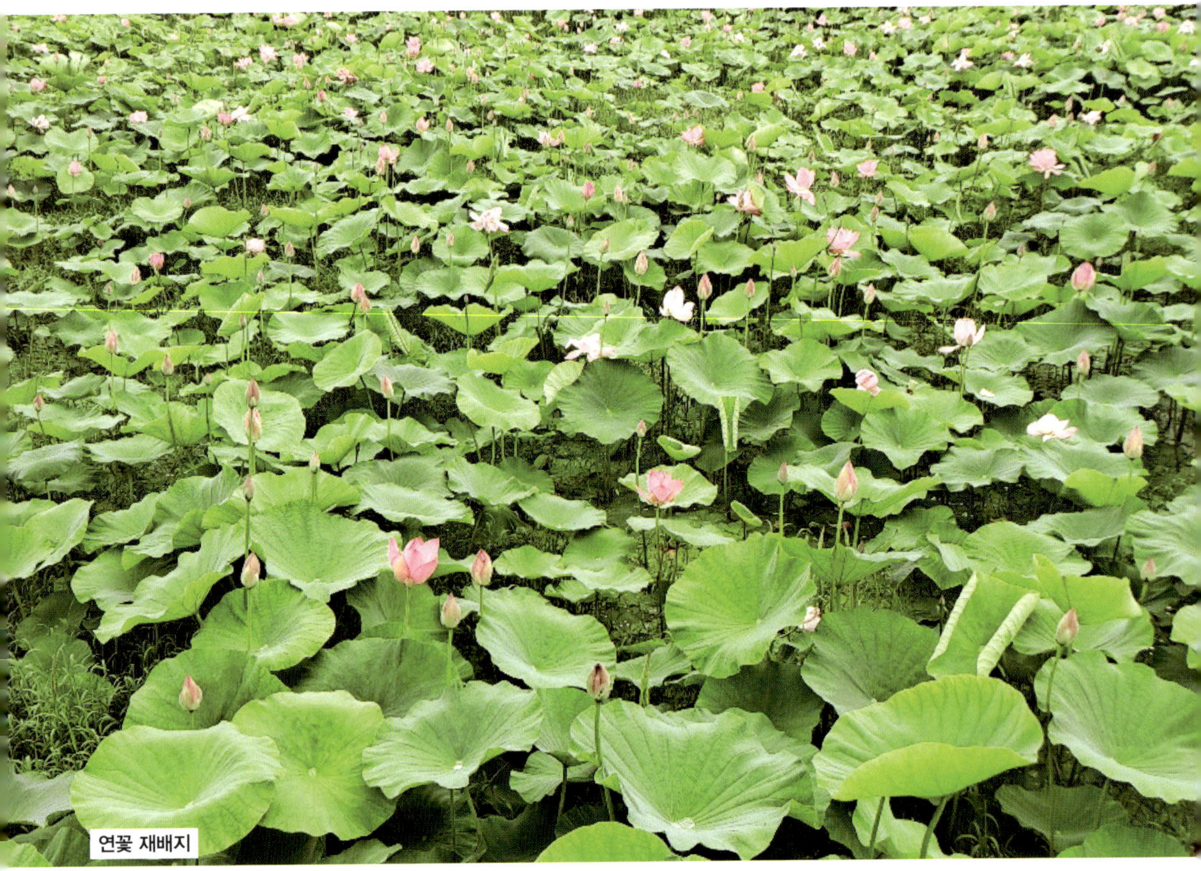

연꽃 재배지

동의보감의 효능

- **약재의 조선시대 의서(醫書) 수재** : 하엽은 《동의보감》 탕액편의 과일부(部)에 수재되어 있다.
- **《동의보감》 탕액편의 효능** : 하엽(荷葉, 연잎)은 갈증을 멎게 하고 태반을 나오게 하며 버섯중독[蕈毒, 심독]을 푼다. 혈창(血脹)으로 배가 아픈 것을 치료한다.
- **《동의보감》 탕액편의 원문**

  하엽(荷葉) : 止渴 落胞 殺蕈毒. 主血脹腹痛.

식약처 공인(公認) 약초

- **약초·약재의 식약처 공정서 수재** : 하엽은 식품의약품안전처의 의약품 공정서인 《대한민국약전외한약(생약)규격집(KHP)》에 수재되어 있다.
- **약재의 분류** : 식물성 약재
- **약재의 라틴어 생약명** : Nelumbinis Folium
- **약재의 이명 또는 영명** : 하엽체(荷葉體)
- **약재의 기원** : 이 약(하엽)은 연꽃 *Nelumbo nucifera* Gaertner(수련과 Nymphaeaceae)의 잎이다.
- **약재 저장법** : 밀폐용기(고형의 이물이 들어가는 것을 방지하고 내용의약품이 손실되지 않도록 보호할 수 있는 용기)

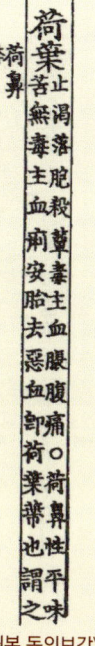

허준, 《원본 동의보감》, 710쪽, 남산당(2014)

약재의 효능

- **한방 약미(藥味)와 약성(藥性)** :
  - **한방 약미** – 맛은 쓰다.

    | 酸 | **苦** | 甘 | 辛 | 鹹 | | 澁 | 淡 |

  - **한방 약성** – 성질은 보통이다.

    | 大寒 | 寒 | 微寒 | 凉 | **平** | 微溫 | 溫 | 熱 | 大熱 |

- **한방 작용부위(귀경, 歸經)** : 하엽은 주로 간장, 비장, 위장 질환에 영향을 미친다.
- **한방 효능** : 더위를 식히고 습기를 없앤다(淸暑化濕 청서화습). 청기(淸氣)와 양기(陽氣)를 상승 발산시킨다(升發淸陽 승발청양). 혈열(血熱)을 식히고 지혈한다(凉血止血 양혈지혈).

하엽 305

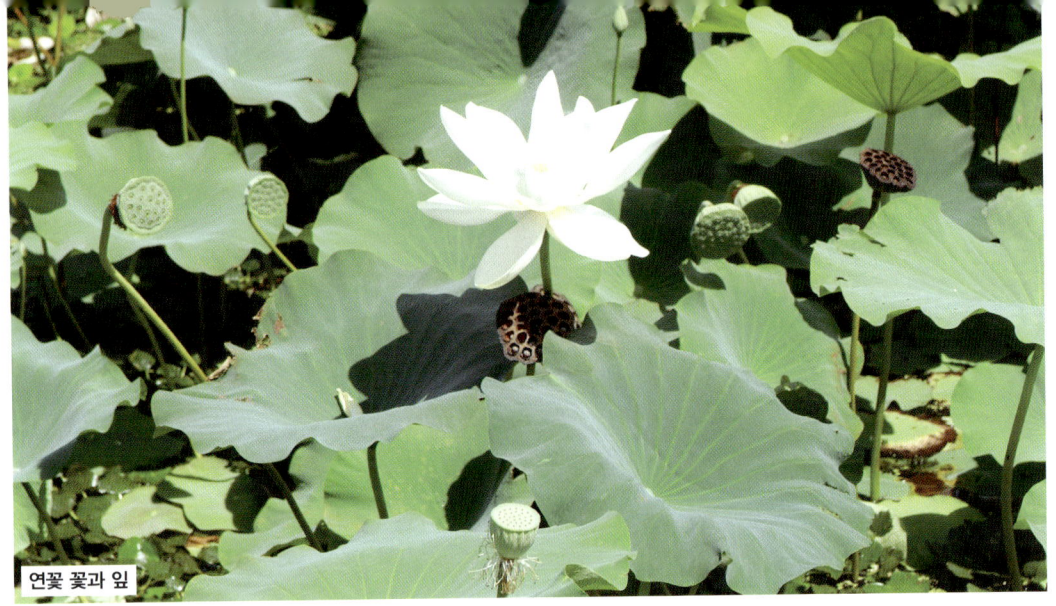

연꽃 꽃과 잎

- **약효 해설** : 여름철에 설사하고 가슴이 답답하며 입이 마르고 갈증이 나는 증상에 쓰인다. 산후(産後)에 머리가 찡하고 어지러운 증상에 유효하다. 혈변(血便)과 여성의 부정기 자궁출혈에 사용한다. 토혈, 코피를 멎게 한다.

북한에서의 효능

- **북한의 약재명** : 련꽃잎
- **약재의 이명** : 하엽
- **효능** : 거서약으로서 서열을 없애고 설사를 멈추며 어혈을 흩어지게 하고 출혈을 멈춘다.
- **주치** : 서증으로 설사하는데, 산후 배아픔, 출혈에 쓴다.

약용법 잎 3~10g을 물 800mL에 넣고 달여서 반으로 나누어 아침저녁으로 마신다. 신선한 재료는 15~30g을 사용한다. 또는 가루나 환(丸)으로 만들어 복용한다. 외용할 때는 적당량을 짓찧어서 환부에 붙인다.

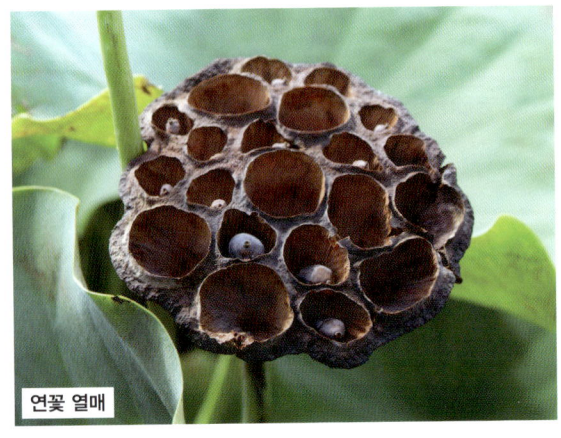

연꽃 열매

| KHP[대한민국약전외한약(생약)규격집] 수재 약재 |

약재명
해금사

약초명 실고사리

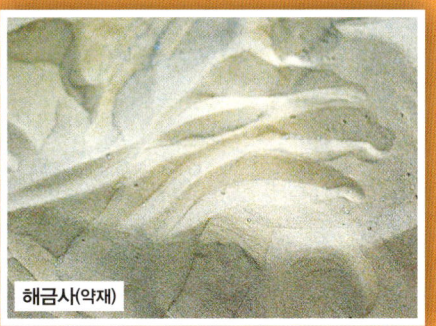
해금사(약재)

| 한자명 | 海金沙　　| 약초명 및 학명 | 실고사리 *Lygodium japonicum* Swartz
| 과명 | 실고사리과(Schizaeaceae)　　| 약용부위 | 포자

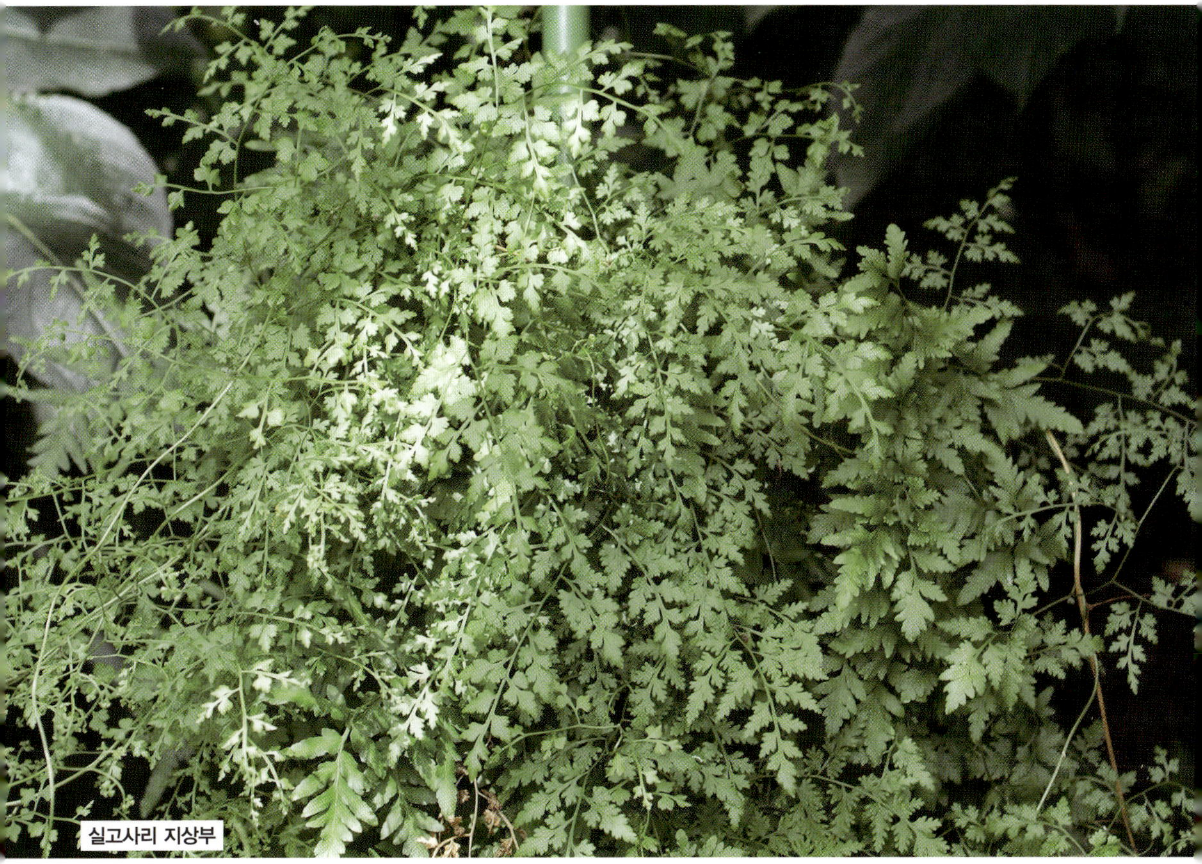

실고사리 지상부

동의보감의 효능

- **약재의 조선시대 의서(醫書) 수재** : 해금사는《동의보감》탕액편의 흙부(部)와《방약합편》의 습초(濕草)편에 수재되어 있다.
- **《동의보감》 탕액편의 효능** : 해금사(海金沙, 실고사리 포자)는 소장을 잘 통하게 한다. 이 풀은 막 나올 때도 조그맣고 1~2자 높이까지만 자란다. 음력 7월에 베어 볕에 말린 후, 종이를 깔고 이 풀을 쳐서 종이 위에 떨어지는 포자를 모아 쓴다[본초].
- **《동의보감》 탕액편의 원문**

  해금사(海金沙) : 主通利小腸. 有草初生作小株 才高一二尺 七月採暴乾 以紙襯 擊取其沙落紙上 旋收用之.[本草]

식약처 공인(公認) 약초

- **약초·약재의 식약처 공정서 수재** : 해금사는 식품의약품안전처의 의약품 공정서인 《대한민국약전외한약(생약)규격집(KHP)》에 수재되어 있다.
- **약재의 분류** : 식물성 약재
- **약재의 라틴어 생약명** : Lygodii Spora
- **약재의 이명 또는 영명** : 해금사(海金砂)

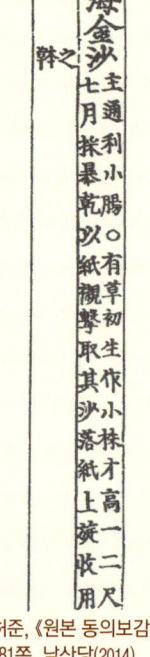

허준,《원본 동의보감》, 681쪽, 남산당(2014)

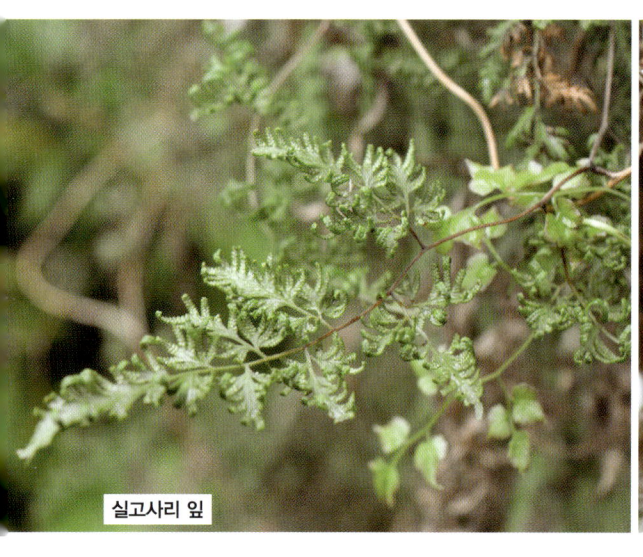

실고사리 잎

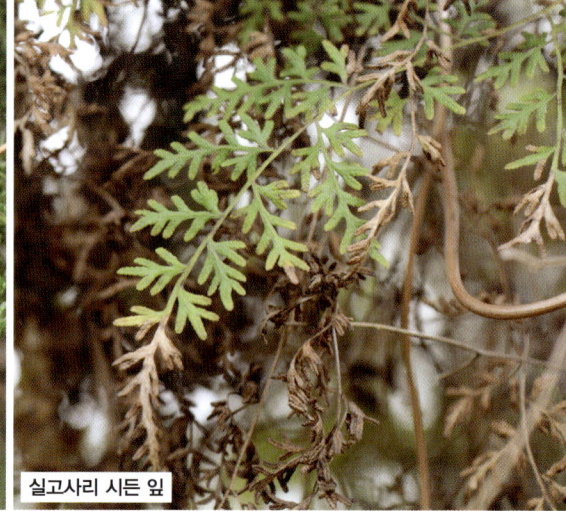

실고사리 시든 잎

- ■ **약재의 기원** : 이 약(해금사)은 실고사리 *Lygodium japonicum* Swartz(실고사리과 Schizaeaceae)의 포자이다.
- ■ **약재 저장법** : 밀폐용기(고형의 이물이 들어가는 것을 방지하고 내용의약품이 손실되지 않도록 보호할 수 있는 용기)

약재의 효능

- ■ **한방 효능군 분류** : 이수삼습약(利水滲濕藥, 소변을 잘 나가게 하는 약)-이뇨통림약(利尿通淋藥, 소변을 잘 나가게 하고 요로염증을 해소하는 약)
- ■ **한방 약미(藥味)와 약성(藥性)** :
  + **한방 약미** – 맛은 달고 짜다.

  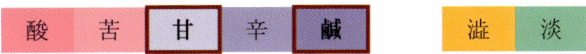

  + **한방 약성** – 성질은 차다.

  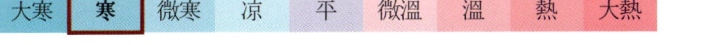

- ■ **한방 작용부위(귀경, 歸經)** : 해금사는 주로 방광, 소장 질환에 영향을 미친다.
- ■ **한방 효능** : 열기를 식히면서 소변을 잘 나오게 하여 습을 동시에 빼낸다. 즉 습열(濕熱)을 배출시킨다(淸利濕熱 청리습열). 배뇨 장애를 해소하고 통증을 멎게 한다(通淋止痛 통림지통).
- ■ **약효 해설** : 방광 결석에 의한 배뇨 곤란을 치료한다. 소변볼 때 껄끄럽고 아프면서 피가 섞여 나오는 증상에 유효하다. 목구멍이 붓고 아픈 증상에 사용한다. 자궁에서 분비물이 나오는 증상을 낫게 한다. 토혈, 코피, 혈뇨(血尿), 외상출혈을 멎게 한다.

북한에서의 효능

- ■ **북한의 약재명** : 실고사리씨
- ■ **약재의 이명** : 해금사
- ■ **효능** : 오줌내기약으로서 습열을 없애고 오줌을 잘 나가게 한다. 결석을 내보낸다.
- ■ **주치** : 부종, 림증, 간담결석에 쓴다.

약용법 포자 6~15g을 거즈에 싸서 물 800mL에 넣고 달여서 반으로 나누어 아침저녁으로 마신다.

| KP(대한민국약전) 수재 약재 |

약재명
해동피

약초명 음나무

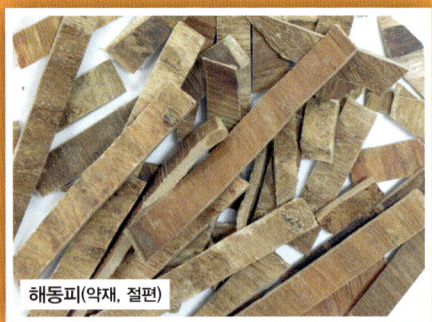
해동피(약재, 절편)

|한자명| 海桐皮　|약초명 및 학명| 음나무 *Kalopanax pictus* Nakai
|과명| 두릅나무과(Araliaceae)　|약용부위| 줄기껍질

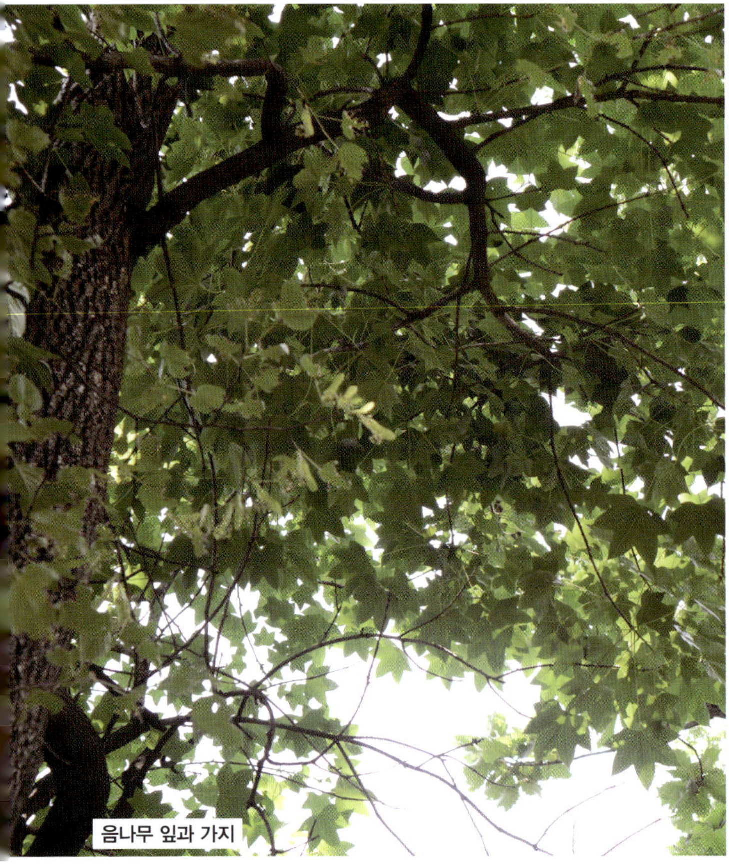

음나무 잎과 가지

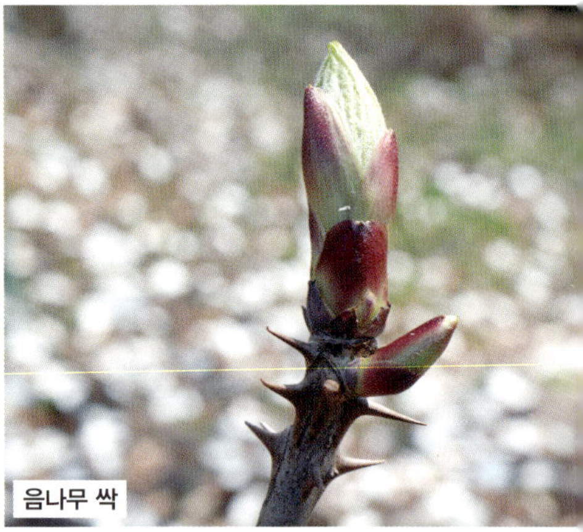

음나무 싹

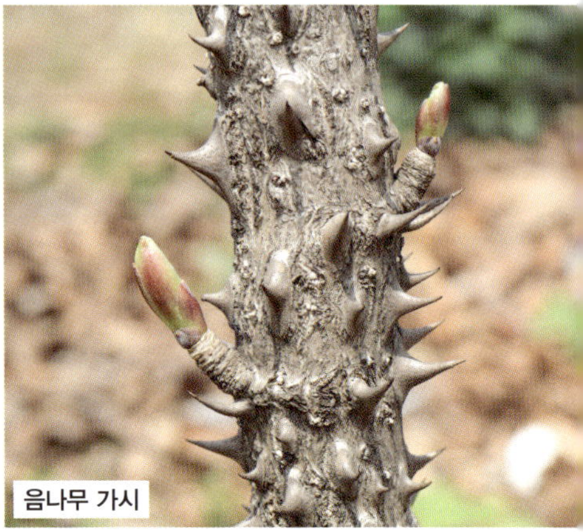

음나무 가시

동의보감의 효능

- **약재의 조선시대 의서(醫書) 수재** : 해동피는 《동의보감》 탕액편의 나무부(部)와 《방약합편》의 교목(喬木, 줄기가 곧고 굵으며 높이 자라는 나무)편에 수재되어 있다.
- **《동의보감》 탕액편의 효능** : 해동피(海桐皮, 음나무 껍질)의 성질은 보통이며[平](따뜻하다[溫]고도 한다) 맛은 쓰고[苦] 독이 없다. 허리나 다리를 쓰지 못하는 것, 마비되고 아픈 것을 낫게 한다. 적백이질, 중악(中惡, 중풍의 일종), 음식이 체하여 구토하고 설사하는 것을 낫게 한다. 감닉, 옴, 버짐, 치통 및 눈이 충혈된 것을 치료한다. 풍증을 없앤다.
- **《동의보감》 탕액편의 원문**

  해동피(海桐皮) : 性平 [一云溫] 味苦 無毒. 主腰脚不遂 麻痺疼痛 赤白瀉痢. 治中惡霍亂 療疳䘌疥癬 牙齒痛 及目赤 除風氣.

식약처 공인(公認) 약초

- **약초·약재의 식약처 공정서 수재** : 해동피는 식품의약품안전처의 의약품 공정서인 《대한민국약전(KP)》에 수재되어 있다.

허준, 《원본 동의보감》, 744쪽, 남산당(2014)

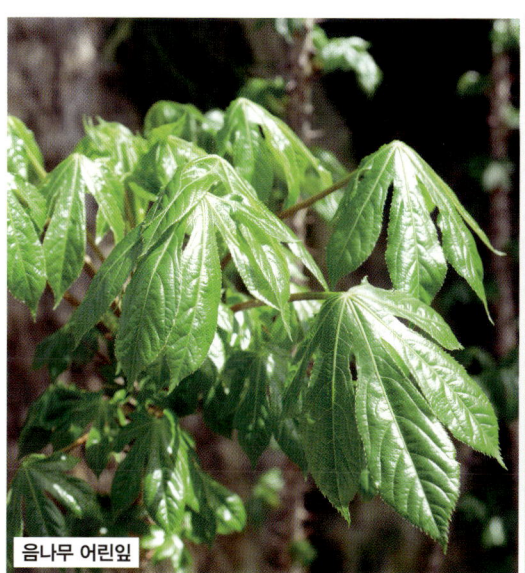

음나무 어린잎

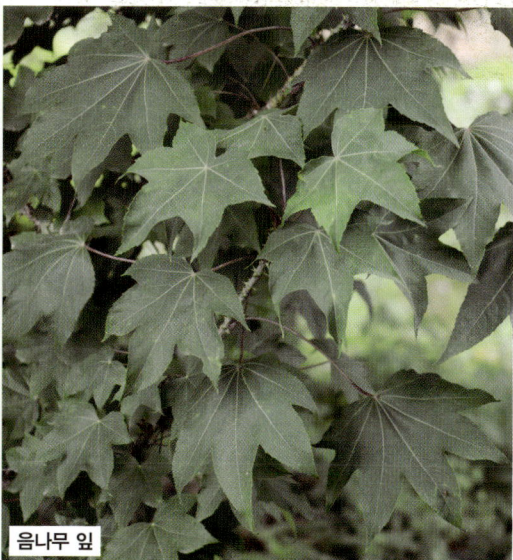

음나무 잎

해동피

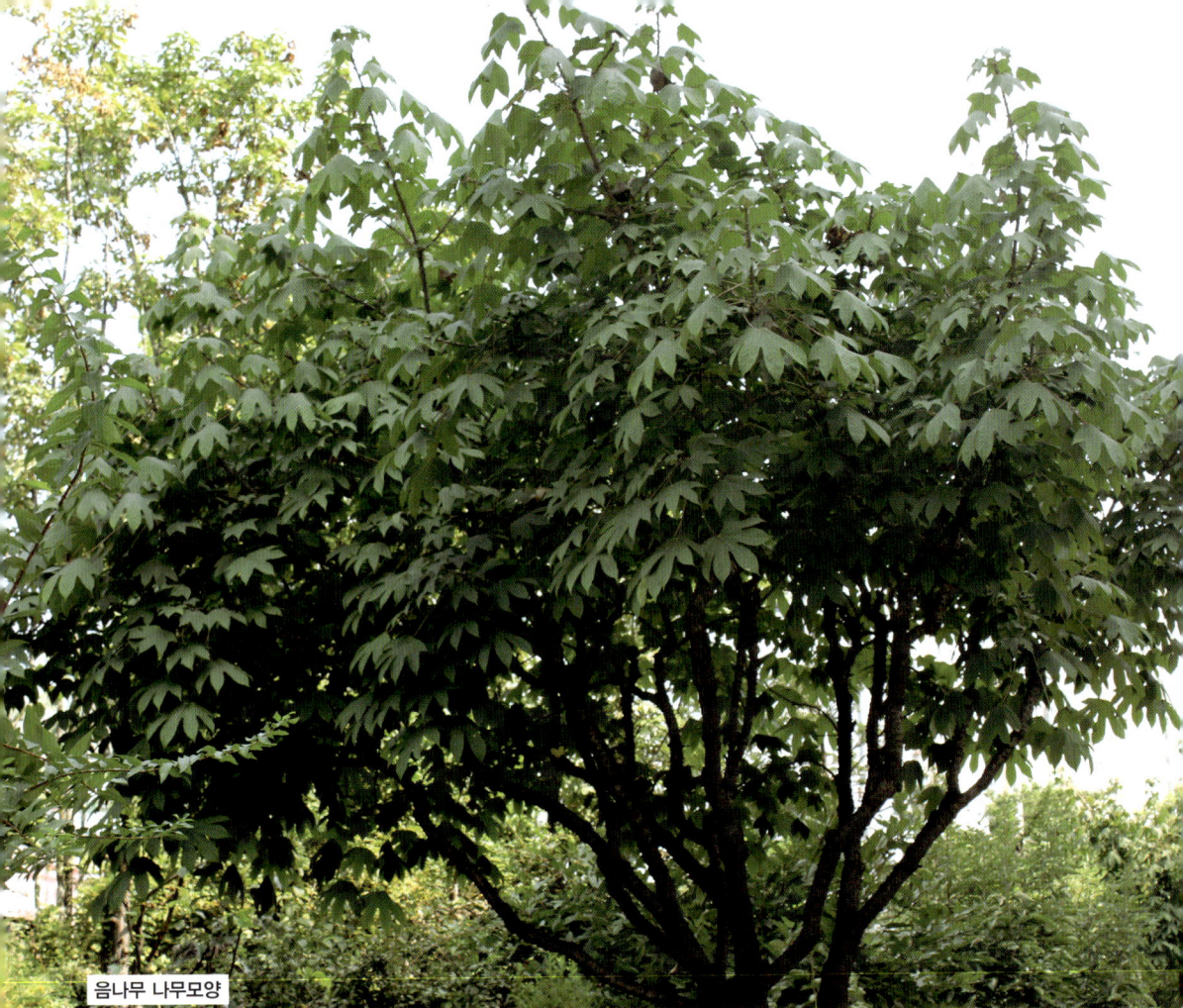

음나무 나무모양

- **약재의 분류** : 식물성 약재
- **약재의 라틴어 생약명** : Kalopanacis Cortex
- **약재의 이명 또는 영명** : 자동피(刺桐皮), Kalopanax Bark
- **약재의 기원** : 이 약(해동피)은 음나무 *Kalopanax pictus* Nakai(두릅나무과 Araliaceae)의 줄기 껍질이다.
- **약재 저장법** : 밀폐용기(고형의 이물이 들어가는 것을 방지하고 내용의약품이 손실되지 않도록 보호할 수 있는 용기)

기원식물의 해설 *Kalopanax pictus*의 식물명은 우리나라 공정서에서 음나무로 부르나 《북한약전》에는 엄나무로 기재되어 있다. 이의 줄기 속껍질인 약재명도 엄나무껍질이다.

약재의 효능

- **한방 효능군 분류** : 거풍습약(祛風濕藥, 풍습을 제거하는 약)-거풍습지비통약(祛風濕止痺痛藥, 풍습을 제거하고 저리고 아픈 것을 멈추는 약)
- **한방 약미(藥味)와 약성(藥性)** :
  - **한방 약미** – 맛은 쓰고 맵다.

    | 酸 | **苦** | 甘 | **辛** | 鹹 | 澁 | 淡 |

  - **한방 약성** – 성질은 서늘하다.

    | 大寒 | 寒 | 微寒 | **凉** | 平 | 微溫 | 溫 | 熱 | 大熱 |

- **한방 효능** : 팔다리를 잘 쓰지 못하고 마비되며 아픈 증상을 치료한다(祛風除濕 거풍제습). 혈액순환을 촉진하고 통증을 멎게 한다(活血止痛 활혈지통). 기생충을 죽이고 가려움증을 멎게 한다(殺蟲止痒 살충지양).
- **약효 해설** : 팔다리를 잘 쓰지 못하고 마비되며 아픈 증상에 유효하다. 팔다리와 피부 감각기능이 제대로 발휘되지 못하는 병증을 치료한다. 골절, 타박상, 치통에 사용한다. 입안이 허는 병증에 효과가 있다.

북한에서의 효능

- **북한의 약재명** : 엄나무껍질
- **약재의 이명** : 해동피
- **효능** : 거풍습약으로서 풍습을 없애고 경맥을 통하게 하며 아픔을 멈춘다.
- **주치** : 풍한습비, 풍습으로 허리와 다리가 아픈데, 다리마비, 저산성위염에 쓴다.

약용법 줄기껍질 9~15g을 물 800mL에 넣고 달여서 반으로 나누어 아침저녁으로 마신다. 외용할 때는 적당량을 짓찧어서 환부에 붙이거나 가루 내어 상처 부위에 뿌린다.

| KP(대한민국약전) 수재 약재 |

약재명
현삼

약초명 현삼, 중국현삼

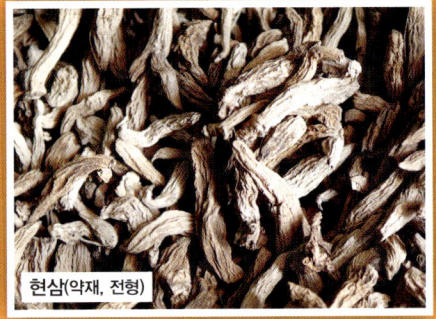
현삼(약재, 전형)

|한자명| 玄參　　|약초명 및 학명| 현삼 *Scrophularia buergeriana* Miquel, 중국현삼(中國玄參) *Scrophularia ningpoensis* Hemsley　　|과명| 현삼과(Scrophulariaceae)　　|약용부위| 뿌리

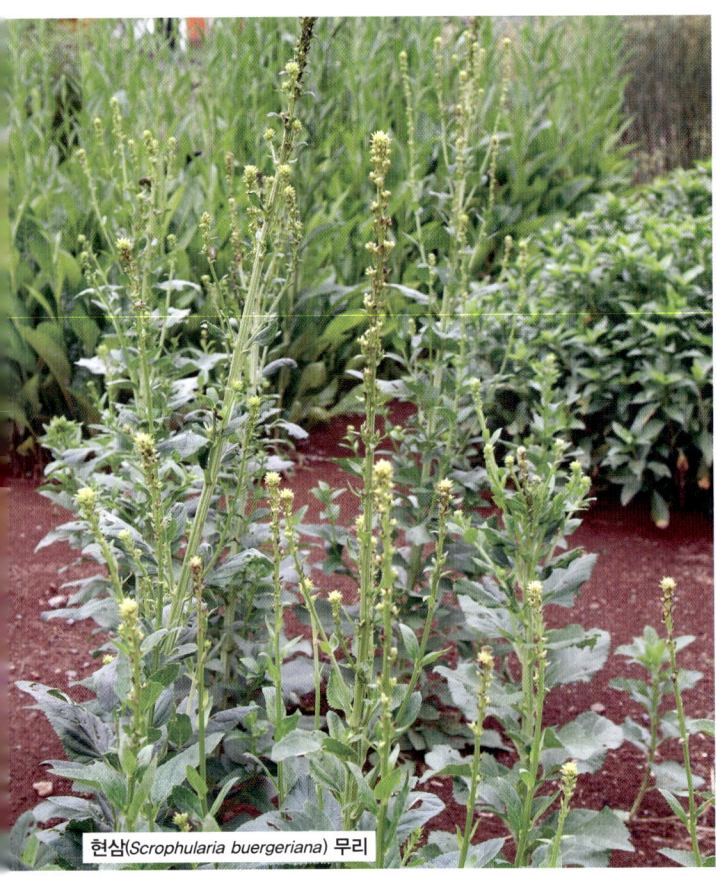

현삼(*Scrophularia buergeriana*) 무리

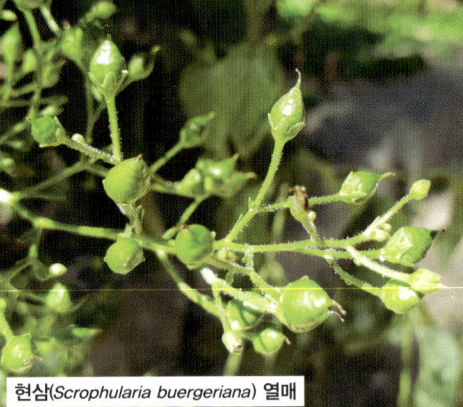

현삼(*Scrophularia buergeriana*) 열매

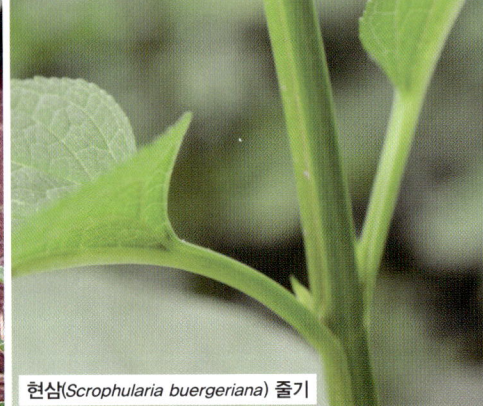

현삼(*Scrophularia buergeriana*) 줄기

동의보감의 효능

- **약재의 조선시대 의서(醫書) 수재** : 현삼은 《동의보감》 탕액편의 풀부(部)와 《방약합편》의 산초(山草)편에 수재되어 있다.
- **《동의보감》 탕액편의 효능** : 현삼(玄參, 현삼 뿌리)의 성질은 약간 차고[微寒] 맛은 쓰며[苦] 짜고[鹹] 독이 없다. 열독과 얼굴이 붓는 증상을 낫게 한다. 몸과 마음이 허약하고 피로한 것을 치료한다. 몸이 허약하여 뼛속이 후끈후끈 달아오르는 증상과 전시사기(傳尸邪氣)를 없앤다. 독성이 있는 종기를 삭이고 영류(瘿瘤), 나력(瘰癧)을 흩으며 신(腎)의 기운을 돕고 눈을 밝게 한다.
- **《동의보감》 탕액편의 원문**

  현삼(玄參) : 性微寒 味苦鹹 無毒. 治熱毒遊風 補虛勞 骨蒸 傳尸邪氣. 消腫毒 散瘤瘻瘰癧 補腎氣 令人目明.

허준, 《원본 동의보감》, 727쪽, 남산당(2014)

식약처 공인(公認) 약초

- **약초·약재의 식약처 공정서 수재** : 현삼은 식품의약품안전처의 의약품 공정서인 《대한민국약전(KP)》에 수재되어 있다.
- **약재의 분류** : 식물성 약재
- **약재의 라틴어 생약명** : Scrophulariae Radix
- **약재의 이명 또는 영명** : Scrophularia Root

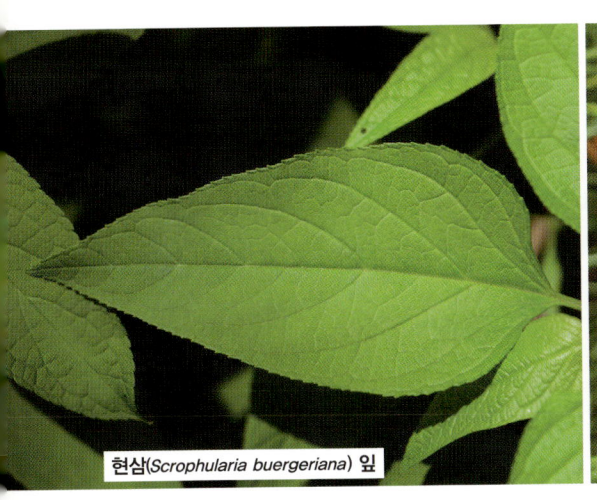

현삼(*Scrophularia buergeriana*) 잎

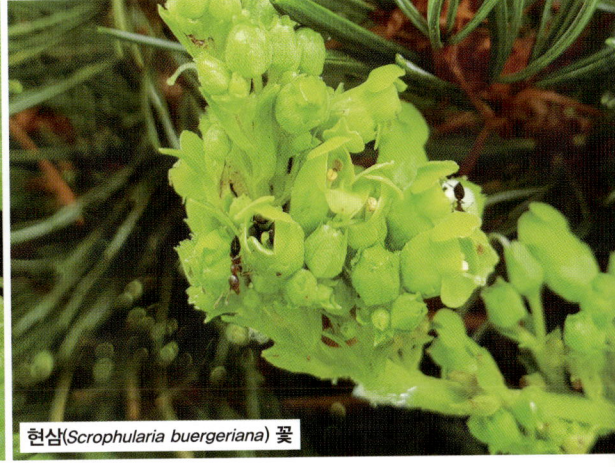

현삼(*Scrophularia buergeriana*) 꽃

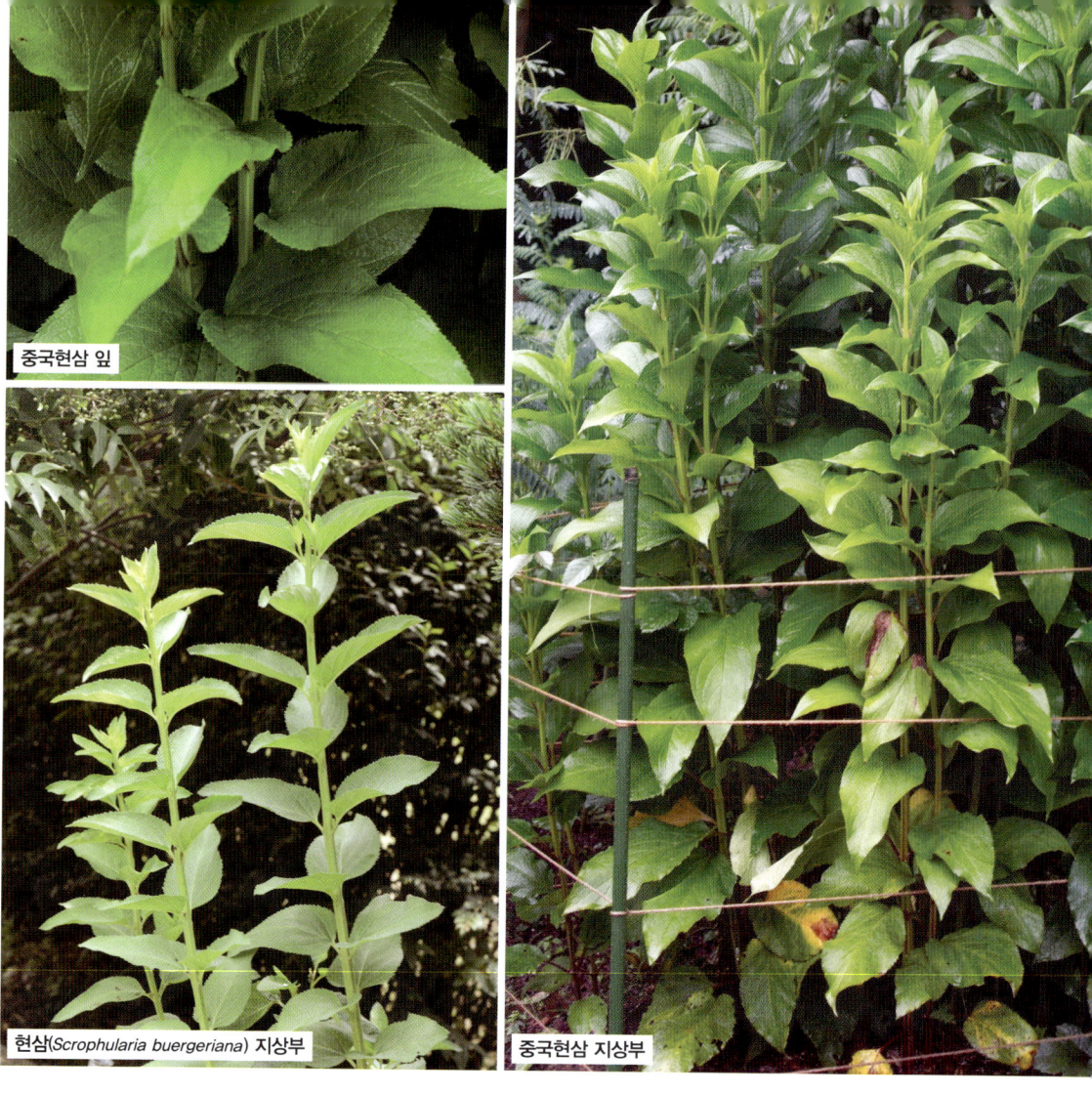

중국현삼 잎

현삼(*Scrophularia buergeriana*) 지상부

중국현삼 지상부

- **약재의 기원** : 이 약(현삼)은 현삼 *Scrophularia buergeriana* Miquel 또는 중국현삼(中國玄參) *Scrophularia ningpoensis* Hemsley(현삼과 Scrophulariaceae)의 뿌리이다.
- **약재 저장법** : 밀폐용기(고형의 이물이 들어가는 것을 방지하고 내용의약품이 손실되지 않도록 보호할 수 있는 용기)

기원식물의 해설 《북한약전》의 현삼 기원식물인 *Scrophularia suegeriana* Miq.는 우리나라의 〈국가표준식물목록〉, 《한국식물도감》, 〈The Plant List〉, 《중화본초》 등 문헌에서 나타나지 않는 학명이다.

약재의 효능

- **한방 효능군 분류** : 청열약(淸熱藥, 열을 식히는 약)-청열양혈약[淸熱涼血藥, (출혈을 일으키는) 혈열을 식히는 약]
- **한방 약미(藥味)와 약성(藥性)** :
  - **한방 약미** – 맛은 쓰고 달며 짜다.

    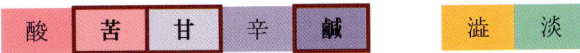

  - **한방 약성** – 성질은 약간 차다.

    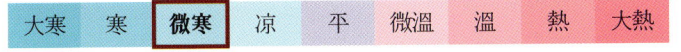

- **한방 작용부위(귀경, 歸經)** : 현삼은 주로 폐, 위장, 신장 질환에 영향을 미친다.
- **한방 효능** : 열기로 인한 혈열(血熱)을 식힌다(淸熱涼血 청열양혈). 진액을 보충하고 화(火)를 끌어 내린다(滋陰降火 자음강화). 독을 풀어주고 뭉친 것을 풀어준다(解毒散結 해독산결).
- **약효 해설** : 심신이 피로하고 허약하며 뼛속이 후끈후끈 달아오르는 증세에 활용한다. 눈이 충혈되는 증상을 낫게 한다. 목 안이 붓고 아픈 병증에 사용한다. 잠잘 때 또는 깨어 있을 때 저절로 땀이 많이 흐르는 증상에 유효하다. 불면증을 치료한다. 열성(熱性) 질병으로 생긴 발진을 낫게 한다.

북한에서의 효능

- **북한의 약재명** : 현삼
- **약재의 기원** : 이 약은 현삼(*Scrophularia suegeriana* Miq.)의 뿌리이다.
- **효능** : 청열량혈약으로서 음을 보하고 열을 내리우며 부종을 내리우고 독을 풀며 대변을 잘 누게 한다.
- **주치** : 음허발열, 반진, 인후두가 붓고 아픈데, 입안염, 련주창(목 부위의 임파절 결핵), 옹종, 단독, 변비에 쓴다.

약용법 뿌리 9~15g을 물 800mL에 넣고 달여서 반으로 나누어 아침저녁으로 마신다.

주의사항 여로(藜蘆)와 함께 사용하면 안 된다.

| KP(대한민국약전) 수재 약재 |

약재명
현호색

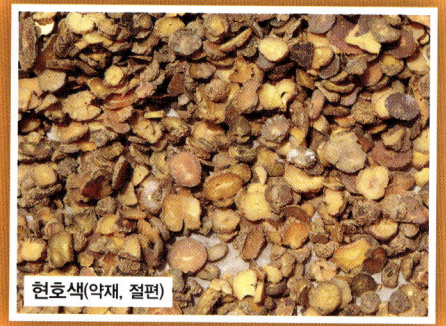
현호색(약재, 절편)

약초명 들현호색, 연호색

| 한자명 | 玄胡索　　| 약초명 및 학명 | 들현호색 *Corydalis ternata* Nakai, 연호색(延胡索) *Corydalis yanhusuo* W.T.Wang　　| 과명 | 양귀비과(Papaveraceae)　　| 약용부위 | 덩이줄기

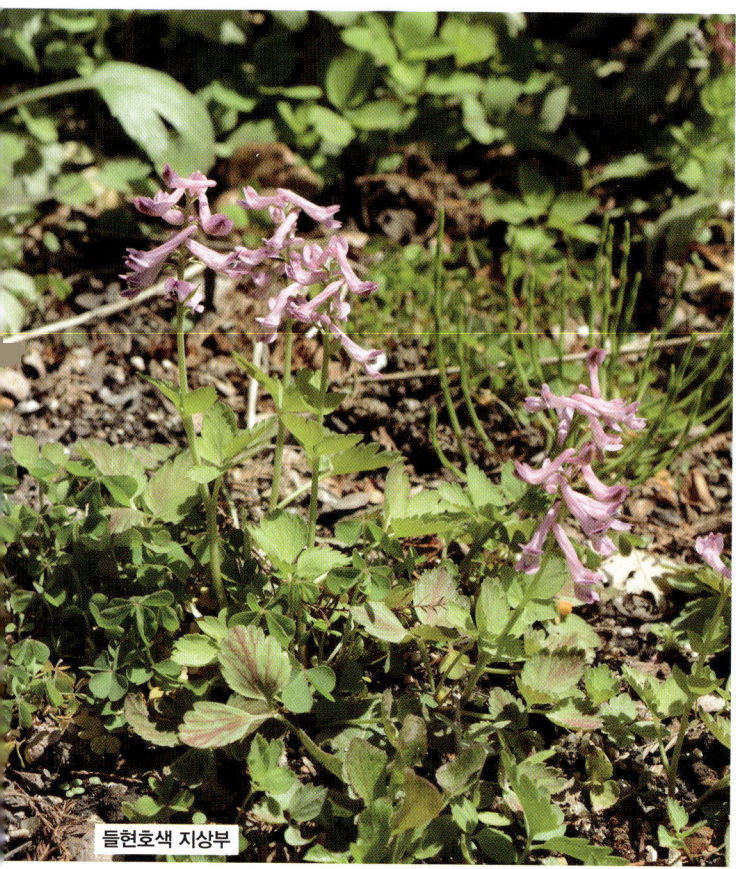
들현호색 지상부

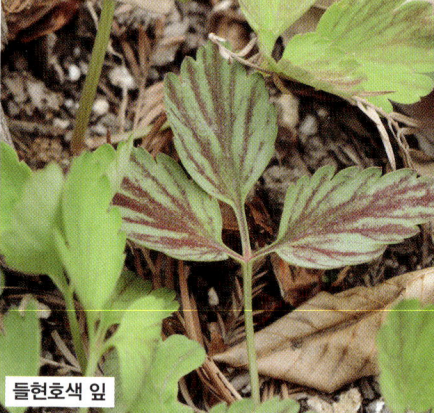
들현호색 잎

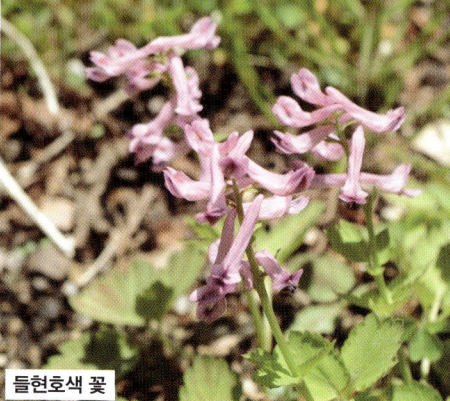
들현호색 꽃

동의보감의 효능

- **약재의 조선시대 의서(醫書) 수재** : 현호색은 《동의보감》 탕액편의 풀부(部)와 《방약합편》의 산초(山草)편에 수재되어 있다.
- **《동의보감》 탕액편의 효능** : 현호색(玄胡索, 현호색 덩이줄기)의 성질은 따뜻하고[溫] 맛은 매우며[辛][쓰다[苦]고도 한다] 독이 없다. 산후에 혈로 인한 여러 가지 병을 낫게 한다. 월경이 고르지 못한 것, 배 속에 있는 덩어리, 여성의 부정기 자궁출혈, 산후에 출혈이 심하여 정신이 흐리고 혼미해지는 증상을 낫게 한다. 다쳐서 멍든 것을 치료하고 유산시킨다. 배 속에 생긴 덩어리, 옆구리 부위에 생긴 덩어리, 어혈을 깨뜨린다. 기병(氣病), 가슴앓이, 아랫배가 아픈 것을 낫게 하는 데 효과가 좋다.
- **《동의보감》 탕액편의 원문**

  현호색(玄胡索) : 性溫 味辛[一云苦] 無毒. 主産後諸病因血所爲者. 治月經不調 腹中結塊 崩中淋露 産後血暈. 消撲損瘀血 落胎 破癥癖 破血. 治氣 治心痛 小腹痛如神.

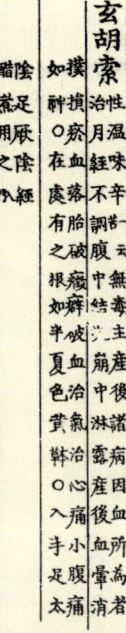

허준, 《원본 동의보감》, 731쪽, 남산당(2014)

식약처 공인(公認) 약초

- **약초·약재의 식약처 공정서 수재** : 현호색은 식품의약품안전처의 의약품 공정서인 《대한민국약전(KP)》에 수재되어 있다.

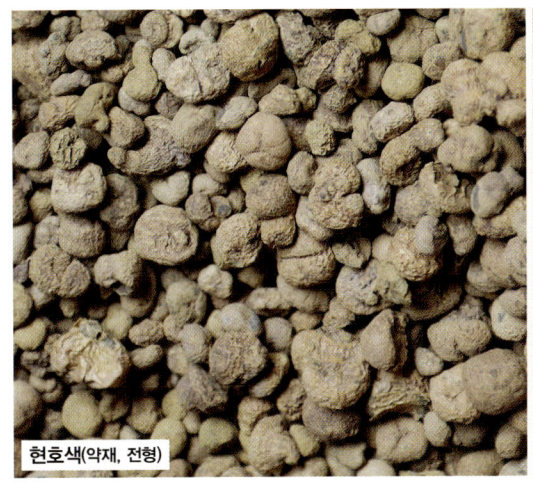

현호색(약재, 전형)

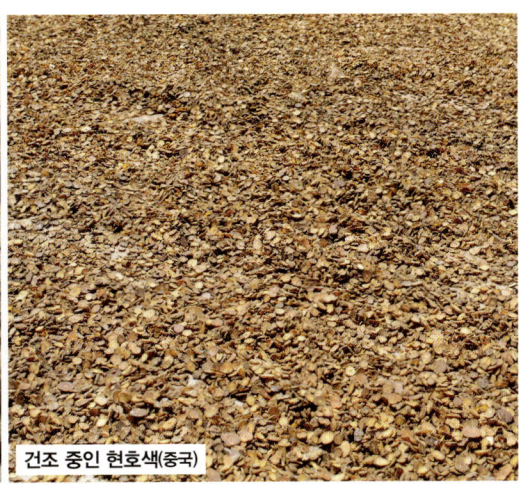

건조 중인 현호색(중국)

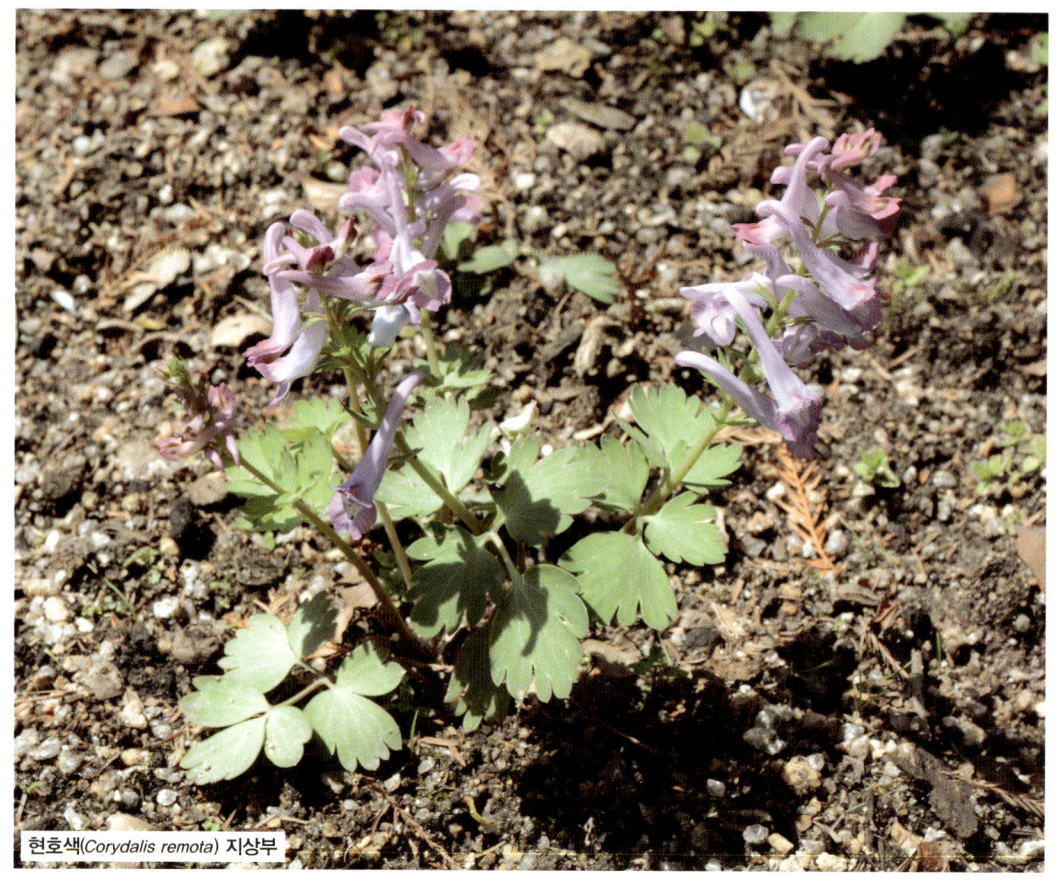

현호색(*Corydalis remota*) 지상부

- **약재의 분류** : 식물성 약재
- **약재의 라틴어 생약명** : Corydalis Tuber
- **약재의 이명 또는 영명** : Corydalis Tuber
- **약재의 기원** : 이 약(현호색)은 들현호색 *Corydalis ternata* Nakai 또는 연호색(延胡索) *Corydalis yanhusuo* W.T.Wang(양귀비과 Papaveraceae)의 덩이줄기이다.
- **약재 저장법** : 밀폐용기(고형의 이물이 들어가는 것을 방지하고 내용의약품이 손실되지 않도록 보호할 수 있는 용기)

약재의 효능

- **한방 효능군 분류** : 활혈거어약(活血祛瘀藥, 혈액순환을 촉진하고 어혈을 제거하는 약)

- **한방 약미(藥味)와 약성(藥性) :**
  - **한방 약미** – 맛은 쓰고 맵다.
    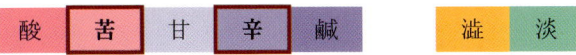
  - **한방 약성** – 성질은 따뜻하다.
    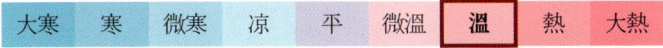
- **한방 작용부위(귀경, 歸經) :** 현호색은 주로 간장, 비장 질환에 영향을 미친다.
- **한방 효능 :** 혈액순환을 촉진한다(活血 활혈). 기운을 잘 소통시킨다(行氣 행기). 통증을 멎게 한다(止痛 지통).
- **약효 해설 :** 복부, 양 옆구리의 통증 제거에 쓰인다. 가슴이 막히는 듯하면서 아픈 증상에 유효하다. 산후(産後)에 머리가 아찔하고 어지러운 증상을 치료한다. 월경불순, 여성의 부정기 자궁출혈에 사용한다. 외상 또는 넘어져서 붓고 아픈 증상을 낫게 한다.

북한에서의 효능

- **북한의 약재명 :** 현호색
- **효능 :** 행혈약으로서 피순환을 돕고 어혈을 없애며 기를 잘 돌아가게 하고 아픔을 멈추며 월경을 정상화한다.
- **주치 :** 월경부조, 월경아픔, 산후 배아픔, 기혈이 막혀 명치부위가 아픈데, 배아픔, 관절아픔, 신경통, 협심증, 타박상, 잠장애에 쓴다.

약용법 덩이줄기 3~10g을 물 800mL에 넣고 달여서 반으로 나누어 아침저녁으로 마신다. 또는 가루나 환(丸)으로 만들어 복용한다.

주의사항 임신부에게는 쓰지 않는다.

| KHP[대한민국약전외한약(생약)규격집] 수재 약재 |

약재명
호로파

약초명 호로파

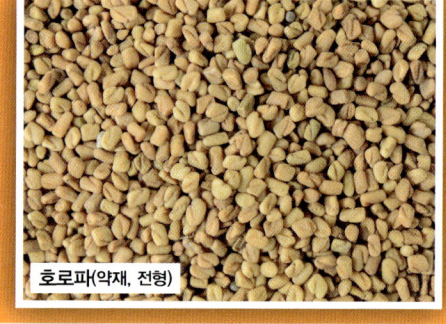
호로파(약재, 전형)

| 한자명 | 胡蘆巴　　| 약초명 및 학명 | 호로파(胡蘆巴) *Trigonella foenum-graecum* Linné
| 과명 | 콩과(Leguminosae) 　| 약용부위 | 씨

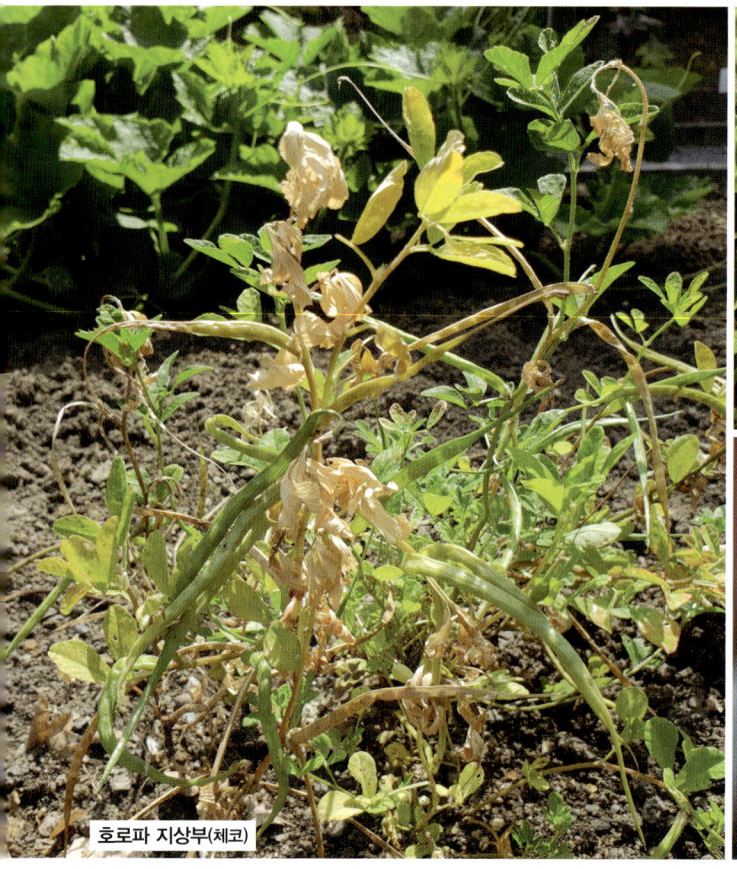
호로파 지상부(체코)

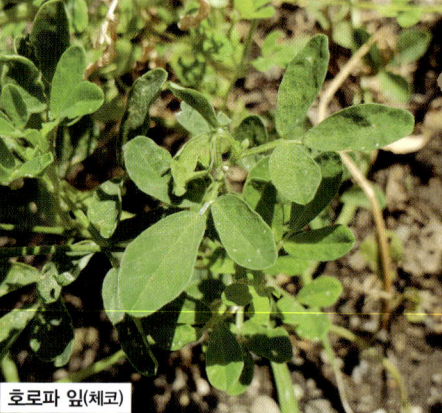
호로파 잎(체코)

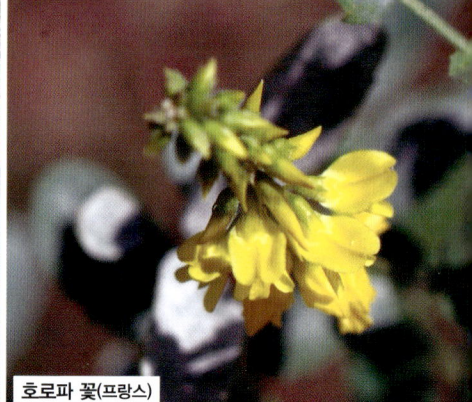
호로파 꽃(프랑스)

동의보감의 효능

- **약재의 조선시대 의서(醫書) 수재** : 호로파는 《동의보감》 탕액편의 풀부(部)와 《방약합편》의 습초(濕草)편에 수재되어 있다.
- **《동의보감》 탕액편의 효능** : 호로파(葫蘆巴, 호로파 씨)의 성질은 따뜻하고[溫] 맛은 쓰며[苦] 독이 없다. 신(腎)이 허하고 찬 것, 배가 몹시 부르며 속이 그득한 감을 주는 것, 안색이 검푸른 것을 치료한다. 또 신(腎)의 기운이 부족하고 찬 것을 치료하는 데 가장 요긴하다고 한 곳도 있다.
- **《동의보감》 탕액편의 원문**
  호로파(葫蘆巴) : 性溫 味苦 無毒. 治腎虛冷 腹脇脹滿 面色青黑. 又云 治元藏虛冷氣 爲最要.

식약처 공인(公認) 약초

- **약초·약재의 식약처 공정서 수재** : 호로파는 식품의약품안전처의 의약품 공정서인 《대한민국약전외한약(생약)규격집(KHP)》에 수재되어 있다.
- **약재의 분류** : 식물성 약재
- **약재의 라틴어 생약명** : Trigonellae Semen
- **약재의 이명 또는 영명** : 호파(胡巴)

허준, 《원본 동의보감》, 736쪽, 남산당(2014)

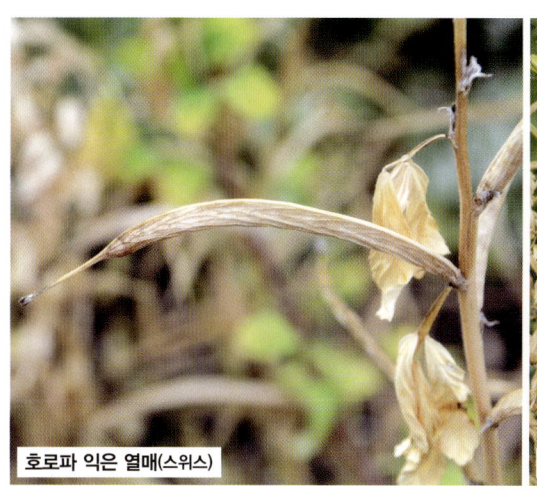

호로파 익은 열매(스위스)

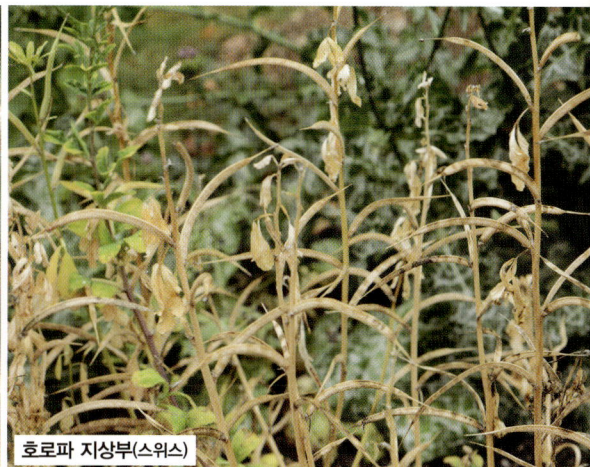

호로파 지상부(스위스)

- **약재의 기원** : 이 약(호로파)은 호로파(胡蘆巴) *Trigonella foenum-graecum* Linné(콩과 Leguminosae)의 씨이다.
- **약재 저장법** : 밀폐용기(고형의 이물이 들어가는 것을 방지하고 내용의약품이 손실되지 않도록 보호할 수 있는 용기)

약재의 효능

- **한방 효능군 분류** : 보익약(補益藥, 보약)-보양약(補陽藥, 양기를 보하는 약)
- **한방 약미(藥味)와 약성(藥性)** :
  + **한방 약미** – 맛은 쓰다.

  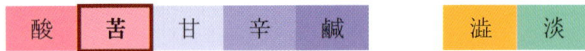

  + **한방 약성** – 성질은 따뜻하다.

  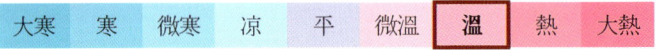

- **한방 작용부위(귀경, 歸經)** : 호로파는 주로 신장 질환에 영향을 미친다.
- **한방 효능** : 신양(腎陽)를 보충한다(溫腎助陽 온신조양). 한(寒)으로 인한 통증을 멎게 한다(祛寒止痛 거한지통).
- **약효 해설** : 아랫배가 차가운 느낌이 나며 아픈 증상을 풀어준다. 배꼽 주위가 짜는 듯이 아프고 손발이 차가워지는 것에 효과가 있다. 다리가 연약해지고 힘이 없으며 감각이 둔해지는 증상에 쓰인다. 호로파는 건강기능식품으로서 혈당 상승 억제에 도움을 줄 수 있다.

북한에서의 효능

- **북한의 약재명** : 큰노랑꽃자리풀씨
- **약재의 이명** : 호로파
- **효능** : 신양을 보하고 한사를 없애며 아픔을 멈춘다.
- **주치** : 신양허로 허리와 무릎이 시리고 아픈데, 배아픔(한증), 위경련, 산증, 방광마비로 오줌을 누지 못하는데 쓴다.

약용법 : 씨 5~10g을 물 800mL에 넣고 달여서 반으로 나누어 아침저녁으로 마신다.

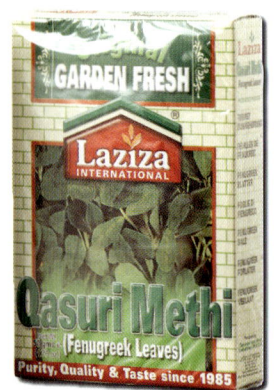

호로파 제품(네팔)

| KP(대한민국약전) 수재 약재 |

약재명
황련

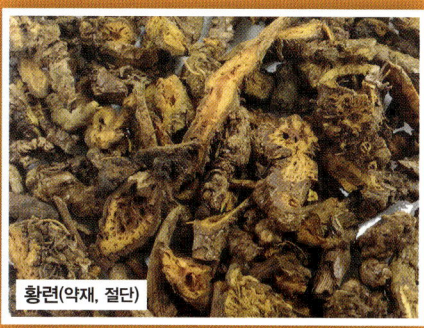
황련(약재, 절단)

약초명 황련, 중국황련, 삼각엽황련, 운련

| 한자명 | 黃連 | 약초명 및 학명 | 황련 *Coptis japonica* Makino, 중국황련(中國黃連) *Coptis chinensis* Franchet, 삼각엽황련(三角葉黃連) *Coptis deltoidea* C. Y. Cheng et Hsiao, 운련(雲連) *Coptis teeta* Wallich

| 과명 | 미나리아재비과(Ranunculaceae) | 약용부위 | 뿌리줄기로서 뿌리를 제거한 것

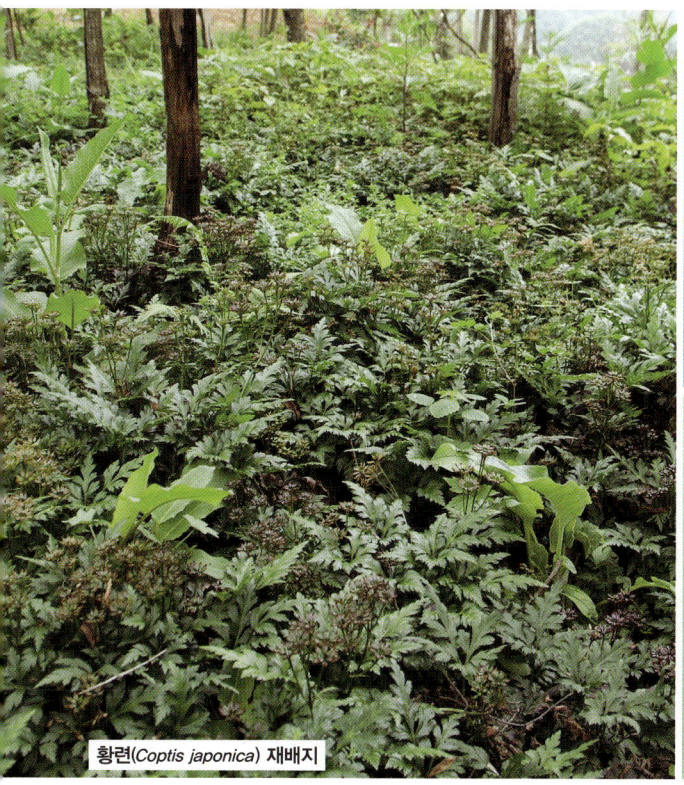
황련(*Coptis japonica*) 재배지

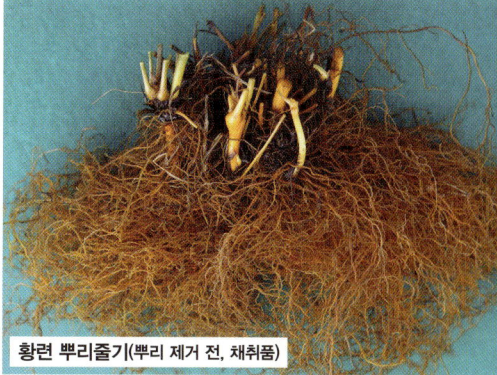
황련 뿌리줄기(뿌리 제거 전, 채취품)

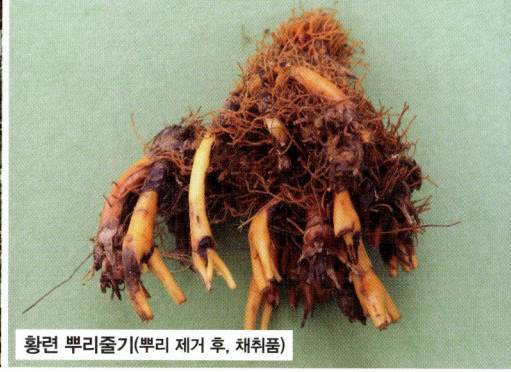
황련 뿌리줄기(뿌리 제거 후, 채취품)

황련 325

동의보감의 효능

- **약재의 조선시대 의서(醫書) 수재**: 황련은 《동의보감》 탕액편의 풀부(部)와 《방약합편》의 산초(山草)편에 수재되어 있다.
- **《동의보감》 탕액편의 효능**: 황련(黃連, 황련 뿌리줄기)의 성질은 차고[寒] 맛이 쓰며[苦] 독이 없다. 눈을 밝게 하고 눈물이 나오는 것을 멎게 하며 간기를 진정시키고 열독을 없앤다. 눈이 충혈되어 잘 보이지 않고 아플 때 넣는다. 이질로 피고름이 섞여 나오는 것을 치료한다. 소갈(消渴)을 멎게 하고 놀라서 가슴이 두근거리는 것을 낫게 한다. 가슴속이 달아오르면서 답답하고 불안한 것을 치료하며 담(膽)을 도와준다. 입안이 헌데를 낫게 하며 소아의 감충(疳蟲)을 죽인다.
- **《동의보감》 탕액편의 원문**

  황련(黃連): 性寒 味苦 無毒. 主明目 止淚出 鎭肝 去熱毒 點赤眼昏痛. 療腸澼下痢膿血 止消渴 治驚悸煩躁 益膽 療口瘡 殺小兒疳蟲.

허준, 《원본 동의보감》, 723쪽, 남산당(2014)

식약처 공인(公認) 약초

- **약초·약재의 식약처 공정서 수재**: 황련은 식품의약품안전처의 의약품 공정서인 《대한민국약전(KP)》에 수재되어 있다.

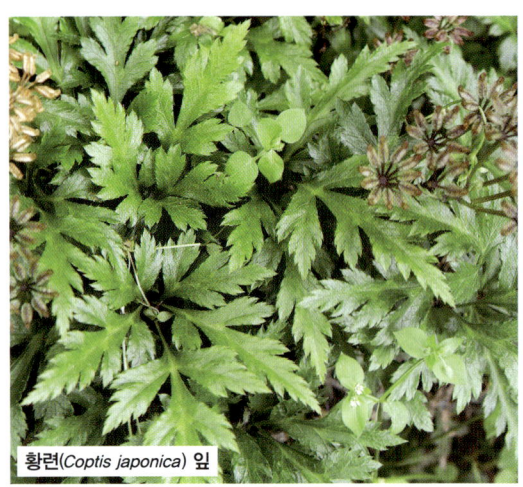

황련(*Coptis japonica*) 잎

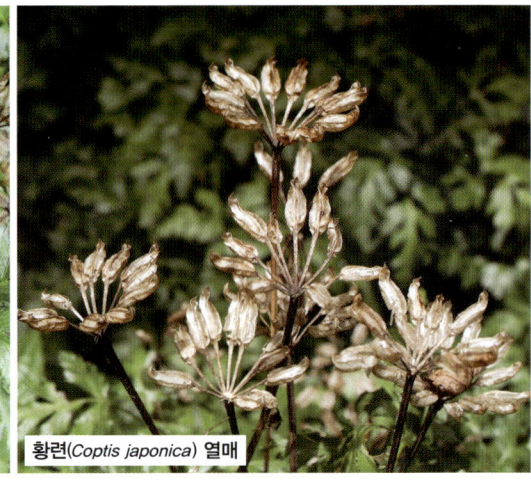

황련(*Coptis japonica*) 열매

- ■ **약재의 분류** : 식물성 약재
- ■ **약재의 라틴어 생약명** : Coptidis Rhizoma
- ■ **약재의 이명 또는 영명** : Coptis Rhizome
- ■ **약재의 기원** : 이 약(황련)은 황련 *Coptis japonica* Makino, 중국황련(中國黃連) *Coptis chinensis* Franchet, 삼각엽황련(三角葉黃連) *Coptis deltoidea* C. Y. Cheng et Hsiao 또는 운련(雲連) *Coptis teeta* Wallich(미나리아재비과 Ranunculaceae)의 뿌리줄기로서 뿌리를 제거한 것이다.
- ■ **약재 저장법** : 밀폐용기(고형의 이물이 들어가는 것을 방지하고 내용의약품이 손실되지 않도록 보호할 수 있는 용기)

> **약재의 효능**

- ■ **한방 효능군 분류** : 청열약(淸熱藥, 열을 식히는 약)-청열조습약(淸熱燥濕藥, 습열을 없애는 약)
- ■ **한방 약미(藥味)와 약성(藥性)** :
  - ✦ **한방 약미** – 맛은 쓰다.

    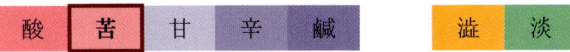

  - ✦ **한방 약성** – 성질은 차다.

    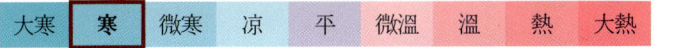

- ■ **한방 작용부위(귀경, 歸經)** : 황련은 주로 심장, 비장, 위장, 간장, 담낭, 대장 질환에 영향을 미친다.
- ■ **한방 효능** : 열기를 식히고 습기를 말린다(淸熱燥濕 청열조습). 화독(火毒)을 없앤다(瀉火解毒 사화해독).
- ■ **약효 해설** : 고열로 정신이 혼미한 병증에 사용한다. 유행성 열병, 장티푸스, 세균성 이질을 치료한다. 치통, 입안이 허는 병증, 목 안이 붓고 아픈 증상을 낫게 한다. 눈 충혈과 염증 제거에 효과가 있다. 하혈, 코피를 멈추게 한다.

> **북한에서의 효능**

- ■ **북한의 약재명** : 산련풀뿌리
- ■ **약재의 이명** : 황련
- ■ **효능** : 청열조습약으로서 심열을 내리우고 습을 없애며 독을 푼다.

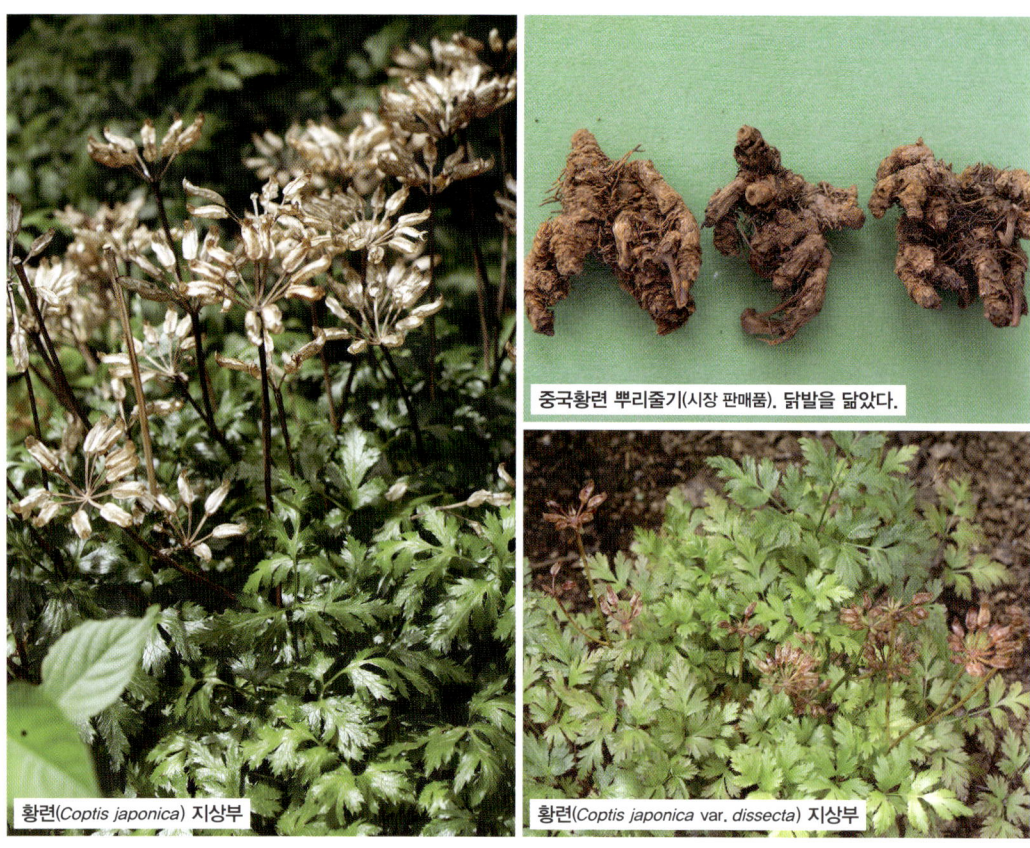

황련(Coptis japonica) 지상부

중국황련 뿌리줄기(시장 판매품). 닭발을 닮았다.

황련(Coptis japonica var. dissecta) 지상부

- **주치** : 심열로 가슴이 답답하고 잠을 자지 못하는데, 심열로 정신이 혼미하고 헛소리하는데, 습열로 인한 설사, 리질, 위열로 인한 메스꺼움에 쓴다.

약용법 뿌리줄기 1.5~3g을 물 800mL에 넣고 달여서 반으로 나누어 아침저녁으로 마신다. 또는 가루 내어 매회 0.3~0.6g을 복용한다. 외용할 때는 적당량을 가루 내어 환부에 붙인다.

| KP(대한민국약전) 수재 약재 |

회향

약재명 회향

약초명 회향

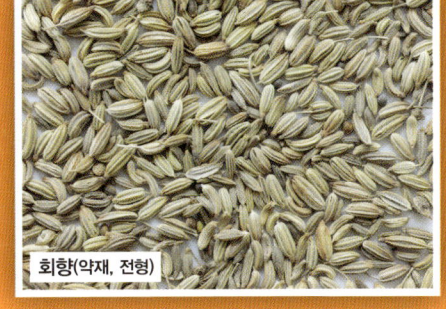
회향(약재, 전형)

| 한자명 | 茴香 | 약초명 및 학명 | 회향 *Foeniculum vulgare* Miller
| 과명 | 산형과(Umbelliferae) | 약용부위 | 잘 익은 열매

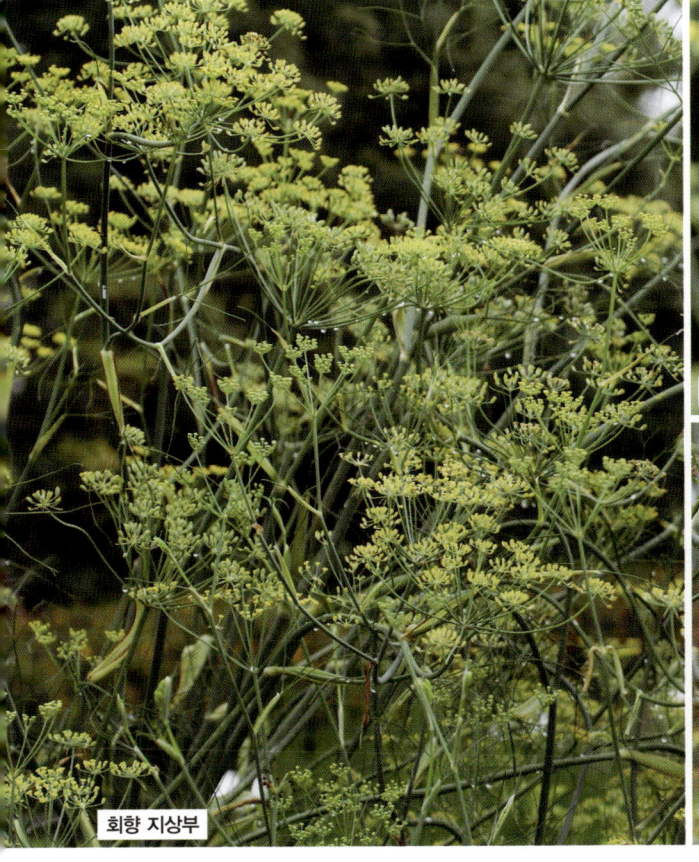
회향 지상부

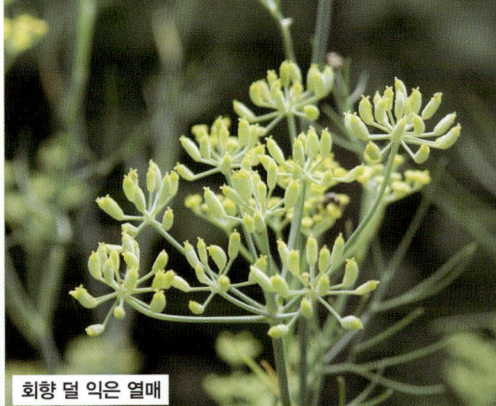
회향 덜 익은 열매

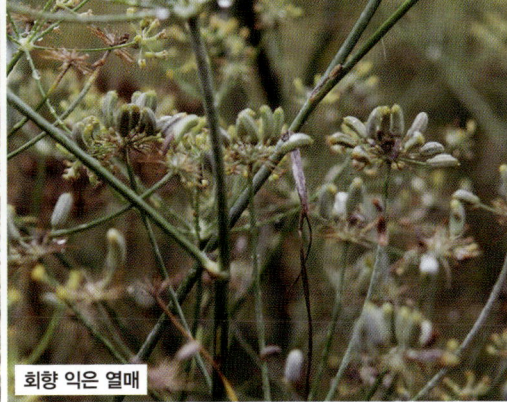
회향 익은 열매

동의보감의 효능

- **약재의 조선시대 의서(醫書) 수재**: 회향은 《동의보감》 탕액편의 풀부(部) 와 《방약합편》의 방초(芳草, 향기가 좋은 풀)편에 수재되어 있다.
- **《동의보감》 탕액편의 효능**: 회향(茴香, 회향 열매)의 성질은 보통이고 [平] 맛은 매우며[辛] 독이 없다. 식욕을 돋우고 음식을 잘 내려가게 한다. 음식이 체하여 구토하고 설사하는 것, 메스껍고 배 속이 편안 치 못한 것을 낫게 한다. 신장이 허약하여 피로해지는 것, 음낭이 붓 는 증상[癀疝, 퇴산], 방광이 아픈 것, 음부가 아픈 것을 치료한다. 또 중초(中焦)의 기운을 조화시키며 위(胃)를 따뜻하게 한다.
- **《동의보감》 탕액편의 원문**

  회향(茴香) : 性平 味辛 無毒. 開胃下食. 治霍亂及惡心 腹中不安 療 腎勞癀疝 及膀胱痛 陰疼. 又調中煖胃.

허준, 《원본 동의보감》, 730쪽, 남산당(2014)

식약처 공인(公認) 약초

- **약초·약재의 식약처 공정서 수재**: 회향은 식품의약품안전처의 의약품 공정서인 《대한민국약전(KP)》에 수재되어 있다.
- **약재의 분류**: 식물성 약재
- **약재의 라틴어 생약명**: Foeniculi Fructus
- **약재의 이명 또는 영명**: 소회향(小茴香), Fennel

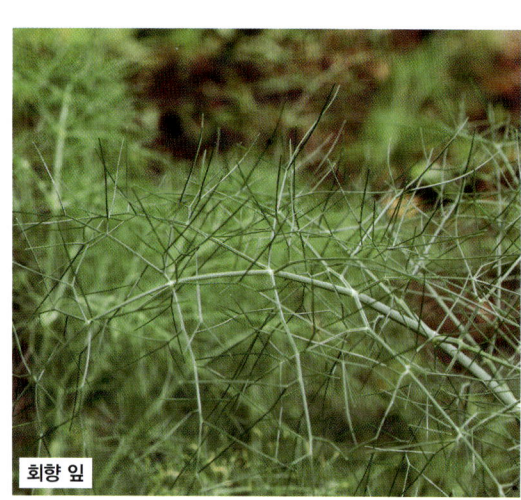

회향 잎

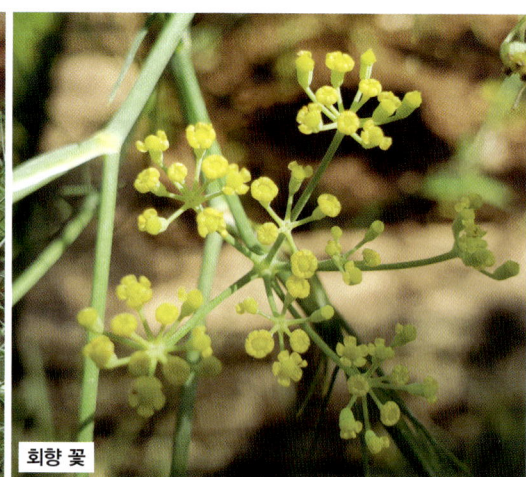

회향 꽃

- **약재의 기원** : 이 약(회향)은 회향 *Foeniculum vulgare* Miller(산형과 Umbelliferae)의 잘 익은 열매이다.
- **약재 저장법** : 밀폐용기(고형의 이물이 들어가는 것을 방지하고 내용의약품이 손실되지 않도록 보호할 수 있는 용기)

약재의 효능

- **한방 효능군 분류** : 온리약(溫裏藥, 속을 따뜻하게 하는 약)
- **한방 약미(藥味)와 약성(藥性)** :
  - **한방 약미** – 맛은 맵다.
    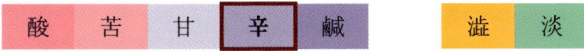
  - **한방 약성** – 성질은 따뜻하다.
    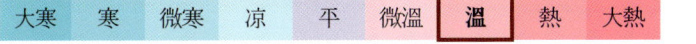
- **한방 작용부위(귀경, 歸經)** : 회향은 주로 간장, 신장, 비장, 위장 질환에 영향을 미친다.
- **한방 효능** : 한사(寒邪)를 없애고 통증을 멎게 한다(散寒止痛 산한지통). 기(氣)를 통하게 하고 위장을 편안하게 한다(理氣化濕 이기화위).
- **약효 해설** : 배꼽 주위가 짜는 듯이 아프고 손발이 차가워지는 병증에 쓰인다. 복부가 부르고 그득하며 통증이 있는 증상을 없앤다. 음식 섭취량이 적으며 토하고 설사하는 증상에 사용한다. 위액분비를 촉진하여 소화를 촉진하고 식욕을 돋우는 작용이 있다. 정장, 구풍(驅風), 진경 작용이 있다.

북한에서의 효능

- **북한의 약재명** : 회향열매
- **약재의 이명** : 대회향
- **효능** : 거한약으로서 신과 위를 덥혀주고 입맛을 돋구며 기를 잘 돌아가게 하고 한사를 없애며 아픔을 멈춘다.
- **주치** : 비위허한증, 배에 가스찬데, 신양허로 허리가 시리고 아픈데, 팔다리아픔, 젖이 잘 나오지 않는데 쓴다.

회향 제품(중국). 중국에서는 회향을 소회향으로 부른다.

약용법 열매 3~6g을 물 800mL에 넣고 달여서 반으로 나누어 아침저녁으로 마신다.

| KP(대한민국약전) 수재 약재 |

약재명
후박

약초명 일본목련, 후박, 요엽후박

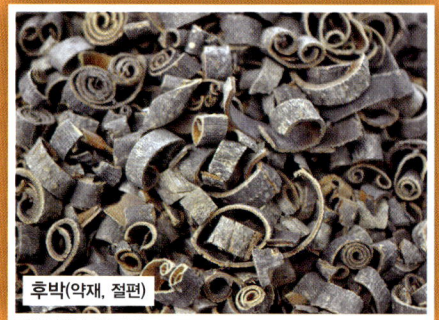
후박(약재, 절편)

|한자명| 厚朴 |약초명 및 학명| 일본목련 *Magnolia ovobata* Thunberg, 후박(厚朴) *Magnolia officinalis* Rehder et Wilson, 요엽후박(凹葉厚朴) *Magnolia officinalis* Rehder et Wilson var. *biloba* Rehder et Wilson |과명| 목련과(Magnoliaceae) |약용부위| 줄기껍질

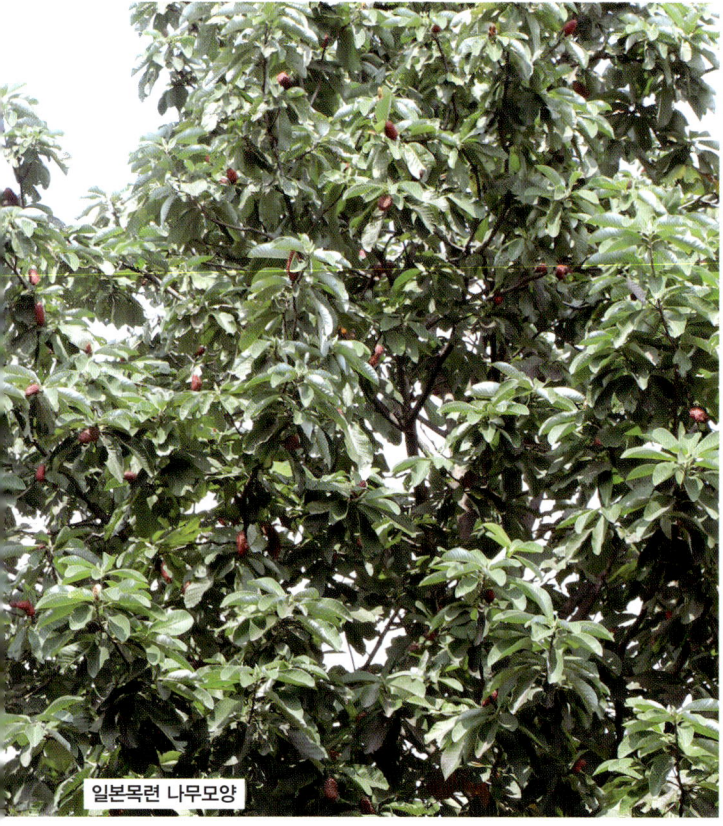
일본목련 나무모양

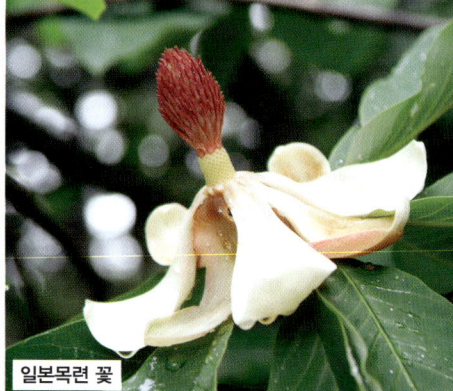
일본목련 꽃

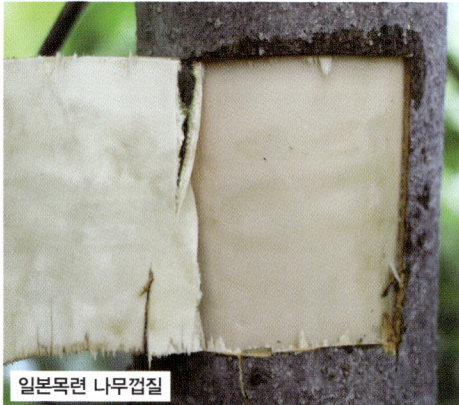
일본목련 나무껍질

동의보감의 효능

- **약재의 조선시대 의서(醫書) 수재** : 후박은 《동의보감》 탕액편의 나무부(部)와 《방약합편》의 교목(喬木, 줄기가 곧고 굵으며 높이 자라는 나무)편에 수재되어 있다.

- **《동의보감》 탕액편의 효능** : 후박(厚朴, 일본목련 줄기껍질)의 성질은 따뜻하며[溫] 맛이 쓰고[苦](맵다[辛]고도 한다) 독이 없다. 오래된 냉기(冷氣), 배가 몹시 부르며 속이 그득한 감을 주는 것, 배가 끓는 것 같으면서 꾸르륵거리는 소리가 나는 것[雷鳴, 뇌명], 식체가 소화되지 않는 데 주로 쓴다. 위기(胃氣)를 매우 따뜻하게 하고 곽란(霍亂)으로 토하고 설사하며 근(筋)이 뒤틀리는 것을 멎게 한다. 담(痰)을 삭이고 기를 내리며 위와 대소장[腸胃]의 기능을 좋게 한다. 설사, 이질, 속이 메슥메슥하여 토하려는 것을 낫게 한다. 삼충(三蟲)을 죽이며 오장(五藏)에 몰려 있는 모든 기를 내보낸다.

- **《동의보감》 탕액편의 원문**

    후박(厚朴) : 性溫 味苦[一云辛] 無毒. 主積年冷氣 腹中脹滿 雷鳴 宿食不消. 大溫胃氣 止霍亂吐瀉轉筋 消痰下氣 厚腸胃. 治泄痢嘔逆 去三蟲 泄五藏一切氣.

허준, 《원본 동의보감》, 743쪽, 남산당(2014)

식약처 공인(公認) 약초

- **약초·약재의 식약처 공정서 수재** : 후박은 식품의약품안전처의 의약품 공정서인 《대한민국약전(KP)》에 수재되어 있다.

- **약재의 분류** : 식물성 약재

- **약재의 라틴어 생약명** : Magnoliae Cortex

- **약재의 이명 또는 영명** : Magnolia Bark

- **약재의 기원** : 이 약(후박)은 일본목련 *Magnolia ovobata* Thunberg, 후박(厚朴) *Magnolia officinalis* Rehder et Wilson 또는 요엽후박(凹葉厚朴) *Magnolia officinalis* Rehder et Wilson var. *biloba* Rehder et Wilson(목련과 Magnoliaceae)의 줄기껍질이다.

- **약재 저장법** : 밀폐용기(고형의 이물이 들어가는 것을 방지하고 내용의약품이 손실되지 않도록 보호할 수 있는 용기)

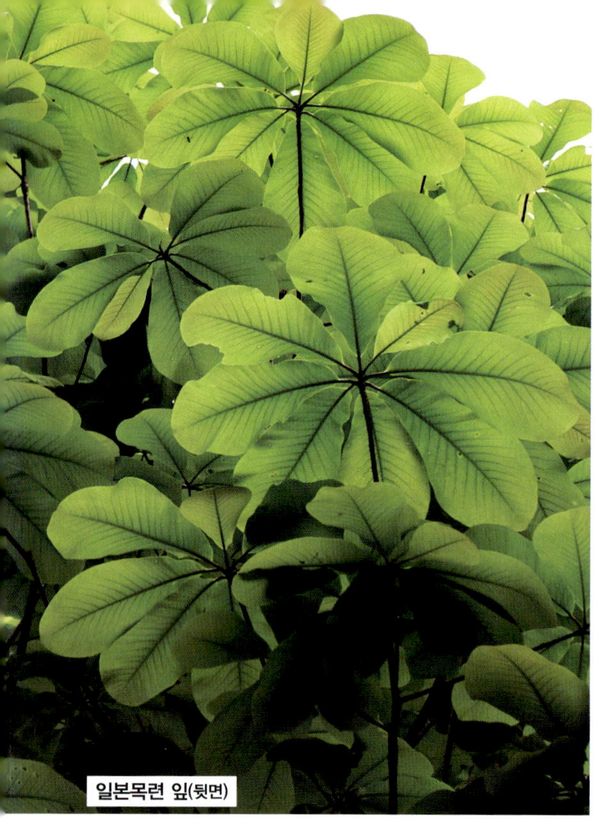

일본목련 잎(뒷면)

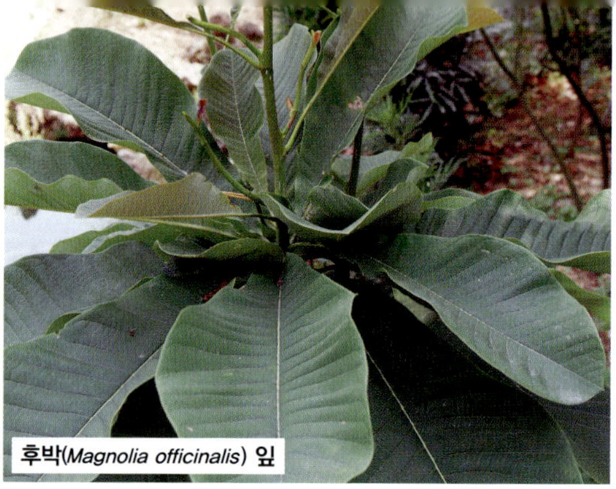

후박(*Magnolia officinalis*) 잎

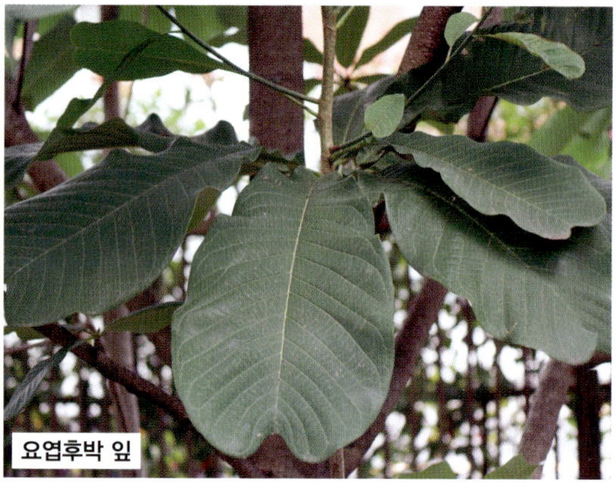

요엽후박 잎

약재의 효능

- **한방 효능군 분류 :** 방향화습약(芳香化濕藥, 방향성이 있어 습기를 제거하는 약)
- **한방 약미(藥味)와 약성(藥性) :**
  - **한방 약미** – 맛은 쓰고 맵다.

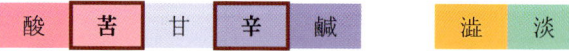

酸	**苦**	甘	**辛**	鹹		澁	淡

  - **한방 약성** – 성질은 따뜻하다.

大寒	寒	微寒	凉	平	微溫	**溫**	熱	大熱

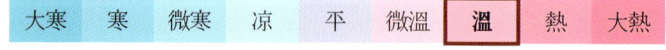

- **한방 작용부위(귀경, 歸經) :** 후박은 주로 비장, 위장, 폐, 대장 질환에 영향을 미친다.
- **한방 효능 :** 습기를 말리고 가래를 없앤다(燥濕消痰 조습소담). 기운을 아래로 내려 속이 더부룩한 것을 없앤다(下氣除滿 하기제만).
- **약효 해설 :** 음식물이 적체되어 기가 몰려 막힌 증상에 효과가 있다. 배가 창만(脹滿)하고 그득한 것, 소화불량과 변비에 유효하다. 기(氣)의 흐름이 순조롭지 못하여 일어나는 기침, 가래를 제거한다. 건위(健胃), 진해, 진정, 진경, 진통 작용이 있다.

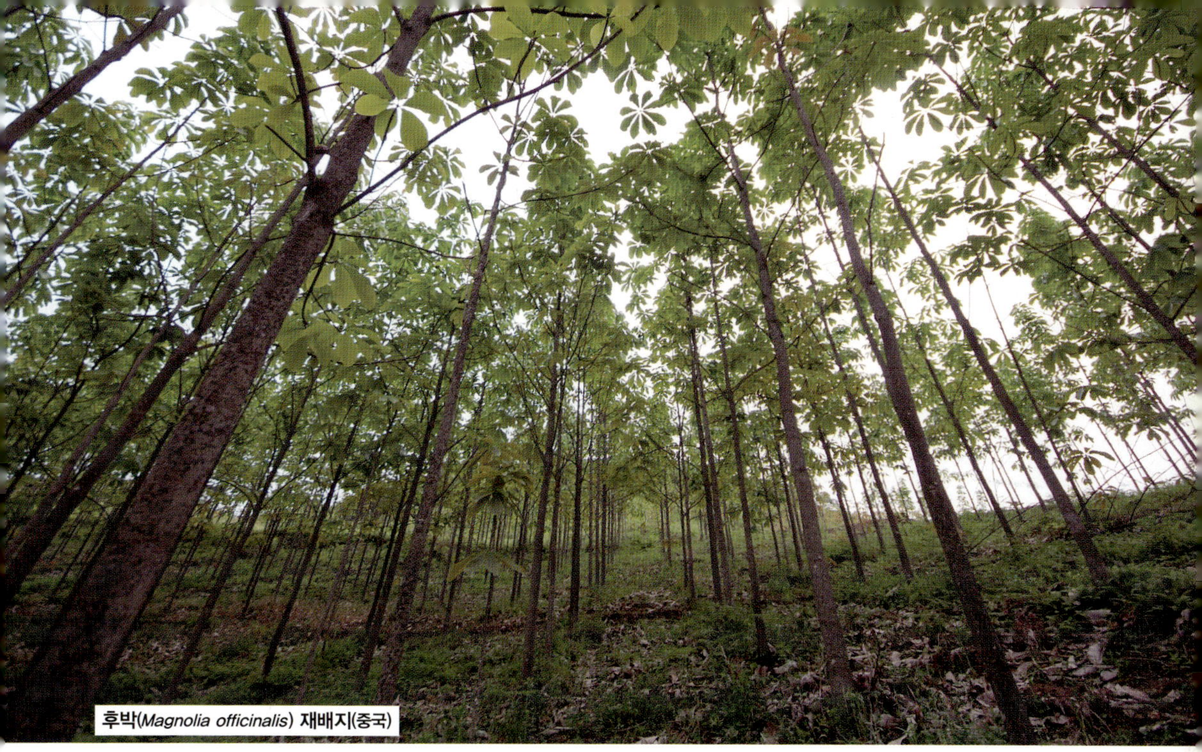

후박(*Magnolia officinalis*) 재배지(중국)

북한에서의 효능

- **북한의 약재명** : 후박
- **약재의 이명** : 후피
- **효능** : 리기약으로서 기를 잘 돌게 하고 배가 불어나는 증상을 낫게 하며 비위를 덥혀주고 습을 없애며 가래를 삭인다.
- **주치** : 기체로 배가 불어나고 그득한 감이 있는데, 소화불량, 게우기(구토), 설사, 위장염, 기침이 나고 숨이 가쁜데, 기관지염, 기관지천식에 쓴다.

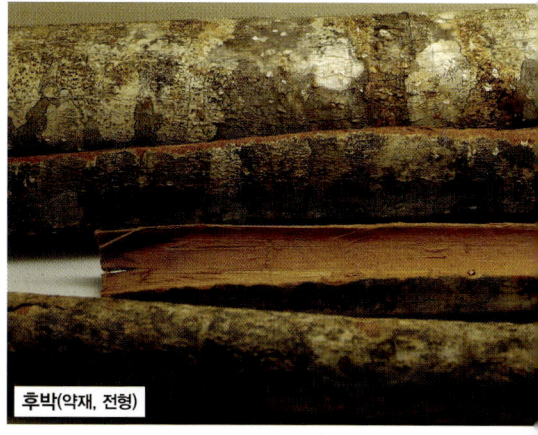

후박(약재, 전형)

약용법 줄기껍질 3~10g을 물 800mL에 넣고 달여서 반으로 나누어 아침저녁으로 마신다.

주의사항 임신부에게는 주의하여 사용해야 한다.

| KHP[대한민국약전외한약(생약)규격집] 수재 약재 |

약재명
후추

약초명: 후추

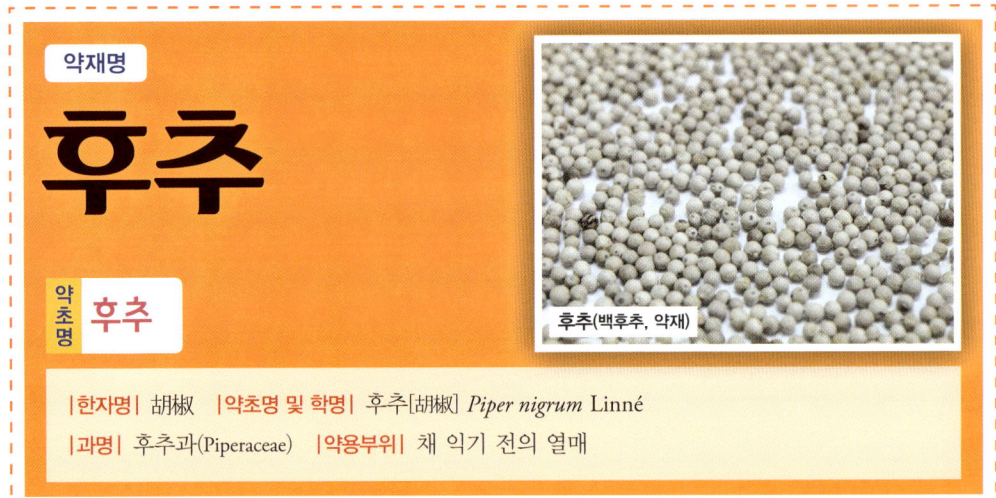
후추(백후추, 약재)

|한자명| 胡椒 |약초명 및 학명| 후추[胡椒] *Piper nigrum* Linné
|과명| 후추과(Piperaceae) |약용부위| 채 익기 전의 열매

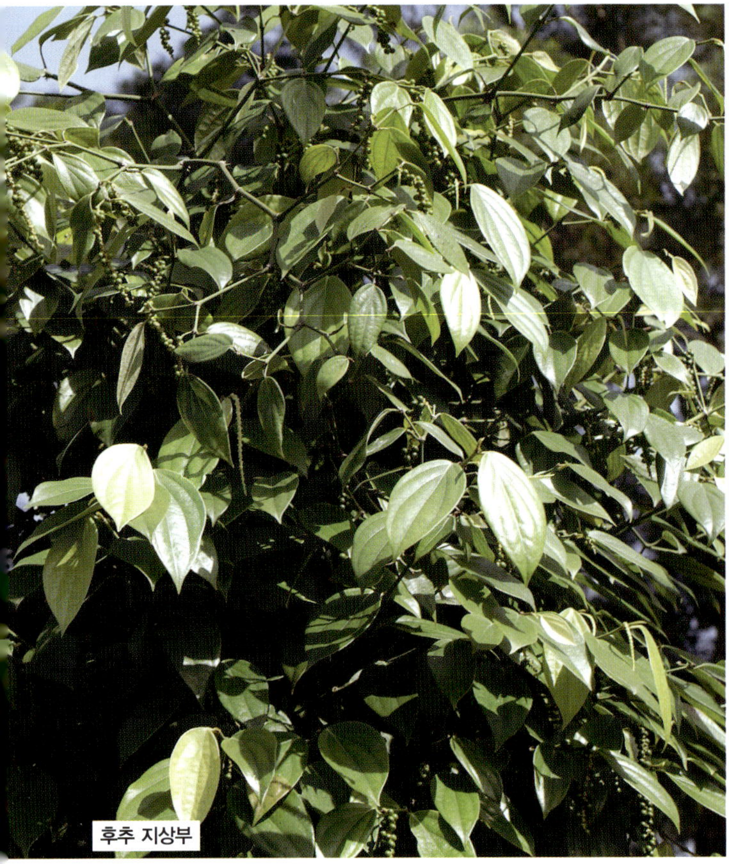

후추 지상부

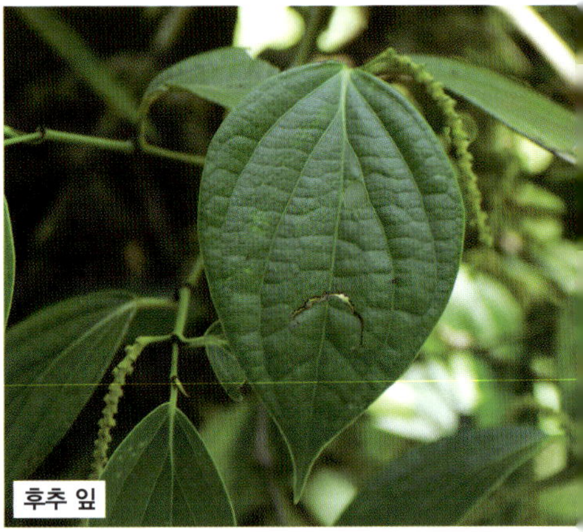

후추 잎

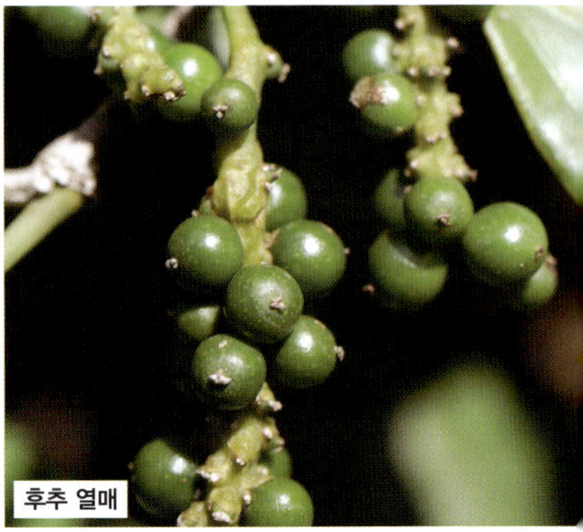

후추 열매

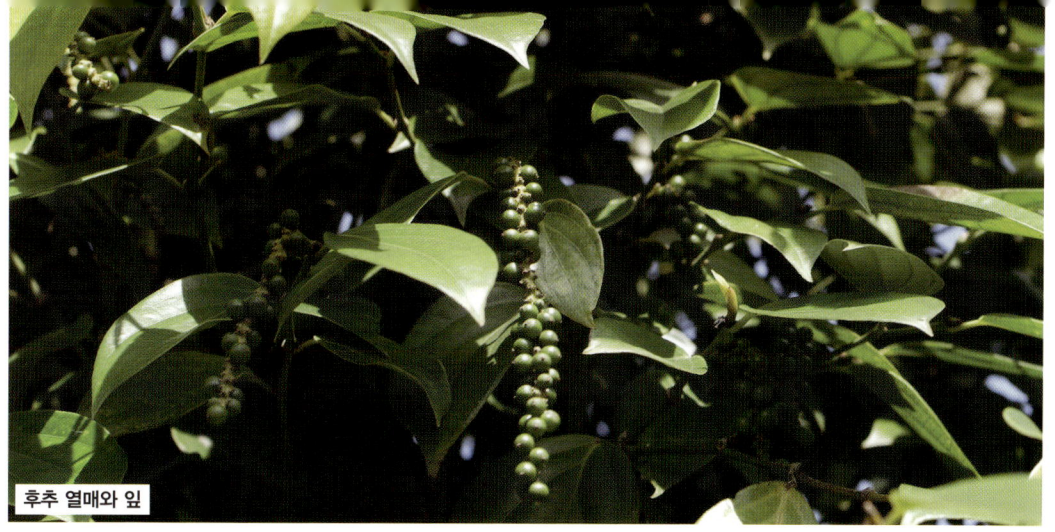

후추 열매와 잎

동의보감의 효능

- **약재의 조선시대 의서(醫書) 수재** : 후추는 《동의보감》 탕액편의 나무부(部)와 《방약합편》의 만초(蔓草, 덩굴풀)편에 수재되어 있다.
- **《동의보감》 탕액편의 효능** : 호초(胡椒, 후추 열매)의 성질은 매우 따뜻하며[大溫] 맛은 맵고[辛] 독이 없다. 기를 내리고 속을 따뜻하게 하며 담(痰)을 삭이고 장부의 풍(風)과 냉(冷)을 없앤다. 곽란(霍亂)으로 명치가 차고 아픈 것을 멎게 한다. 몸이 차고 습하게 되면 생기는 설사[冷痢, 냉리]에 주로 쓴다. 온갖 물고기, 고기, 자라, 버섯의 독을 푼다.
- **《동의보감》 탕액편의 원문**

    호초(胡椒) : 性大溫 味辛 無毒. 下氣溫中去痰 除藏府中風冷 止霍亂心腹冷痛 及主冷痢. 殺一切魚·肉·鱉·菌蕈毒.

식약처 공인(公認) 약초

- **약초·약재의 식약처 공정서 수재** : 후추는 식품의약품안전처의 의약품 공정서인 《대한민국약전외한약(생약)규격집(KHP)》에 수재되어 있다.
- **약재의 분류** : 식물성 약재
- **약재의 라틴어 생약명** : Piperis Nigri Fructus
- **약재의 이명 또는 영명** : Black Pepper
- **약재의 기원** : 이 약(후추)은 후추[胡椒] *Piper nigrum* Linné(후추과 Piperaceae)의 채 익기 전의 열매이다.

허준, 《원본 동의보감》, 746쪽, 남산당(2014)

- **약재 저장법** : 밀폐용기(고형의 이물이 들어가는 것을 방지하고 내용의약품이 손실되지 않도록 보호할 수 있는 용기)

약재의 효능

- **한방 효능군 분류** : 온리약(溫裏藥, 속을 따뜻하게 하는 약)
- **한방 약미(藥味)와 약성(藥性)** :
  + **한방 약미** – 맛은 맵다.

  | 酸 | 苦 | 甘 | **辛** | 鹹 | | 澁 | 淡 |

  + **한방 약성** – 성질은 뜨겁다.

  | 大寒 | 寒 | 微寒 | 凉 | 平 | 微溫 | 溫 | **熱** | 大熱 |

- **한방 작용부위(귀경, 歸經)** : 후추는 주로 위장, 대장 질환에 영향을 미친다.
- **한방 효능** : 배 속을 따뜻하게 하여 추위를 없앤다(溫中散寒 온중산한). 기운을 아래로 내린다(下氣 하기). 담(痰)을 삭인다(消痰 소담).
- **약효 해설** : 식욕부진, 복통, 설사, 이질에 유효하다. 음식이 내려간 지 한참 만에 거꾸로 넘어오는 증상에 쓰인다. 건위(健胃), 구풍(驅風) 작용이 있으며 소량에서는 식욕증진 작용이 있다. 생선, 고기 및 버섯독을 풀어준다. 외용(外用)으로 습진에 사용한다.

북한에서의 효능

- **북한의 약재명** : 후추
- **약재의 이명** : 호초
- **효능** : 중초를 덥혀주고 기를 내리우며 가래를 삭이고 독을 푼다.
- **주치** : 한담, 배가 차고 아픈데, 게우기(구토), 랭리, 식중독에 쓴다.

약용법 열매 1~3g을 물 800mL에 넣고 달여서 반으로 나누어 아침저녁으로 마시거나 또는 가루나 환(丸)으로 만들어 복용한다. 외용할 때는 적당량을 가루 내어 환부에 붙인다.

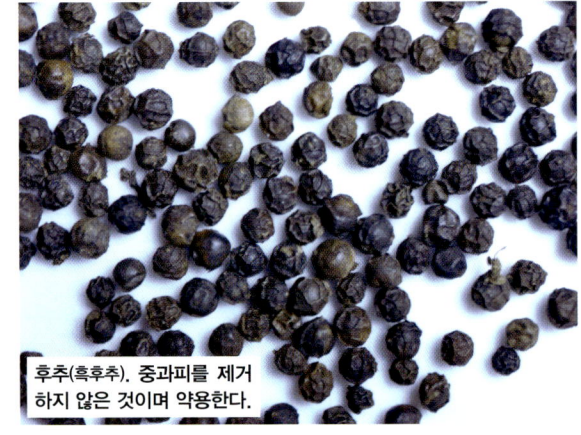

후추(흑후추). 중과피를 제거하지 않은 것이며 약용한다.

제2부
의약품공정서(KP, KHP) 수재 약초의 동의보감 효능

KP : 대한민국약전
KHP : 대한민국약전외한약(생약)규격집

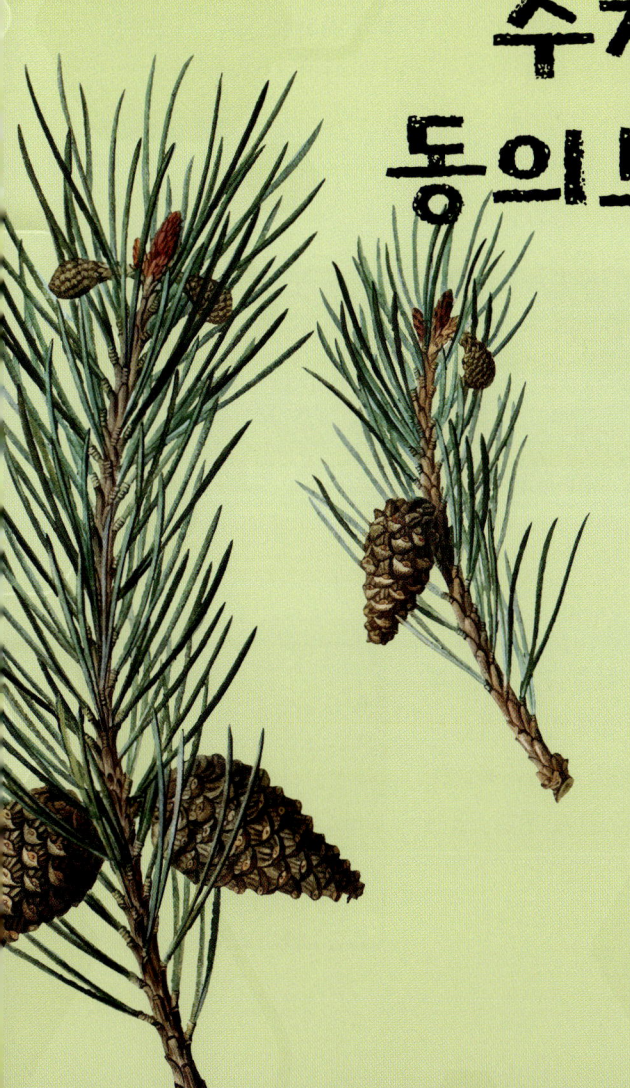

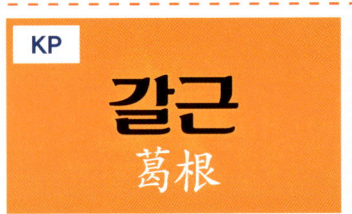
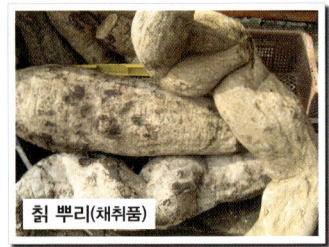
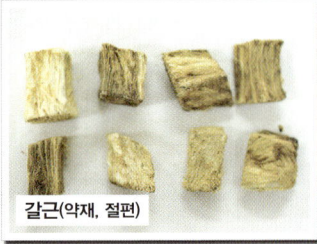

칡(*Pueraria lobata* Ohwi)의 뿌리

동의보감의 효능 갈근(葛根, 칡 뿌리)의 성질은 보통이고[平](서늘하다[冷]고도 한다) 맛은 달며[甘] 독이 없다. 바람과 찬 기운으로 머리가 아픈 것을 낫게 한다. 땀이 나게 하여 표(表)를 풀어주고 땀구멍[腠理, 주리]을 열어준다. 술독을 풀고 번갈을 멈추며 식욕을 돋우고 소화를 돕는다. 가슴의 열을 없애고 소장을 잘 통하게 하며 쇠붙이에 다친 상처를 낫게 한다.

한방 효능 땀을 약간 내어 근육을 풀어주고 열을 내린다. 진액 생성을 촉진하고 갈증을 멎게 한다. 발진이 잘 돋게 한다. 숙취를 해소한다.

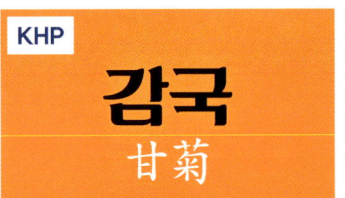
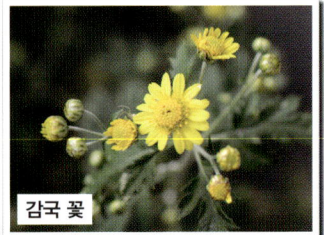
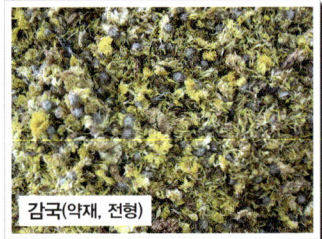

감국(*Chrysanthemum indicum* Linné)의 꽃

동의보감의 효능 감국화(甘菊花, 감국 꽃)의 성질은 보통이고[平] 맛이 달며[甘] 독이 없다. 위와 대소장[腸胃]을 편안하게 하고 오맥(五脈)을 좋게 하며 팔다리를 잘 놀리게 한다. 풍으로 어지럽고 머리가 아픈 데 쓴다. 또 눈의 혈을 기르고[養目血] 눈물이 나는 것을 멈추게 하며 머리와 눈을 맑게 한다. 팔다리를 잘 쓰지 못하고 마비되며 아픈 것을 치료한다.

한방 효능 열독(熱毒)을 해소한다. 간화(肝火)를 떨어뜨린다.

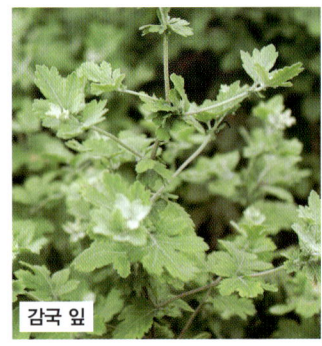

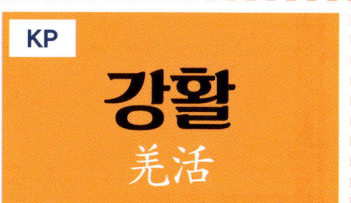 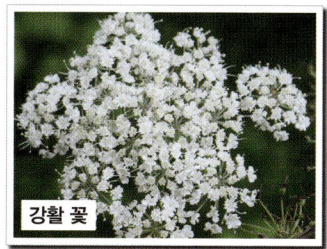
강활 꽃
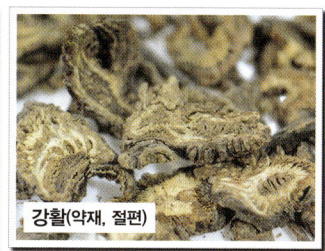
강활(약재, 절편)

강활(*Ostericum koreanum* Maximowicz)의 뿌리줄기 및 뿌리

동의보감의 효능 강활(羌活, 강활 뿌리줄기 및 뿌리)의 성질은 약간 따뜻하고[微溫] 맛이 쓰며[苦] 맵고[辛] 독이 없다. 치료하는 것이 독활(獨活)과 거의 같다[본초].

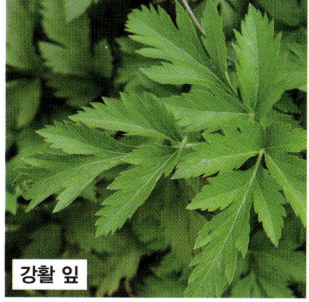
강활 잎
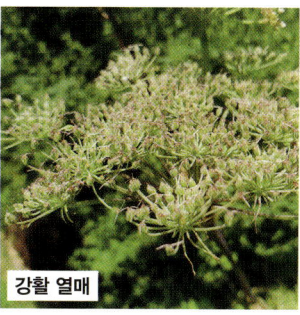
강활 열매

한방 효능 땀을 내어 체표에 있는 사기(邪氣)를 내보내고 추위를 없앤다. 팔다리를 잘 쓰지 못하고 마비되며 아픈 증상을 치료한다. 통증을 멎게 한다.

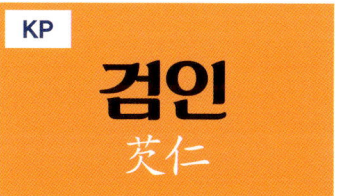 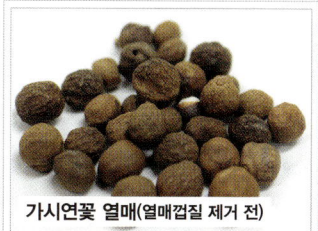
가시연꽃 열매(열매껍질 제거 전)
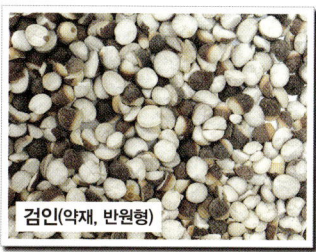
검인(약재, 반원형)

가시연꽃(*Euryale ferox* Salisbury)의 잘 익은 씨

동의보감의 효능 검인(芡仁, 가시연밥)의 성질은 보통이고[平] 맛은 달며[甘] 독이 없다. 정기(精氣)를 보하고 의지를 강하게 한다. 눈과 귀가 밝아지게 하고 오래 살게 한다.

한방 효능 신기(腎氣)를 보충하고 정액 배출을 억제한다. 비(脾)를 보하고 설사를 멎게 한다. 습기를 없애고 냉을 멎게 한다.

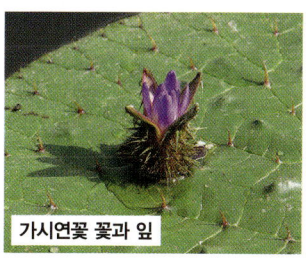
가시연꽃 꽃과 잎

결명자 決明子 <small>KP</small>

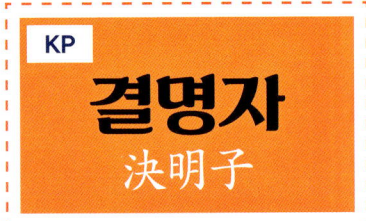
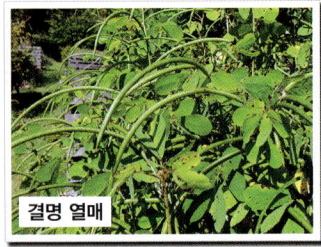
결명 열매
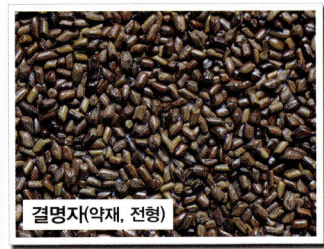
결명자(약재, 전형)

결명(*Cassia obtusifolia* Linné), 결명차(*Cassia tora* Linné)의 잘 익은 씨

동의보감의 효능 결명자(決明子, 결명차 씨)의 성질은 보통이며[平](약간 차다[微寒]고도 한다) 맛이 짜고[鹹] 쓰며[苦] 독이 없다. 겉으로 보기에는 눈이 멀쩡하나 앞이 잘 보이지 않는 것, 눈이 벌겋고 아프며 눈물이 흐르는 것, 눈에 군살이나 흰색 또는 붉은색의 예막이 자라난 것에 쓴다. 간기를 돕고 정수(精水)를 더해준다. 머리가 아프고 코피 나는 것을 치료하며 입과 입술이 파래진 것을 낫게 한다.

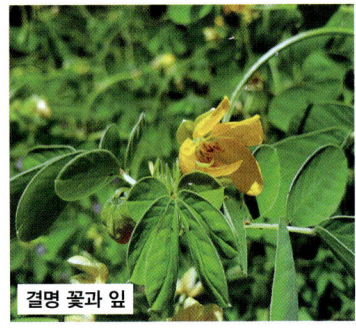
결명 꽃과 잎

한방 효능 열기를 식히고 눈을 밝게 한다. 대변이 잘 나오게 한다.

경천 景天 <small>KHP</small>

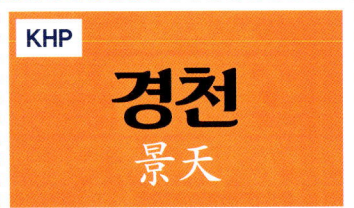
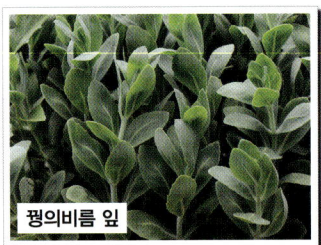
꿩의비름 잎
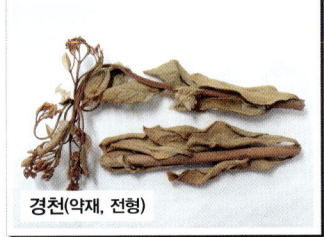
경천(약재, 전형)

꿩의비름(*Hylotelephium erythrostictum* H. Ohba)의 지상부

동의보감의 효능 경천(景天, 꿩의비름)의 성질은 보통이며[平](서늘하다[冷]고도 한다) 맛이 쓰고[苦] 시며[酸] 독이 없다(독이 조금 있다고도 한다). 마음이 답답하고 열이 나서 미칠 것 같은 것, 눈이 붉은 것, 머리가 아픈 것, 유풍(遊風)으로 얼굴이 벌겋게 부은 것, 뜨거운 열이나 불에 덴 것, 자궁에서 분비물이 나오는 것, 소아의 단독을 치료한다.

한방 효능 열독(熱毒)을 해소한다. 출혈을 멎게 한다.

KHP 계관화 鷄冠花

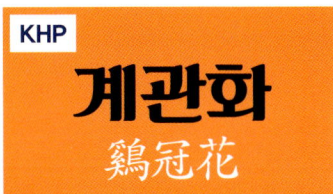
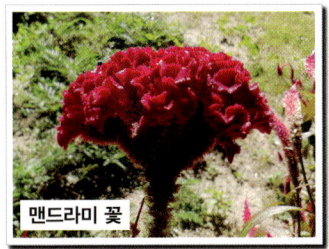
맨드라미 꽃
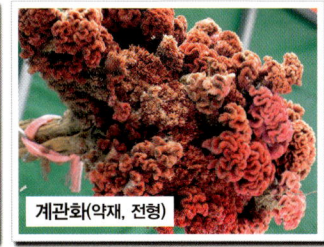
계관화(약재, 전형)

맨드라미(*Celosia cristata* Linné)의 화서(꽃차례)

동의보감의 효능 계관화(鷄冠花, 맨드라미 꽃)의 성질은 서늘하고[涼] 독이 없다. 치질[腸風, 장풍]로 피를 쏟는 것, 적백이질, 부인의 붕루, 자궁에서 분비물이 나오는 것을 멎게 한다.

한방 효능 상처를 아물게 하여 지혈한다. 냉을 멎게 한다. 이질을 멎게 한다.

KP 고삼 苦參

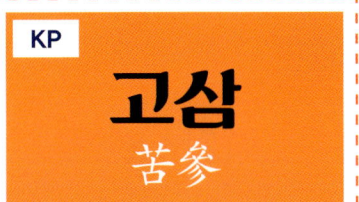
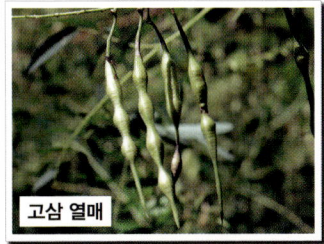
고삼 열매
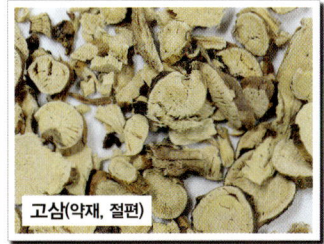
고삼(약재, 절편)

고삼(*Sophora flavescens* Solander ex Aiton)의 뿌리로서 그대로 또는 주피를 제거한 것

동의보감의 효능 고삼(苦參, 고삼 뿌리)의 성질은 차고[寒] 맛은 쓰며[苦] 독이 없다. 열독풍(熱毒風)으로 피부와 살에 헌데가 생기고 적라(赤癩)로 눈썹이 빠지는 것을 치료한다. 심한 열로 잠만 자려는 것을 낫게 하며 눈을 밝게 하고 눈물을 멎게 한다. 간

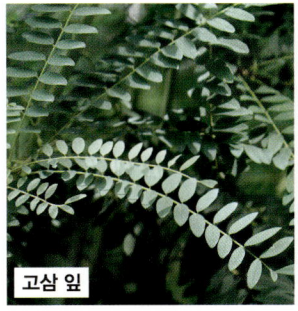
고삼 잎
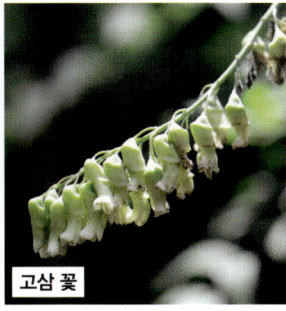
고삼 꽃

담(肝膽)의 기를 보하고 잠복된 열을 없애며 이질과 소변이 황적색인 것을 낫게 한다. 치통(齒痛), 피부가 헐어 아프고 가려우며 벌겋게 부어 곪는 것, 음부가 헌 것을 낫게 한다.

한방 효능 열기를 식히고 습기를 말린다. 풍(風)을 제거하고 벌레를 죽인다.

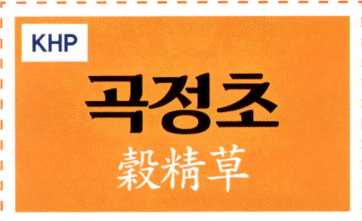
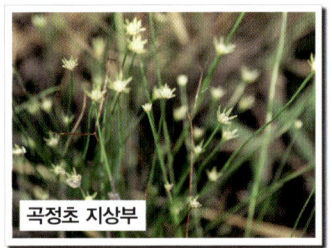
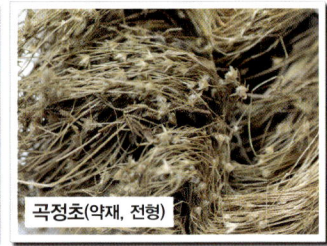

곡정초(*Eriocaulon sieboldianum* Siebold et Zuccarini)의 꽃대[花穗, 이삭 모양으로 피는 꽃]가 붙어 있는 두상화서

동의보감의 효능   곡정초(穀精草, 곡정초 두상화서)의 성질은 따뜻하고[溫] 맛은 매우며[辛] 독이 없다. 눈병, 목 안이 벌겋게 붓고 아프며 막힌 감이 있는 것, 치아가 풍으로 아픈 것[齒風痛], 여러 가지 피부 질환과 옴을 낫게 한다.

한방 효능   풍열(風熱)을 해소한다. 눈을 밝게 하고 눈에 막이 낀 듯 가려서 잘 보이지 않는 것을 제거한다.

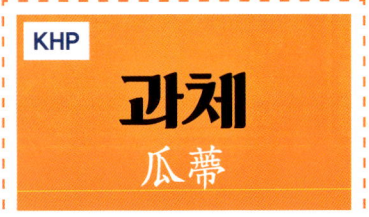
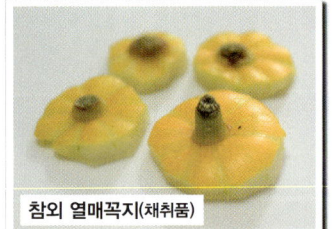
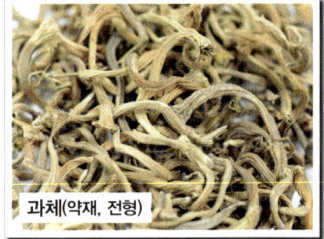

참외(*Cucumis melo* Linné)의 열매꼭지

동의보감의 효능   과체(瓜蒂, 참외 꼭지)는 성질이 차고[寒] 맛이 쓰며[苦] 독이 있다. 온몸이 부은 것을 치료하는데 물을 빼낸다. 고독(蠱毒)을 죽이고 코 안에 생긴 군살을 없앤다. 황달(黃疸)을 치료한다. 여러 음식을 지나치게 먹거나[食諸物過多] 병이 가슴속에 있는 경우에[病在胸中者] 토하게 하거나 설사시킨다.

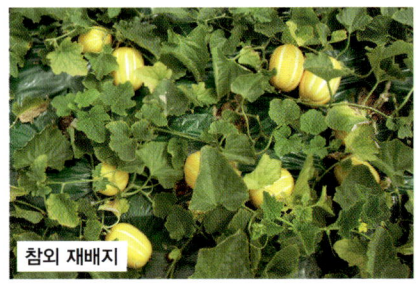

한방 효능   몸 안에 진액이 여러 가지 원인으로 인하여 제대로 순환하지 못하고 일정한 부위에 몰려서 생긴 담음(痰飮)의 증상을 토해내게 한다. 습기를 없애고 황달을 가라앉힌다.

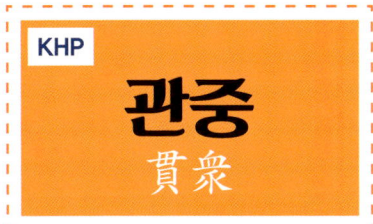 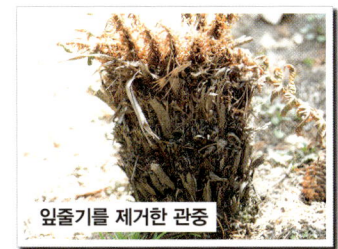 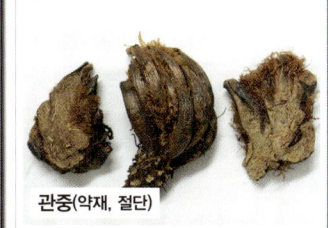

관중(*Dryopteris crassirhizoma* Nakai)의 뿌리줄기 및 잎자루의 잔기

동의보감의 효능 관중(貫衆, 관중 뿌리줄기)의 성질은 약간 차고[微寒] 맛은 쓰며[苦] 독이 있다. 모든 독을 풀리게 하며 삼충(三蟲)을 죽이고 촌백충(寸白蟲)을 없앤다. 배 속에 생긴 덩어리를 깨뜨린다.

한방 효능 열독(熱毒)을 해소한다. 출혈을 멎게 한다. 기생충을 죽인다.

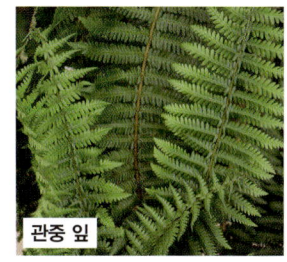

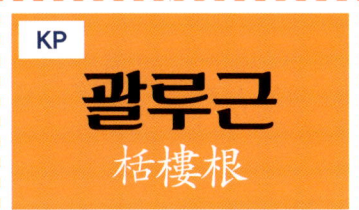 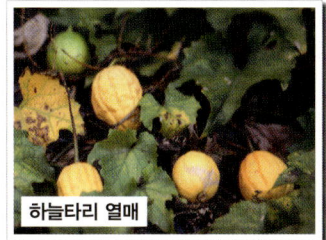 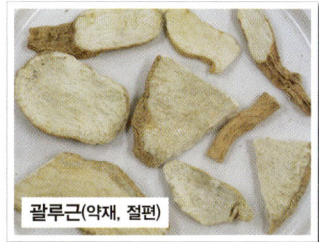

하늘타리(*Trichosanthes kirilowii* Maximowicz)의 뿌리로서 피부를 제거한 것

동의보감의 효능 과루근(瓜蔞根, 하늘타리 뿌리)의 성질은 서늘하고[冷] 맛은 쓰며[苦] 독이 없다. 소갈(消渴)로 열이 나고 가슴이 답답하면서 그득한 데 주로 쓴다. 위와 대소장[腸胃] 속에 오래된 열(熱)과 여덟 가지 황달(黃疸)로 몸과 얼굴이 누렇고 입술과 입안이 마르는 것을 치료한다. 소장을 잘 통하게 하고 고름을 빼내며 독성이 있는 종기를 삭게 한다. 젖멍울[乳癰], 등에 나는 큰 종기[發背], 항문 주위에 구멍이 생긴 것, 피부에 생긴 헌데를 치료한다. 월경을 잘 통하게 하며 다쳐서 생긴 어혈(瘀血)을 풀어준다.

한방 효능 열기를 식히고 화기(火氣)를 배출한다. 진액 생성을 촉진하고 갈증을 멎게 한다. 종기를 가라앉히고 고름을 배출시킨다.

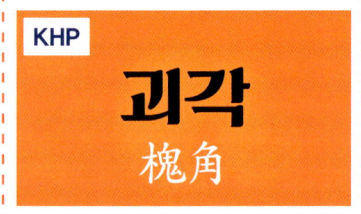 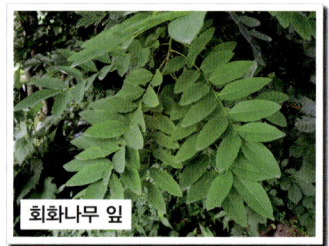 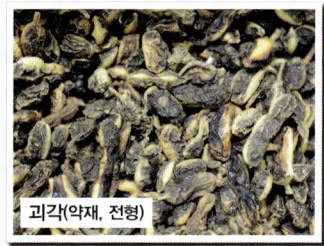

회화나무(*Sophora japonica* Linné)의 잘 익은 열매

동의보감의 효능 괴실(槐實, 회화나무 열매)의 성질은 차며[寒] 맛은 쓰고[苦] 시며[酸] 짜고[鹹] 독이 없다. 다섯 가지 치질[五痔], 불에 덴 데 주로 쓴다. 심한 열을 내리고 태아를 유산시키는 데에도 쓴다. 벌레를 죽이며 풍사를 없앤다. 남녀의 음부가 헐거나 축축하면서 가려운 것, 치질[腸風, 장풍]을 낫게 하고 분만을 촉진시킨다.

한방 효능 열기를 식히고 화기(火氣)를 배출한다. 혈열(血熱)을 식히고 지혈한다.

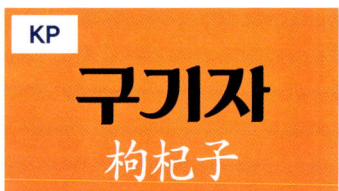 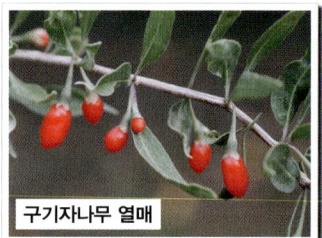 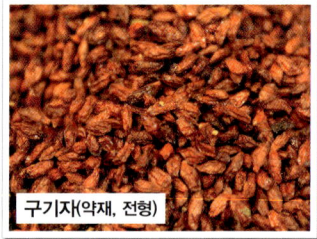

구기자나무(*Lycium chinense* Miller)의 열매

동의보감의 효능 구기자(枸杞子, 구기자나무 열매)의 성질은 차고[寒](보통이다[平]고도 한다) 맛은 쓰며[苦](달다[甘]고도 한다) 독이 없다. 내상(內傷)이나 몹시 피로하고 숨쉬기도 힘든 것을 보한다. 근육과 뼈를 튼튼하게 하고 양기를 세게 하며 오로칠상(五勞七傷)을 치료한다. 정기(精氣)를 보하며 얼굴색을 희게 한다[顔色變白]. 눈을 밝게 하며 정신을 안정시키고 오래 살 수 있게 한다.

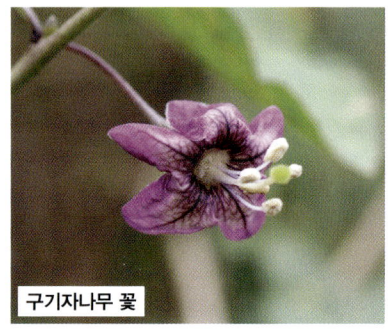

한방 효능 간(肝)과 신(腎)을 보양한다. 정기(精氣)를 보충하고 눈을 밝게 한다.

KHP 구맥 瞿麥

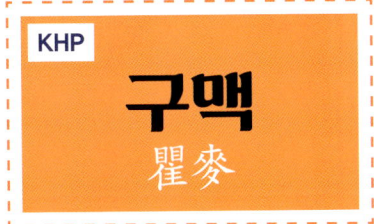
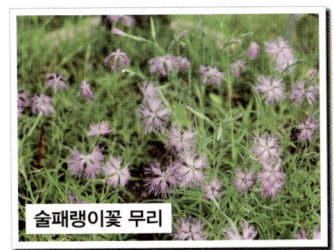
술패랭이꽃 무리
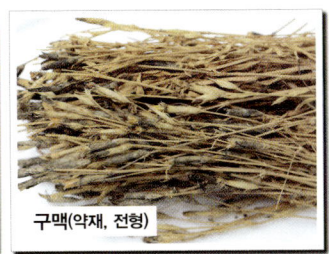
구맥(약재, 전형)

술패랭이꽃(*Dianthus superbus* var. *longicalycinus* Williams), 패랭이꽃(*Dianthus chinensis* Linné)의 지상부

동의보감의 효능 구맥(瞿麥, 패랭이꽃 지상부)의 성질은 차며[寒] 맛은 쓰고[苦] 매우며[辛](달다[甘]고도 한다) 독이 없다. 소변이 잘 나오지 않는 것과 구토가 멎지 않는 것이 동시에 나타나는 증상을 낫게 한다. 소변이 잘 나오지 않거나 적게 자주 보는 것에 쓴다. 가시 박힌 것을 나오게 하고 옹종(癰腫)을 삭인다. 눈을 밝게 하며 예막[瞖]을 없애고 유산시킨다. 심경(心經)을 통하게 하며 소장(小腸)을 순조롭게 하는 데 매우 좋다.

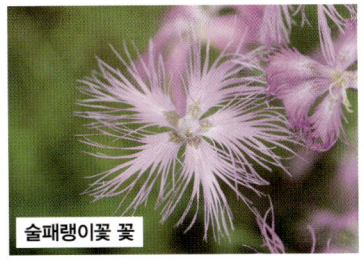
술패랭이꽃 꽃

한방 효능 소변을 잘 나오게 하고 배뇨 장애를 해소한다. 혈액순환을 촉진하여 월경이 잘 나오게 한다.

KHP 국화 菊花

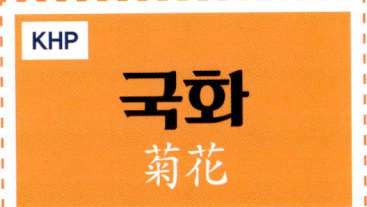
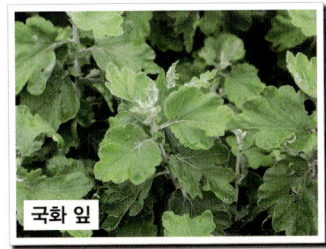
국화 잎
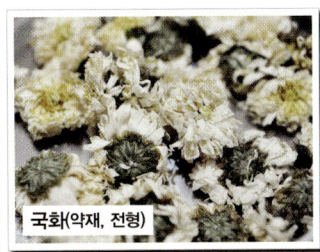
국화(약재, 전형)

국화(*Chrysanthemum morifolium* Ramatuelle)의 꽃

동의보감의 효능 백국화(白菊花, 흰 국화 꽃)는 잎과 줄기가 다 감국화와 비슷한데 오직 꽃만 희다. 역시 풍으로 어지러운 데[風眩] 주로 쓴다. 그리고 머리카락을 희어지지 않게 한다.

한방 효능 풍열(風熱)을 없앤다. 간의 기운을 평안하게 하고 눈을 밝게 한다. 열독(熱毒)을 해소한다.

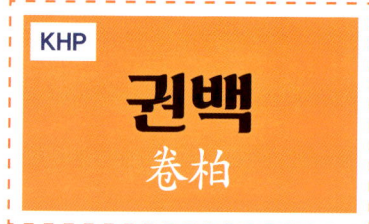
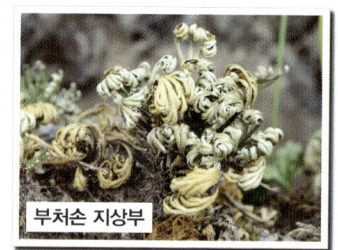
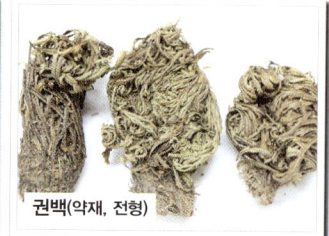

부처손(*Selaginella tamariscina* Spring)의 전초

동의보감의 효능 권백(卷栢, 부처손 전초)의 성질은 따뜻하고[溫] 보통이며[平](약간 차다[微寒]고도 한다) 맛은 맵고[辛] 달며[甘] 독이 없다. 여성의 음부 속이 추웠다 더웠다 하면서 아픈 것, 월경이 없으면서 임신하지 못하는 것, 월경이 통하지 않는 것을 치료한다. 온갖 헛것에 들린 것[百邪鬼魅]을 없애며 마음을 진정시킨다. 헛것에 들려 우는 것과 탈항증(脫肛證), 팔다리가 늘어지고 힘이 없어 걷지 못하는 병증을 치료한다. 신[水藏]을 덥게[煖] 한다. 생 것을 쓰면 어혈을 깨뜨리고 볶아 쓰면 지혈한다.

한방 효능 혈액순환을 촉진하여 월경이 잘 나오게 한다.

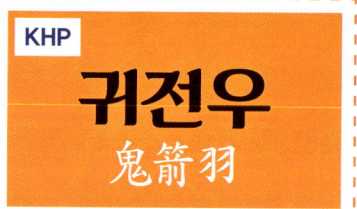
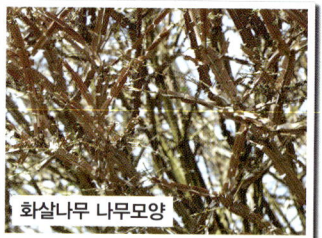
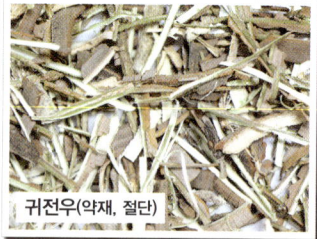

화살나무(*Euonymus alatus* Siebold)의 줄기에 생긴 날개 모양의 코르크

동의보감의 효능 위모(衛矛, 화살나무 가지)의 성질은 차며[寒] 맛은 쓰고[苦] 독이 없다(독이 조금 있다고도 한다). 고독(蠱毒), 시주(尸疰), 중악(中惡, 중풍의 일종)으로 배가 아픈 데 주로 쓴다. 나쁜 기운, 헛것에 들린 것, 가위눌리는 것을 낫게 한다. 배 속의 충을 죽이며 월경을 통하게 한다. 배 속에 생긴 덩어리를 깨뜨린다. 부정기 자궁출혈, 자궁에서 분비물이 나오는 것, 산후에 어혈로 아픈 것을 멎게 하고 풍독종(風毒腫)으로 부어오른 것을 가라앉힌다. 유산시킬 수 있다.

한방 효능 어혈을 깨뜨려 월경이 잘 나오게 한다. 독을 풀어주고 종기를 가라앉힌다. 기생충을 죽인다.

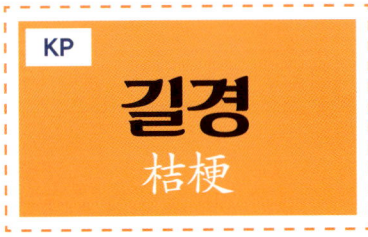
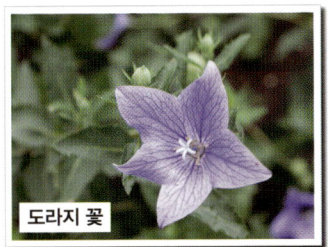
도라지 꽃
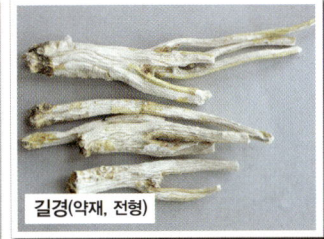
길경(약재, 전형)

도라지(*Platycodon grandiflorum* A. De Candolle)의 뿌리로서 그대로 또는 주피를 제거한 것

동의보감의 효능 길경(桔梗, 도라지 뿌리)은 성질이 약간 따뜻하며[微溫](보통이다[平]고도 한다) 맛이 매우면서[辛] 쓰고[苦] 독이 약간 있다. 폐기(肺氣)로 숨이 가쁜 것을 치료하고 온갖 기를 내린다. 목구멍이 아픈 것과 가슴, 옆구리가 아픈 것을 치료한다. 고독(蠱毒)을 없앤다.

한방 효능 폐의 기능을 정상화한다. 목구멍을 편안하게 한다. 담(痰)을 제거한다. 고름이 잘 배출되게 한다.

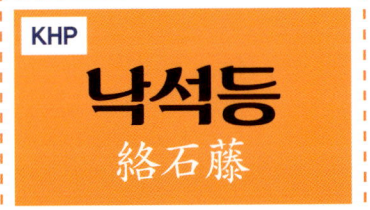
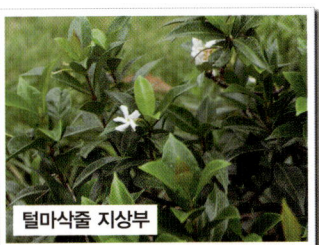
털마삭줄 지상부
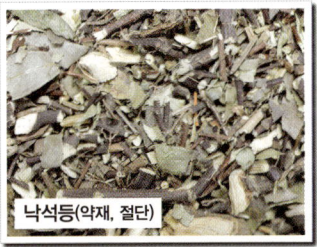
낙석등(약재, 절단)

털마삭줄(*Trachelospermum jasminoides* var. *pubescens* Makino), 마삭줄(*Trachelospermum asiaticum* Nakai)의 잎이 있는 덩굴성줄기

동의보감의 효능 낙석(絡石, 털마삭줄 줄기)의 성질은 약간 차고[微寒](따뜻하다[溫]고도 한다) 맛이 쓰며[苦] 독이 없다. 옹종(癰腫)이 잘 삭지 않는 데와 목 안과 혀가 부은 것, 쇠붙이에 상한 데 쓴다. 뱀독으로 가슴이 답답한 것을 없앤다. 옹저와 입, 혀가 마르는 것을 치료한다.

한방 효능 풍(風)으로 인해 막힌 경락을 잘 통하게 한다. 혈열(血熱)을 식히고 종기를 가라앉힌다.

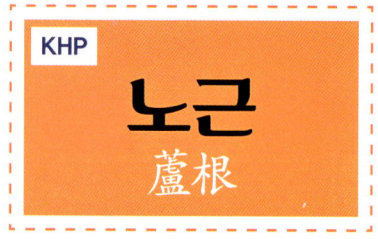 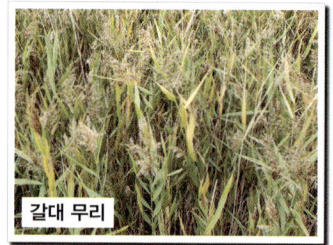 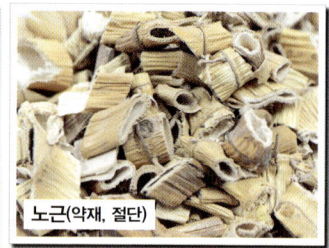

갈대(*Phragmites communis* Trinius)의 뿌리줄기

동의보감의 효능 노근(蘆根, 갈대 뿌리줄기)의 성질은 차고[寒] 맛은 달며[甘] 독이 없다. 소갈(消渴)과 객열(客熱)에 주로 쓴다. 식욕을 돋우고, 목이 메는 것, 딸꾹질하는 것을 치료한다. 임신부가 가슴에 열 나는 것과 이질 때 갈증 나는 것을 낮게 한다.

한방 효능 열기를 식히고 화기(火氣)를 배출한다. 진액 생성을 촉진하고 갈증을 멎게 한다. 마음이 답답한 것을 없앤다. 구토를 멎게 한다. 소변을 잘 나오게 한다.

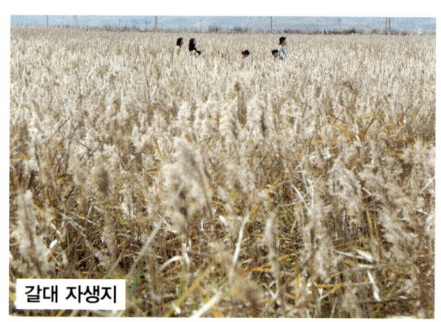

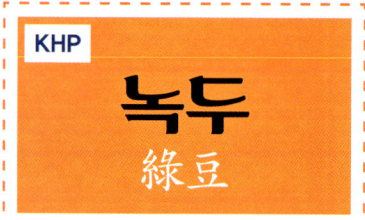 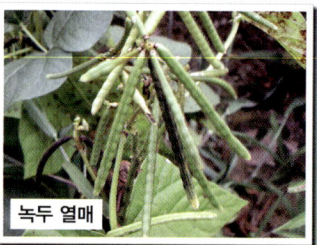 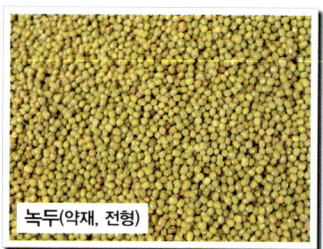

녹두(*Vigna radiatus* Wilczek)의 씨

동의보감의 효능 녹두(菉豆, 녹두 씨)는 성질이 차고[寒](보통이다[平]고도 하고 서늘하다[冷]고도 한다) 맛이 달며[甘] 독이 없다. 모든 단독(丹毒), 가슴이 답답하면서 열나는 증상, 풍진(風疹), 광물성 약 기운의 부작용에 주로 쓴다. 열을 내리고 부은 것을 삭인다. 기를 내리고 소갈(消渴)을 멎게 한다[본초].

한방 효능 열기를 식힌다. 더위를 가시게 한다. 소변을 잘 나오게 한다. 독성을 없앤다.

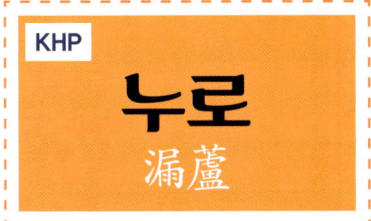
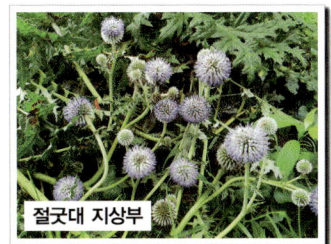
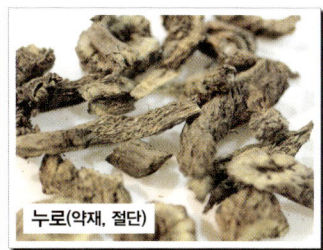

뻐꾹채[*Rhaponticum uniflorum* (L.) DC.], 절굿대(*Echinops setifer* Linné)의 뿌리

동의보감의 효능 누로(漏蘆, 절굿대 뿌리)의 성질은 차며[寒] 맛이 쓰고[苦] 짜며[鹹] 독이 없다. 열독풍(熱毒風)으로 피부가 헐어 아프고 벌겋게 부어 곪는 것을 낫게 한다. 피부가 가려운 것, 두드러기, 등에 나는 큰 종기[發背], 젖멍울[乳癰], 나력(瘰癧)을 치료한다. 고름을 내보내고 혈을 보하며 쇠붙이에 상한 데 붙여 지혈시킨다. 헌데와 옴을 낫게 한다.

한방 효능 열독(熱毒)을 해소한다. 젖이 잘 나오게 한다. 종기를 가라앉힌다.

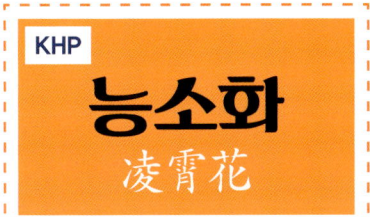
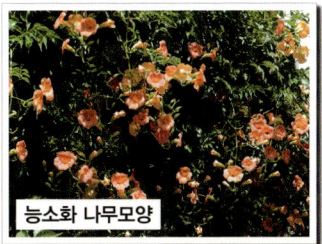
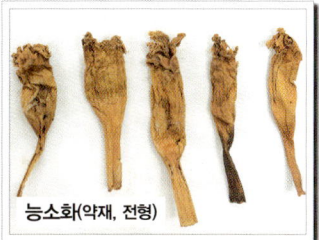

능소화(*Campsis grandiflora* Schumann)의 꽃

동의보감의 효능 자위(紫葳, 능소화 꽃)의 성질은 약간 차며[微寒] 맛이 시고[酸](달다[甘]고도 한다) 독이 없다. 출산 및 수유기의 온갖 질환, 여성의 부정기 자궁출혈, 배 속에 생긴 덩어리, 월경이 중단된 것을 낫게 한다. 출산 후 어혈이 이리저리 돌아다니는 것, 자궁에서 분비물이 나오는 것에 주로 쓴다. 혈을 보(補)하고 태아를 안정시킨다. 코끝이 빨갛게 되는 것, 열독, 여드름 같은 피부병[風刺, 풍자]을 치료하며 대소변이 잘 통하게 한다.

한방 효능 혈액순환을 촉진하여 월경이 잘 나오게 한다. 혈열(血熱)을 식히고 풍(風)을 제거한다.

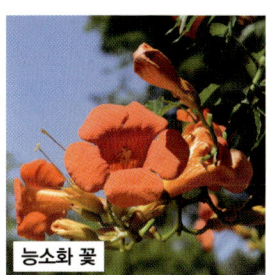

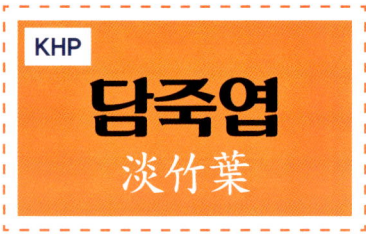 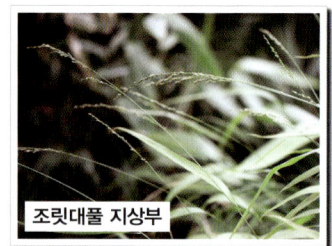 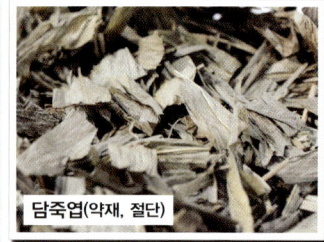

조릿대풀(*Lophatherum gracile* Brongniart)의 꽃 피기 전 지상부

동의보감의 효능 담죽엽(淡竹葉, 조릿대풀 지상부)의 성질은 차며[寒] 맛은 달고[甘] 독이 없다. 담을 삭이고 열을 내린다. 중풍으로 목이 쉬어 말을 하지 못하는 것, 열이 몹시 나면서 머리가 아픈 것을 낫게 한다. 놀라서 가슴이 두근거리는 것과 급성 전염병[瘟疫, 온역]으로 몹시 답답한 것을 멎게 한다. 기침을 하면서 기운이 치밀어 올라 숨이 차는 증상을 치료한다. 임신부가 어지럼증이 나서 넘어지는 것, 소아가 놀랐을 때 발작하는 간질, 천조풍(天弔風)을 낫게 한다[본초].

한방 효능 열기를 식히고 화기(火氣)를 배출한다. 마음이 답답한 것을 없애고 갈증을 멎게 한다. 소변을 잘 나오게 하고 배뇨 장애를 해소한다.

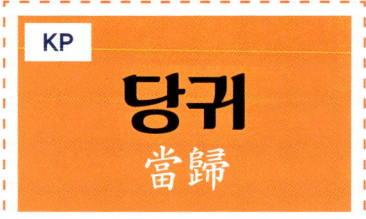 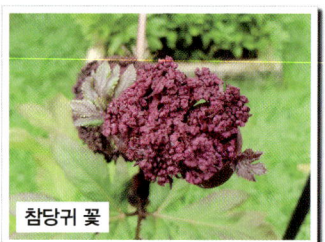 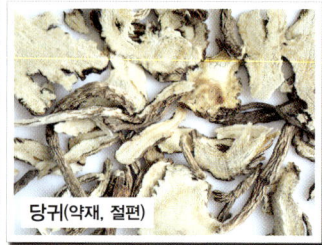

참당귀(*Angelica gigas* Nakai)의 뿌리

동의보감의 효능 당귀(當歸, 참당귀 뿌리)의 성질은 따뜻하며[溫] 맛은 달고[甘] 매우며[辛] 독이 없다. 모든 풍병(風病), 혈병(血病), 몸과 마음이 허약하고 피로한 것을 낫게 한다. 어혈을 풀고[破惡血] 새로운 피를 생겨나게 한다. 징벽(癥癖)과 여성의 부정기 자궁출혈, 불임에 주로 쓴다. 온갖 나쁜 창양(瘡瘍)과 쇠붙이에 상하여 어혈이 속에 뭉친 것을 치료한다. 이질로 배가 아픈 것을 멎게 하며 말라리아[瘟瘧]를 낫게 한다. 오장(五藏)을 튼튼하게 하며 새살을 돋아나게 한다.

한방 효능 풍(風)으로 인해 막힌 경락을 잘 통하게 한다. 혈액순환을 촉진하고 통증을 멎게 한다.

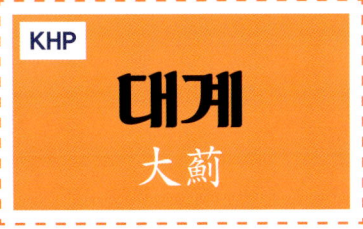

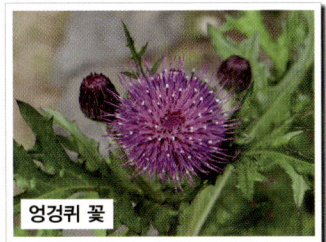
엉겅퀴 꽃

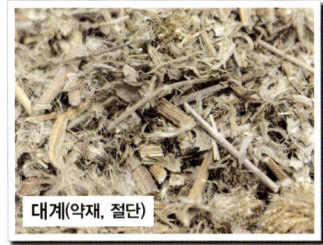
대계(약재, 절단)

엉겅퀴[*Cirsium japonicum* DC. var. *ussuriense* (Regel) Kitamura]의 전초

동의보감의 효능 대계(大薊, 엉겅퀴 전초)의 성질은 보통이고[平] 맛은 쓰며[苦] 독이 없다. 어혈을 치료하고 토혈(吐血), 코피를 멎게 한다. 옹종(癰腫), 옴과 버짐을 낫게 한다. 여성의 자궁에서 분비물이 나오는 것을 치료한다. 정(精)을 보태주며 혈을 보한다.

한방 효능 혈열(血熱)을 식히고 지혈한다. 어혈을 없애고 종기를 가라앉힌다.

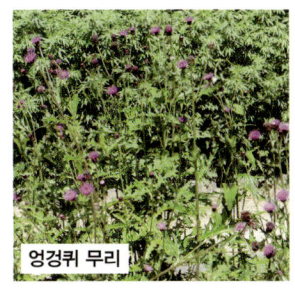
엉겅퀴 무리

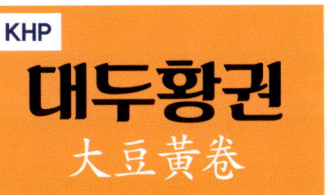

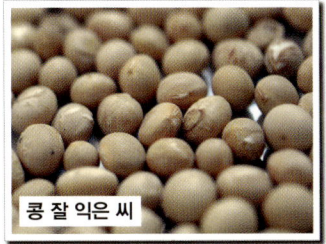
콩 잘 익은 씨

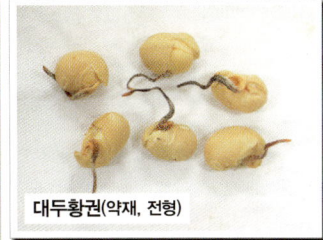
대두황권(약재, 전형)

콩(*Glycine max* Merrill)의 잘 익은 씨를 발아시킨 것

동의보감의 효능 대두황권(大豆黃卷, 콩을 발아시킨 것)은 성질이 보통이고[平] 맛이 달며[甘] 독이 없다. 팔다리를 잘 쓰지 못하고 마비되며 아픈 증상이 오래된 것, 근(筋)에 경련이 이는 것, 무릎이 아픈 것에 주로 쓴다. 오장(五藏)과 위(胃) 속에 맺힌 것을 없앤다[본초].

한방 효능 열기를 식히고 체표에 있는 사기를 내보낸다. 습기를 없애고 기를 잘 통하게 한다.

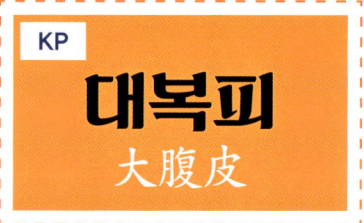 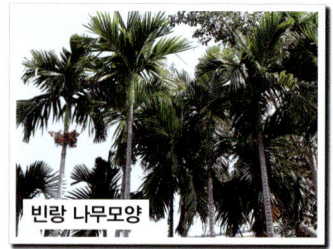 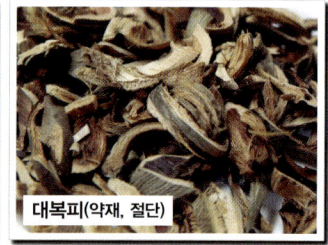

빈랑(檳榔, *Areca catechu* Linné)의 열매껍질로서 열매를 삶은 다음 벗겨낸 것

동의보감의 효능 대복피(大腹皮, 빈랑 열매껍질)의 성질은 약간 따뜻하고[微溫] 독이 없다. 모든 기를 내려가게 하고 음식이 체하여 구토하고 설사하는 것을 멎게 하며 대소장을 잘 통하게 한다. 담(痰)이 막혀 있는 것, 명치가 쓰린 것을 치료한다. 비(脾)를 튼튼하게 하며 식욕을 돋운다. 몸이 붓는 증상, 배가 몹시 부르며 속이 그득한 감을 주는 증상을 낫게 한다.

한방 효능 기운을 아래로 내려 배 속을 편안하게 한다. 수분 배출을 촉진하여 종기를 가라앉힌다.

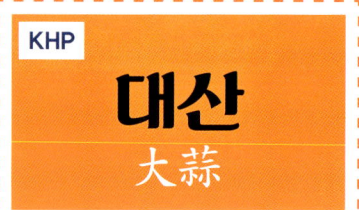 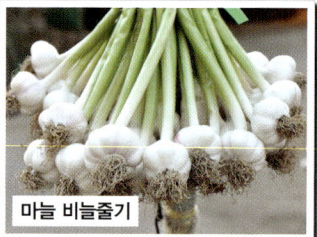 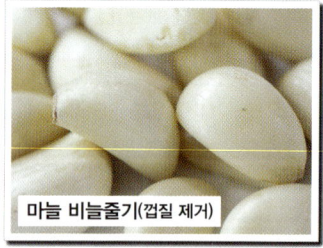

마늘(*Allium sativum* Linné)의 비늘줄기

동의보감의 효능 대산(大蒜, 마늘 비늘줄기)은 성질이 따뜻하고[溫](뜨겁다[熱]고도 한다) 맛이 매우며[辛] 독이 있다. 주로 옹종(癰腫)을 깨뜨린다. 팔다리를 잘 쓰지 못하고 마비되며 아픈 것을 낫게 한다. 장기(瘴氣)를 없애며 옆구리 부위에 덩어리가 생긴 것을 깨뜨린다. 냉과 풍을 없앤다. 비(脾)를 튼튼하게 하고 위(胃)를 따뜻하게 하며 곽란(霍亂)으로 쥐가 나는 것을 멎게 한다. 급성 전염병을 물리치며 오래된 말라리아[勞瘧]을 치료한다. 고독(蠱毒)을 없애며 뱀이나 벌레에 물린 것을 낫게 한다.

한방 효능 독을 풀어주고 종기를 가라앉힌다. 기생충을 죽인다. 이질(痢疾)을 멎게 한다.

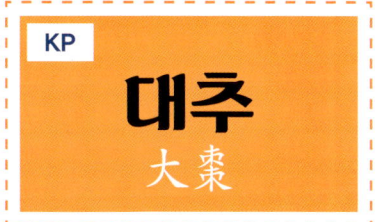 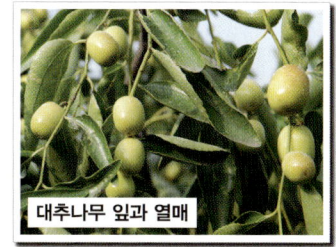 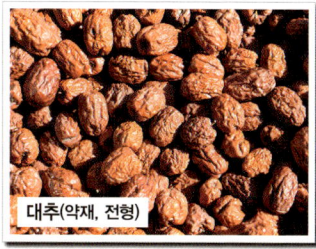

대추나무(*Zizyphus jujuba* Miller var. *inermis* Rehder)의 잘 익은 열매

동의보감의 효능 대조(大棗, 대추나무 열매)의 성질은 보통이고[平](따뜻하다[溫]고도 한다) 맛은 달며[甘] 독이 없다. 속을 편하게 하고 비(脾)를 영양한다[養脾]. 오장(五藏)을 보하고 십이경맥을 도와준다. 진액(津液)을 보하고 몸에 있는 9개의 구멍을 통하게 한다. 의지를 강하게 하고[强志] 온갖 약을 조화시킨다.

한방 효능 비위(脾胃)를 보하고 원기를 보충한다. 혈(血)을 보충하고 정신을 안정시킨다.

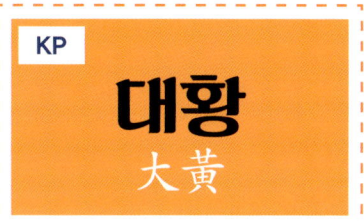 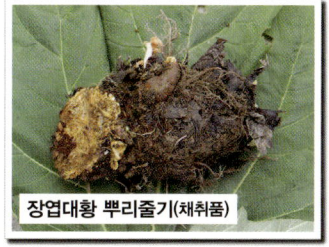 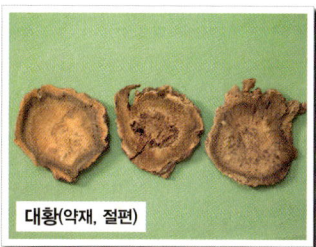

장엽대황(掌葉大黃, *Rheum palmatum* Linné)의 뿌리 및 뿌리줄기로서 주피를 제거한 것

동의보감의 효능 대황(大黃, 장엽대황 뿌리 및 뿌리줄기)의 성질은 매우 차고[大寒] 맛은 쓰며[苦] 독이 없다(독이 있다고도 한다). 어혈과 월경이 막힌 것을 나가게 하며 배 속에 생긴 덩어리를 깨뜨리고 대소장을 잘 통하게 한다. 온장(溫瘴)과 열병을 낫게 하고 큰 종기, 피부에 얇게 생긴 헌데, 독성이 있는 종기를 치료하는 데 주된 역할을 하여 장군(將軍)이라고 부른다.

한방 효능 설사시켜서 배 속에 덩어리가 생겨 아픈 병증인 적취(積聚)를 없앤다. 열기를 식히고 화기(火氣)를 배출한다. 혈열(血熱)을 식히고 독을 풀어준다. 어혈을 제거하여 월경이 잘 나오게 한다. 습기를 배출하고 황달을 가라앉힌다.

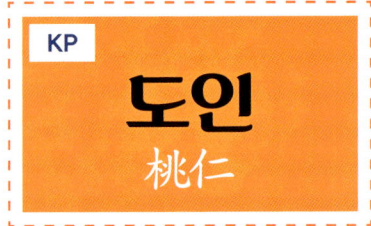 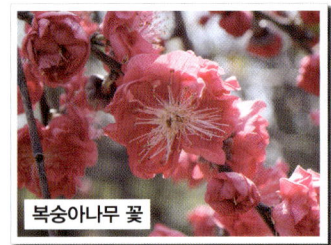 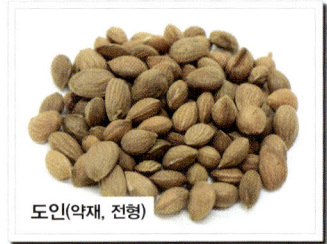

복숭아나무 꽃 / 도인(약재, 전형)

복숭아나무(*Prunus persica* Batsch)의 잘 익은 씨

동의보감의 효능 도핵인(桃核仁, 복숭아 씨)의 성질은 보통이며[平](따뜻하다[溫]고도 한다) 맛이 달고[甘] 쓰며[苦] 독이 없다. 어혈과 월경이 막힌 것을 치료한다. 배 속에 생긴 덩어리를 깨뜨리고 월경을 통하게 한다. 심장, 명치 부위의 통증을 멎게 하고 삼충(三蟲)을 죽인다.

한방 효능 혈액순환을 촉진하고 어혈을 없앤다. 대변이 잘 나오게 한다. 기침과 천식을 멎게 한다.

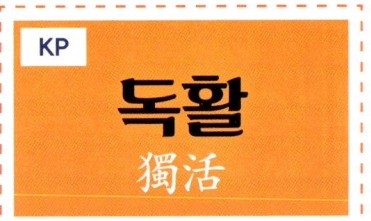 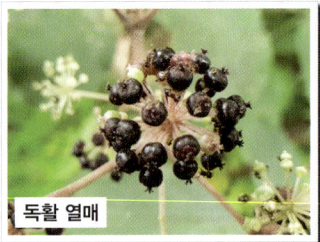 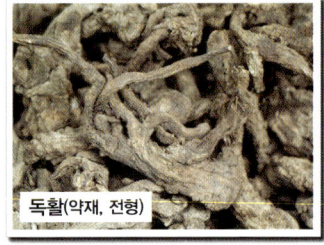

독활 열매 / 독활(약재, 전형)

독활(*Aralia continentalis* Kitagawa)의 뿌리

동의보감의 효능 독활(獨活, 독활 뿌리)의 성질은 보통이며[平](약간 따뜻하다[微溫]고도 한다) 맛이 달고[甘] 쓰며[苦](맵다[辛]고도 한다) 독이 없다. 온갖 적풍(賊風)과 전신의 관절에 생긴 통풍(痛風)이 금방 생겼거나 오래되었거나 할 것 없이 다 치료한다. 중풍으로 말을 못하는 것, 구안와사, 반신불수, 온몸에 감각이 없는 것, 근육과 뼈에 경련이 일면서 아픈 것을 치료한다.

한방 효능 팔다리를 잘 쓰지 못하고 마비되며 아픈 증상을 치료한다. 혈액순환을 촉진한다. 독성을 없앤다.

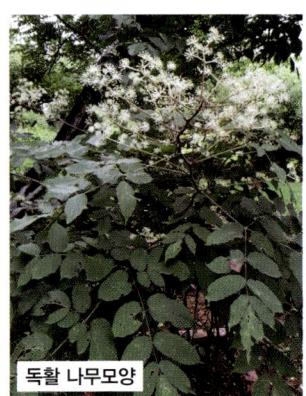

독활 나무모양

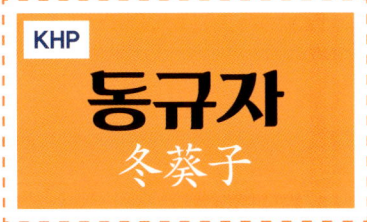
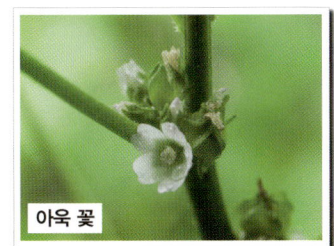
아욱 꽃
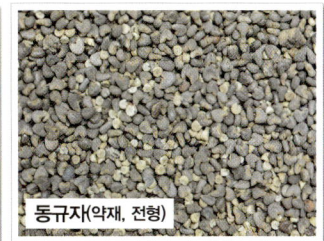
동규자(약재, 전형)

아욱(*Malva verticillata* Linné)의 열매

동의보감의 효능 동규자(冬葵子, 아욱 열매)는 성질이 차고 [寒] 맛이 달며[甘] 독이 없다. 다섯 가지 임병[五淋]을 치료하여 소변을 잘 나오게 한다. 오장육부의 한기(寒氣)와 열기(熱氣)가 번갈아 일어나는 병 그리고 부인이 젖이 막혀 잘 나오지 않는 것을 치료한다.

한방 효능 열기를 식히고 소변이 잘 나오게 한다. 종기를 가라앉힌다.

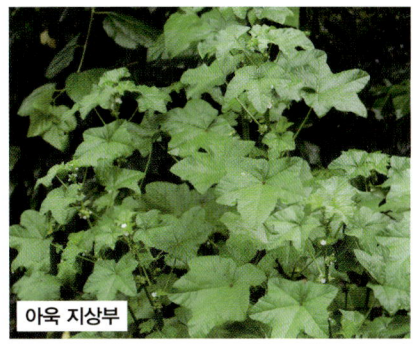
아욱 지상부

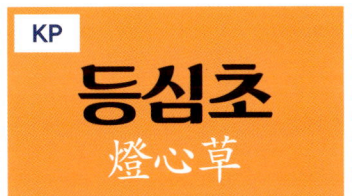
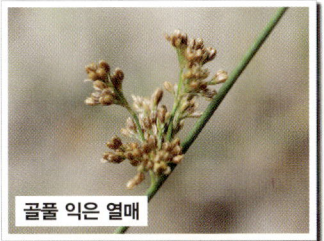
골풀 익은 열매
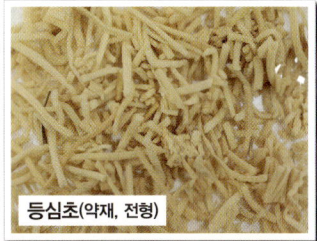
등심초(약재, 전형)

골풀(*Juncus effusus* Linné)의 줄기의 수(髓, 연한 조직으로 구성되어 있는 비섬유상 세포)

동의보감의 효능 등심초(燈心草, 골풀 줄기 속)의 성질은 차고[寒] 맛은 달며[甘] 독이 없다. 오림(五淋)에 주로 쓴다. 목 안이 벌겋게 붓고 아프며 막힌 감이 있는 증상을 치료한다.

한방 효능 심화(心火)를 식힌다. 소변을 잘 나오게 한다.

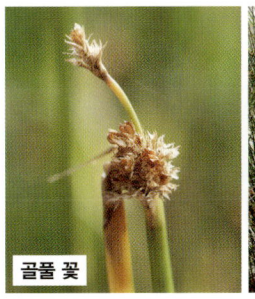
골풀 꽃
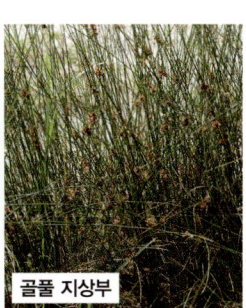
골풀 지상부

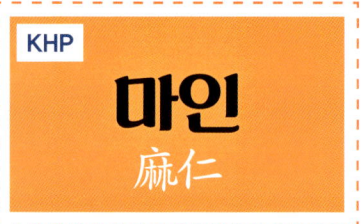 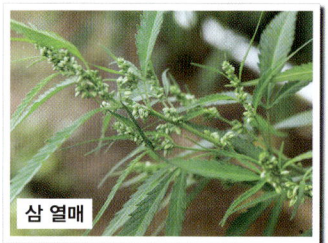 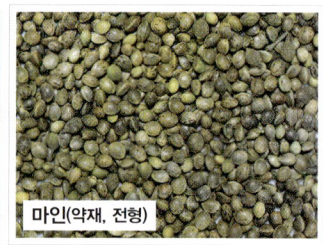

삼(*Cannabis sativa* Linné)의 씨

동의보감의 효능 마자(麻子, 삼 씨)의 성질은 보통이고[平](차다[寒]고도 한다) 맛이 달며[甘] 독이 없다. 몸과 마음이 허약하고 피로한 것을 보한다. 오장(五藏)을 적시며 풍기(風氣)를 소통시킨다. 대장의 풍열(風熱)로 대변이 뭉친 것을 치료한다. 소변을 잘 나오게 하고 열로 생긴 임증[熱淋, 열림]을 치료하며 대소변을 잘 나오게 한다. 정기(精氣)를 새어 나가게 하고 양기(陽氣)를 위축시키니 많이 먹으면 안 된다[본초].

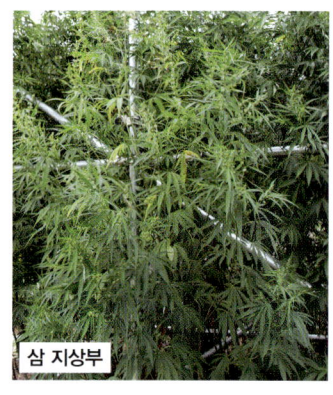

한방 효능 대변이 잘 나오게 한다.

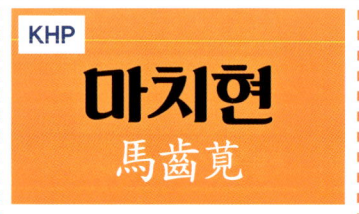 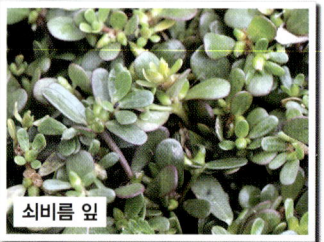 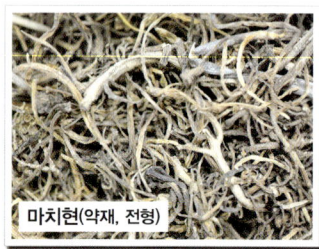

쇠비름(*Portulaca oleracea* Linné)의 전초로서 그대로 또는 쪄서 말린 것

동의보감의 효능 마치현(馬齒莧, 쇠비름 전초)은 성질이 차고[寒] 맛이 시며[酸] 독이 없다. 온갖 부은 것 그리고 피부가 헐어 아프고 가려우며 곪는 것에 주로 쓴다. 대소변을 잘 나오게 하고 배 속에 생긴 덩어리를 깨뜨린다. 쇠붙이에 상하여 속에 생긴 누공[漏]을 치료한다. 갈증을 멎게 하며 여러 벌레를 죽인다.

한방 효능 열독(熱毒)을 해소한다. 혈열(血熱)을 식히고 지혈한다. 이질(痢疾)을 멎게 한다.

만형자 蔓荊子 (KP)

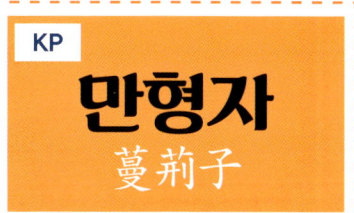
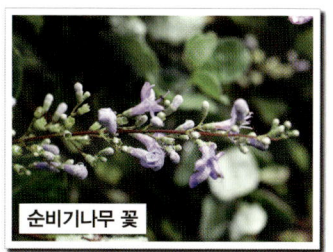
순비기나무 꽃
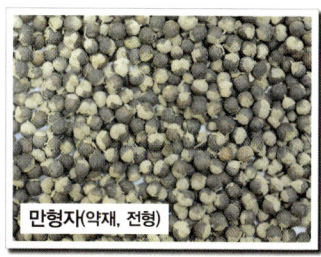
만형자(약재, 전형)

순비기나무(*Vitex rotundifolia* Linné fil.)의 잘 익은 열매

동의보감의 효능 만형실(蔓荊實, 순비기나무 열매)의 성질은 약간 차며[微寒](보통이다[平]고도 한다) 맛이 쓰고[苦] 맵고[辛] 독이 없다. 풍(風)으로 머리가 아프며 뇌에서 소리가 나는 것, 눈물이 나는 것을 낫게 한다. 눈을 밝게 하고 치아를 튼튼히 한다. 몸에 있는 9개의 구멍을 잘 통하게 하고 수염과 머리카락을 잘 자라게 한다. 습한 기운으로 인해 뼈마디가 저리고 쑤시는 것, 경련이 일어나는 것을 치료한다. 백충(白蟲), 장충(長蟲)을 없앤다.

한방 효능 풍열(風熱)을 해소한다. 머리와 눈의 발열을 해소한다.

맥문동 麥門冬 (KP)

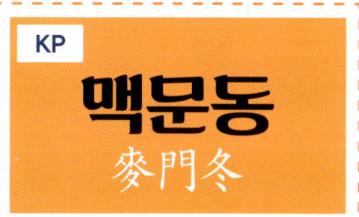
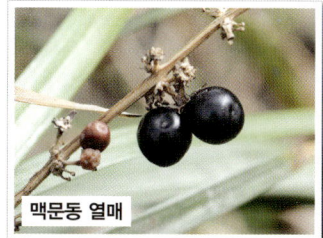
맥문동 열매
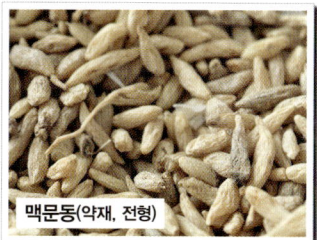
맥문동(약재, 전형)

맥문동(*Liriope platyphylla* Wang et Tang)의 뿌리의 팽대부(膨大部)

동의보감의 효능 맥문동(麥門冬, 맥문동 뿌리의 팽대부)의 성질은 약간 차고[微寒](보통이다[平]고도 한다) 맛이 달며[甘] 독이 없다. 허로에 열이 나고 입이 마르며 갈증 나는 것을 낫게 한다. 폐열(肺熱)로 진액이 소모되어 기침하고 숨차는 것, 피고름을 토하는 것을 치료한다. 열독으로 몸이 검고 눈이 누렇게 되는 것을 낫게 한다. 심(心)을 보하고 폐를 식혀주며 정신을 진정시키고 맥기(脈氣)를 안정시킨다.

한방 효능 진액을 보충한다. 폐를 촉촉하게 하고 심열(心熱)을 식힌다.

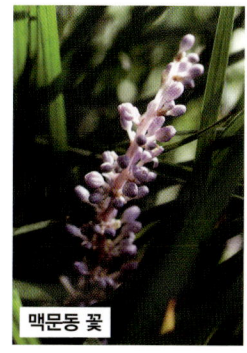
맥문동 꽃

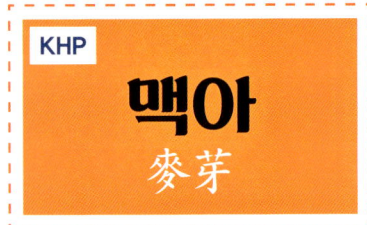 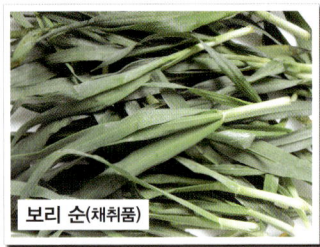 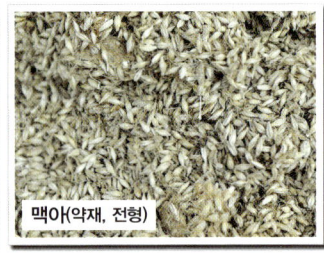

보리(*Hordeum vulgare* Linné var. *hexastichon* Aschers)의 잘 익은 열매를 발아시켜 말린 것

동의보감의 효능 대맥(大麥, 보리 발아한 열매)은 성질이 따뜻하며[溫](약간 차다[微寒]고도 한다) 맛이 짜고[鹹] 독이 없다. 기를 보하여 중초를 조화시킨다[益氣調中]. 설사를 멎게 하여 허한 것을 보한다. 오장(五藏)을 튼튼하게 한다. 오래 먹으면 살찌고 건강해지며 윤기가 흐르게 된다[본초].

한방 효능 기운을 잘 소통시키고 음식을 소화시킨다. 비(脾)의 기능을 강하게 하고 위 활동을 도와 식욕을 돋운다. 젖 분비를 억제하고 유방 부종을 가라앉힌다.

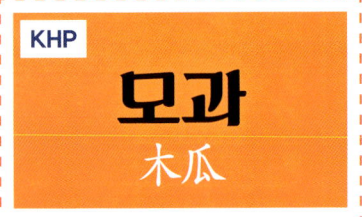 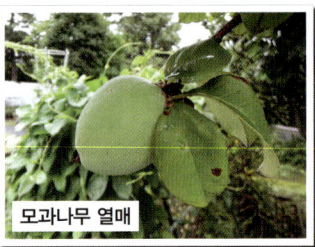 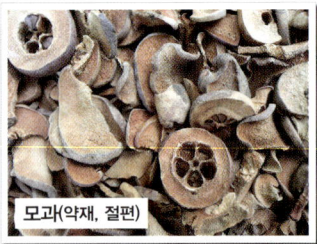

모과나무[*Chaenomeles sinensis* (Thouin) Koehne]의 잘 익은 열매

동의보감의 효능 목과(木瓜, 모과 열매)의 성질은 따뜻하며[溫] 맛이 시고[酸] 독은 없다. 곽란(霍亂)으로 심하게 토하고 설사하는 것을 낫게 한다. 쥐가 나서 근육이 뒤틀리고 오그라지는 것을 치료한다. 음식을 소화시키고 이질 후에 생긴 갈증을 멎게 한다. 아랫배에서 생긴 통증이 명치까지 치밀어 오르는 것을 낫게 한다. 각기(脚氣), 몸이 붓는 것, 소갈(消渴), 속이 메슥메슥하여 토하려는 것, 가래침을 치료한다. 근육과 뼈를 튼튼하게 하고 다리와 무릎에 힘이 없는 것을 낫게 한다.

한방 효능 위장을 편안하게 하고 근육을 이완시킨다. 풍사(風邪)와 습사(濕邪)를 없앤다.

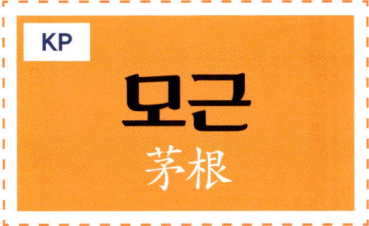
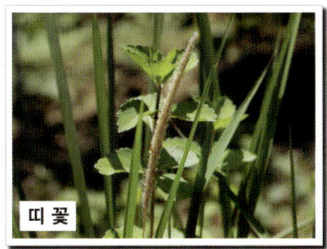
띠 꽃
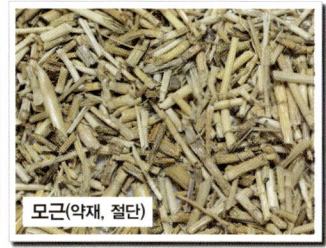
모근(약재, 절단)

띠(*Imperata cylindrica* Beauvois var. *koenigii* Durand et Schinz ex A. Camus)의 뿌리줄기로서 가는뿌리와 비늘 모양의 잎을 제거한 것

동의보감의 효능 모근(茅根, 띠 뿌리줄기)의 성질은 차고[寒](서늘하다[凉]고도 한다) 맛은 달며[甘] 독이 없다. 어혈, 월경이 나오지 않는 것, 추웠다 열이 났다 하는 것을 없앤다. 소변을 잘 나오게 하며 다섯 가지 임병[五淋]을 낫게 한다. 외감열[客熱]을 없애고 소갈(消渴), 토혈(吐血), 코피를 멎게 한다.

한방 효능 혈열(血熱)을 식히고 지혈한다. 열기를 식히고 소변이 잘 나오게 한다.

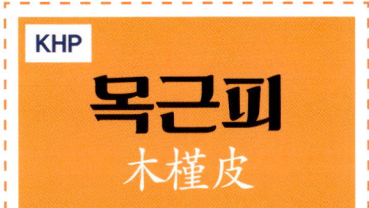
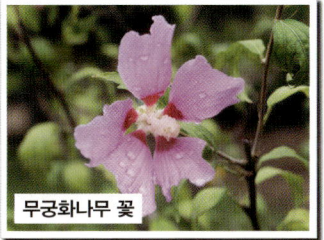
무궁화나무 꽃
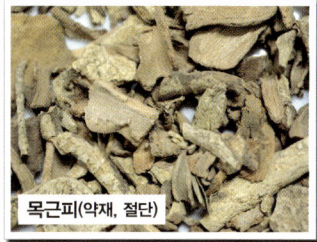
목근피(약재, 절단)

무궁화나무(*Hibiscus syriacus* Linné)의 줄기껍질 및 뿌리껍질

동의보감의 효능 목근(木槿, 무궁화나무 줄기껍질 및 뿌리껍질)의 성질은 보통이며[平] 독이 없다. 치질[腸風, 장풍]로 피를 쏟는 것과 이질을 앓은 뒤에 목마른 것을 멈춘다.

한방 효능 열기를 식히고 습기를 배출한다. 기생충을 죽이고 가려움증을 멎게 한다.

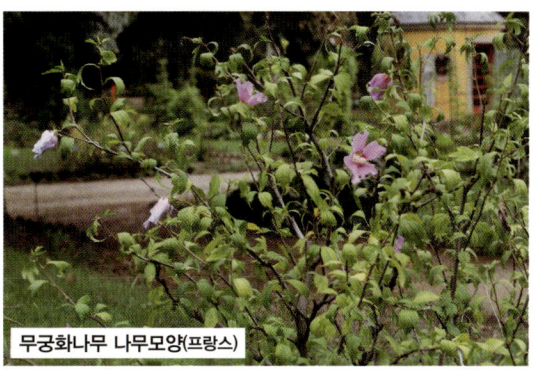
무궁화나무 나무모양(프랑스)

목단피 牡丹皮 `KP`

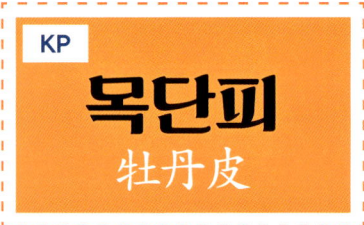
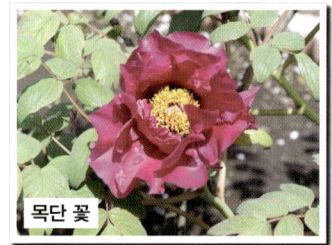
목단 꽃
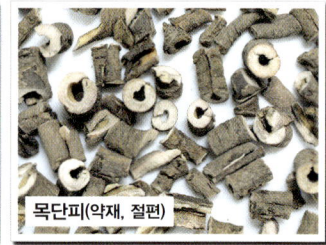
목단피(약재, 절편)

목단(*Paeonia suffruticosa* Andrews)의 뿌리껍질

동의보감의 효능 목단(牡丹, 모란 뿌리껍질)의 성질은 약간 차며[微寒] 맛은 쓰고[苦] 매우며[辛] 독이 없다. 배 속에 생긴 덩어리와 어혈(瘀血)을 없앤다. 여성의 월경이 나오지 않는 것, 피가 몰린 것, 요통(腰痛)을 낫게 한다. 유산시키고 태반을 나오게 한다. 산후의 모든 혈병(血病)과 기병(氣病), 옹창(癰瘡)을 낫게 한다. 고름을 빼내고 타박상의 어혈을 풀어준다.

한방 효능 열기로 인한 혈열(血熱)을 식힌다. 혈액순환을 촉진하고 어혈(瘀血)을 없앤다.

목적 木賊 `KHP`

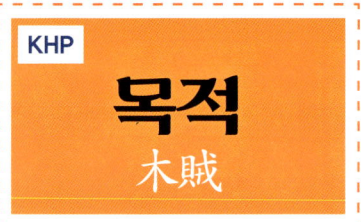
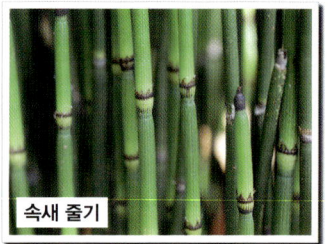
속새 줄기
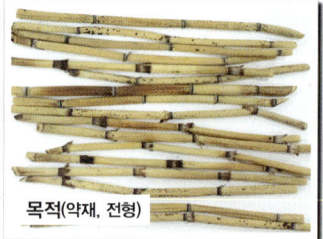
목적(약재, 전형)

속새(*Equisetum hyemale* Linné)의 지상부

동의보감의 효능 목적(木賊, 속새 지상부)의 성질은 보통이고[平] 맛은 달며[甘] 약간 쓰고[微苦] 독이 없다. 간담(肝膽)을 보하고 눈을 밝게 하며 예막(瞖膜)을 없앤다. 치질[腸風, 장풍]로 하혈(下血)하는 것, 대변에 피가 섞여 나오는 것을 멎게 한다. 그리고 풍사를 제거하며 월경이 멎지 않는 것, 부정기 자궁출혈, 적백대하를 낫게 한다.

한방 효능 풍열(風熱)을 해소한다. 눈을 밝게 하고 눈에 막이 낀 듯 가려서 잘 보이지 않는 것을 제거한다.

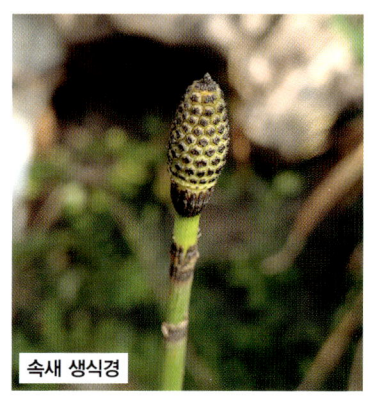
속새 생식경

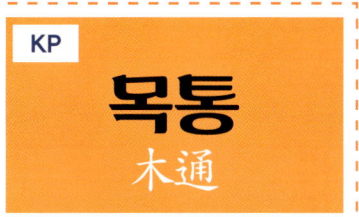
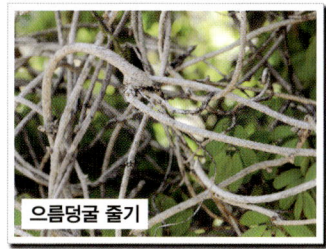
으름덩굴 줄기
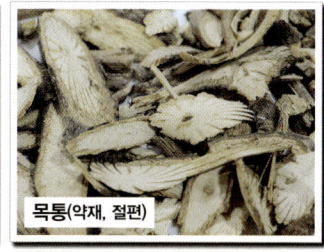
목통(약재, 절편)

으름덩굴(*Akebia quinata* Decaisne)의 줄기로서 주피를 제거한 것

동의보감의 효능 통초(通草, 통탈목, 으름덩굴 줄기)의 성질은 보통이고[平](약간 차다[微寒]고도 한다) 맛은 맵고[辛] 달며[甘] 독이 없다. 다섯 가지 임병[五淋]을 낫게 하고 소변을 잘 나오게 한다. 소변이 잘 나오지 않는 것과 구토가 멎지 않는 것이 동시에 나타나는 증상을 낫게 한다. 몸이 붓는 것을 낫게 하며 가슴이 답답하면서 열나는 증상을 없앤다. 몸에 있는 9개의 구멍을 잘 통하게 한다. 목소리를 잘 나오게 하고 비달(脾疸)로 잠을 많이 자는 것을 낫게 한다. 유산시키고 삼충(三蟲)도 죽인다. 통초는 곧 목통이다. 줄기 가운데가 비어 있고 판이 있는데, 가볍고 희며 귀엽다. 껍질과 마디를 제거하고 생것으로 쓴다. 십이경맥을 통하게 하기 때문에 통초(通草)라고 한다[입문].

한방 효능 소변을 잘 나오게 하고 배뇨 장애를 해소한다. 심열(心熱)을 식히고 마음이 답답한 것을 없앤다. 경락을 잘 통하게 하여 젖이 잘 나오게 한다.

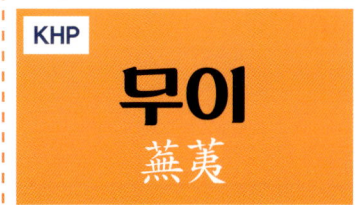
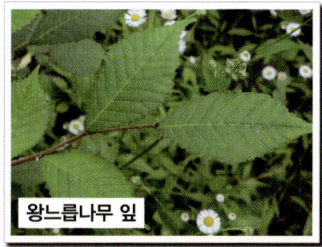
왕느릅나무 잎
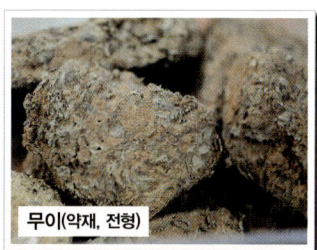
무이(약재, 전형)

왕느릅나무(*Ulmus macrocarpa* Hance)의 씨에 느릅나무 껍질과 진흙을 섞어서 발효시킨 것

동의보감의 효능 무이(蕪荑, 왕느릅나무 씨에 느릅나무 껍질과 진흙을 섞어서 발효시킨 것)의 성질은 보통이며[平] 맛은 맵고[辛] 독이 없다. 치질[腸風, 장풍], 치루(痔瘻), 피부가 헐어 아프고 가려우며 벌겋게 부어 곪는 것, 옴과 버짐을 치료한다. 삼충(三蟲)과 촌백충을 죽인다.

한방 효능 기생충을 죽이고 배가 더부룩하거나 아픈 병증인 적취를 가라앉힌다. 습기를 없애고 이질을 멎게 한다.

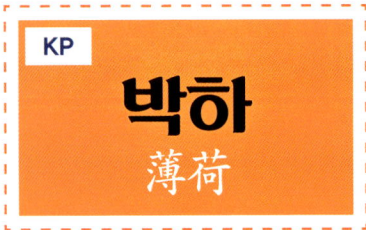 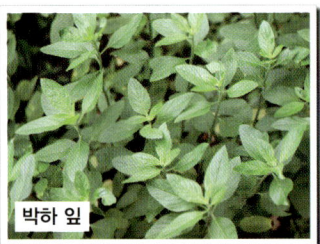 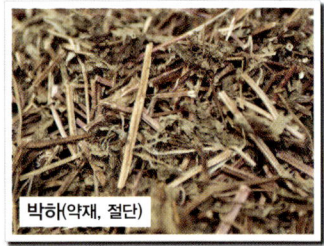

박하(*Mentha arvensis* Linné var. *piperascens* Malinvaud ex Holmes)의 지상부

동의보감의 효능 박하(薄荷, 박하 지상부)는 성질이 따뜻하고[溫](보통이다[平]고도 한다) 맛이 매우면서[辛] 쓰며[苦] 독이 없다. 여러 약들을 영위(榮衛)로 끌고 가서 땀을 내고 독을 내보낼 수 있어 상한두통(傷寒頭痛)을 치료한다. 중풍(中風), 적풍(賊風), 두풍(頭風)도 치료한다. 관절을 잘 통하게 하고 몹시 피로한 것을 풀리게 한다.

한방 효능 풍열(風熱)을 해소한다. 머리와 눈의 발열을 해소한다. 목구멍을 편안하게 한다. 발진을 잘 돋게 한다. 간기(肝氣)를 잘 통하게 한다.

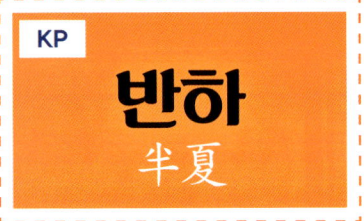 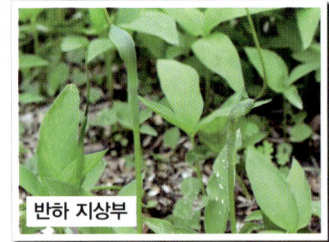 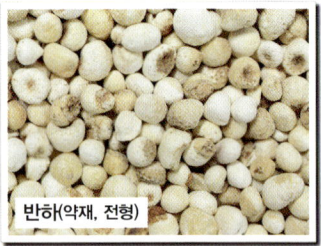

반하(*Pinellia ternata* Breitenbach)의 덩이줄기로서 주피를 완전히 제거한 것

동의보감의 효능 반하(半夏, 끼무릇 덩이줄기)의 성질은 보통이고[平](생것은 약간 차고[微寒] 익히면 따뜻하다[溫]) 맛은 매우며[辛] 독이 있다. 추위로 인하여 추웠다 열이 났다 하는 것을 낫게 한다. 명치에 담열(痰熱)이 가득한 것과 기침하고 숨이 찬 것을 낫게 하며 가래침을 없앤다. 식욕을 돋우고 비(脾)를 튼튼하게 한다. 토하는 것을 멎게 하며 가슴속의 가래나 침을 없앤다. 또 말라리아를 치료하고 유산시킨다.

한방 효능 습기를 말리고 가래를 없앤다. 기(氣)가 거슬러 오르는 것을 내리고 구토를 멎게 한다. 관절이 아프고 저린 비증(痹症)을 해소하고 뭉친 것을 풀어준다.

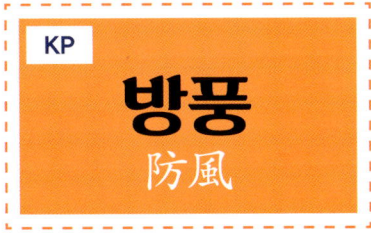
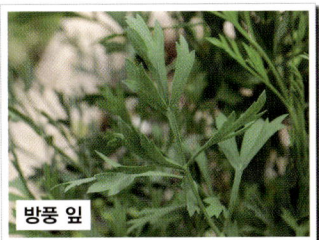
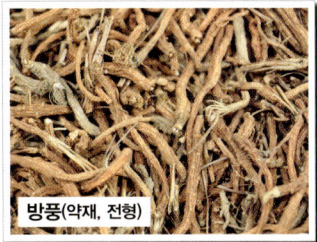

방풍(*Saposhnikovia divaricata* Schischkin)의 뿌리

동의보감의 효능 방풍(防風, 방풍 뿌리)의 성질은 따뜻하며[溫] 맛이 달고[甘] 매우며[辛] 독이 없다. 36가지 풍증을 치료하며 오장(五藏)을 좋게 하고 맥풍(脈風)을 몰아내며 어지럼증, 통풍(痛風), 눈이 충혈되고 눈물이 나는 것, 온몸의 관절이 아프고 저린 것을 치료한다. 식은땀을 멈추고 마음과 정신을 안정시킨다.

한방 효능 체표에 머물러 있는 풍사(風邪)를 제거한다. 축축하고 습한 기운을 없애고 통증을 멎게 한다. 경련을 멎게 한다.

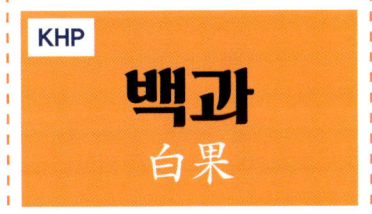
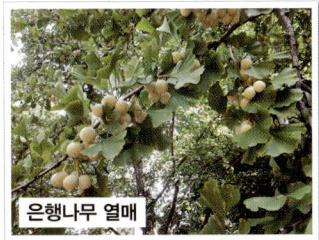
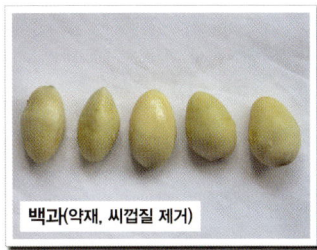

은행나무(*Ginkgo biloba* Linné)의 열매의 속씨

동의보감의 효능 은행(銀杏, 은행나무 열매의 속씨)의 성질은 차고[寒] 맛이 달며[甘] 독이 있다. 폐(肺)와 위(胃)의 탁한 기를 맑게 하며 천식과 기침을 멎게 한다[입문].

한방 효능 폐(肺)의 기운을 수렴하여 천식을 안정시킨다. 냉을 멎게 하고 소변이 너무 잦을 때 하초의 기운을 공고히 하여 이를 다스린다.

KHP
백급
白芨

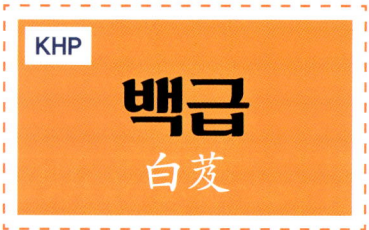
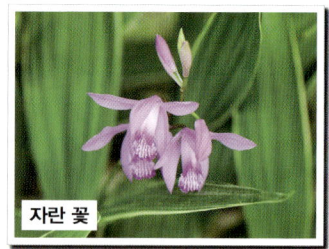
자란 꽃
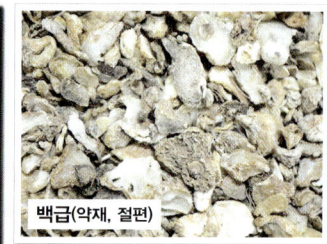
백급(약재, 절편)

자란[*Bletilla striata* (Thunberg) Reichenbach fil.]의 덩이줄기

동의보감의 효능 백급(白芨, 자란 덩이줄기)의 성질은 보통이고[平](약간 차다[微寒]고도 한다) 맛은 쓰고[苦] 매우며[辛] 독이 없다. 옹종(癰腫), 피부가 헐어 아프고 가려우며 벌겋게 부어 곪는 것을 낫게 한다. 썩어들어가는 부스럼, 등에 난 종기, 나력(瘰癧)을 치료한다. 치질[腸風, 장풍], 항문 주위에 구멍이 생긴 병증, 칼이나 화살에 다친 것, 넘어져서 다친 것, 뜨거운 물이나 불에 덴 것을 낫게 한다.

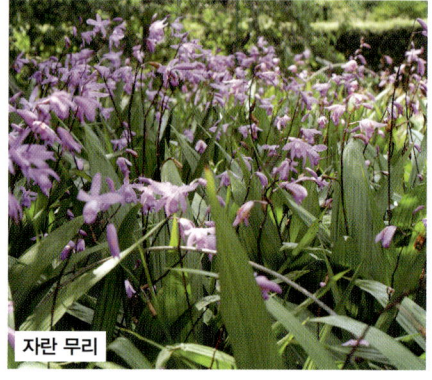
자란 무리

한방 효능 상처를 아물게 하여 지혈한다. 종기를 가라앉히고 새살이 돋게 한다.

KHP
백두옹
白頭翁

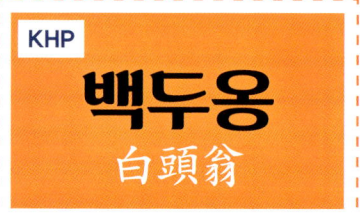
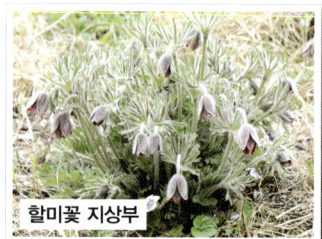
할미꽃 지상부
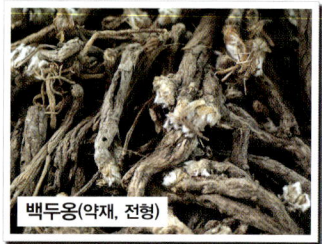
백두옹(약재, 전형)

할미꽃(*Pulsatilla koreana* Nakai)의 뿌리

동의보감의 효능 백두옹(白頭翁, 할미꽃 뿌리)의 성질은 차고[寒] 맛은 쓰며[苦] 독이 조금 있다. 적독리(赤毒痢)와 대변에 피가 섞여 나오는 데에 많이 쓴다. 목덜미 아래의 영류, 나력(瘰癧)을 낫게 한다. 군살을 없애고 머리에 생긴 피부병[癩頭瘡, 나두창]을 치료한다.

한방 효능 열독(熱毒)을 해소한다. 혈열(血熱)을 식히고 이질을 멎게 한다.

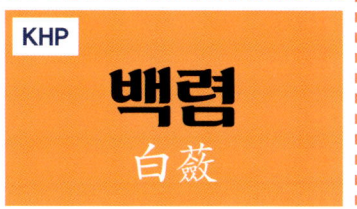
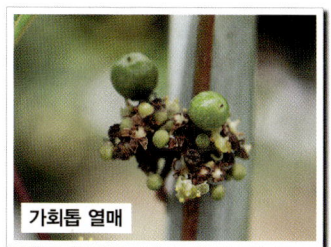
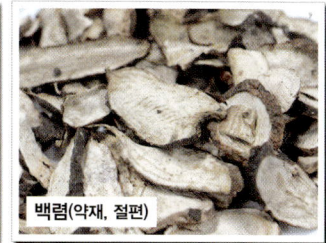

가회톱(*Ampelopsis japonica* Makino)의 덩이뿌리

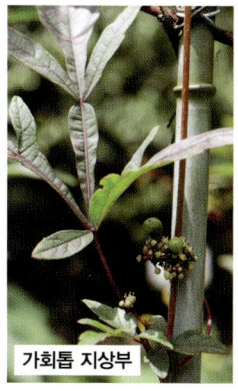

동의보감의 효능 백렴(白斂, 가회톱 덩이뿌리)의 성질은 보통이고[平](약간 차다[微寒]고도 한다) 맛은 쓰고[苦] 달며[甘] 독이 없다. 큰 종기, 부스럼, 등에 나는 큰 종기, 나력(瘰癧), 치질[腸風, 장풍], 항문 주위에 구멍이 생긴 것을 낫게 한다. 얼굴이 부르터서 헌 데, 다쳐서 상한 데, 칼이나 화살에 상한 데 주로 쓴다. 새살이 돋게 하고 통증을 멎게 한다. 독성이 있는 종기, 뜨거운 물이나 불에 덴 곳에 바른다.

한방 효능 열독(熱毒)을 해소한다. 종기를 가라앉히고 뭉친 것을 풀어준다. 상처를 아물게 하고 새살이 돋게 한다.

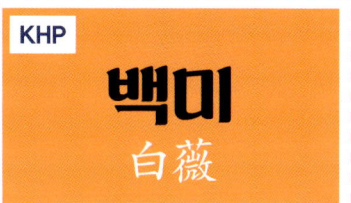
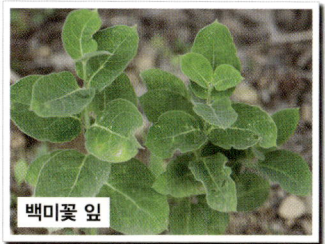
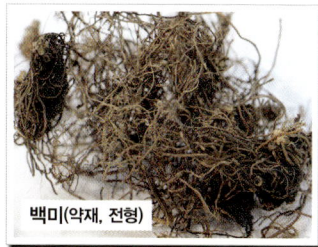

백미꽃(*Cynanchum atratum* Bunge)의 뿌리 및 뿌리줄기

동의보감의 효능 백미(白薇, 백미꽃 뿌리 및 뿌리줄기)의 성질은 보통이고[平](차다[寒]고도 한다) 맛은 쓰고[苦] 짜며[鹹] 독이 없다. 온갖 사기와 헛것에 들린 것, 갑자기 잠들며 사람을 알아보지 못하는 것, 미친 짓을 하는 것, 추웠다 열이 났다 하는 말라리아[溫瘧, 온학]를 낫게 한다.

한방 효능 열기로 인한 혈열(血熱)을 식힌다. 소변을 잘 나오게 하고 배뇨 장애를 해소한다. 독을 풀어주고 상처를 낫게 한다.

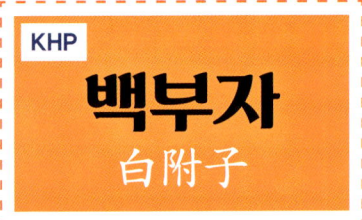
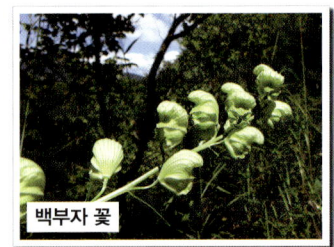
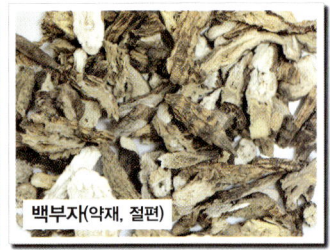

백부자(*Aconitum koreanum* Raymond)의 덩이뿌리

동의보감의 효능 　백부자(白附子, 백부자 덩이뿌리)의 성질은 따뜻하고[溫] 맛은 달며[甘] 맵고[辛] 독이 조금 있다. 중풍으로 말을 못하는 것, 모든 냉(冷)과 풍기(風氣)를 낫게 한다. 가슴앓이[心痛]를 멎게 하고 음낭 밑이 축축한 것을 없앤다. 얼굴의 모든 병을 치료하고 흉터를 없앤다.

한방 효능 　풍증과 관련된 담(痰)을 제거한다. 놀라서 간질이 난 것을 안정시킨다. 한사(寒邪)를 없애고 통증을 멎게 한다.

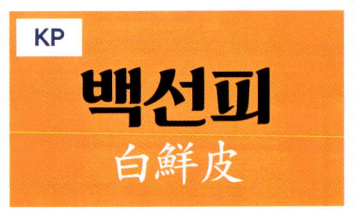
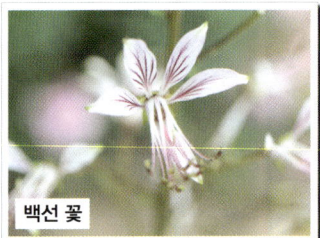
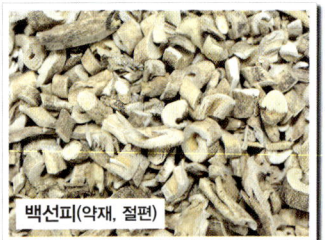

백선(*Dictamnus dasycarpus* Turczaininow)의 뿌리껍질

동의보감의 효능 　백선(白鮮, 백선 뿌리껍질)의 성질은 차고[寒] 맛은 쓰고[苦] 짜며[鹹] 독이 없다. 모든 열독풍(熱毒風), 악풍(惡風), 풍창(風瘡), 개선으로 붉게 짓무른 것, 눈썹과 머리카락이 빠지는 것, 피부가 당기는 것을 낫게 한다. 열황(熱黃), 주황(酒黃), 급황(急黃), 곡황(穀黃), 노황(勞黃)을 푼다. 모든 풍비(風痺)로 근육과 뼈가 약해져서 굽혔다 폈다 하지 못하는 것을 낫게 한다.

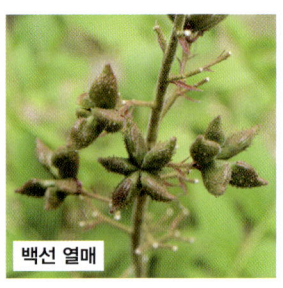

한방 효능 　열기를 식히고 습기를 말린다. 풍(風)을 제거하고 독성을 풀어준다.

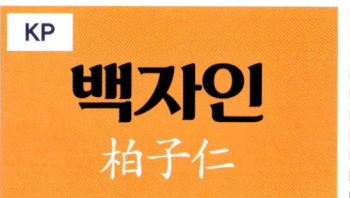 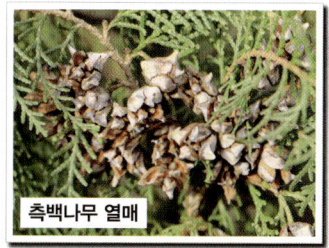 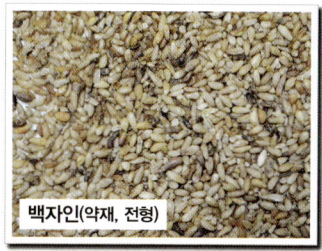

측백나무(*Thuja orientalis* Linné)의 씨로서 씨껍질을 제거한 것

동의보감의 효능 백실(栢實, 측백나무 열매)의 성질은 보통이며[平] 맛은 달고[甘] 독이 없다. 놀라서 가슴이 두근거리는 데 주로 쓴다. 오장(五藏)을 편안하게 하고 기운을 돕는다. 풍증[風]을 낫게 하고 피부를 윤기 있게 한다. 팔다리를 잘 쓰지 못하고 마비되며 아픈 것, 몸과 마음이 허약하고 피로하여 숨을 겨우 쉬는 것을 낫게 한다. 발기를 돕고 오래 살게 한다.

한방 효능 심(心)을 보양하고 정신을 안정시킨다. 대변이 잘 나오게 한다. 땀을 멎게 한다.

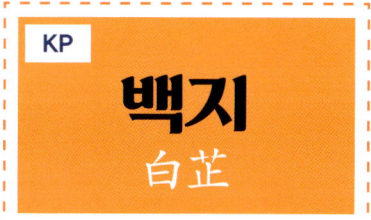 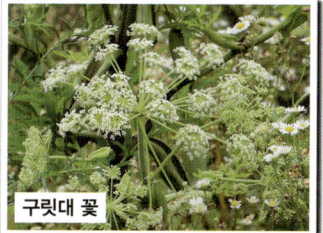 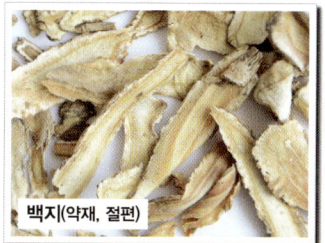

구릿대(*Angelica dahurica* Bentham et Hooker f.)의 뿌리

동의보감의 효능 백지(白芷, 구릿대 뿌리)의 성질은 따뜻하고[溫] 맛은 매우며[辛] 독이 없다. 바람의 기운으로 머리가 아프고 눈앞이 아찔하며 눈물이 나오는 데 주로 쓴다. 부인의 적백대하[赤白漏下], 월경이 나오지 않는 것, 음순이 붓는 것[陰腫]에 쓴다. 묵은 피를 없애고 새 피를 생겨나게 하며 임신 하혈(下血)로 유산되려는 것을 막아준다. 젖멍울[乳癰, 유옹], 등에 나는 큰 종기, 나력(瘰癧), 치질[腸風, 장풍], 항문 주위에 구멍이 생긴 것, 창이(瘡痍), 옴과 버짐을 낫게 한다. 통증을 멎게 하고 새살을 돋게 하며 고름을 배출하고 삭인다. 얼굴에 바르는 기름으로 만들어 쓰면 안색을 윤기 있게 하며 얼굴의 기미, 주근깨, 흉터를 없애준다.

한방 효능 땀을 내어 체표에 있는 사기(邪氣)를 내보내고 추위를 없앤다. 풍(風)으로 인한 통증을 멎게 한다. 코가 막힌 것을 잘 통하게 한다. 습기를 말리고 냉을 멎게 한다. 종기를 가라앉히고 고름을 배출시킨다.

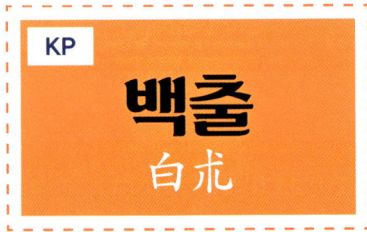

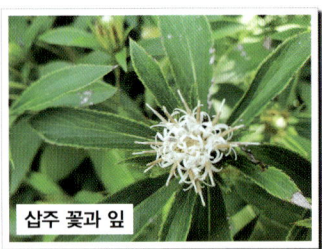
삽주 꽃과 잎

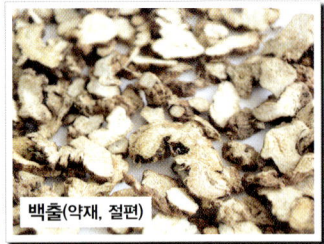
백출(약재, 절편)

삽주(*Atractylodes japonica* Koidzumi)의 뿌리줄기로서 그대로 또는 주피를 제거한 것

동의보감의 효능 백출(白朮, 삽주, 백출의 뿌리줄기)의 성질은 따뜻하고[溫] 맛이 쓰며[苦] 달고[甘] 독이 없다. 비위(脾胃)를 튼튼하게 하고 설사를 멎게 하며 습을 없앤다. 소화시키고 땀을 멎게 한다. 명치가 당기면서 그득한 것을 낫게 한다. 곽란(霍亂)으로 토하고 설사하는 것이 멎지 않는 것을 치료한다. 허리와 배꼽 사이의 혈을 잘 돌게 하며 위(胃)가 허랭(虛冷)하여 생긴 이질을 낫게 한다.

한방 효능 습기를 말리고 비(脾)를 건강하게 한다. 풍증(風症)을 제거하고 한사(寒邪)를 흩어지게 한다. 눈을 밝게 한다.

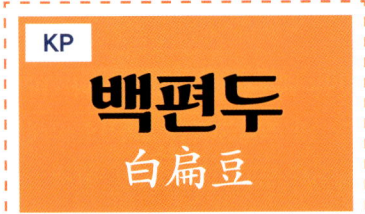

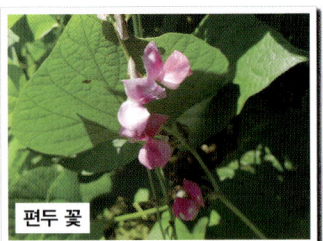
편두 꽃

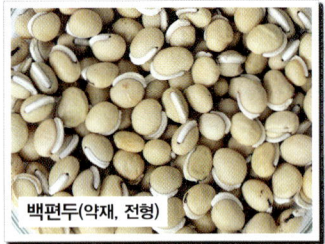
백편두(약재, 전형)

편두(扁豆, *Dolichos lablab* Linné)의 잘 익은 씨

동의보감의 효능 변두(藊豆, 편두, 까치콩 씨)는 성질이 약간 따뜻하고[微溫](약간 차다[微寒]고도 하고 보통이다[平]고도 한다) 맛이 달며[甘] 독이 없다. 속을 조화롭게 하고 기를 내린다[和中下氣]. 곽란(霍亂)으로 토하고 설사하는 것이 멎지 않는 것과 쥐가 나는 것을 치료한다[본초].

한방 효능 비(脾)를 건강하게 하여 습사(濕邪)를 제거한다. 배 속을 편안하게 하고 더위를 가시게 한다.

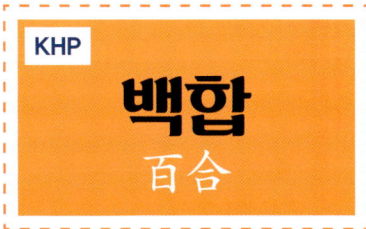

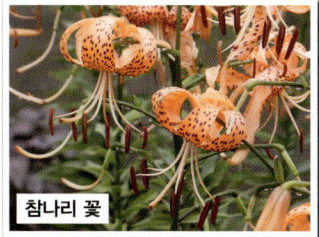
참나리 꽃

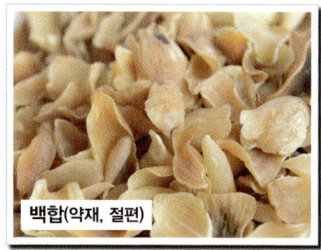
백합(약재, 절편)

참나리(*Lilium lancifolium* Thunberg)의 비늘줄기

동의보감의 효능 백합(百合, 참나리 비늘줄기)의 성질은 보통이고[平] 맛은 달며[甘] 독이 없다(독이 있다고도 한다). 상한의 백합병(百合病)을 낫게 하고 대소변을 잘 나오게 한다. 모든 사기와 헛것에 들려[百邪鬼魅] 울고 미친 소리로 떠드는 것을 치료한다. 고독(蠱毒)을 죽이며 젖멍울[乳癰], 등에 나는 큰 종기[發背], 피부에 생기는 부스럼을 치료한다.

한방 효능 진액을 보충하여 폐를 촉촉하게 한다. 심열(心熱)을 식히고 정신을 안정시킨다.

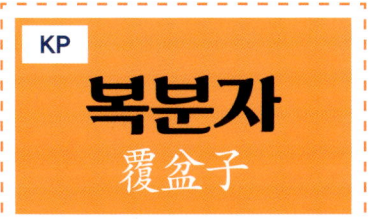

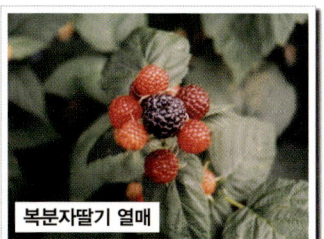
복분자딸기 열매

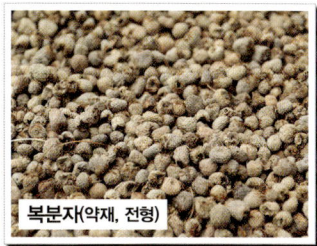
복분자(약재, 전형)

복분자딸기(*Rubus coreanus* Miquel)의 채 익지 않은 열매

동의보감의 효능 복분자(覆盆子, 복분자딸기 덜 익은 열매)의 성질은 보통이며[平](약간 뜨겁다[微熱]고도 한다) 맛은 달고[甘] 시며[酸] 독이 없다. 남성의 경우 신정(腎精)이 고갈된 것과 여성의 경우 임신되지 않는 것을 치료한다. 남성의 음위(陰痿)에 주로 써서 성기를 단단하면서 커지게 한다. 간을 보해서 눈을 밝게 하고 기를 도와 몸을 가볍게 한다. 머리카락이 희어지지 않게 한다.

한방 효능 신(腎)을 보하고 정액이 새어 나가지 않게 한다. 간의 기운을 평안하게 하고 눈을 밝게 한다.

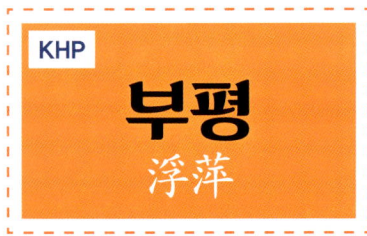
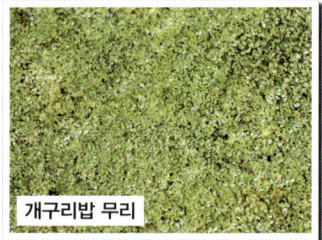
개구리밥 무리
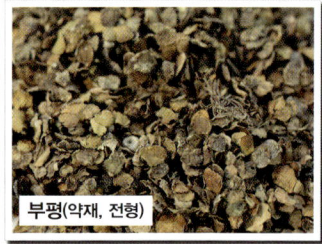
부평(약재, 전형)

개구리밥(*Spirodela polyrrhiza* Schleider)의 전초

동의보감의 효능 부평(浮萍, 개구리밥 전초)은 불에 덴 것을 낫게 한다. 얼굴의 기미를 없애며 부종을 내리고 소변을 잘 나오게 한다. 이것은 도랑에 있는 작은 개구리밥이다. 열병(熱病)을 낫게 하며 땀을 내게 하는 데도 효과가 아주 좋다[본초].

한방 효능 풍열(風熱)을 흩어 없앤다. 발진을 잘 돋게 한다. 소변을 잘 나오게 한다.

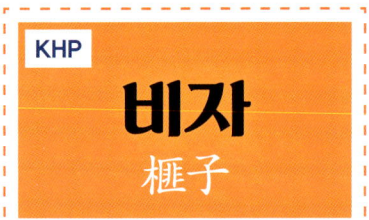
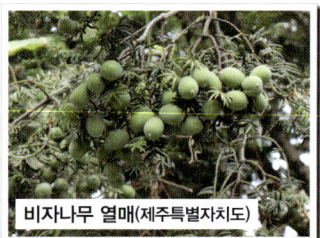
비자나무 열매(제주특별자치도)
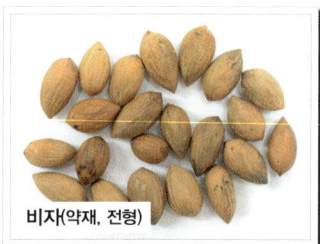
비자(약재, 전형)

비자나무(*Torreya nuncifera* Siebold et Zuccarini)의 씨

동의보감의 효능 비자(榧子, 비자나무 씨)의 성질은 보통이고[平] 맛이 달며[甘] 독이 없다. 다섯 가지 치질[五痔]에 주로 쓴다. 삼충(三蟲)과 귀주(鬼疰)를 없애고 음식을 소화시킨다. 옥비(玉榧)라고도 하는데 원주민들은 적과(赤果)라고 부른다. 껍질을 벗기고 씨를 먹는다[일용].

한방 효능 기생충을 죽이고 배가 더부룩하거나 아픈 병증인 적취를 가라앉힌다. 폐를 촉촉하게 하여 기침을 멎게 한다. 건조한 것을 촉촉하게 하여 대변이 잘 나오게 한다.

KHP
비해
萆薢

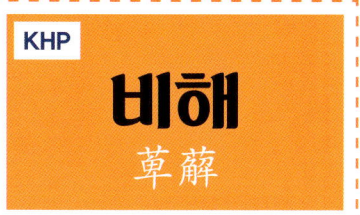
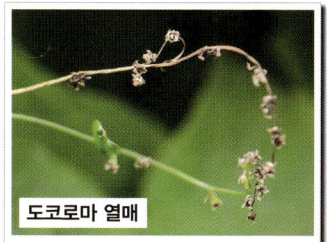
도코로마 열매
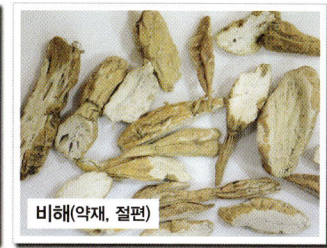
비해(약재, 절편)

도코로마(도꼬로마, *Dioscorea tokoro* Makino)의 뿌리줄기

동의보감의 효능 비해(萆薢, 도코로마 뿌리줄기)의 성질은 보통이고[平] 맛은 쓰며[苦] 달고[甘] 독이 없다. 풍습(風濕)으로 몸의 이곳저곳이 아프고 마비가 생기는 것, 악창(惡瘡)이 낫지 않는 것, 냉풍으로 손발이 저리고 허리와 다리를 쓰지 못하는 것, 갑자기 허리가 아픈 것을 치료한다. 오래된 냉증은 신장 사이에 방광의 고인 물이 있는 것이다. 발기부전과 소변이 저절로 나오는 것을 낫게 한다.

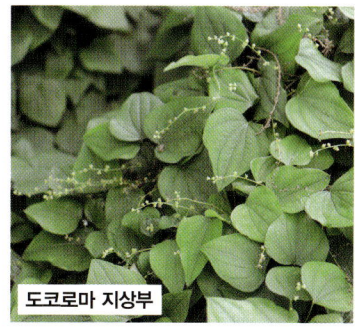
도코로마 지상부

한방 효능 풍사(風邪)와 습사(濕邪)를 없앤다. 습하고 탁(濁)한 기운을 없앤다.

KHP
사간
射干

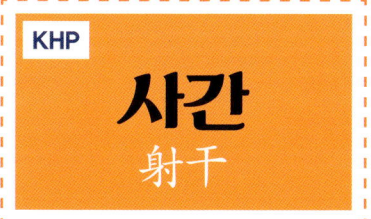
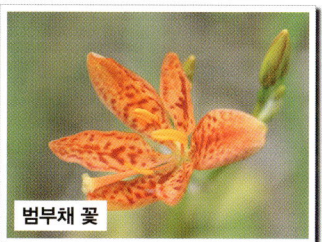
범부채 꽃
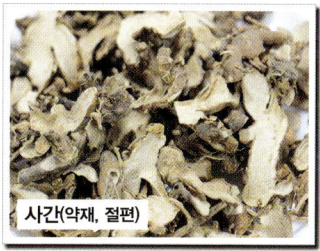
사간(약재, 절편)

범부채(*Belamcanda chinensis* Leman.)의 뿌리줄기

동의보감의 효능 사간(射干, 범부채 뿌리줄기)의 성질은 보통이고[平] 맛은 쓰며[苦] 독이 조금 있다. 목 안이 벌겋게 붓고 아프며 막힌 감이 있는 것, 목 안이 아픈 것, 물이나 미음을 넘기지 못하는 것을 낫게 한다. 오랜 어혈이 심비(心脾)에 있어서 기침하고 침 뱉는 것, 말할 때 입냄새 나는 것을 낫게 한다. 뭉친 담을 없애고 멍울을 삭인다.

한방 효능 열독(熱毒)을 해소한다. 담(痰)을 삭인다. 목구멍을 편안하게 한다.

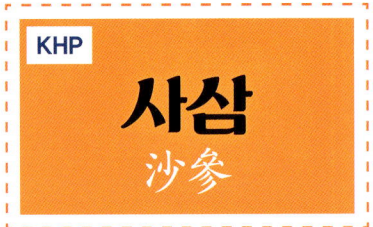 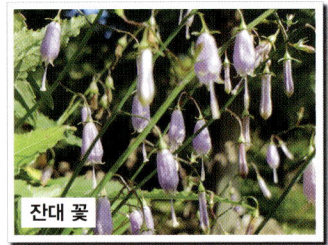 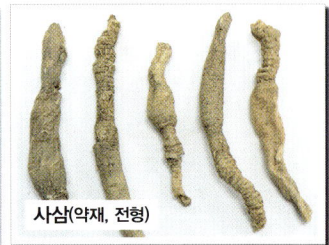

잔대(*Adenophora triphylla* var. *japonica* Hara)의 뿌리

동의보감의 효능 사삼(沙參, 잔대 뿌리)은 성질이 약간 차고[微寒] 맛이 쓰며[苦] 독이 없다. 비위(脾胃)를 보하고 폐기(肺氣)를 보충한다. 산기(疝氣)로 음경과 고환이 당기는 것을 치료한다. 고름을 빼내며 독성이 있는 종기를 삭인다. 오장(五藏)의 풍기(風氣)를 흩는다.

한방 효능 진액을 보충하고 폐열(肺熱)을 식힌다. 위기(胃氣)를 보충하고 진액 생성을 촉진한다. 가래를 녹인다. 원기를 보충한다.

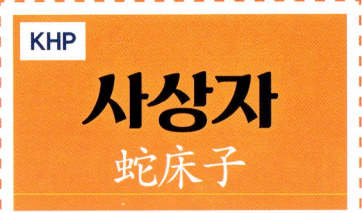 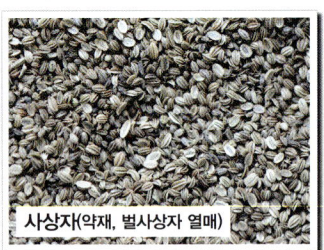 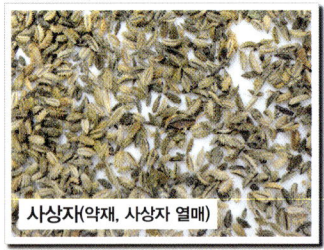

벌사상자[*Cnidium monnieri* (L.) Cusson], 사상자(*Torilis japonica* De Candolle)의 열매

동의보감의 효능 사상자(蛇床子. 벌사상자 열매)의 성질은 보통이고[平](따뜻하다[溫]고도 한다) 맛은 쓰며[苦] 맵고[辛] 달며[甘] 독이 없다(독이 조금 있다고도 한다). 부인의 음부가 붓고 아픈 것, 남성의 음경이 잘 발기되지 않는 것, 사타구니가 축축하고 가려운 데 쓴다. 속을 따뜻하게 하고 기운을 내린다. 자궁을 덥게 하고 양기를 세게 한다[男子陰强]. 남녀의 생식기를 씻으면 풍랭(風冷)을 없앤다. 성욕을 세게 하며 허리가 아픈 것, 사타구니에 땀이 나는 것, 습선(濕癬)을 치료한다. 소변을 줄이며 적백대하를 낫게 한다.

한방 효능 습기를 말리고 풍(風)을 없앤다. 기생충을 죽이고 가려움증을 멎게 한다. 신양(腎陽)을 보충한다.

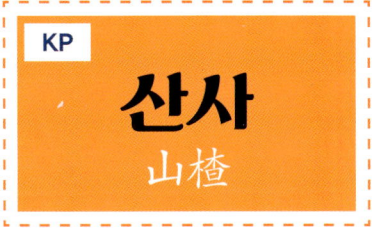 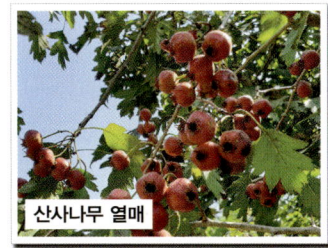 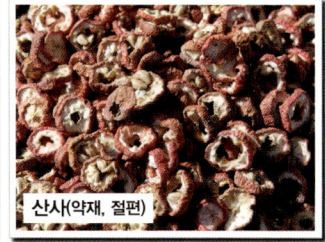

산사나무(*Crataegus pinnatifida* Bunge)의 잘 익은 열매

동의보감의 효능 산사자(山楂子, 산사나무 열매)는 식적(食積)과 오랜 체기를 풀어주고 기가 맺힌 것을 잘 돌아가게 한다. 적괴(積塊), 담괴(痰塊), 혈액이 체내에서 정체해 응고된 덩어리를 없앤다. 비(脾)를 튼튼하게 하며 가슴을 시원하게 한다[開膈, 개격]. 이질을 치료하며 종기를 빨리 삭게 한다.

한방 효능 소화를 촉진하고 비(脾)를 건강하게 한다. 기운을 잘 소통시키고 어혈을 없앤다. 혈중지질을 낮추어 혈액을 맑게 한다.

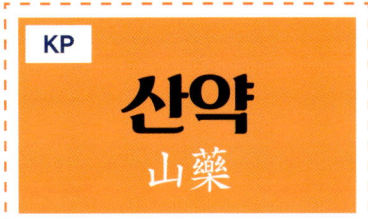 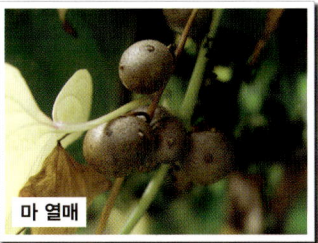 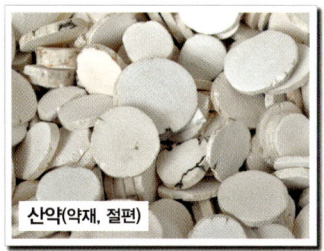

마(*Dioscorea batatas* Decaisne), 참마(*Dioscorea japonica* Thunberg)의 주피를 제거한 뿌리줄기(담근체)로서 그대로 또는 쪄서 말린 것

동의보감의 효능 서여(薯蕷, 마, 산약 뿌리줄기)의 성질은 따뜻하고[溫](보통이다[平]고도 한다) 맛이 달며[甘] 독이 없다. 허로로 야윈 것을 보하며 오장(五藏)을 충실하게 한다. 기력을 도와주며 살찌게 하고 근육과 뼈를 튼튼하게 한다. 심규[心孔]를 잘 통하게 하고 정신을 안정시키며 의지를 강하게 한다[安神長志].

한방 효능 비(脾)를 보하고 위(胃)를 건강하게 한다. 진액 생성을 촉진하고 폐(肺)를 보한다. 신(腎)을 보하고 정액이 새어 나가지 않게 한다.

산자고 (山慈姑) [KHP]

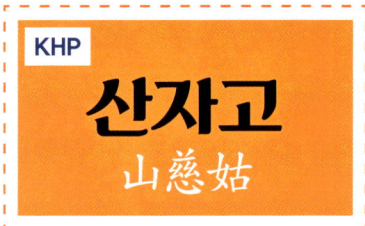
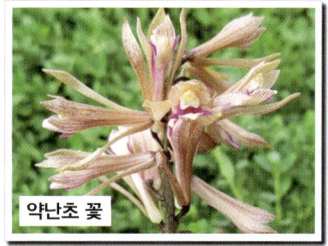
약난초 꽃
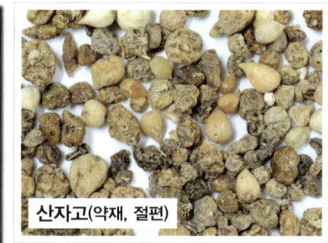
산자고(약재, 절편)

약난초[*Cremastra appendiculata* (D. Don) Makino]의 헛비늘줄기

동의보감의 효능 산자고(山茨菰, 약난초 헛비늘줄기)는 독이 조금 있다. 옹종(癰腫), 피부의 헌데에 구멍이 뚫어져서 고름이 흐르고 냄새가 나면서 오랫동안 낫지 않는 것을 낫게 한다. 나력(瘰癧), 멍울[結核]이 진 것을 치료하고 얼굴의 기미를 없앤다.

한방 효능 열독(熱毒)을 해소한다. 가래를 녹이고 뭉친 것을 풀어준다.

산조인 (酸棗仁) [KP]

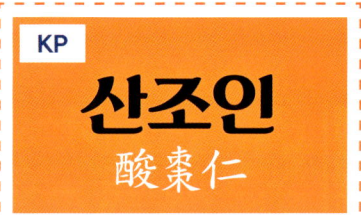
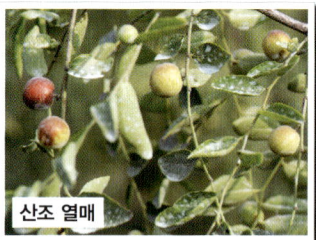
산조 열매
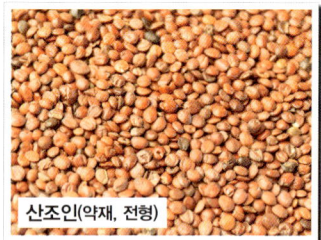
산조인(약재, 전형)

산조(酸棗, *Zizyphus jujuba* Miller var. *spinosa* Hu ex H. F. Chou)의 잘 익은 씨

동의보감의 효능 산조인(酸棗仁, 멧대추나무 씨)의 성질은 보통이며[平] 맛이 달고[甘] 독이 없다. 마음이 답답하여 잠을 자지 못하는 것, 배꼽의 위아래가 아픈 것, 피가 섞인 설사, 식은땀을 낫게 한다. 또한 간기(肝氣)를 보하며 근육과 뼈를 튼튼하게 하고 몸을 살찌게 한다. 또 근육과 뼈의 풍증[筋骨風]에 쓴다.

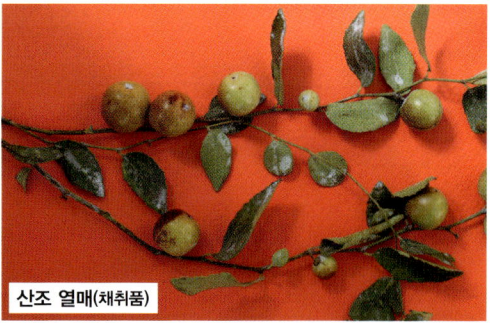
산조 열매(채취품)

한방 효능 심(心)과 간(肝)을 보양한다. 마음을 편안하게 하고 정신을 안정시킨다. 땀 배출을 억제한다. 진액 생성을 촉진한다.

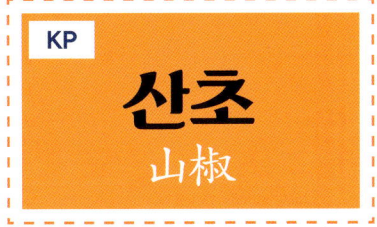
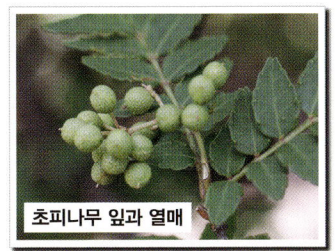
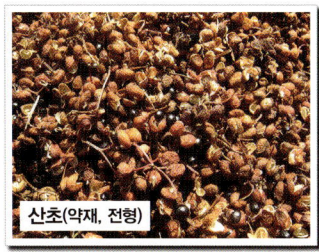

초피나무(*Zanthoxylum piperitum* De Candolle), 산초나무(*Zanthoxylum schinifolium* Siebold et Zuccarini)의 잘 익은 열매껍질

동의보감의 효능 촉초(蜀椒, 산초나무, 초피나무 열매껍질)의 성질은 뜨겁고[熱] 맛은 매우며[辛] 독이 있다(독이 조금 있다고도 한다). 속을 따뜻하게 한다. 피부의 괴사한 조직[死肌]을 없애며 한습비통(寒濕痺痛)에 주로 쓴다. 육부에 있는 한랭한 기운을 없애며 귀주(鬼疰), 고독(蠱毒)을 낫게 한다. 벌레와 물고기의 독을 풀어준다. 치통을 없애고 성기능을 높이며 음낭에서 땀이 나는 것을 멈추게 한다. 허리와 무릎을 따뜻하게 하며 소변을 자주 보는 것을 줄이고 기를 내린다.

한방 효능 배 속을 따뜻하게 하고 통증을 멎게 한다. 기생충을 죽이고 가려움증을 멎게 한다.

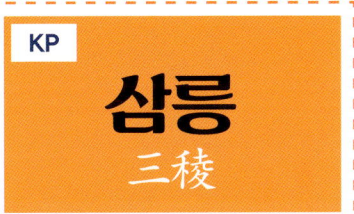
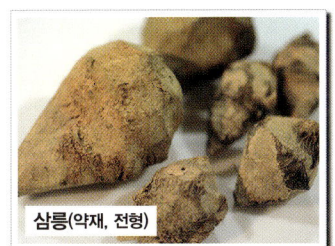
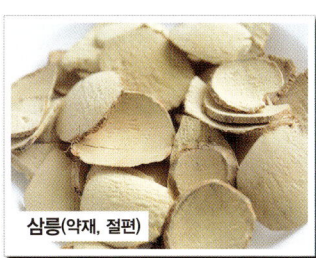

흑삼릉(*Sparganium stoloniferum* Buchanan-Hamilton)의 덩이줄기

동의보감의 효능 삼릉(三稜, 흑삼릉 덩이줄기)은 배 속에 생긴 덩어리와 뭉친 것에 주로 쓴다. 부인의 혈적(血積)을 낫게 하고 유산시킨다. 월경을 통하게 하며 어혈을 없앤다. 산후에 출혈이 심하여 정신이 흐리고 혼미하여지는 증상, 복통, 어혈이 내려가지 않는 것, 넘어지거나 맞아서 멍든 것을 풀어준다.

한방 효능 어혈을 깨뜨려 기운이 잘 통하게 한다. 배 속에 덩어리가 생겨 아픈 증상을 가라앉히고 통증을 멎게 한다.

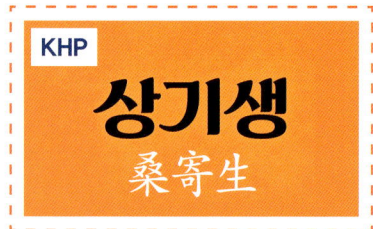
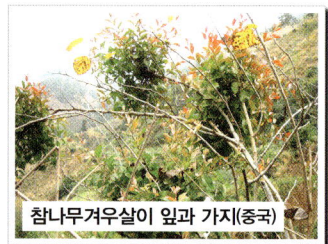
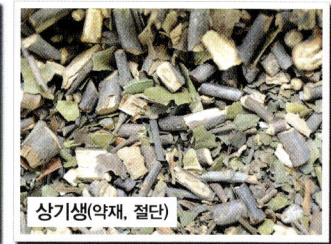

참나무겨우살이 잎과 가지(중국) / 상기생(약재, 절단)

뽕나무겨우살이(*Loranthus parasticus* Merr.)의 잎, 줄기 및 가지

동의보감의 효능 상상기생(桑上寄生, 뽕나무겨우살이 잎, 줄기, 가지)은 성질이 보통이며[平] 맛은 쓰고[苦] 달며[甘] 독이 없다. 근육과 뼈를 튼튼하게 하고 혈액순환이 잘되게 한다. 피부를 탄력 있게 하며 수염과 눈썹을 자라게 한다. 허리가 아픈 데 주로 쓴다. 옹종(癰腫)과 쇠붙이에 다친 상처를 치료한다. 여성의 임신 중에 하혈(下血)하는 것을 멎게 하며 태(胎)를 튼튼하게 한다. 산후의 여러 질병과 여성의 부정기 자궁출혈을 낫게 한다.

한방 효능 간(肝)과 신(腎)을 보한다. 근육과 뼈를 튼튼하게 한다. 풍사(風邪)와 습사(濕邪)를 없앤다. 태아를 안정시킨다.

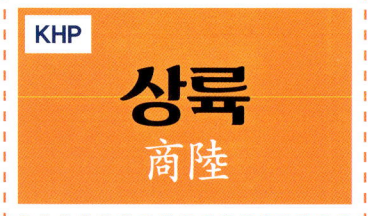
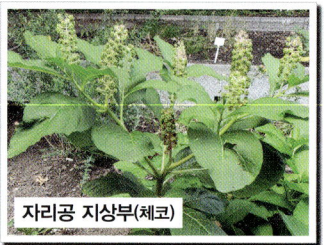
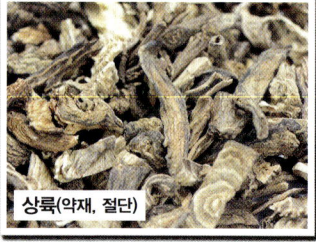

자리공 지상부(체코) / 상륙(약재, 절단)

자리공(*Phytolacca esculenta* Houttuyn), 미국자리공(*Phytolacca americana* Linne)의 뿌리

동의보감의 효능 상륙(商陸, 자리공 뿌리)의 성질은 보통이고[平](서늘하다[冷]고도 한다) 맛은 맵고[辛] 시며[酸] 독이 많다. 열 가지 몸이 붓는 것, 목 안이 벌겋게 붓고 아프며 막힌 감이 있는 것을 치료한다. 고독(蠱毒)을 없애며 유산시키고 옹종(癰腫)을 치료한다. 헛것에 들린 것을 없앤다. 피부가 헐어 아프고 가려우며 벌겋게 부어 곪는 것에 붙이면 효과가 있다. 유산[墮胎, 타태]시키며 대소장을 잘 통하게 한다.

한방 효능 물기를 배출시켜 부종을 가라앉힌다. 대소변을 잘 나오게 한다. 독을 풀어주고 뭉친 것을 풀어준다.

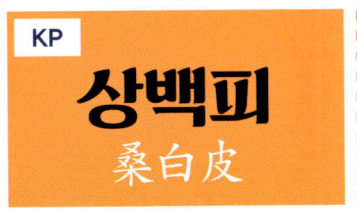
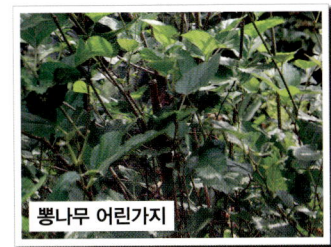
뽕나무 어린가지
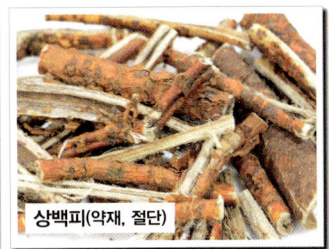
상백피(약재, 절단)

뽕나무(*Morus alba* Linné)의 뿌리껍질로서 주피를 제거한 것

동의보감의 효능 상근백피(桑根白皮, 뽕나무 뿌리껍질)는 폐기(肺氣)로 숨이 차고 가슴이 그득한 것, 수기(水氣)로 부종이 생긴 것을 낫게 한다. 담(痰)을 삭이고 갈증을 멎게 한다. 폐 속의 수기(水氣)를 없애며 소변을 잘 나오게 한다. 기침과 피가 섞인 침을 뱉는 것을 낫게 하며 대소장을 잘 통하게 한다. 배 속의 벌레를 죽이고 쇠붙이에 다친 상처를 아물게 한다.

한방 효능 폐의 열을 떨어뜨려 천식을 편안하게 한다. 소변을 잘 나오게 하고 부종을 가라앉힌다.

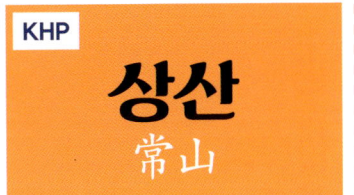
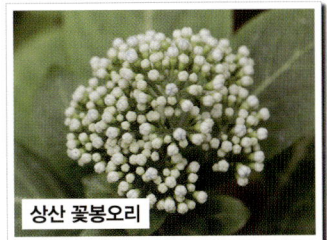
상산 꽃봉오리
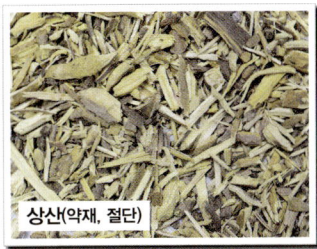
상산(약재, 절단)

상산(*Dichroa febrifuga* Lour.)의 뿌리

동의보감의 효능 상산(常山, 상산 뿌리)의 성질은 차고[寒] 맛은 쓰고[苦] 매우며[辛] 독이 있다. 여러 가지 말라리아를 낫게 하고 침과 가래를 토하게 하며 추웠다 열이 났다 하는 것을 치료한다.

한방 효능 가래와 침을 토해내게 한다. 말라리아[瘧疾]를 억제한다.

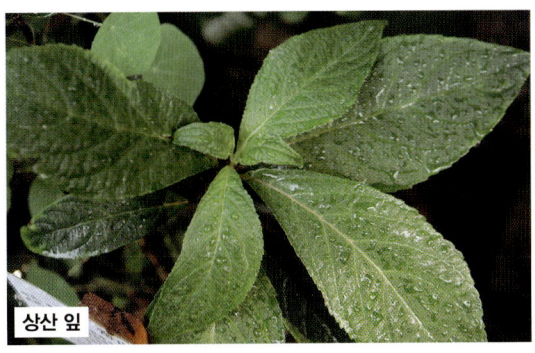
상산 잎

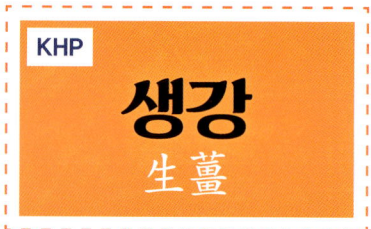 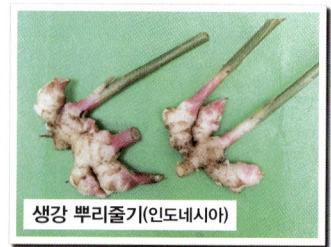 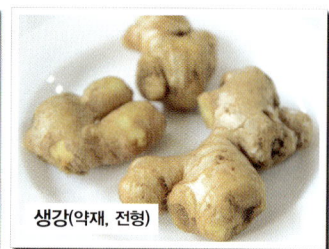

생강(*Zingiber officinale* Roscoe)의 신선한 뿌리줄기

동의보감의 효능 생강(生薑, 생강 뿌리줄기)은 성질이 약간 따뜻하고[微溫] 맛이 매우며[辛] 독이 없다. 오장(五藏)에 들어가며 담(痰)을 삭이고 기를 내린다. 구토를 멎게 하며 풍한습기(風寒濕氣)를 제거한다. 딸꾹질하며 기운이 치미는 것과 숨이 차고 기침하는 것을 치료한다.

한방 효능 땀을 내어 체표에 있는 사기(邪氣)를 내보내고 추위를 없앤다. 배 속을 따뜻하게 하고 구토를 멎게 한다. 가래를 녹이고 기침을 멎게 한다.

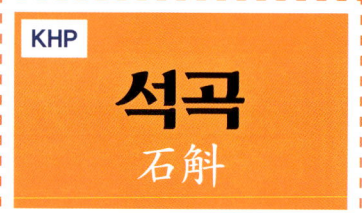 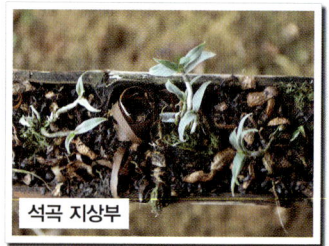 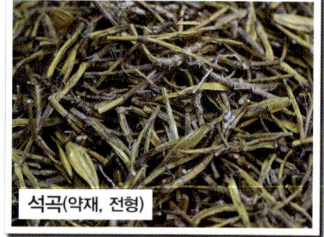

철피석곡(鐵皮石斛, *Dendrobium candidum* Wall. ex Lindley)의 줄기

동의보감의 효능 석곡(石斛, 철피석곡 줄기)의 성질은 보통이고[平] 맛이 달며[甘] 독이 없다. 허리와 다리가 연약한 것을 낫게 하고 몸과 마음이 허약하고 피로한 것을 보한다. 근육과 뼈를 튼튼하게 하고 신장[水藏]을 덥게 하며 신(腎)을 보하고 정(精)을 보충한다. 신기(腎氣)를 기르며 허리 아픈 것을 멎게 한다.

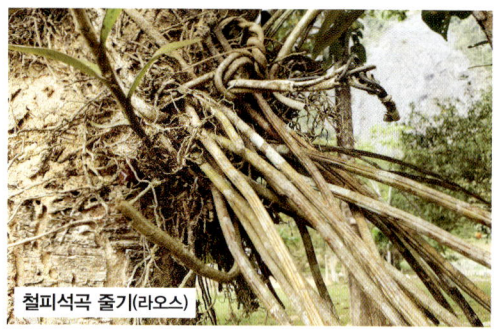

한방 효능 위기(胃氣)를 보충하고 진액 생성을 촉진한다. 진액을 보충하여 발열을 식힌다.

KHP 석류 石榴

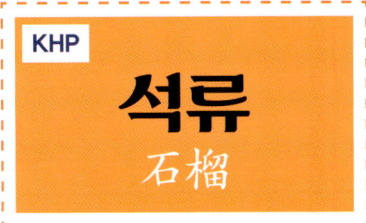
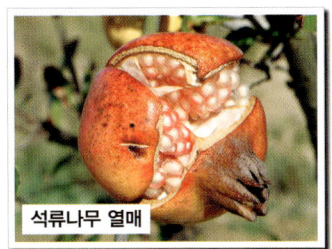
석류나무 열매
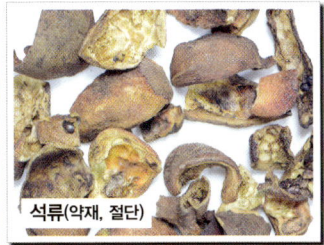
석류(약재, 절단)

석류나무(*Punica granatum* Linné)의 열매

동의보감의 효능 석류(石榴, 석류나무 열매)의 성질은 따뜻하며[溫] 맛이 달고[甘] 시며[酸] 독이 없다. 목 안이 마르는 것과 갈증을 치료한다. 폐(肺)를 손상시키니 많이 먹지 말아야 한다.

한방 효능 갈증을 멎게 한다. 설사를 멎게 한다. 출혈을 멎게 한다.

KHP 석창포 石菖蒲

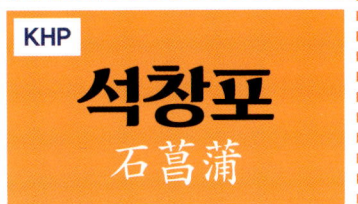
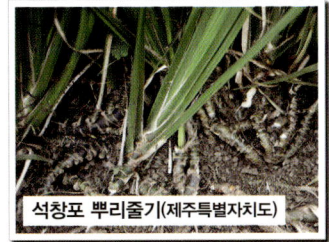
석창포 뿌리줄기(제주특별자치도)
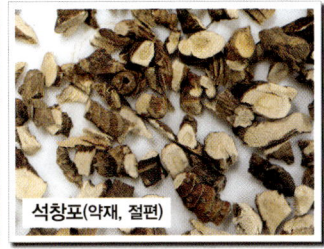
석창포(약재, 절편)

석창포(*Acorus gramineus* Solander)의 뿌리줄기

동의보감의 효능 창포(菖蒲, 석창포 뿌리줄기)의 성질은 따뜻하고[溫](보통이다[平]고도 한다) 맛이 매우며[辛] 독이 없다. 심의 구멍[心孔]을 열어 주고 오장(五臟)을 보하며 몸에 있는 9개의 구멍을 잘 통하게 한다. 눈과 귀를 밝게 하며 목청을 좋게 한다. 풍습(風濕)으로 감각이 둔해진 것을 치료하며 배 속의 벌레를 죽인다. 이

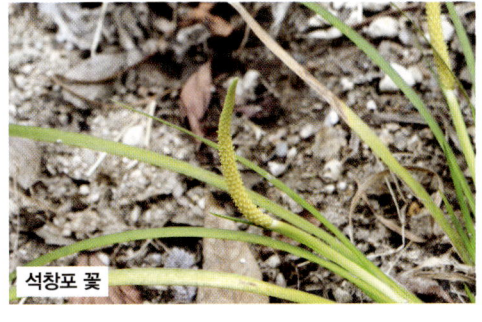
석창포 꽃

와 벼룩을 없애며 건망증을 치료한다. 지혜롭게 하고[長智] 명치가 아픈 것을 낫게 한다.

한방 효능 담음(痰飮)을 제거하여 정신을 맑게 한다. 정신을 차리게 하고 인지기능을 개선한다. 습기를 없애고 위장 기능을 정상화한다.

선복화 (旋覆花)

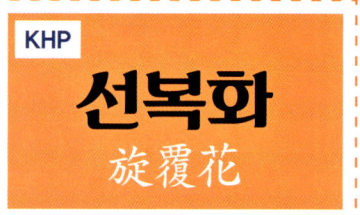
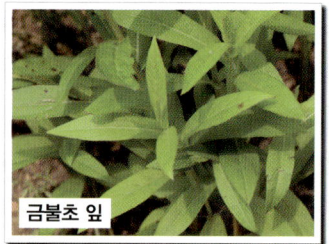
금불초 잎
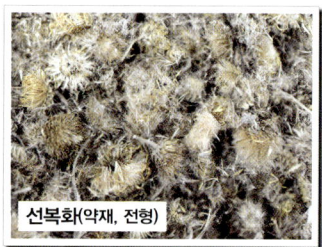
선복화(약재, 전형)

금불초(*Inula japonica* Thunberg)의 꽃

동의보감의 효능 선복화(旋覆花, 금불초 꽃)의 성질은 약간 따뜻하고[微溫] 맛은 짜며[鹹] 독이 조금 있다. 가슴에 잘 떨어지지 않는 가래와 침이 있고, 가슴과 옆구리에 담수(痰水)가 찬 것, 양 옆구리가 창만한 것을 낫게 한다. 식욕을 돋우고 속이 메슥메슥하여 토하려는 것을 멎게 한다. 방광에 쌓인 물을 내보내고 눈을 밝게 한다.

한방 효능 치밀어 오른 기(氣)를 내려준다. 담(痰)을 삭인다. 수분 배출을 촉진한다. 구토를 멎게 한다.

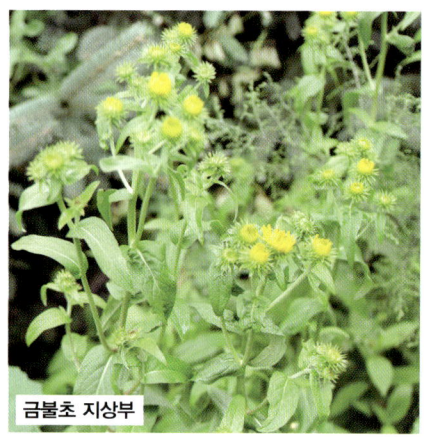
금불초 지상부

소계 (小薊)

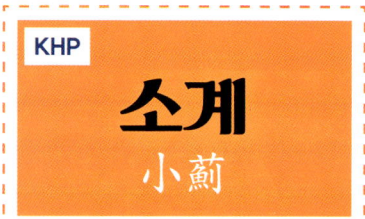
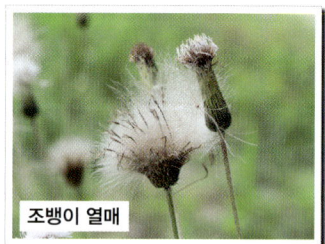
조뱅이 열매
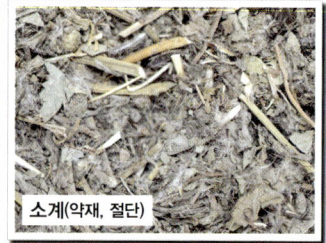
소계(약재, 절단)

조뱅이(*Breea segeta* Kitamura)의 전초

동의보감의 효능 소계(小薊, 조뱅이 전초)의 성질은 서늘하고[凉] 독이 없다. 열독풍을 낫게 하고 오래된 어혈을 깨뜨린다. 갓 출혈된 것, 갑자기 하혈(下血)하는 것, 혈붕(血崩), 쇠붙이에 상하여 피가 나는 것을 멎게 한다. 거미, 뱀, 전갈의 독을 풀어준다.

한방 효능 혈열(血熱)을 식히고 지혈한다. 열기를 식히고 종기를 가라앉힌다.

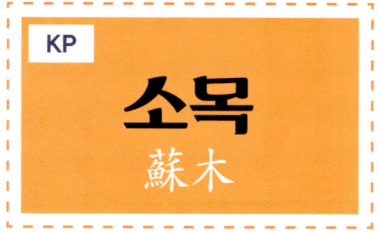 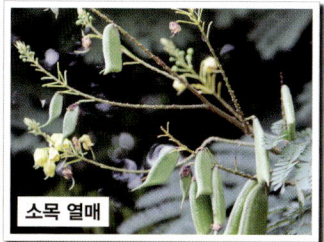 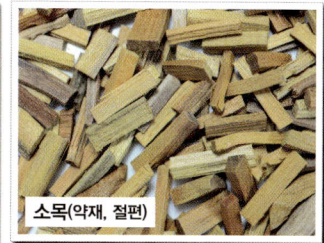

소목(*Caesalpinia sappan* Linné)의 심재

동의보감의 효능 소방목(蘇方木, 소목 심재)의 성질은 보통이며 [平](차다[寒]고도 한다) 맛은 달고[甘] 짜며[鹹] 독이 없다. 부인의 혈기통(血氣痛)으로 명치가 아픈 것, 산후에 어혈로 붓고 답답하면서 죽을 지경인 것, 여성이 피를 많이 흘려 이를 악물고 말을 하지 못하는 것을 치료한다. 옹종(癰腫)과 넘어지거나 다쳐서 생긴 어혈을 풀어준다. 고름을 빼내며 통증을 멎게 하고 어혈을 잘 깨뜨린다.

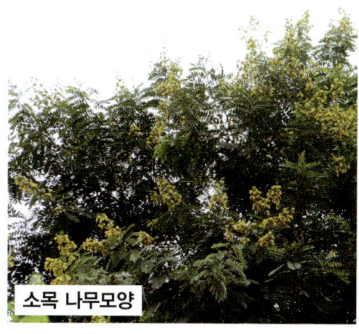

한방 효능 혈액순환을 촉진하고 어혈을 없앤다. 종기를 가라앉히고 통증을 멎게 한다.

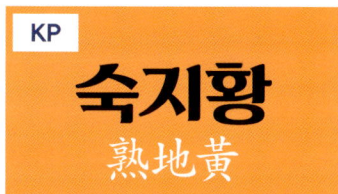 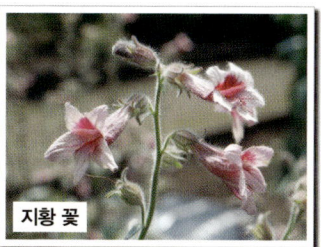 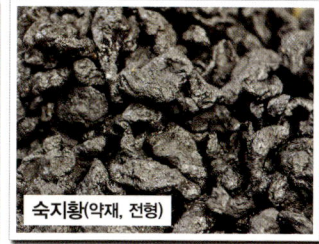

지황(*Rehmannia glutinosa* Liboschitz ex Steudel)의 뿌리를 포제가공한 것

동의보감의 효능 숙지황(熟地黃, 지황 뿌리를 포제가공한 것)의 성질은 따뜻하고[溫] 맛이 달며[甘] 약간 쓰고[微苦] 독이 없다. 부족한 혈을 크게 보하고 수염과 머리카락을 검게 한다. 골수(骨髓)를 보충해주고 살찌게 하며 근육과 뼈를 튼튼하게 한다. 몸과 마음이 허약하고 피로한 것을 보하고 혈맥[血脈]을 잘 통하게 하며 기운을 더 나게 하고 눈과 귀를 밝게 한다.

한방 효능 피와 진액을 보한다. 정기(精氣)를 보충하고 골수(骨髓)를 채워준다.

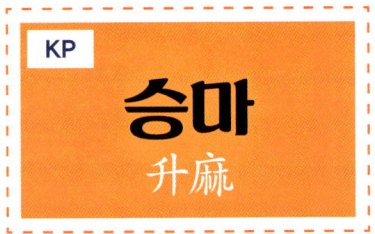 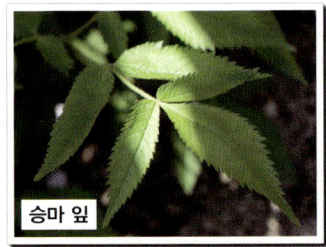 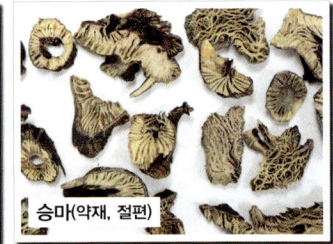

승마(*Cimicifuga heracleifolia* Komarov)의 뿌리줄기

동의보감의 효능　승마(升麻, 승마 뿌리줄기)의 성질은 보통이고[平](약간 차다[微寒]고도 한다) 맛이 달며[甘] 쓰고[苦] 독이 없다. 모든 독을 풀어주고 온갖 헛것에 들린 것을 없앤다. 급성 전염병과 장기(瘴氣)를 물리친다. 고독(蠱毒)과 풍으로 붓는 것[風腫], 여러 가지 독으로 목 안이 아픈 것, 입안이 헌 것을 치료한다[본초].

한방 효능　땀을 내어 체표에 있는 사기(邪氣)를 없애고 발진을 촉진한다. 열독(熱毒)을 해소한다. 양기(陽氣)를 끌어 올린다.

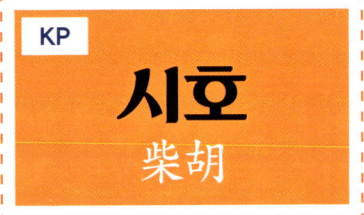 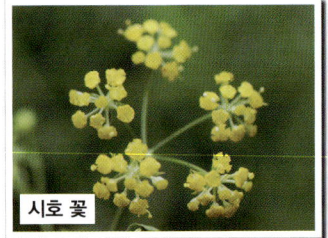 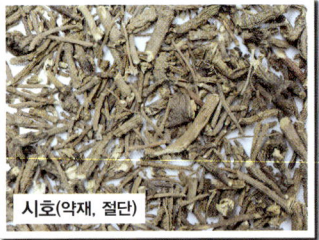

시호(*Bupleurum falcatum* Linné)의 뿌리

동의보감의 효능　시호(柴胡, 시호 뿌리)의 성질은 약간 차고[微寒](보통이다[平]고도 한다) 맛은 약간 쓰며[微苦](달다[甘]고도 한다) 독이 없다. 상한(傷寒)에 추웠다 열이 났다 하는 것, 유행성 질병으로 안팎의 열이 풀리지 않을 때에 주로 쓴다. 관절이 아픈 것을 치료한다. 몸과 마음이 허약하고 피로한 것과 추웠다 더웠다 하는 것을 낫게 한다. 몸살로 열이 있는 것과 이른 새벽에 나는 조열(潮熱)을 없앤다. 간화(肝火)를 잘 내리고 추웠다 더웠다 하는 말라리아와 가슴, 옆구리가 그득하면서 아픈 것을 낫게 한다.

한방 효능　발산(發散)하는 방법으로 열(熱)을 내린다. 간기(肝氣)가 뭉친 것을 해소한다. 양기(陽氣)를 끌어 올린다.

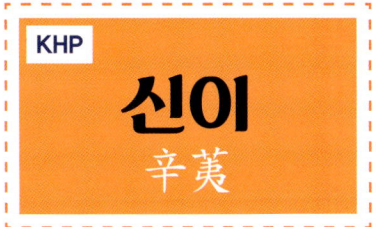
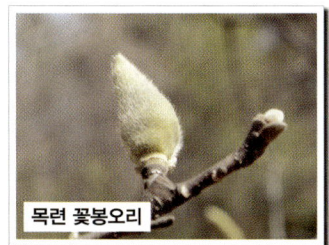
목련 꽃봉오리
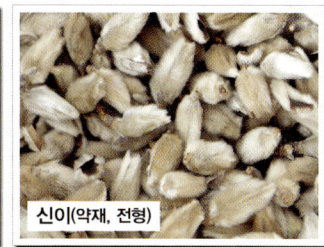
신이(약재, 전형)

백목련(*Magnolia denudata* Desrousseaux)의 꽃봉오리

동의보감의 효능 신이(辛夷, 백목련 꽃봉오리)의 성질은 따뜻하며[溫] 맛은 맵고[辛] 독이 없다. 풍으로 머리가 아픈 것과 얼굴 기미에 주로 쓴다. 코 막힌 것을 뚫어 콧물이 나오게 한다. 얼굴이 부으면서 치아까지 당기며 아픈 것을 치료한다. 눈을 밝게 하며 머리카락과 수염을 나게 한다. 기름을 만들어 얼굴에 바르면 광택이 난다.

한방 효능 풍한(風寒)을 없앤다. 코가 막힌 것을 잘 통하게 한다.

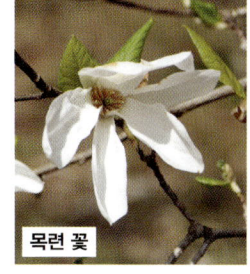
목련 꽃

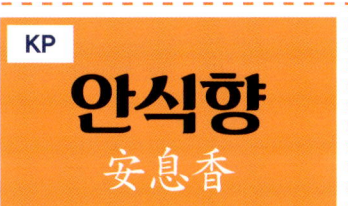
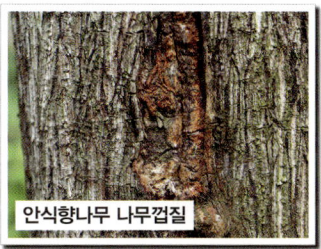
안식향나무 나무껍질
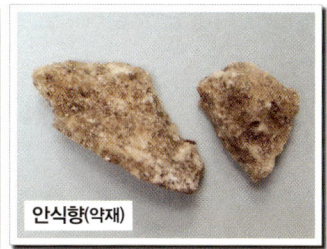
안식향(약재)

안식향나무(*Styrax benzoin* Dryander)의 수지(樹脂, 식물체로부터의 분비물 또는 상처로부터의 유출물)

동의보감의 효능 안식향(安息香, 안식향나무 또는 백화수 수지)의 성질은 보통이며[平] 맛은 맵고[辛] 쓰며[苦] 독이 없다. 명치의 악기(惡氣)와 귀주(鬼疰)에 주로 쓴다. 나쁜 기운, 헛것에 들려 귀태(鬼胎)가 된 것을 치료한다. 고독(蠱毒), 급성 전염병[瘟疫, 온역]을 물리치며 신기통(腎氣痛), 구토하고 설사하는 것을 낫게 한다. 부인의 월경이 중단된 것, 산후 출혈이 심하여 정신이 흐리고 혼미해지는 증상을 치료한다.

한방 효능 감각기관의 기능을 정상화하고 정신을 차리게 한다. 기운과 혈액을 잘 소통시킨다. 통증을 멎게 한다.

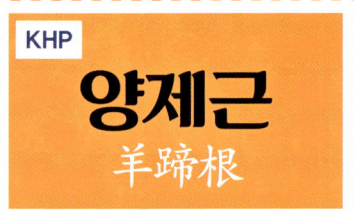
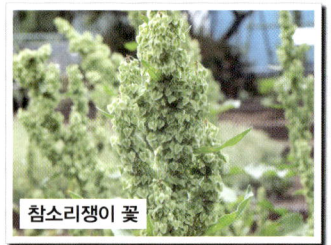
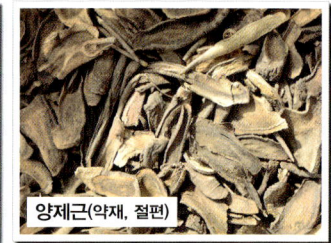

양제근 羊蹄根 [KHP]

참소리쟁이 꽃 / 양제근(약재, 절편)

참소리쟁이(*Rumex japonicus* Houttuyn)의 뿌리

동의보감의 효능 양제근(羊蹄根, 참소리쟁이 뿌리)의 성질은 차고[寒] 맛은 쓰고[苦] 매우며[辛] 독이 없다(독이 조금 있다고도 한다). 머리카락이 빠지는 것, 옴, 버짐, 큰 종기, 치질, 여성의 음부가 헌데, 급성 피부염[浸淫瘡, 침음창]에 주로 쓴다. 여러 가지 충을 죽인다. 고독(蠱毒)을 낫게 하고 독성이 있는 종기에 붙인다. 곳곳에 있다[본초].

한방 효능 열기를 식히고 대변이 잘 나오게 한다. 혈열(血熱)을 식히고 지혈한다. 기생충을 죽이고 가려움증을 멎게 한다.

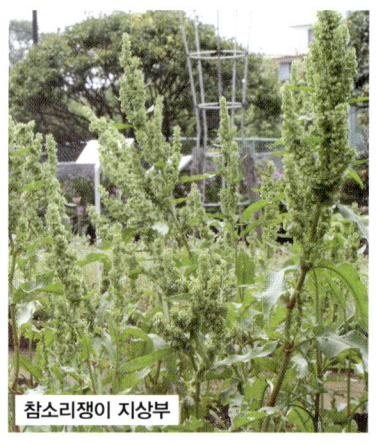
참소리쟁이 지상부

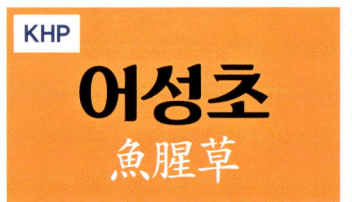
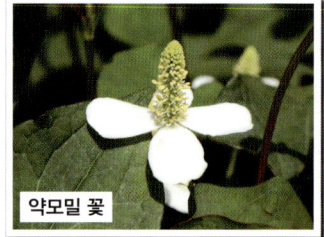
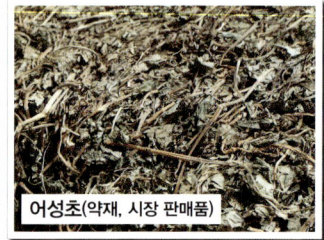

어성초 魚腥草 [KHP]

약모밀 꽃 / 어성초(약재, 시장 판매품)

약모밀(*Houttuynia cordata* Thunberg)의 지상부

동의보감의 효능 즙채(蕺菜, 약모밀 지상부)는 성질이 약간 따뜻하고[微溫] 맛이 매우며[辛] 독이 있다. 집게벌레[蠼螋, 구수]의 소변에 의해 생긴 헌데에 주로 쓴다.

한방 효능 열독(熱毒)을 해소한다. 종기를 가라앉히고 고름을 배출시킨다. 소변을 잘 나오게 하고 배뇨 장애를 해소한다.

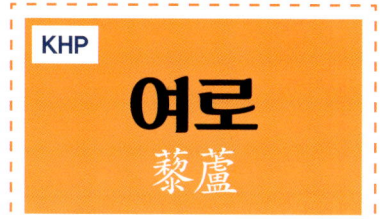
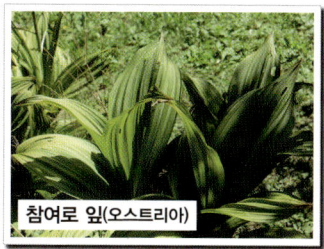
참여로 잎(오스트리아)
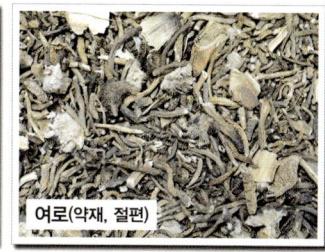
여로(약재, 절편)

참여로(*Veratrum nigrum* Linné var. *ussuriense* Loes. fil.), 박새(*Veratrum oxysepalum* Turcz.)의 뿌리줄기와 뿌리

동의보감의 효능 여로(藜蘆, 참여로, 박새 뿌리와 뿌리줄기)의 성질은 차고[寒] 맛은 맵고[辛] 쓰며[苦] 독이 많다. 머리에 난 부스럼, 옴으로 가려운 것, 피부가 헐어 아프고 가려우며 벌겋게 부어 곪는 것, 버짐을 낫게 한다. 괴사한 조직[死肌]을 없애며 여러 가지 벌레를 죽이고 가슴의 풍담(風痰)을 토하게 한다.

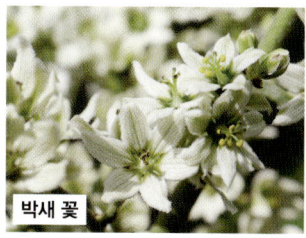
박새 꽃

한방 효능 풍증(風症)을 일으키는 담(痰)을 토해내게 한다. 기생충을 죽인다.

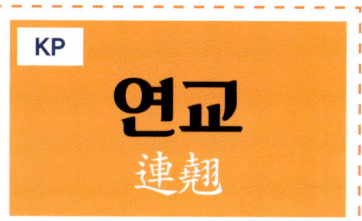
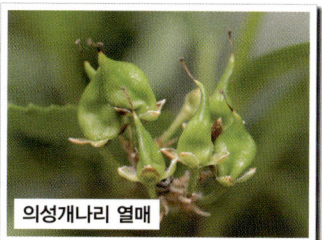
의성개나리 열매
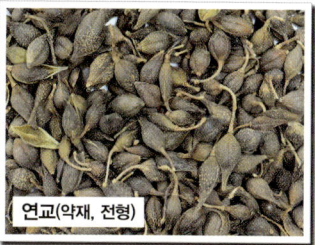
연교(약재, 전형)

의성개나리(*Forsythia viridissima* Lindley)의 열매

동의보감의 효능 연교(連翹, 의성개나리 열매)의 성질은 보통이고[平] 맛은 쓰며[苦] 독이 없다. 나력(瘰癧), 옹종(癰腫), 피부가 헐어 아프고 가려우며 벌겋게 부어 곪는 것을 치료한다. 영류(癭瘤), 열이 뭉친 것[結熱], 고독(蠱毒)에 주로 쓴다. 고름을 빼내고 피부에 얇게 생긴 헌데를 낫게 하며 통증을 멎게 한다. 오림(五淋)과 소변이 나오지 않는 것을 치료하고 심(心)에 열이 있는 것을 없앤다.

한방 효능 열독(熱毒)을 해소한다. 종기를 가라앉히고 뭉친 것을 풀어준다. 풍열(風熱)을 해소한다.

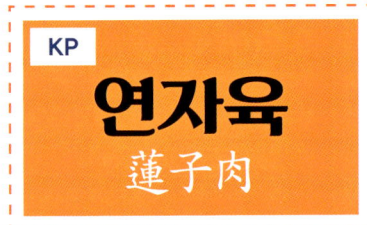
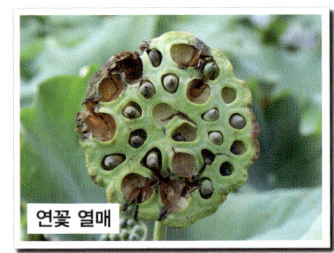
연꽃 열매
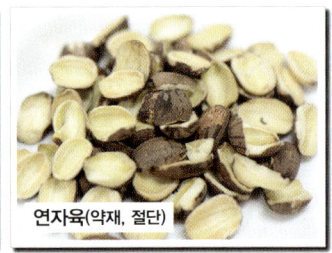
연자육(약재, 절단)

연자육 蓮子肉 (KP)

연꽃(*Nelumbo nucifera* Gaertner)의 잘 익은 씨로서 그대로 또는 연심을 제거한 것

동의보감의 효능 연실(蓮實, 연꽃 씨)의 성질은 보통이고[平] 차며[寒] 맛이 달고[甘] 독이 없다. 기력을 도와[養氣力] 온갖 병을 없애고 오장(五藏)을 보한다. 갈증과 이질[痢]을 멎게 하고 정신을 좋게 하며 마음을 안정시킨다. 많이 먹으면 기분이 좋아진다[본초].

한방 효능 비(脾)를 보하고 설사를 멎게 한다. 냉을 멎게 한다. 신기(腎氣)를 보충하고 정액 배출을 억제한다. 심(心)을 보양하고 정신을 안정시킨다.

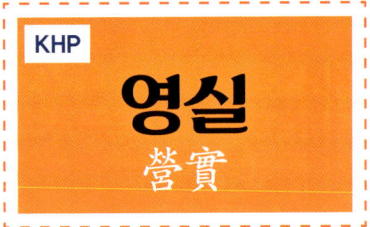
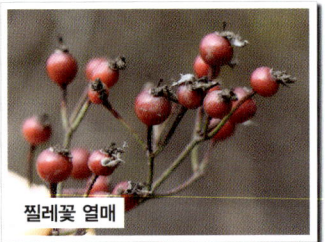
찔레꽃 열매
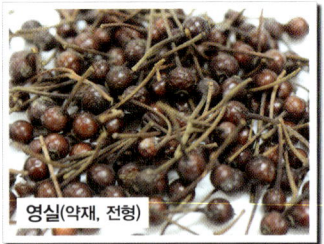
영실(약재, 전형)

영실 營實 (KHP)

찔레꽃(*Rosa multiflora* Thunberg)의 열매

동의보감의 효능 영실(營實, 찔레꽃 열매)의 성질은 따뜻하고[溫](약간 차다[微寒]고도 한다) 맛이 시며[酸](쓰다[苦]고도 한다) 독이 없다. 옹저, 피부가 헐어 아프고 가려우며 벌겋게 부어 곪는 것을 낫게 한다. 패창(敗瘡), 여성 음부가 헌 것이 낫지 않는 것, 두창(頭瘡), 머리가 허옇게 빠지는 데[白禿瘡, 백독창]에 쓴다.

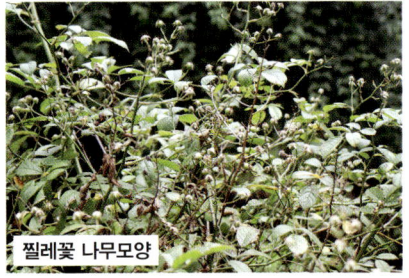
찔레꽃 나무모양

한방 효능 열독(熱毒)을 해소한다. 풍(風)으로 인해 정체된 혈행을 잘 통하게 한다. 소변을 잘 나오게 하고 부종을 가라앉힌다.

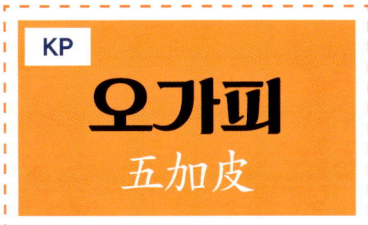
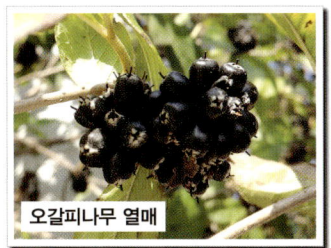
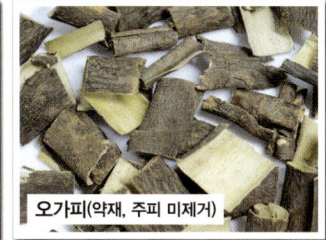

오갈피나무(*Acanthopanax sessiliflorum* Seeman)의 뿌리껍질 및 줄기껍질

동의보감의 효능 오가피(五加皮, 오갈피나무 뿌리껍질 및 줄기껍질)의 성질은 따뜻하며[溫](약간 차다[微寒]고도 한다) 맛은 맵고[辛] 쓰며[苦] 독이 없다. 오로칠상(五勞七傷)을 보하며 기운을 돕고 정수를 보충한다. 근육과 뼈를 튼튼히 하고 의지를 강하게 한다. 남성의 발기부전과 여성의 음부 가려움증을 낫게 한다. 허리와 등뼈가 아픈 것, 두 다리가 아프고 저린 것, 관절이 당기는 것, 다리에 힘이 없어 늘어진 것을 낫게 한다. 소아가 3살이 되어도 걷지 못할 때에 오가피를 먹이면 걸을 수 있다.

한방 효능 팔다리를 잘 쓰지 못하고 마비되며 아픈 증상을 치료한다. 간(肝)과 신(腎)을 보한다. 근육과 뼈를 튼튼하게 한다. 소변을 잘 나오게 하고 부종을 가라앉힌다.

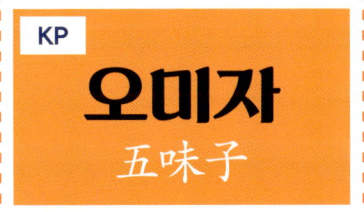
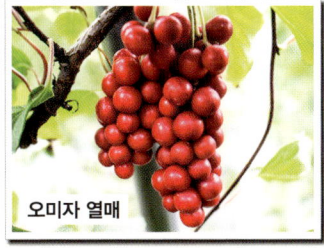
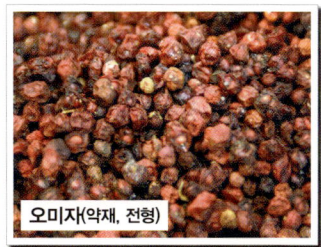

오미자[*Schisandra chinensis* (Turcz.) Baillon]의 잘 익은 열매

동의보감의 효능 오미자(五味子, 오미자 열매)의 성질은 따뜻하고[溫] 맛이 시며[酸](약간 쓰다[微苦]고도 한다) 독이 없다. 허로(虛勞)로 몹시 야윈 것을 보하고 눈을 밝게 한다. 신[水藏]을 덥히고 양기를 세게 하며 남성의 정을 보하고 음경을 커지게 한다. 소갈(消渴)증을 멎게 하고 가슴이 답답하면서 열나는 증상을 없앤다. 술독을 풀고 기침이 나면서 숨이 찬 것을 치료한다.

한방 효능 체액의 배출·배설을 억제한다. 원기를 보충하고 진액 생성을 촉진한다. 신(腎)을 보하고 정신을 안정시킨다.

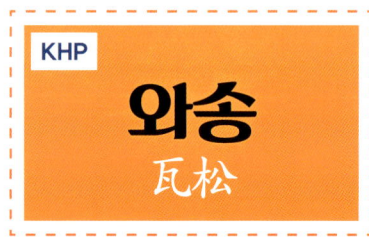

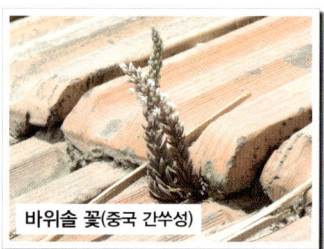
바위솔 꽃(중국 간쑤성)

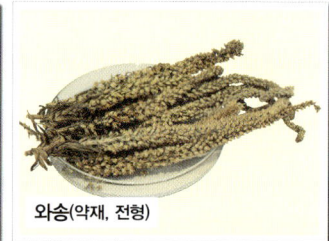
와송(약재, 전형)

바위솔(*Orostachys japonicus* A. Berger)의 전초

동의보감의 효능 작엽하초(昨葉荷草, 바위솔 전초)의 성질은 보통이고[平] 맛은 시며[酸] 독이 없다. 음식이 소화되지 않고 점액과 함께 나오는 설사병[水穀痢, 수곡리]과 대변에 피가 섞여 나오는 것을 낫게 한다. 오래된 기와지붕 위에서 자란다. 멀리서 바라보면 소나무와 비슷하기 때문에 일명 와송(瓦松)이라고도 한다. 음력 6월, 7월에 캐서 햇볕에 말린다[본초].

한방 효능 혈열(血熱)을 식히고 지혈한다. 독성을 없앤다. 상처를 아물게 한다.

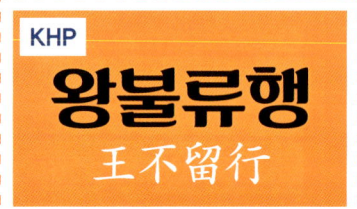

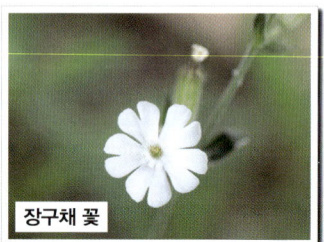
장구채 꽃

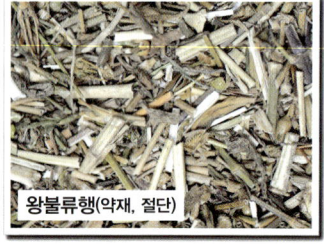
왕불류행(약재, 절단)

장구채(*Melandrium firmum* Rohrbach)의 열매가 익었을 때의 지상부

동의보감의 효능 왕불류행(王不留行, 장구채 지상부)의 성질은 보통이며[平] 맛은 쓰고[苦] 달며[甘] 독이 없다. 쇠붙이에 상하여 피가 나는 것을 멎게 하고 아픈 것을 멈추며 가시 박힌 것을 나오게 한다. 코피, 큰 종기, 피부가 헐어 아프고 가려우며 벌겋게 부어 곪는 것을 낫게 한다. 풍독(風毒)을 없애고 혈맥(血脈)을 통하게 하며 월경이 고르지 못한 것과 난산(難産)을 치료한다.

한방 효능 열독(熱毒)을 해소한다. 소변을 잘 나오게 한다. 월경을 순조롭게 한다.

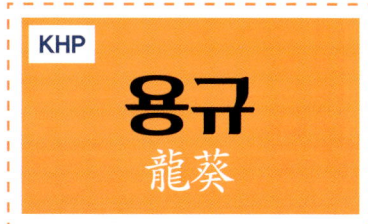
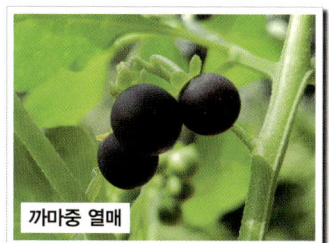
까마중 열매
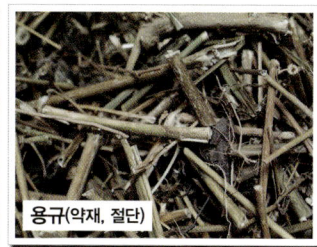
용규(약재, 절단)

까마중(*Solanum nigrum* Linné)의 지상부

동의보감의 효능 용규(龍葵, 까마중 지상부)는 성질이 차고[寒] 맛이 쓰며[苦] 독이 없다. 피로를 풀어주고 잠을 적게 자게 하며 열로 부은 것[熱腫]을 없앤다.

한방 효능 열독(熱毒)을 해소한다. 혈액순환을 촉진하고 종기를 가라앉힌다.

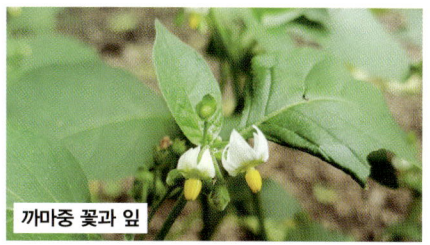
까마중 꽃과 잎

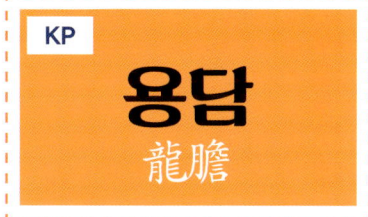
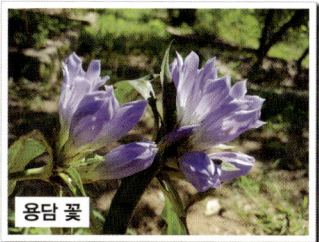
용담 꽃
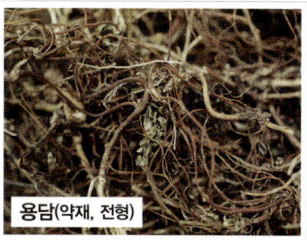
용담(약재, 전형)

용담(*Gentiana scabra* Bunge)의 뿌리 및 뿌리줄기

동의보감의 효능 용담(龍膽, 용담 뿌리 및 뿌리줄기)의 성질은 매우 차고[大寒] 맛이 쓰며[苦] 독이 없다. 위(胃) 속에 있는 열과 유행하는 급성 전염병, 열성 설사[熱泄], 이질을 치료한다. 간(肝)과 담(膽)의 기를 더해주고 놀라서 가슴이 두근거리는 것을 멎게 한다. 뼛속이 화끈거리며 사지(四肢)가 풀리거나 몹시 기운이 없는 것을 치료한다. 장(腸) 속의 작은 충을 제거하며 눈을 밝게 한다.

한방 효능 열기를 식히고 습기를 말린다. 간과 담의 열을 떨어뜨린다.

KHP 용아초 龍牙草

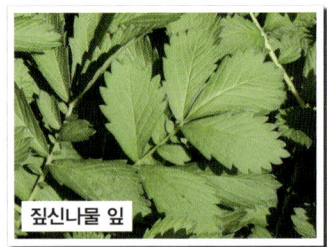
짚신나물 잎

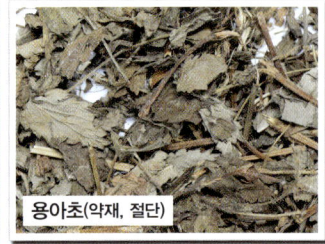
용아초(약재, 절단)

짚신나물(*Agrimonia pilosa* Ledebour)의 전초

동의보감의 효능 낭아(狼牙, 짚신나물 전초)의 성질은 차고[寒] 맛은 쓰며[苦] 시고[酸] 독이 있다. 가려운 종기, 악성 창양[惡瘍], 치질을 낫게 한다. 촌백충 및 배 속의 모든 충을 죽인다.

한방 효능 상처를 아물게 하여 지혈한다. 말라리아[瘧疾]를 억제한다. 이질(痢疾)을 멎게 한다. 독성을 없앤다. 허(虛)한 것을 보한다.

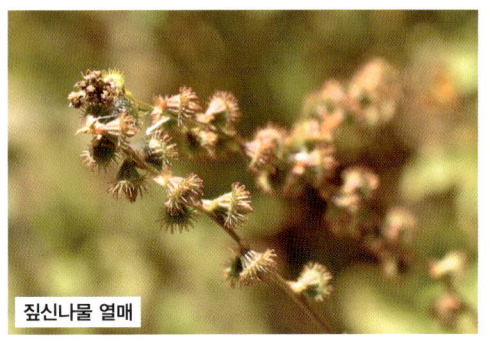
짚신나물 열매

KP 우방자 牛蒡子

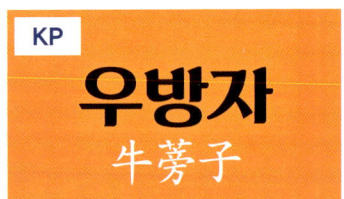

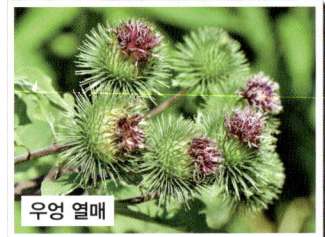
우엉 열매

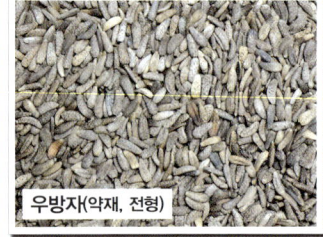
우방자(약재, 전형)

우엉(*Arctium lappa* Linné)의 잘 익은 열매

동의보감의 효능 악실(惡實, 우엉 열매)의 성질은 보통이고[平](따뜻하다[溫]고도 한다) 맛은 매우며[辛](달다[甘]고도 한다) 독이 없다. 눈을 밝게 하고 풍(風)에 상한 것을 낫게 한다[본초].

한방 효능 풍열(風熱)을 해소한다. 폐의 기능을 정상화하고 발진을 잘 돋게 한다. 독을 풀어주고 목구멍을 편안하게 한다.

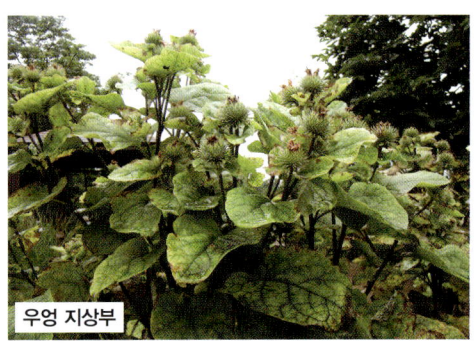
우엉 지상부

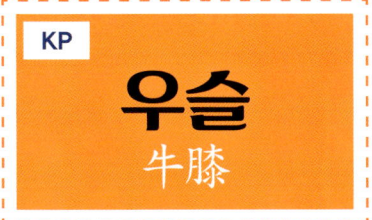
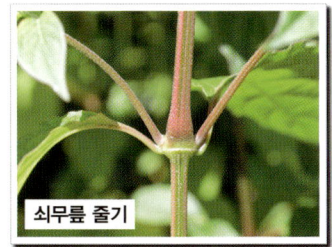
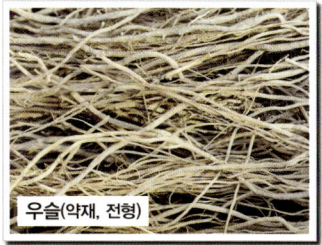

쇠무릎(*Achyranthes japonica* Nakai)의 뿌리

동의보감의 효능 우슬(牛膝, 쇠무릎 뿌리)의 성질은 보통이고[平] 맛은 쓰며[苦] 시고[酸] 독이 없다. 주로 차고 습한 기운으로 팔다리의 근육이 약해져 마음대로 움직이지 못하는 것을 낫게 한다. 뼈마디가 아프고 손발이 저린 것, 무릎이 아파 구부렸다 폈다 하지 못하는 것을 치료한다. 남성의 음소(陰消)증과 노인이 소변을 참지 못하는 데 주로 쓴다. 골수를 채우고 음기(陰氣)를 좋게 하며 머리카락이 희어지지 않게 한다. 발기부전과 허리, 등뼈가 아픈 것을 낫게 한다. 유산시키고 월경을 통하게 한다.

한방 효능 어혈을 제거하여 월경이 잘 나오게 한다. 간(肝)과 신(腎)을 보한다. 근육과 뼈를 튼튼하게 한다. 소변을 잘 나오게 하고 배뇨 장애를 해소한다. 위로 치솟아 오르는 혈액을 끌어당겨 아래로 내려가게 한다.

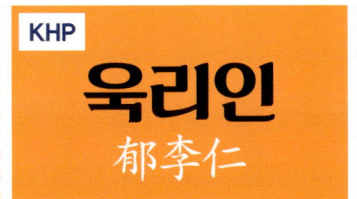
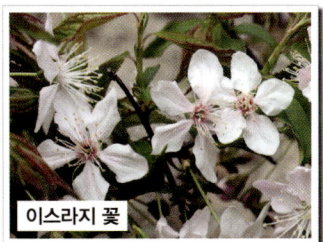
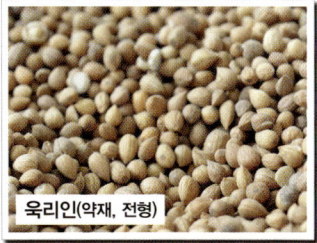

이스라지(*Prunus japonica* Thunb.)의 씨

동의보감의 효능 욱리인(郁李仁, 이스라지 씨)의 성질은 보통이며[平] 맛은 쓰고[苦] 매우며[辛] 독이 없다. 전신이 붓는 데 주로 쓴다. 소변을 잘 나오게 한다. 장(腸)에 기가 맺힌 것을 낫게 한다. 소변이 잘 나오지 않는 것, 구토가 멎지 않는 것이 동시에 나타나는 것을 치료한다. 방광을 잘 통하게 하며 오장(五藏)이 갑자기 아픈 것을 치료한다. 허리와 다리의 차가운 고름을 빠지게 하고 숙식(宿食)을 소화시키며 기를 내린다.

한방 효능 대변이 잘 나오게 한다. 기운을 아래로 내려 소변이 잘 나오게 한다.

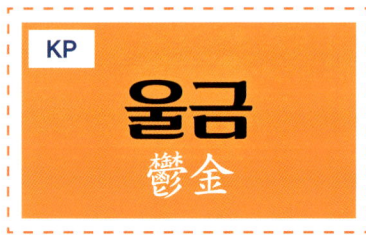
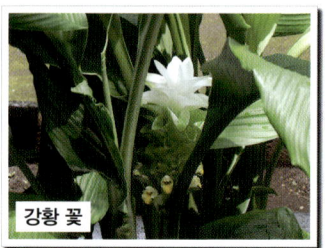
강황 꽃
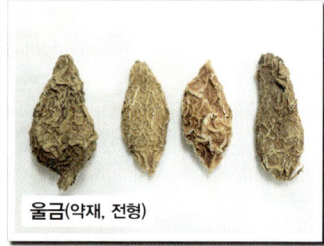
울금(약재, 전형)

강황(薑黃, *Curcuma longa* Linné)의 덩이뿌리로서 그대로 또는 주피를 제거하고 쪄서 말린 것

동의보감의 효능 울금(鬱金, 강황 덩이뿌리)의 성질은 차며[寒] 맛은 맵고[辛] 쓰며[苦] 독이 없다. 피가 엉기어 맺혀서 생긴 덩어리를 없앤다. 기를 내리고 소변에 피가 섞여 나오는 임증, 혈뇨(血尿)를 낫게 한다. 쇠붙이에 다친 상처를 치료하고 혈기로 가슴이 아픈 것을 낫게 한다[본초].

한방 효능 혈액순환을 촉진하고 통증을 멎게 한다. 기운을 잘 소통시켜 울체된 것을 풀어준다. 심열(心熱)과 혈열(血熱)을 식힌다. 담즙분비를 촉진하여 황달을 가라앉힌다.

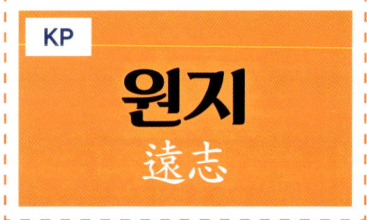
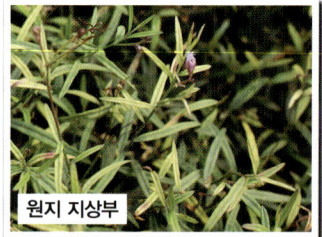
원지 지상부
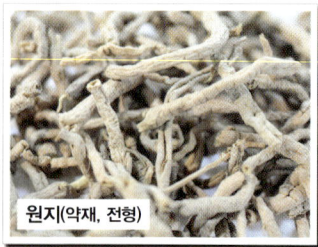
원지(약재, 전형)

원지(*Polygala tenuifolia* Willdenow)의 뿌리

동의보감의 효능 원지(遠志, 원지 뿌리)의 성질은 따뜻하고[溫] 맛이 쓰며[苦] 독이 없다. 지혜를 돕고 귀와 눈을 밝게 하며 건망증을 없애고 의지를 강하게 한다. 심기(心氣)를 안정시키고 놀라서 가슴이 두근거리는 것을 멎게 한다. 건망증을 치료하고 정신을 안정시킬 뿐 아니라 정신을 흐리지 않게 한다[療健忘, 安魂魄, 令人不迷惑].

한방 효능 정신을 안정시키고 인지기능을 개선한다. 심(心)과 신(腎)의 기운이 잘 통하게 한다. 담(痰)을 제거한다. 종기를 가라앉힌다.

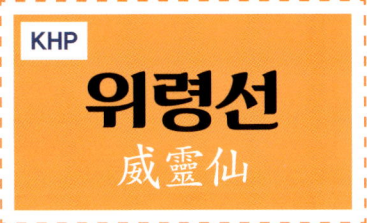
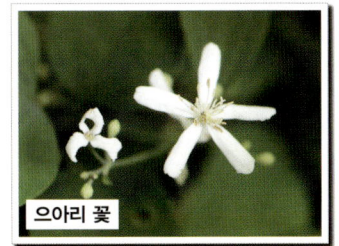
으아리 꽃
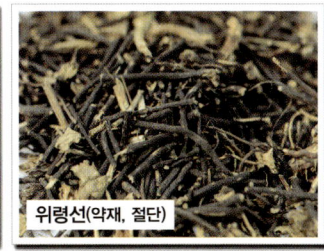
위령선(약재, 절단)

으아리(*Clematis mandshurica* Ruprecht)의 뿌리 및 뿌리줄기

동의보감의 효능 위령선(威靈仙, 으아리 뿌리)은 여러 가지 풍을 없앤다. 오장(五藏)을 잘 통하게 하고 배 속이 차가워서 막힌 것을 낫게 한다. 가슴에 있는 담수(痰水), 배 속에 생긴 덩어리, 옆구리 부위에 생긴 덩어리를 치료한다. 방광에 고인 고름과 나쁜 물[惡水], 허리와 무릎이 시리고 아픈 것을 낫게 한다. 오래 먹으면 급성 전염병[瘟疫, 온역]과 말라리아에 걸리지 않는다.

한방 효능 풍사(風邪)와 습사(濕邪)를 없앤다. 경락을 잘 통하게 한다.

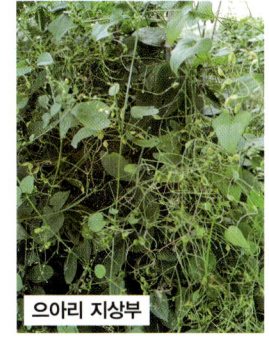
으아리 지상부

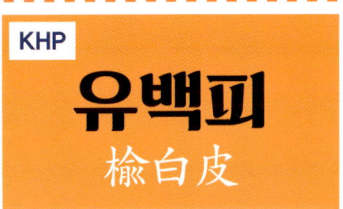
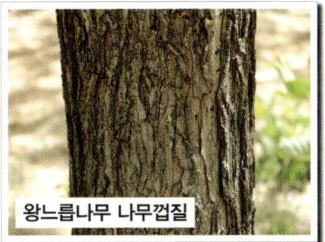
왕느릅나무 나무껍질
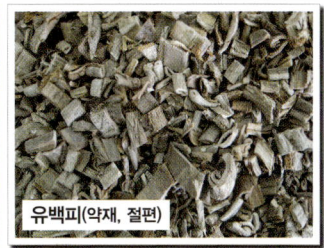
유백피(약재, 절편)

왕느릅나무(*Ulmus macrocarpa* Hance)의 주피를 제거한 나무껍질

동의보감의 효능 유피(榆皮, 왕느릅나무 나무껍질)의 성질은 보통이고[平] 맛이 달며[甘] 독이 없다. 성질이 미끌미끌하여 대소변이 나오지 않는 데 주로 쓰인다. 소변을 잘 나오게 하고 위와 대소장[腸胃]의 나쁜 열 기운을 없애며 부은 것을 가라앉힌다. 오림(五淋)을 잘 통하게 하고 불면증, 코 고는 것[鼾, 후]을 치료한다.

한방 효능 소변을 잘 나오게 하고 배뇨 장애를 해소한다. 담(痰)을 제거한다. 종기를 가라앉히고 독을 풀어준다.

KHP 율초 葎草

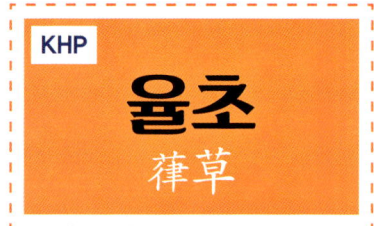
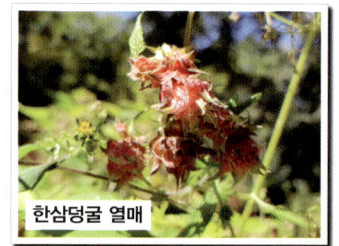
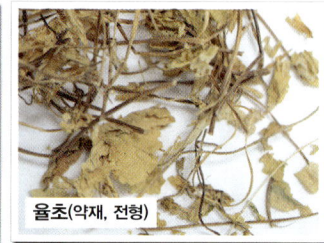

한삼덩굴(*Humulus japonicus* Siebold et Zuccarini)의 지상부

동의보감의 효능 율초(葎草, 한삼덩굴 지상부)의 성질은 차고[寒] 맛은 달며[甘] 독이 없다. 오림(五淋)을 낫게 하며 이질[水痢], 말라리아를 없앤다. 나병의 부스럼[癩瘡, 나창]에 주로 쓴다.

한방 효능 열독(熱毒)을 해소한다. 소변을 잘 나오게 하고 배뇨 장애를 해소한다.

KP 음양곽 淫羊藿

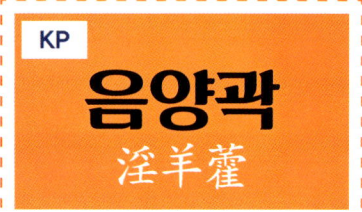
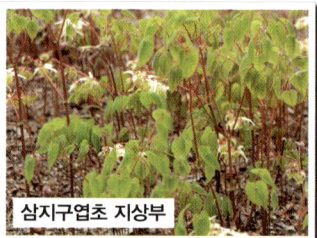
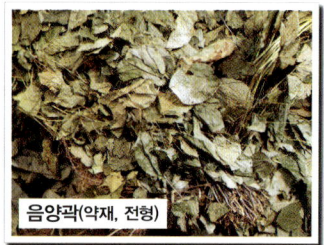

삼지구엽초(*Epimedium koreanum* Nakai)의 지상부

동의보감의 효능 음양곽(淫羊藿, 삼지구엽초 지상부)의 성질은 따뜻하고[溫](보통이다[平]고도 한다) 독이 없다. 모든 풍랭증(風冷證)과 몸과 마음이 허약하고 피로한 것을 낫게 하며 허리와 무릎에 힘을 더하여 준다. 남성의 양기(陽氣)가 다하여 발기가 안 되는 것, 여성의 음기가 다하여 아이를 낳지 못하는 데 쓴다. 노인의 정신이 혼미한 것, 중년의 건망증을 치료한다. 발기부전과 성기 통증[莖中痛]을 치료한

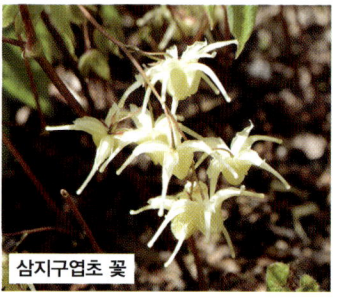

다. 기력을 도와주고 근육과 뼈를 튼튼하게 한다. 남성이 오래 먹으면 자식을 낳게 할 수 있다. 나력(瘰癧)을 없애고 음부가 헐었을 때 이것을 달인 물로 씻으면 벌레가 나온다.

한방 효능 신(腎)의 양기(陽氣)를 보한다. 근육과 뼈를 튼튼하게 한다. 풍사(風邪)와 습사(濕邪)를 없앤다.

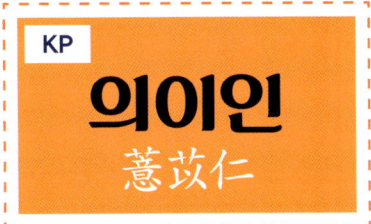
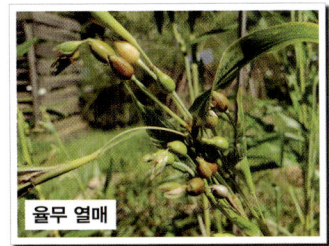
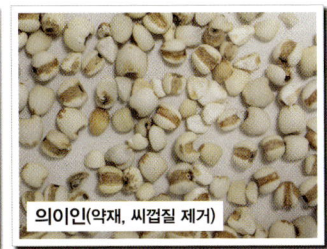

율무[*Coix lacryma-jobi* var. *ma-yuen* (Rom.Caill.) Stapf]의 잘 익은 씨로서 씨껍질을 제거한 것

동의보감의 효능 의이인(薏苡仁, 율무 씨)은 성질이 약간 차고[微寒](보통이다[平]고도 한다) 맛이 달며[甘] 독이 없다. 폐열(肺熱)로 진액이 소모되어 기침하고 숨차는 것을 낫게 한다. 폐기(肺氣)로 인해 생기는 피고름을 토하고 기침하는 데 주로 쓴다. 또 팔다리를 잘 쓰지 못하고 마비되며 아픈 것과 근맥(筋脈)이 당기는 것을 낫게 한다. 다리에 힘이 없고 점차 다리의 피부가 마르고 살이 여위며 마비감이 있고 저린 것을 치료한다. 다리와 무릎이 붓고 잘 걷지 못하는 증상에 사용한다[본초].

한방 효능 소변을 잘 나오게 하여 습기를 배출한다. 비(脾)를 건강하게 하여 설사를 멎게 한다. 관절이 아프고 저린 감이 있는 비증(痹證)을 없앤다. 독성을 없애고 뭉친 것을 풀어 준다.

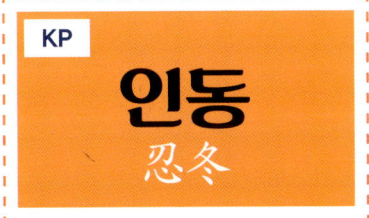
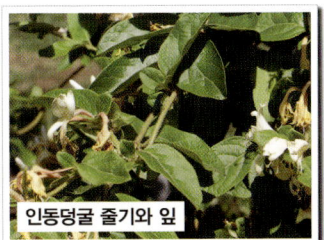
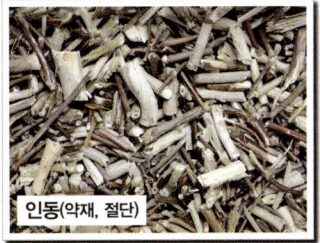

인동덩굴(*Lonicera japonica* Thunberg)의 잎 및 덩굴성줄기

동의보감의 효능 인동(忍冬, 인동덩굴 잎 및 덩굴성줄기)의 성질은 약간 차고[微寒] 맛이 달며[甘] 독이 없다. 추웠다 열이 나면서 몸이 붓는 것과 열독(熱毒), 대변에 피가 섞여 나오는 이질에 쓴다. 오시(五尸)를 치료한다.

한방 효능 열독(熱毒)을 해소한다. 풍사(風邪)를 흩어지게 하고 경락(經絡)을 소통시킨다.

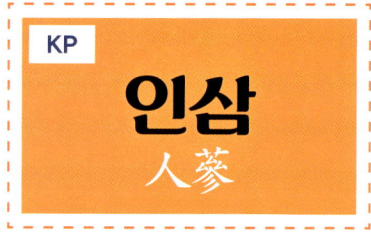 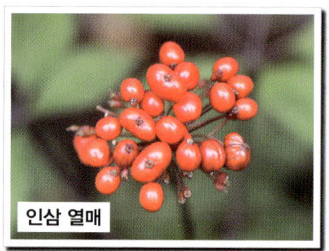 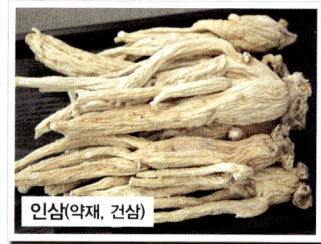

인삼(*Panax ginseng* C. A. Meyer)의 뿌리로서 그대로 또는 가는뿌리와 코르크층을 제거한 것

동의보감의 효능 인삼(人蔘, 인삼 뿌리)의 성질은 약간 따뜻하고[微溫](따뜻하다[溫]고도 한다) 맛이 달며[甘](약간 쓰다[微苦]고도 한다) 독이 없다. 주로 오장(五藏)의 기(氣)가 부족한 데 쓴다. 정신을 안정시키고 눈을 밝게 한다. 심규[心]를 열어주고 지혜를 더한다[益智]. 몸과 마음이 허약하고 피로한 것을 치료한다. 곽란(霍亂)으로 구토하고 딸꾹질[嘔噦, 구해]하는 것을 멎게 한다. 폐열(肺熱)로 진액이 소모되어 기침하고 숨차는 것, 고름을 토하는 것을 치료하고 담(痰)을 삭인다.

한방 효능 인체의 원기를 크게 보한다. 탈진되어 맥이 끊어질 듯한 것을 회복시킨다. 비(脾)를 보하고 위(胃)의 기능을 더한다. 진액 생성을 촉진하고 혈열(血熱)을 식힌다. 정신을 안정시키고 인지기능을 개선한다.

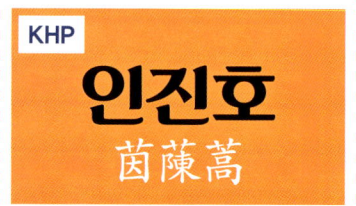 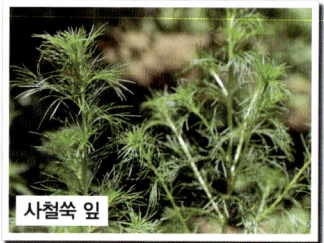 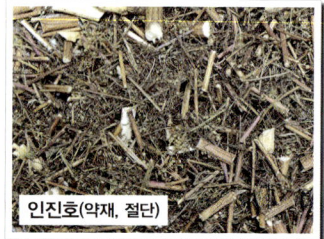

사철쑥(*Artemisia capillaris* Thunberg)의 지상부

동의보감의 효능 인진호(茵蔯蒿, 사철쑥 지상부)의 성질은 약간 차고[微寒](서늘하다[涼]고도 한다) 맛은 쓰고[苦] 매우며[辛] 독이 없다(독이 조금 있다고도 한다). 열이 뭉쳐 생긴 황달(黃疸)로 온몸이 노랗게 되고 소변이 잘 나오지 않는 것을 낫게 한다. 유행병으로 열이 몹시 나면서 발광[狂]하는 것, 머리가 아픈 것과 말라리아[瘴瘧, 장학]를 낫게 한다.

한방 효능 열기를 식히면서 소변을 잘 나오게 하여 습을 동시에 빼낸다. 즉 습열(濕熱)을 배출시킨다. 담즙분비를 촉진하여 황달을 가라앉힌다.

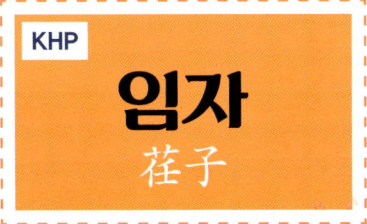
KHP
임자
荏子

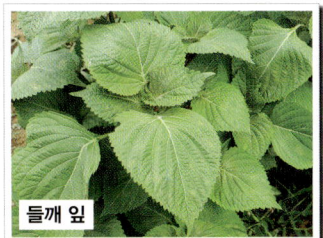
들깨 잎

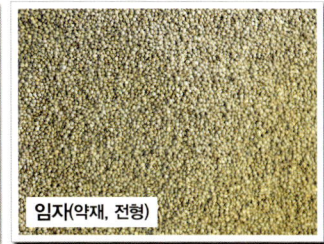
임자(약재, 전형)

들깨(*Perilla frutescens* Britton var. *japonica* Hara)의 씨

동의보감의 효능 임자(荏子, 들깨 씨)는 성질이 따뜻하고[溫] 맛이 매우며[辛] 독이 없다. 기를 내리고 기침과 갈증을 멎게 한다. 폐(肺)를 적셔주고 중초를 보하며[補中] 정수(精髓)를 보충해준다.

한방 효능 치밀어 오른 기(氣)를 내리고 담(痰)을 없앤다. 대변이 잘 나오게 한다.

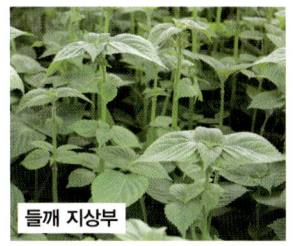
들깨 지상부

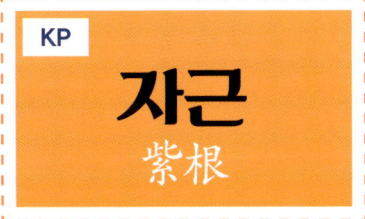
KP
자근
紫根

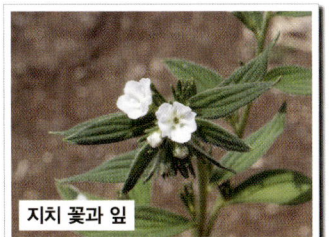
지치 꽃과 잎

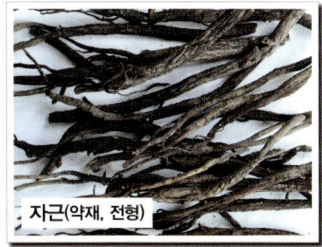
자근(약재, 전형)

지치(*Lithospermum erythrorhizon* Siebold et Zuccarini)의 뿌리

동의보감의 효능 자초(紫草, 지치 뿌리)는 성질이 차고[寒](보통이다[平]고도 한다) 맛은 쓰며[苦](달다[甘]고도 한다) 독이 없다. 다섯 가지 황달[五疸]에 주로 쓴다. 소변을 잘 나오게 하고 배가 붓거나 불러 올라 그득한 것을 내린다. 피부가 헐어 아프고 가려우며 벌겋게 부어 곪는 것, 와창(癌瘡), 버짐[癬], 여드름[面皰, 면사], 소아의 홍역과 마마를 낫게 한다.

한방 효능 열기로 인한 혈열(血熱)을 식힌다. 혈액순환을 촉진하고 독을 풀어준다.

자소엽 (紫蘇葉) KP

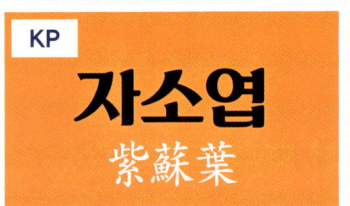
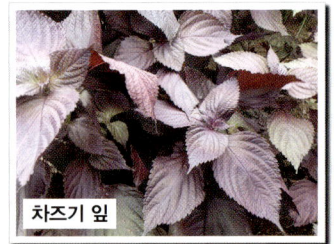
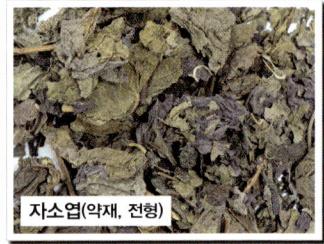

차즈기(*Perilla frutescens* Britton var. *acuta* Kudo)의 잎 및 끝가지

동의보감의 효능 자소(紫蘇, 차즈기 잎 및 끝가지)는 성질이 따뜻하고[溫] 맛이 매우며[辛] 독이 없다. 배가 몹시 부르며 속이 그득한 감을 주는 증상을 치료한다. 음식이 체하여 구토하고 설사하는 것을 멎게 한다. 각기를 치료하고 대소장을 잘 통하게 한다. 온갖 냉기(冷氣)를 없애고 풍한으로 겉에 사기가 있는 것을 흩는다. 또 가슴에 있는 담(痰)과 기운을 내려가게 한다.

한방 효능 땀을 내어 체표에 있는 사기(邪氣)를 내보내고 추위를 없앤다. 기운을 잘 소통시키고 위장을 편안하게 한다.

자완 (紫菀) KP

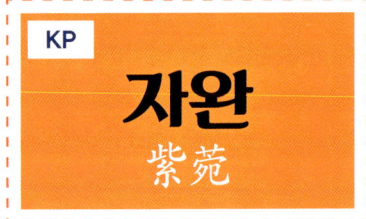
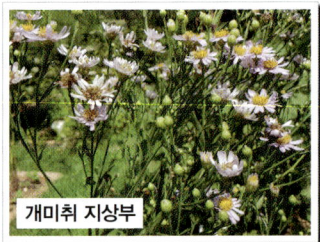
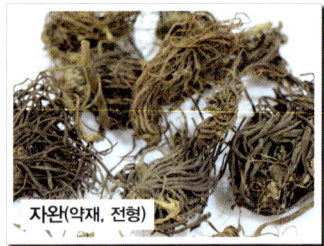

개미취(*Aster tataricus* Linné fil.)의 뿌리 및 뿌리줄기

동의보감의 효능 자완(紫菀, 개미취 뿌리와 뿌리줄기)의 성질은 따뜻하고[溫](보통이다[平]고도 한다) 맛은 쓰고[苦] 매우며[辛] 독이 없다. 폐열(肺熱)로 진액(津液)이 소모되어 피부가 거칠고 위축되는 것을 낫게 한다. 토혈(吐血)을 치료하고 담을 삭이며 갈증을 멎게 한다. 딸꾹질하면서 기가 치미는 것, 기침하며 피고름을 뱉는 것, 추웠다 열이 났다 하는 것, 기가 몰리는 것을 낫게 한다. 피부를 윤기 나게 하며 골수(骨髓)를 채운다. 다리가 위축되고 약하여 늘어지는 것을 치료한다.

한방 효능 폐를 촉촉하게 하고 기운을 끌어 내린다. 담(痰)을 삭이고 기침을 멎게 한다.

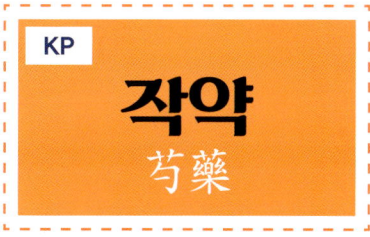
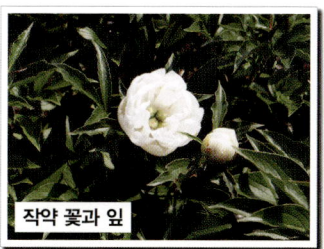
작약 꽃과 잎
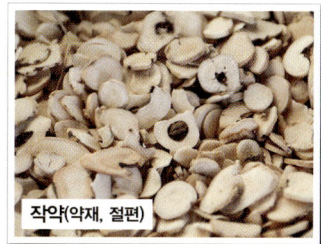
작약(약재, 절편)

작약(*Paeonia lactiflora* Pallas)의 뿌리

동의보감의 효능 작약(芍藥, 작약 뿌리)의 성질은 보통이고[平] 약간 차다[微寒]. 맛은 쓰고[苦] 시며[酸] 독이 조금 있다. 혈비(血痺)를 없애고 혈맥(血脈)을 잘 통하게 하며 속을 느긋하게 한다. 어혈을 깨뜨리며 옹종(癰腫)을 삭인다. 복통(腹痛)을 멈추고 어혈과 고름을 없앤다. 여성의 모든 병과 산전산후의 온갖 질환에 쓴다. 월경을 통하게 하고 치질[腸風, 장풍]로 피를 쏟는 것, 항문 주위에 구멍이 생긴 병증, 등에 나는 큰 종기[發背], 눈이 충혈되고 눈에 군살이 자라는[目赤努肉, 목적노육] 데 쓰며 눈을 밝게 한다.

한방 효능 혈열(血熱)을 식히고 월경을 순조롭게 한다. 체액과 땀의 배출·배설을 억제한다. 간(肝)을 부드럽게 하여 통증을 멎게 한다. 간의 양기가 지나친 것을 억제한다.

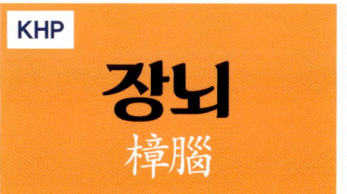
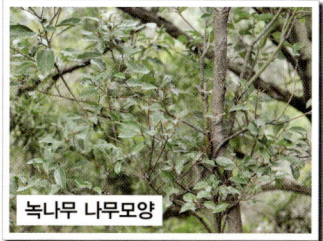
녹나무 나무모양
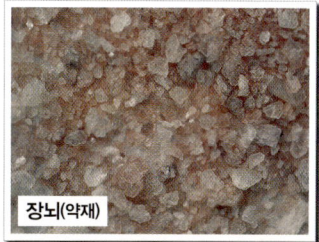
장뇌(약재)

녹나무[*Cinnamomum camphora* (L.) Nees et Ebermair]의 목부, 가지 또는 잎을 절단하여 얻은 장뇌유(樟腦油)의 결정체

동의보감의 효능 장뇌(樟腦, 녹나무의 목부, 가지, 잎을 절단하여 수증기로 증류하여 얻은 장뇌유를 냉각시켜 석출한 결정체)는 녹나무에서 나오는 수지로 만든 것이다. 옴과 버짐, 나병으로 열나는 데 붙인다. 향료로도 쓴다. 일명 소뇌(韶腦)라고도 한다[입문].

한방 효능 감각기관의 기능을 정상화하고 정신을 차리게 한다. 열기를 식히고 통증을 멎게 한다.

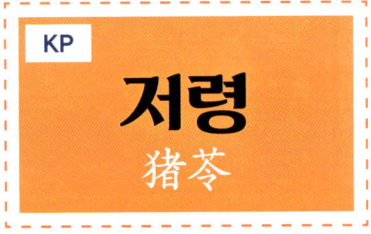
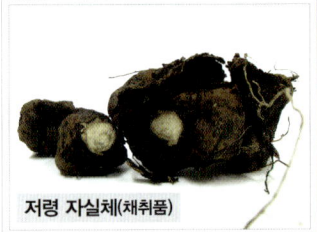
저령 자실체(채취품)
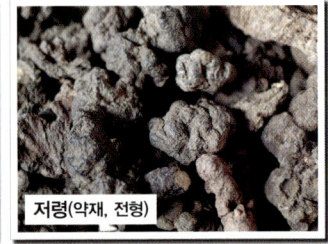
저령(약재, 전형)

저령(*Polyporus umbellatus* Fries)의 균핵

동의보감의 효능 저령(猪苓, 저령 균핵)의 성질은 보통이며[平] 맛은 달고[甘] 독이 없다. 몸의 일부가 붓는 것과 배가 그득한 데 주로 쓴다. 소변을 잘 나오게 하고 임병(淋病)과 오랜 말라리아를 낫게 한다.

한방 효능 소변을 잘 나오게 하여 습기를 배출한다.

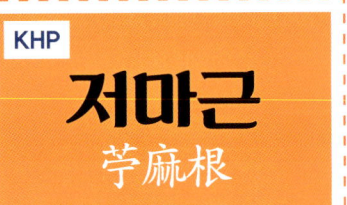
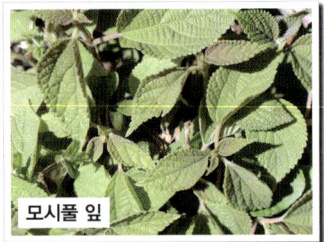
모시풀 잎
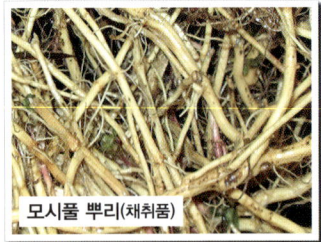
모시풀 뿌리(채취품)

모시풀(*Boehmeria nivea* Gaud.)의 뿌리

동의보감의 효능 저근(苧根, 모시풀 뿌리)의 성질은 차고[寒](보통이다[平]고도 한다) 맛은 달며[甘] 독이 없다. 소아의 단독[赤丹], 독성이 있는 종기[毒腫], 임신 중 하혈하는 것, 출산 전후에 가슴에 열이 있어서 답답한 것을 낫게 한다. 오림(五淋)을 없앤다. 유행성 열병으로 몹시 갈증이 나고 미쳐 날뛰는 것, 독약을 묻힌 화살에 의한 상처, 뱀, 벌레에 물린 것을 치료한다[본초].

한방 효능 혈열(血熱)을 식히고 지혈한다. 열기를 식히고 태아를 안정시킨다. 소변을 잘 나오게 한다. 독성을 없앤다.

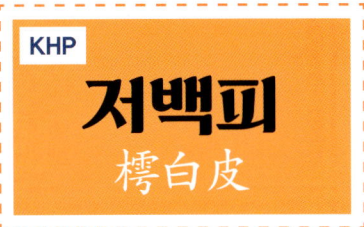
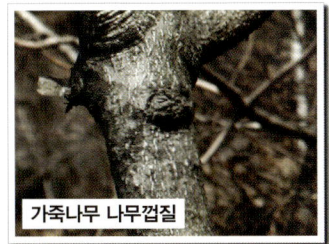
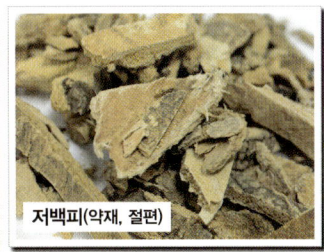

가죽나무(*Ailanthus altissima* Swingle)의 주피를 제거한 나무껍질 또는 뿌리껍질

동의보감의 효능 저근백피(樗根白皮, 가죽나무 뿌리껍질)의 성질은 서늘하며[凉] 맛은 쓰고[苦] 독이 조금 있다. 적리(赤痢), 백리(白痢), 만성이질, 설사, 치질[腸風, 장풍]로 피가 계속해서 나오는 데 주로 쓴다. 코와 입 속의 감충을 죽이고 옴, 감닉창을 제거한다. 귀주(鬼疰), 폐결핵[傳尸, 전시], 고독(蠱毒)으로 하혈(下血)하는 데 쓰고 소변을 줄일 수 있다.

한방 효능 열기를 식히고 습기를 말린다. 체액의 배출을 억제하고 냉을 멎게 한다. 설사를 멎게 한다. 출혈을 멎게 한다.

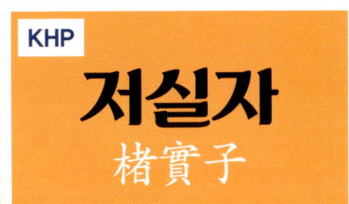
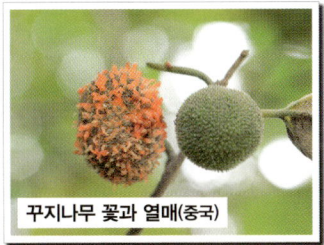
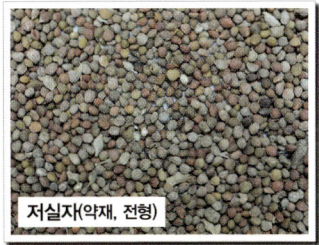

꾸지나무[*Broussonetia papyrifera* (L.) Ventenat], 닥나무(*Broussonetia kazinoki* Siebold)의 핵과(核果, 부드러운 과육 속에 단단한 핵으로 싸인 씨가 들어 있는 열매)

동의보감의 효능 저실(楮實, 닥나무, 꾸지나무 열매)의 성질은 차며[寒] 맛이 달고[甘] 독이 없다. 발기부전에 주로 쓴다. 근육과 뼈를 튼튼하게 하며 양기(陽氣)를 돕는다. 몸과 마음이 허약하고 피로한 것을 보하며 허리와 무릎을 따뜻하게 한다. 또한 안색을 좋게 하며[益顔色] 피부를 탄력 있게 하고 눈을 밝게 한다.

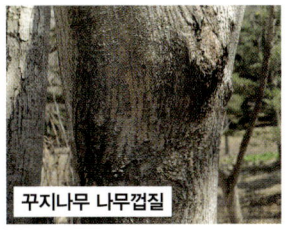

한방 효능 신(腎)을 보하고 간열(肝熱)을 식힌다. 눈을 밝게 한다. 소변을 잘 나오게 한다.

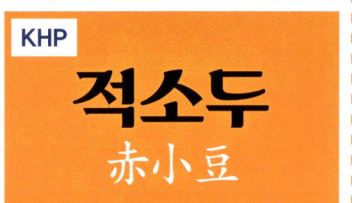
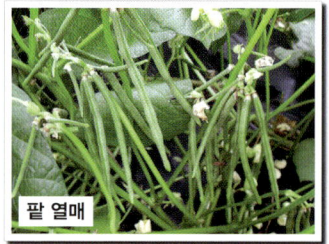
팥 열매
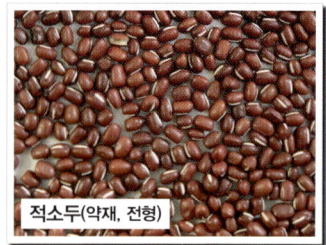
적소두(약재, 전형)

팥[*Vigna angularis* (Willd.) Ohwi & H. Ohashi]의 씨

동의보감의 효능 적소두(赤小豆, 붉은팥 씨)는 성질이 보통이고[平](약간 차다[微寒]고도 하고 따뜻하다[溫]고도 한다) 맛이 달면서[甘] 시고[酸] 독이 없다. 물을 빠지게 하며 옹종(癰腫)과 피고름을 나가게 한다. 소갈(消渴)을 치료하고 설사를 멎게 하며 소변을 잘 나오게 한다. 몸이 붓는 것 그리고 배가 몹시 부르며 속이 그득한 감을 주는 것을 낫게 한다[본초].

한방 효능 소변을 잘 나오게 하고 부종을 가라앉힌다. 독을 풀어주고 고름을 배출시킨다.

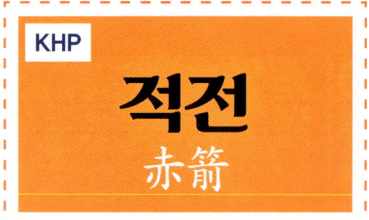
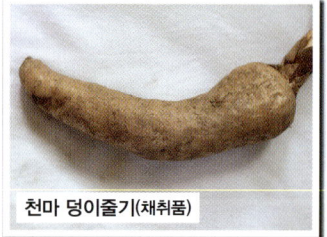
천마 덩이줄기(채취품)
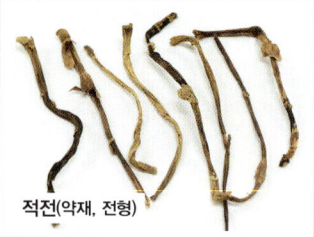
적전(약재, 전형)

천마(*Gastrodia elata* Blume)의 지상부

동의보감의 효능 적전(赤箭, 천마 지상부)의 성질은 따뜻하고[溫] 맛이 매우며[辛] 독이 없다. 헛것에 들린 것, 고독(蠱毒), 나쁜 기운을 없애며 옹종(癰腫)을 삭인다. 고환이나 음낭이 커지면서 아프거나 아랫배가 땅기며 아픈 병증을 치료한다.

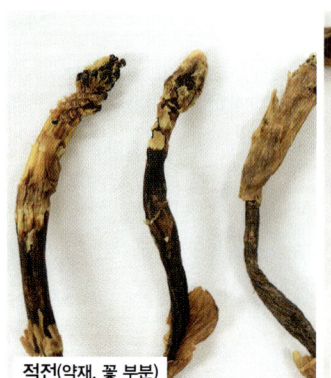
적전(약재, 꽃 부분)
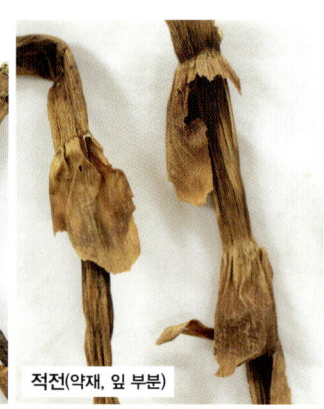
적전(약재, 잎 부분)

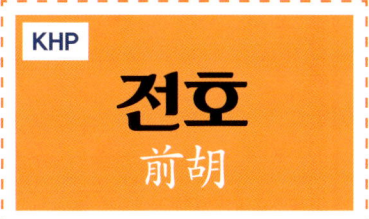 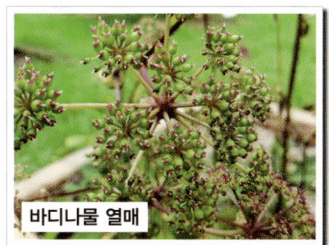 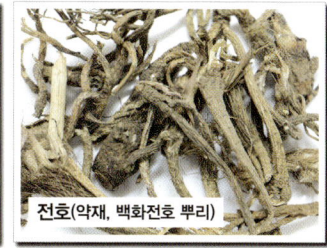

바디나물 열매

전호(약재, 백화전호 뿌리)

바디나물[*Angelica decursiva* Franchet et Savatier(= *Peucedanum decursivum* Maximowicz)]의 뿌리

동의보감의 효능 전호(前胡, 바디나물 뿌리)의 성질은 약간 차며[微寒] 맛은 달고[甘] 매우며[辛] 독이 없다. 몸과 마음이 허약하고 피로한 것을 치료하고 온갖 기운을 내린다. 가슴과 옆구리에 담(痰)이 있어 그득한 것, 속이 막힌 것, 명치에 기가 몰린 것을 낫게 한다. 담이 실한 것을 삭이고 기를 내려서 기침을 멈추게 한다. 식욕을 돋우고 소화를 잘 시킨다.

한방 효능 치밀어 오른 기(氣)를 내리고 담(痰)을 녹인다. 풍열(風熱)을 없앤다.

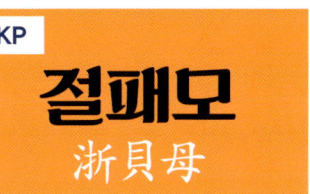 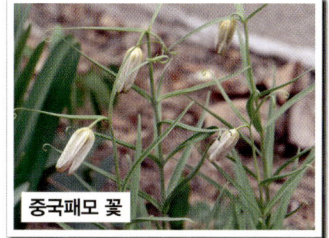 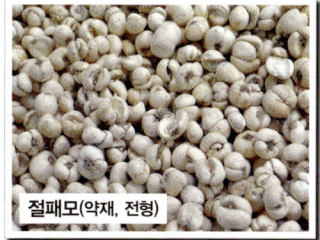

중국패모 꽃

절패모(약재, 전형)

중국패모(*Fritillaria thunbergii* Miquel)의 비늘줄기

동의보감의 효능 패모(貝母, 중국패모 비늘줄기)의 성질은 보통이고[平](약간 차다[微寒]고도 한다) 맛은 맵고[辛] 쓰며[苦] 독이 없다. 담을 삭이고 심과 폐를 부드럽게 한다. 폐열(肺熱)로 진액이 소모되어 기침하고 숨차는 것을 낫게 한다. 폐에 고름이 생긴 병증, 가래에 피고름이 섞여 나오는 것을 치료한다. 속이 답답한 것[煩]을 없애고 갈증을 멎게 하며 쇠붙이에 다친 상처를 치료한다. 피부가 헐어 아프고 가려우며 벌겋게 부어 곪는 것을 낫게 한다. 연교와 같이 쓰면 목덜미 아래에 생긴 영류(瘿瘤)를 낫게 한다.

한방 효능 열기를 식히고 가래를 없애며 기침을 멎게 한다. 해독하고 뭉친 것을 풀어주며 종기를 가라앉힌다.

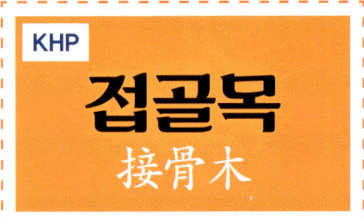
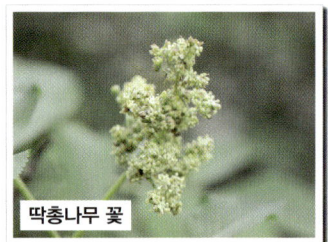
딱총나무 꽃
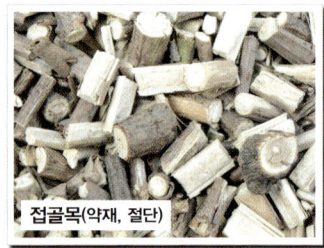
접골목(약재, 절단)

딱총나무(*Sambucus williamsii* var. *coreana* Nakai)의 줄기 및 가지

동의보감의 효능 삭조(蒴藋, 접골목 줄기 및 가지)의 성질은 따뜻하고[溫](서늘하다[涼]고도 한다) 맛은 시며[酸] 독이 있다. 풍으로 가려운 것, 두드러기와 몸이 가려운 것, 과라(瘑癩)를 치료한다. 몸과 팔다리가 마비되고 감각과 동작이 자유롭지 못한 것을 낫게 한다.

한방 효능 풍사(風邪)와 습사(濕邪)로 인한 질병을 치료한다. 혈액순환을 촉진한다. 출혈을 멎게 한다.

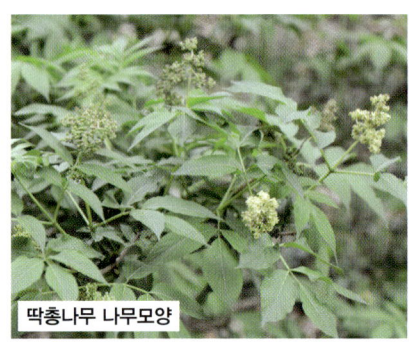
딱총나무 나무모양

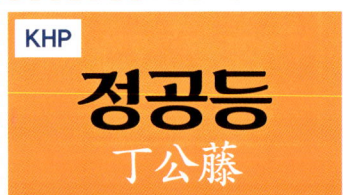
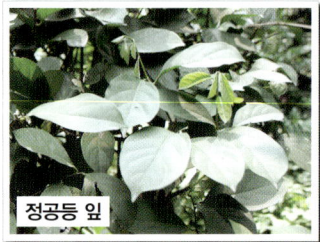
정공등 잎
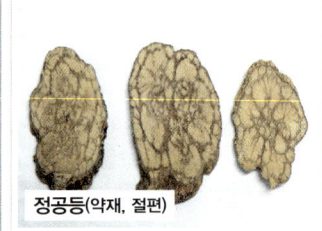
정공등(약재, 절편)

정공등(*Erycibe obtusifolia* Bentham)의 덩굴성줄기

동의보감의 효능 정공등(丁公藤, 정공등 덩굴성줄기)의 성질은 따뜻하며[溫] 맛은 맵고[辛] 독이 없다. 풍증[風血]에 주로 쓴다. 늙어서 쇠약한 것을 보하며 발기를 돕고 허리와 다리를 튼튼하게 한다. 뼈마디가 아프고 손발이 저린 증상을 낫게 한다. 흰머리를 검게 하고 풍사를 몰아낸다.

한방 효능 팔다리를 잘 쓰지 못하고 마비되며 아픈 증상을 치료한다. 종기를 가라앉히고 통증을 멎게 한다.

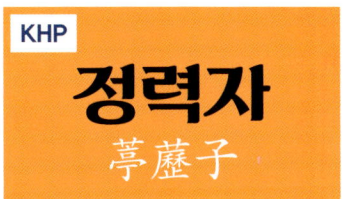 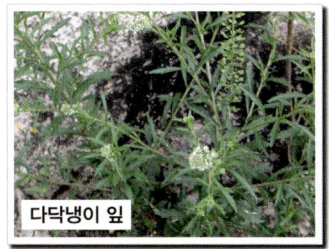 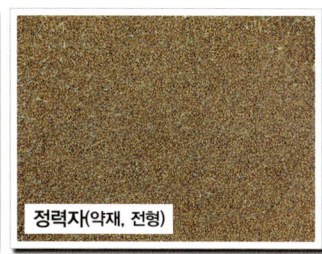

다닥냉이(*Lepidium apetalum* Willdenow), 재쑥(*Descurainia sophia* Webb ex Prantl)의 씨

동의보감의 효능 정력자(葶藶子, 다닥냉이 씨)의 성질은 차고[寒] 맛은 매우며[辛] 쓰고[苦] 독이 없다. 폐에 고름이 차서 숨이 가빠지고 기침하는 것을 낫게 한다. 숨이 찬 것을 진정시키고 가슴속 담음(痰飮)을 삭인다. 피부에 물이 차오르는 것, 얼굴과 눈이 붓는 것을 낫게 하고 소변을 잘 나오게 한다.

한방 효능 폐의 열을 떨어뜨려 천식을 편안하게 한다. 수분 배출을 촉진하여 종기를 가라앉힌다.

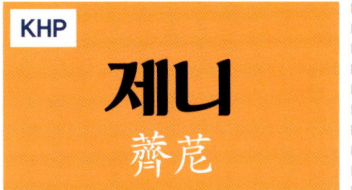 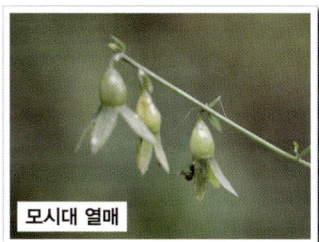 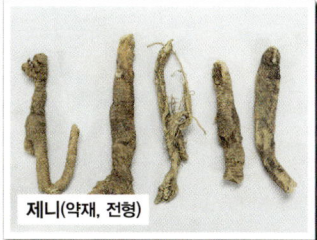

모시대(*Adenophora remotiflorus* Miquel)의 뿌리

동의보감의 효능 제니(薺苨, 모시대 뿌리)는 성질이 차고[寒] 맛이 달며[甘] 독이 없다. 온갖 약독(藥毒)을 풀고 고독(蠱毒)을 없앤다. 뱀이나 벌레에 물린 것을 치료한다. 독화살에 맞은 데[毒箭傷, 독전상]에 붙인다.

한방 효능 건조한 것을 촉촉하게 하여 가래를 없앤다. 열독(熱毒)을 해소한다.

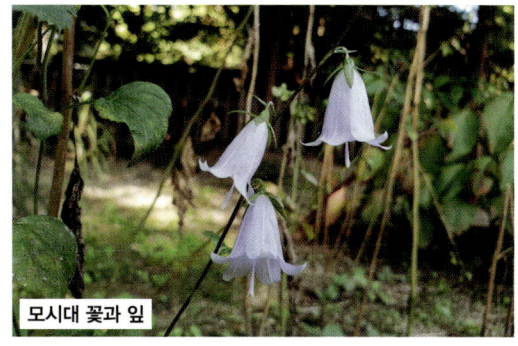

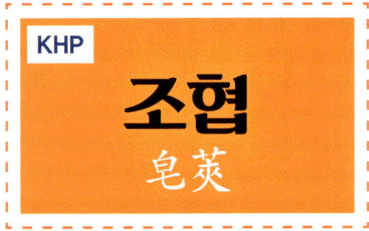 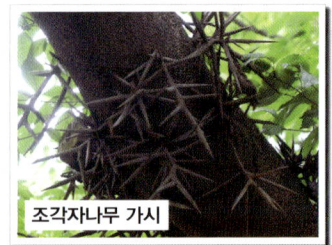 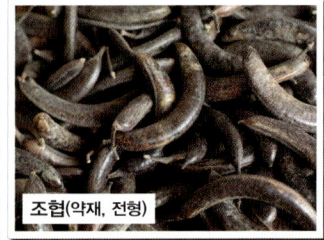

조각자나무(*Gleditsia sinensis* Lamark), 주엽나무(*Gleditsia japonica* Miquel)의 열매

동의보감의 효능 조협(皂莢, 주엽나무, 조각자나무 열매)의 성질은 따뜻하며[溫] 맛은 맵고[辛] 짜며[鹹] 독이 조금 있다. 관절을 잘 통하게 하고 두통[頭風]을 제거한다. 몸에 있는 9개의 구멍을 잘 통하게 하고 담연(痰涎)을 삭게 한다. 기침을 멎게 하고 배가 몹시 부르며 속이 그득한 감을 주는 증상을 치료한다. 배 속에 생긴 단단한 덩어리를 깨뜨리고 유산시킬 수 있다. 중풍으로 입을 악다무는 것을 낫게 하며 노채충(勞瘵蟲)을 죽인다.

한방 효능 담(痰)을 제거하고 정신을 맑게 한다. 뭉친 것을 풀고 종기를 가라앉힌다.

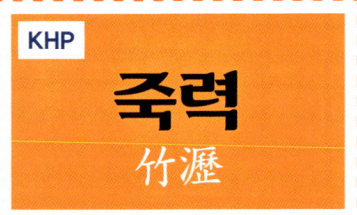 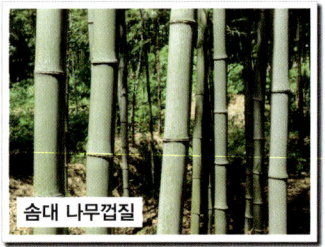 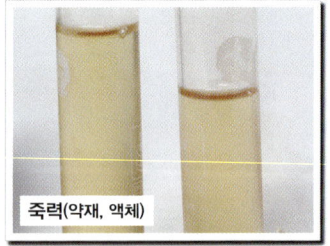

솜대(*Phyllostachys nigra* Munro var. *henonis* Stapf), 왕대(*Phyllostachys bambusoides* Sieb. et Zucc)의 줄기에 열을 가할 때 유출되는 즙액(汁液)

동의보감의 효능 죽력(竹瀝, 대나무 진)은 갑자기 중풍에 걸린 것과 가슴속이 몹시 달아오르는 데 주로 쓴다. 속이 답답한 것, 갑자기 중풍으로 소리를 내지 못하거나 말을 못 하는 것, 담열(痰熱)로 정신을 잃는 것을 치료하며 소갈(消渴)을 멎게 한다. 근육의 경련성 마비와 동통을 동반한 근육수축을 일으키는 감염성 질환, 산후발열(産後發熱), 소아가 놀랐을 때 발작하는 간질, 모든 위급한 병을 낫게 한다.

한방 효능 열기를 식히고 화기(火氣)를 내린다. 담음(痰飮)을 제거하여 정신을 맑게 한다.

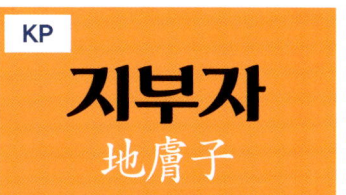
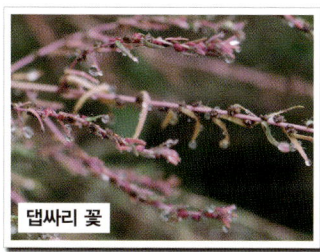
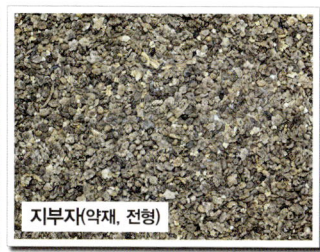

댑싸리(*Kochia scoparia* Schrader)의 잘 익은 열매

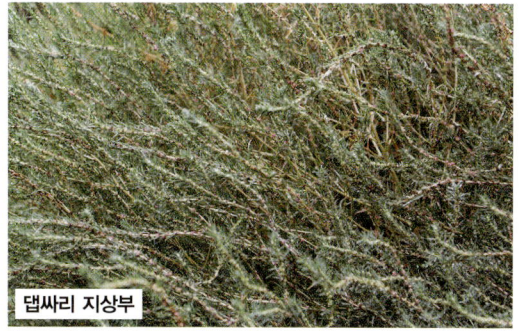

동의보감의 효능 지부자(地膚子, 댑싸리 열매)의 성질은 차고[寒] 맛이 쓰며[苦] 독이 없다. 방광에 열이 있을 때 주로 쓴다. 소변을 잘 나오게 하고 음낭이 붓는 것, 열이 있는 단독(丹毒)으로 부은 것을 치료한다.

한방 효능 열기를 식히고 습기를 배출한다. 풍(風)으로 인한 가려움증을 멎게 한다.

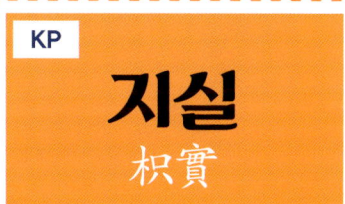
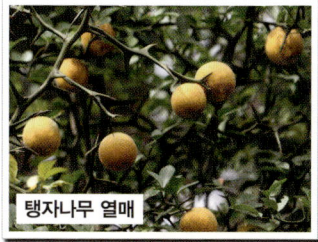
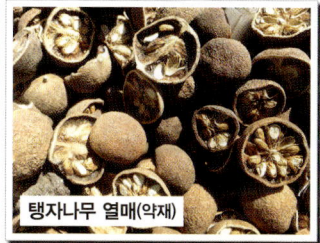

탱자나무(*Poncirus trifoliata* Rafinesque)의 익지 않은 열매

동의보감의 효능 지실(枳實, 탱자나무 어린열매)의 성질은 차며[寒](약간 차다[微寒]고도 한다) 맛은 쓰고[苦] 시며[酸](쓰고[苦] 맵다[辛]고도 한다) 독이 없다. 피부가 심하게 가려운 데 주로 쓴다. 담(痰)이 옆구리로 가서 옆구리가 아픈 것을 치료한다. 배가 몹시 부르며 속이 그득한 감을 주는 것, 명치가 답답하고 아픈 것을 낫게 하고 오랜 식체를 삭인다.

한방 효능 기가 뭉친 것을 깨뜨리고 배 속에 덩어리가 생겨 아픈 증상인 적취(積聚)를 가라앉힌다. 가래를 녹이고 가슴 답답함을 없앤다.

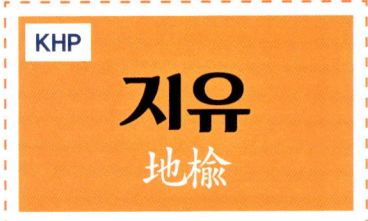
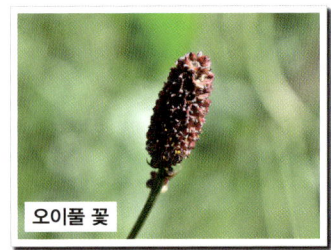
오이풀 꽃
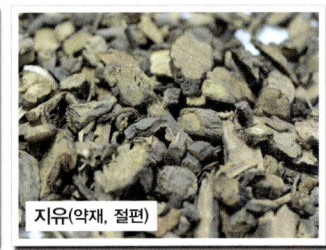
지유(약재, 절편)

오이풀(*Sanguisorba officinalis* Linné)의 뿌리

동의보감의 효능 지유(地楡, 오이풀 뿌리)의 성질은 약간 차고[微寒] (보통이다[平]고도 한다) 맛은 쓰고[苦] 달며[甘] 시고[酸] 독이 없다. 부인의 칠상(七傷), 자궁에서 분비물이 나오는 것, 산후에 어혈로 아픈 것을 낫게 한다. 대변에 피가 섞여 나오는 것을 멎게 하고 고름을 빼내며[排膿] 쇠붙이에 다친 것을 낫게 한다.

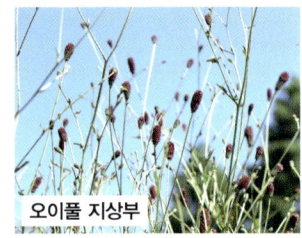
오이풀 지상부

한방 효능 혈열(血熱)을 식히고 지혈한다. 독을 풀어주고 상처를 아물게 한다.

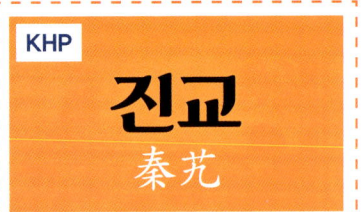
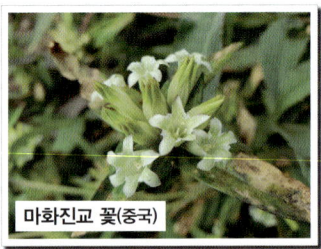
마화진교 꽃(중국)
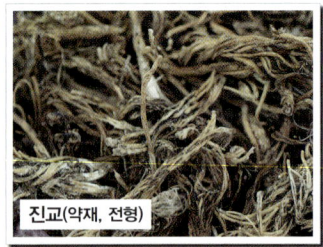
진교(약재, 전형)

큰잎용담(*Gentiana macrophylla* Pallas), 마화진교(麻花秦艽, *Gentiana straminea* Maxim.)의 뿌리

동의보감의 효능 진교(秦艽, 큰잎용담, 마화진교 뿌리)의 성질은 보통이며[平] 약간 따뜻하고[微溫] (서늘하다[冷]고도 한다) 맛은 쓰고[苦] 매우며[辛] 독이 없다. 풍한습(風寒濕)으로 뼈마디가 아프고 손발이 저린 증상에 주로 쓴다. 갓 생긴 것이든 오래된 것이든 상관없이 풍병[風]으로 전신이 땅기고 사지관절이 아픈 것을 낫게 한다. 주황(酒黃), 황달(黃疸), 몸이 허약하여 뼛속이 후끈후끈 달아오르는 증상을 치료하고 대소변을 잘 나오게 한다.

한방 효능 풍사(風邪)와 습사(濕邪)를 없앤다. 습(濕)과 열(熱)이 결합된 나쁜 기운을 없앤다. 저리고 아픈 것을 멎게 한다. 허열을 없앤다.

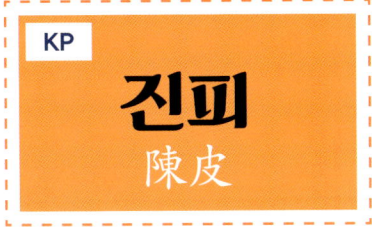
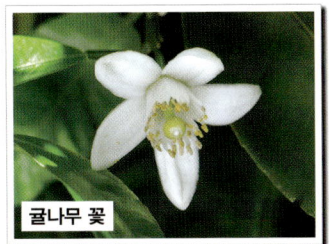
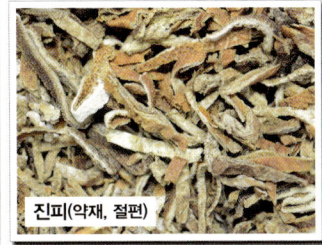

귤나무(*Citrus unshiu* Markovich)의 잘 익은 열매껍질

동의보감의 효능 귤피(橘皮, 귤껍질)는 성질이 따뜻하며[溫] 맛은 쓰고[苦] 매우며[辛] 독이 없다. 가슴에 기가 뭉친 것을 치료한다. 식욕을 돋우며 이질을 멎게 하고 가래침을 없앤다. 기운이 위로 치미는 것과 기침에 주로 쓴다. 속이 메슥메슥하여 토하려는 것을 멎게 한다. 대소변을 잘 나오게 한다.

한방 효능 기(氣)를 통하게 하고 비(脾)를 건강하게 한다. 습기를 말리고 가래를 없앤다.

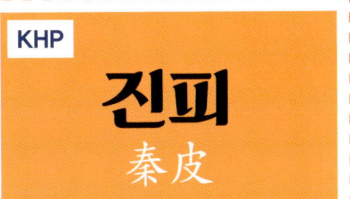
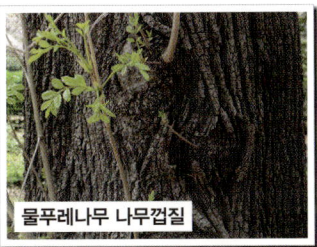
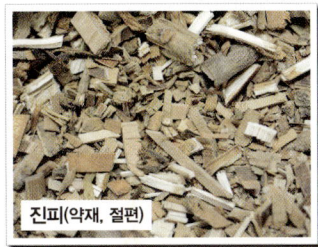

물푸레나무(*Fraxinus rhynchophylla* Hance)의 줄기껍질 또는 가지껍질

동의보감의 효능 진피(秦皮, 물푸레나무 줄기껍질)의 성질은 차며[寒] 맛은 쓰고[苦] 독이 없다. 간열(肝熱)이 오래되어 두 눈이 벌겋게 부으면서 아픈 것과 바람을 쏘이면 눈물이 멎지 않는 데 주로 쓴다. 눈 속의 푸르거나 흰 예막을 없앤다. 눈을 씻으면 정기를 보하고 눈을 밝게 한다. 열이 나면서 설사하는 것, 자궁에서 분비물이 나오는 것, 소아의 열(熱)을 동반한 간질을 치료한다.

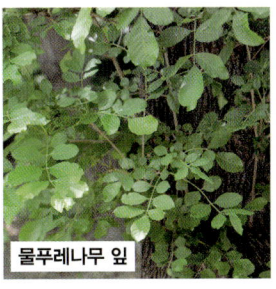

한방 효능 열기를 식히고 습기를 말린다. 체액의 배출을 억제하고 이질을 멎게 한다. 냉을 멎게 한다. 눈을 밝게 한다.

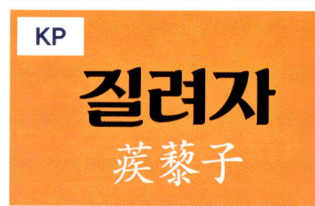
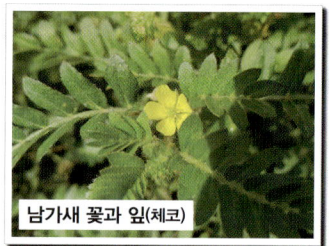
남가새 꽃과 잎(체코)
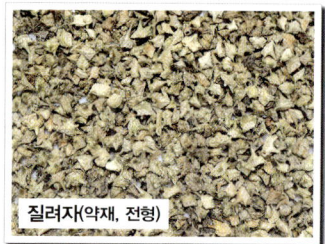
질려자(약재, 전형)

남가새(*Tribulus terrestris* Linné)의 잘 익은 열매

동의보감의 효능 백질려(白蒺藜, 꽃이 흰 남가새 열매)의 성질은 따뜻하며[溫] 맛이 쓰고[苦] 매우며[辛] 독이 없다. 온갖 풍증, 몸이 풍으로 가려운 것, 두통, 폐위로 고름을 토하는 것에 주로 쓴다. 신[水藏]이 차서 소변이 많은 것과 아랫배에서 생긴 통증이 명치까지 치밀어 오르는 것을 낫게 한다. 신기(腎氣)와 자궁이 정상 위치로부터 아래쪽으로 내려온 것을 치료한다.

한방 효능 간의 기운을 평안하게 하고 기운이 울체된 것을 해소한다. 혈액순환을 촉진하고 풍(風)을 없앤다. 눈을 밝게 한다. 가려움증을 멎게 한다.

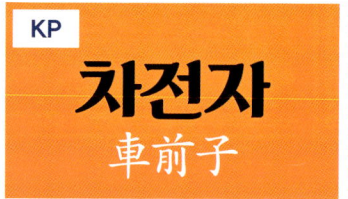
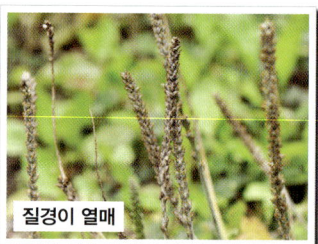
질경이 열매
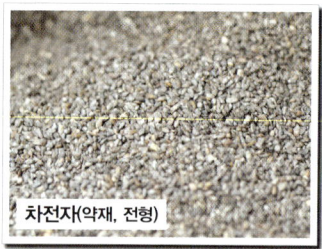
차전자(약재, 전형)

질경이(*Plantago asiatica* Linné), 털질경이(*Plantago depressa* Willdenow)의 잘 익은 씨

동의보감의 효능 차전자(車前子, 질경이 씨)의 성질은 차며[寒](보통이다[平]고도 한다) 맛이 달고[甘] 짜며[鹹] 독이 없다. 주로 기륭(氣癃)에 쓰며 오림(五淋)을 통하게 한다. 소변을 잘 나오게 하며 소변이 찔끔찔끔 나오는 것을 통하게 한다. 눈을 밝게 하고 간의 풍열(風熱)과 풍독(風毒)이 눈을 쳐서 눈이 붉고 아픈 것, 장예(障瞖)를 치료한다.

한방 효능 열기를 식히고 배뇨 장애를 해소하여 소변이 잘 나오게 한다. 습기를 배출하고 설사를 멎게 한다. 눈을 밝게 한다. 담(痰)을 제거한다.

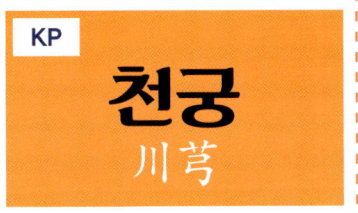 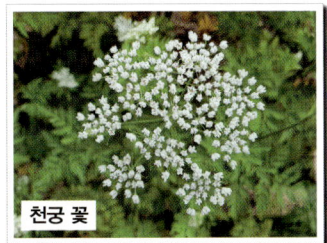 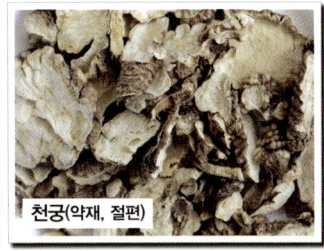

천궁(*Cnidium officinale* Makino)의 뿌리줄기로서 그대로 또는 끓는 물에 데친 것

동의보감의 효능 궁궁(芎藭, 천궁 뿌리줄기)의 성질은 따뜻하고[溫] 맛이 매우며[辛] 독이 없다. 모든 풍병, 기병, 노손(勞損), 혈병을 치료한다. 오래된 어혈을 깨뜨리고 피를 만든다. 토혈(吐血), 코피, 혈뇨(血尿), 혈변(血便)을 멎게 한다. 바람과 찬 기운이 뇌에 들어가 머리가 아프고 눈물이 나는 것을 치료한다. 명치와 옆구리가 차고 아픈 것을 낫게 한다.

한방 효능 혈액과 기운이 잘 소통되게 한다. 풍(風)으로 인한 통증을 멎게 한다.

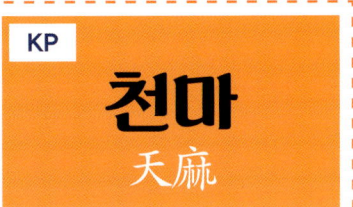 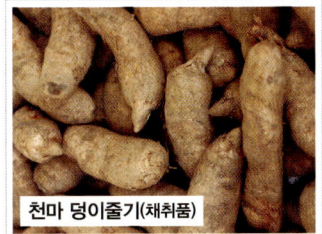 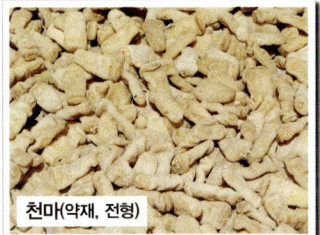

천마(*Gastrodia elata* Blume)의 덩이줄기를 쪄서 건조한 것

동의보감의 효능 천마(天麻, 천마 덩이줄기)의 성질은 보통이고 [平](차다[寒]고도 한다) 맛은 쓰며[苦](달다[甘]고도 한다) 독이 없다. 팔다리를 잘 쓰지 못하고 마비되며 아픈 것, 사지에 경련이 이는 것, 소아 풍간(風癇)과 경풍(驚風)을 낫게 한다. 어지럼증, 풍간으로 말을 잘 하지 못하는 것, 잘 놀라며 정신이 온전치 못한 것을 치료한다. 근육과 뼈를 강하게 하며 허리와 무릎을 부드럽게 한다.

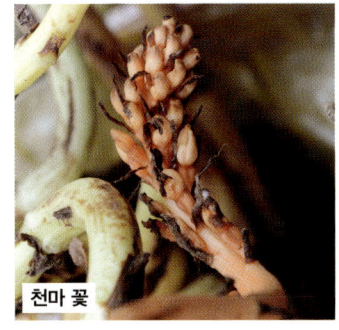

한방 효능 풍(風)으로 인한 경련을 멎게 한다. 간의 양기가 지나친 것을 억제한다. 풍(風)으로 인해 막힌 경락을 잘 통하게 한다.

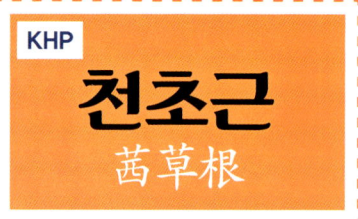
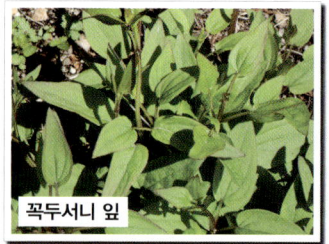
꼭두서니 잎
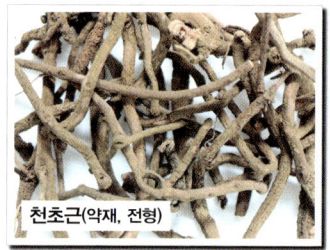
천초근(약재, 전형)

꼭두서니(*Rubia akane* Nakai)의 뿌리

동의보감의 효능 천근(茜根, 꼭두서니 뿌리)의 성질은 차고[寒] 맛이 달며[甘] 독이 없다. 육극(六極)으로 심폐(心肺)를 상하여 피를 토하거나 대변으로 피를 쏟는 데 쓴다. 코피, 토혈(吐血), 혈변(血便), 혈뇨(血尿), 여성의 부정기 자궁출혈, 하혈(下血)을 멎게 한다. 피부에 얇게 생긴 헌데를 치료하며 고독(蠱毒)을 없앤다.

한방 효능 혈열(血熱)을 식히고 지혈한다. 혈액순환을 촉진하고 어혈(瘀血)을 없앤다.

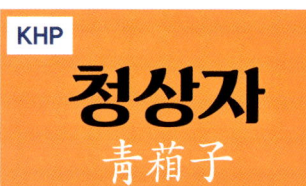
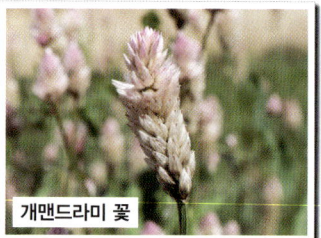
개맨드라미 꽃
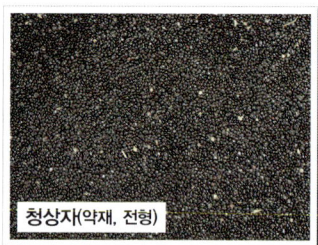
청상자(약재, 전형)

개맨드라미(*Celosia argentea* Linné)의 씨

동의보감의 효능 청상자(青葙子, 개맨드라미 씨)의 성질은 약간 차고[微寒] 맛은 쓰며[苦] 독이 없다. 간의 열독(熱毒)이 눈으로 치고 올라와서 눈이 충혈되고 잘 보이지 않는 것을 낫게 한다. 예막이 생기고 부은 것을 치료한다. 풍으로 몸이 가려운 것을 낫게 하고 삼충(三蟲)을 죽인다. 악창(惡瘡)과 음부가 헌 것을 치료한다. 귀와 눈을 밝게 하고 간의 기운을 진정시킨다.

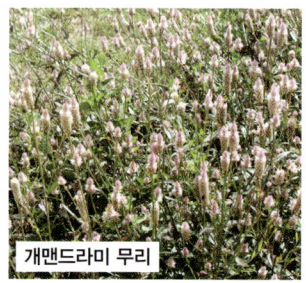
개맨드라미 무리

한방 효능 풍사(風邪)와 열사(熱邪)를 제거한다. 간화(肝火)를 식힌다. 눈을 밝게 하고 눈에 막이 낀 듯 가려서 잘 보이지 않는 것을 제거한다.

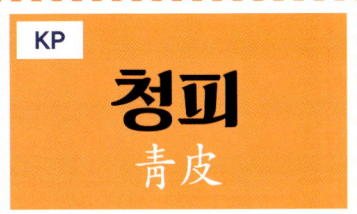
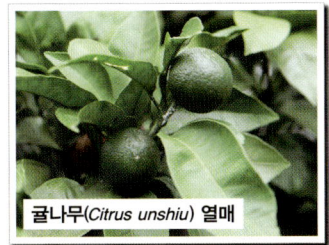
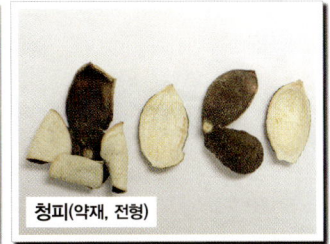

굴나무(*Citrus unshiu* Markovich)의 덜 익은 열매껍질

동의보감의 효능 청귤피(靑橘皮, 푸른 귤껍질)의 성질은 따뜻하고[溫] 맛은 쓰며[苦] 독이 없다. 기(氣)가 막힌 것에 주로 사용한다. 음식을 소화시킨다. 뭉쳐서 맺힌 것과 가슴에 기(氣)가 막힌 것을 깨뜨린다[본초].

한방 효능 간기(肝氣)가 뭉친 것을 깨뜨린다. 적체(積滯, 배 속에 덩어리가 생겨 아픈 병증)된 것을 소화시킨다.

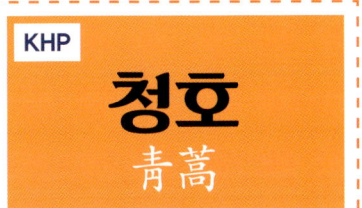
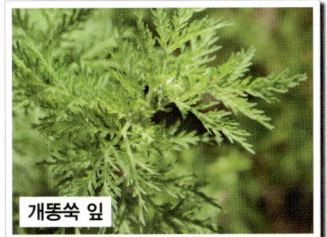
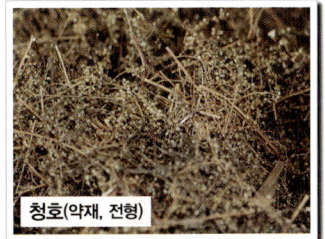

개똥쑥(*Artemisia annua* Linné), 개사철쑥(*Artemisia apiacea* Hance)의 지상부

동의보감의 효능 초호(草蒿, 개사철쑥, 개똥쑥 지상부)는 허로를 낫게 하고 식은땀[盜汗]을 멎게 한다. 관절 사이의 열을 없애고 눈을 밝게 한다. 중초를 보하고 기를 도와주며 안색을 좋게 한다. 새치[蒜髮, 산발]를 없애고 열황(熱黃), 나쁜 기운, 귀독(鬼毒)을 없앤다.

한방 효능 열기를 식힌다. 더위를 풀어준다. 찌듯이 열이 나는 골증열(骨蒸熱)을 없앤다. 말라리아[瘧疾]를 억제한다.

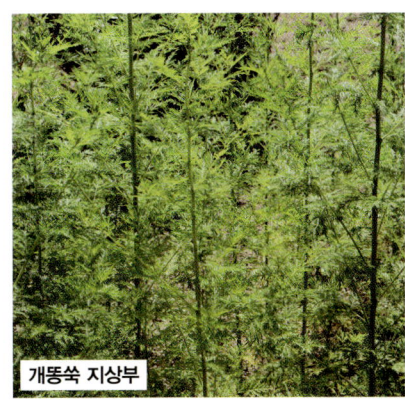

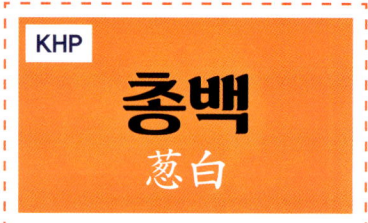 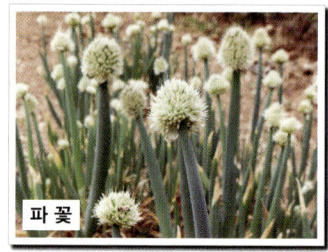 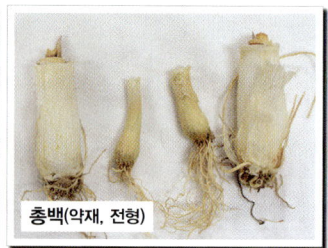

파(*Allium fistulosum* Linné)의 신선한 비늘줄기

동의보감의 효능 총백(蔥白, 파의 흰 밑)은 성질이 서늘하고[凉](보통이다[平]고도 한다) 맛이 매우며[辛] 독이 없다. 상한(傷寒)으로 추웠다 열이 나는 것, 중풍으로 얼굴과 눈이 붓는 것에 쓴다. 목 안이 벌겋게 붓고 아프며 막힌 감이 있는 증상을 치료한다. 태아를 편안하게 하며 눈을 밝게 한다. 간에 있는 나쁜 기운을 없애며 오장(五藏)을 고르게 한다. 온갖 약독(藥毒)을 없애고 대소변을 잘 나오게 한다. 아랫배에서 생긴 통증이 명치까지 치밀어 오르는 증상을 낫게 한다. 각기를 치료한다.

한방 효능 땀을 내어 체표에 있는 사기(邪氣)를 없앤다. 양기를 잘 통하게 한다. 독성을 없앤다. 기생충을 죽인다.

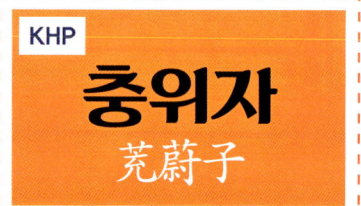 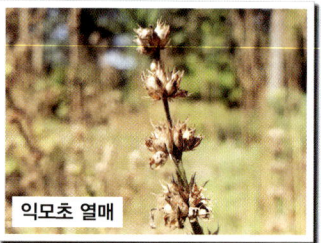 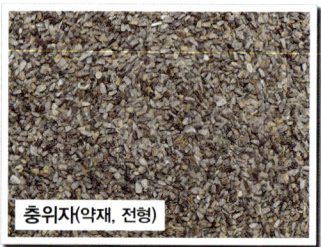

익모초(*Leonurus japonicus* Houtt)의 씨

동의보감의 효능 충위자(茺蔚子, 충울자, 익모초 씨)의 성질은 약간 따뜻하며[微溫](약간 차다[微寒]고도 한다) 맛이 맵고[辛] 달며[甘] 독이 없다. 주로 눈을 밝게 하고 정(精)을 보하며 부종을 없앤다.

한방 효능 혈액순환을 촉진하고 월경을 순조롭게 한다. 간열(肝熱)을 식히고 눈을 밝게 한다.

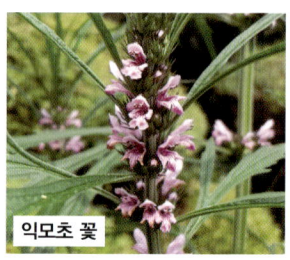

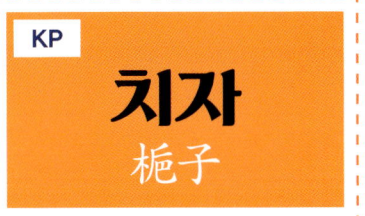
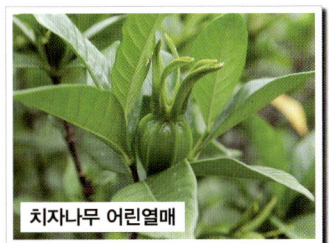
치자나무 어린열매
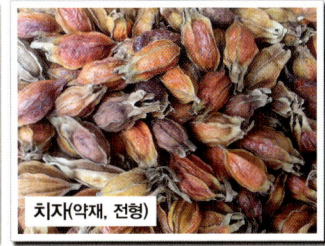
치자(약재, 전형)

치자나무(*Gardenia jasminoides* Ellis)의 잘 익은 열매로서 그대로 또는 끓는 물에 데치거나 찐 것

동의보감의 효능 치자(梔子, 치자나무 열매)의 성질은 차며[寒] 맛이 쓰고[苦] 독이 없다. 가슴, 대소장, 위(胃)에 심한 열이 있는 것과 가슴이 답답하고 괴로운 데[煩悶, 번민] 주로 쓴다. 열독풍(熱毒風)을 없애고 오림(五淋)을 치료하며 소변을 잘 나오게 한다. 다섯 가지 황달 [五疸]을 낫게 하며 소갈(消渴)을 멎게 한다. 입안이 마르는 것, 눈이 벌겋게 붓고 아픈 것, 얼굴이 벌게지는 것, 코끝이 빨갛게 되는 것[酒齇鼻, 주사비], 나병 등의 피부병을 치료한다. 자충(蟅蟲)의 독을 없앤다.

한방 효능 심장의 열을 내려 답답함을 없앤다. 열기를 식히고 습기를 배출한다. 혈열(血熱)을 식히고 독을 풀어준다.

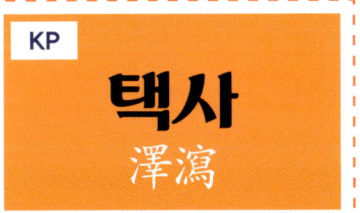
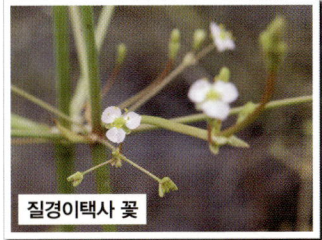
질경이택사 꽃
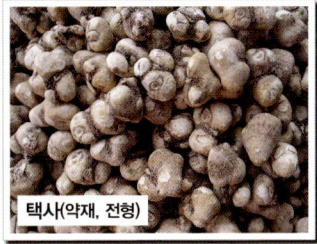
택사(약재, 전형)

질경이택사(*Alisma orientale* Juzepzuk)의 덩이줄기로서 잔뿌리 및 주피를 제거한 것

동의보감의 효능 택사(澤瀉, 질경이택사 덩이줄기)의 성질은 차며[寒] 맛이 달고[甘] 짜며[鹹] 독이 없다. 방광에 몰린 소변을 잘 나오게 하며 오림(五淋)을 치료한다. 방광의 열을 없애며 소변과 소장을 잘 통하게 하고 소변이 찔끔찔끔 새는 것을 멎게 한다.

한방 효능 소변을 잘 나오게 하여 습기를 배출한다. 열을 배출한다. 혈중지질을 낮추어 혈액을 맑게 한다.

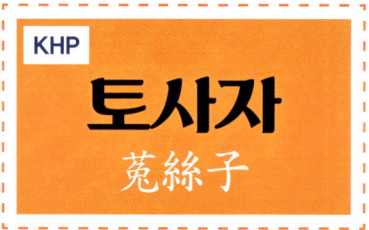
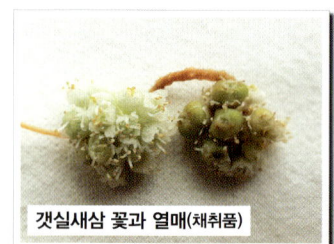
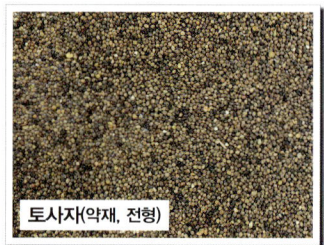

갯실새삼(*Cuscuta chinensis* Lamark)의 씨

동의보감의 효능 토사자(兎絲子, 갯실새삼 씨)의 성질은 보통이며[平] 맛이 맵고[辛] 달며[甘] 독이 없다. 주로 음경 속이 차가워서 정액이 저절로 나오는 것, 소변이 찔끔찔끔 나오는 것을 치료한다. 입이 쓰고 마르며 갈증이 나는 데 쓴다. 정액과 골수를 채워주며[添精益髓] 허리가 아프고 무릎이 찬 것을 낫게 한다.

한방 효능 간(肝)과 신(腎)을 보한다. 정액이 새어 나가지 않게 하고 소변량을 줄인다. 태아를 안정시킨다. 눈을 밝게 한다. 설사를 멎게 한다.

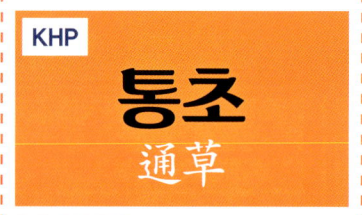
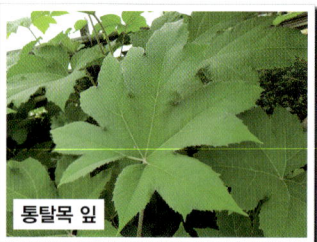
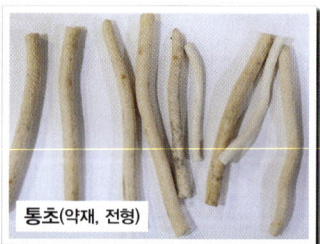

통탈목(*Tetrapanax papyriferus* K. Koch)의 줄기의 수(髓, 연한 조직으로 구성되어 있는 비섬유상 세포)

동의보감의 효능 통초(通草, 통탈목, 으름덩굴 줄기의 수)의 성질은 보통이고[平](약간 차다[微寒]고도 한다) 맛은 맵고[辛] 달며[甘] 독이 없다. 다섯 가지 임병[五淋]을 낫게 하고 소변을 잘 나오게 한다. 소변이 잘 나오지 않는 것과 구토가 멎지 않는 것이 동시에 나타나는 증상을 낫게 한다. 몸이 붓는 것을 낫게 하며 가슴이 답답하면서 열나는 증상을 없앤다. 몸에 있는 9개의 구멍을 잘 통하게 한다. 목소리를 잘 나오게 하고 비달(脾疸)로 잠을 많이 자는 것을 낫게 한다. 유산시키고 삼충(三蟲)도 죽인다.

한방 효능 열기를 식히고 소변이 잘 나오게 한다. 기운을 잘 통하게 하고 젖이 잘 나오게 한다.

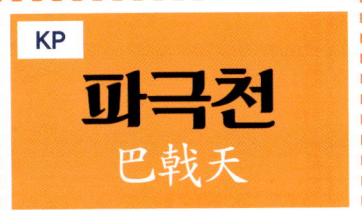
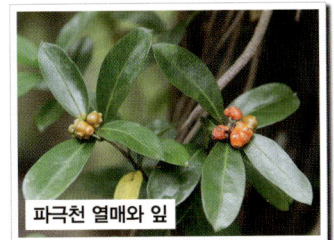

파극천 열매와 잎

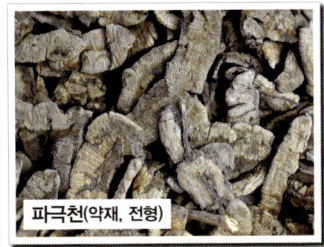

파극천(약재, 전형)

파극천(*Morinda officinalis* How)의 뿌리로서 수염뿌리를 제거하고 납작하게 눌러서 말린 것

동의보감의 효능 파극천(巴戟天, 파극천 뿌리)의 성질은 약간 따뜻하며[微溫] 맛이 맵고[辛] 달며[甘] 독이 없다. 꿈을 꾸면서 정액이 배설되는 증상에 쓴다. 또한 음위(陰痿)로 발기되지 않는 것을 치료하고 정(精)을 더해주므로 남성에게 좋다.

한방 효능 신(腎)의 양기(陽氣)를 보한다. 근육과 뼈를 튼튼하게 한다. 풍사(風邪)와 습사(濕邪)를 없앤다.

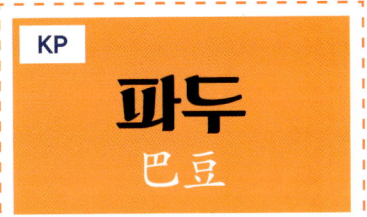
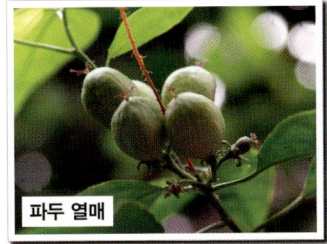

파두 열매

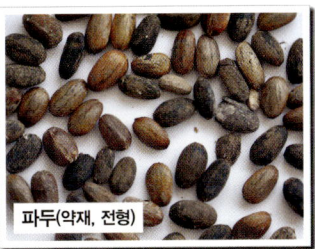

파두(약재, 전형)

파두(*Croton tiglium* Linné)의 씨

동의보감의 효능 파두(巴豆, 파두 씨)의 성질은 뜨거우며[熱](생으로 쓰면 따뜻하고[溫] 익혀 쓰면 차다[寒]고도 한다) 맛은 맵고[辛] 독이 많다. 오장육부를 씻어내어 튼튼하게 하고 막힌 것을 통하게 하여 대소변을 잘 나오게 한다. 징가(癥瘕), 배 속에 생긴 덩어리, 담(痰)이 옆구리로 가서 옆구리가 아픈 것, 물이 오랫동안 머물러 있는 것을 없앤다. 열 가지 수병(水病)을 치료하고 귀주(鬼疰), 고독(蠱毒)을 없앤다. 피부가 헐어 아프고 가려우며 벌겋게 부어 곪는 것, 군살을 없애며 유산시킨다. 또한 벌레, 물고기 및 반묘(斑猫)의 독을 없애고 배 속의 벌레를 죽인다.

한방 효능 찬 기운이 뭉쳐서 생긴 변비를 설사시킨다. 물기를 배출시켜 부종을 가라앉힌다. 담(痰)을 제거하고 목구멍을 편안하게 한다. 상처를 삭이고 벌레를 죽인다.

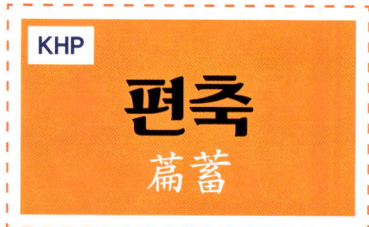
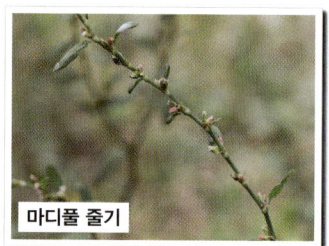
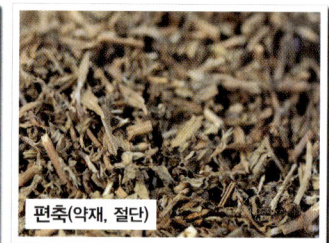

마디풀(*Polygonum aviculare* Linné)의 전초

동의보감의 효능 편축(萹蓄, 마디풀 전초)의 성질은 보통이고[平] 맛은 쓰며[苦](달다[甘]고도 한다) 독이 없다. 가려운 종기, 치질을 낫게 한다. 삼충(三蟲)을 죽이며 회충으로 인한 통증을 없앤다. 열로 생긴 임증(淋證)을 낫게 하며 소변을 잘 나오게 한다.

한방 효능 소변을 잘 나오게 하고 배뇨 장애를 해소한다. 기생충을 죽인다. 가려움증을 멎게 한다.

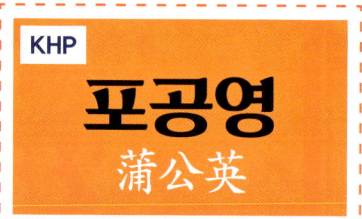
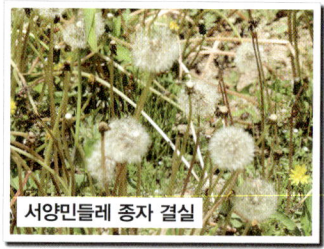
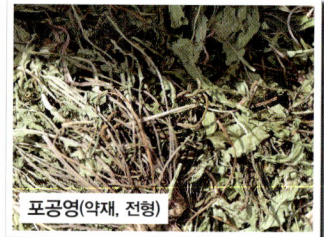

민들레(*Taraxacum platycarpum* H. Dahlstedt), 서양민들레(*Taraxacum officinale* Weber)의 전초

동의보감의 효능 포공초(蒲公草, 민들레 전초)의 성질은 보통이고[平] 맛은 달며[甘] 독이 없다. 부인의 젖에 옹종(癰腫)이 생긴 것을 없애준다.

한방 효능 열독(熱毒)을 해소한다. 종기를 가라앉히고 뭉친 것을 풀어준다. 소변을 잘 나오게 하고 배뇨 장애를 해소한다.

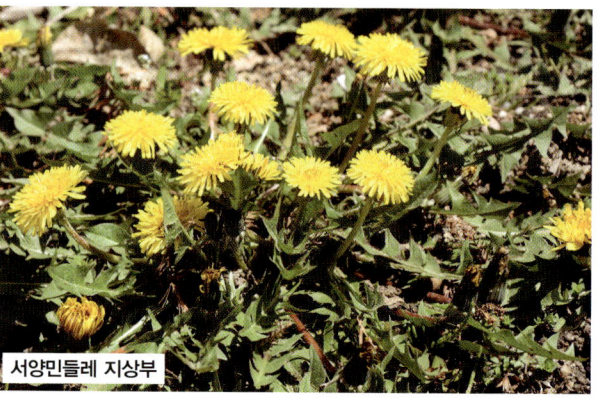

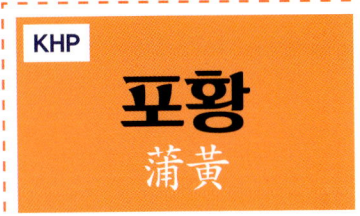 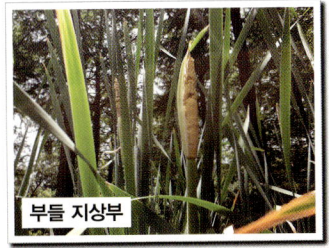 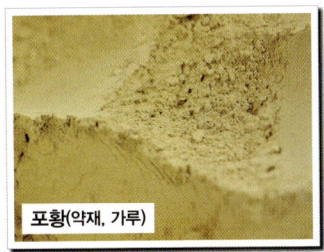

부들(*Typha orientalis* Presl)의 꽃가루

동의보감의 효능 포황(蒲黃, 부들 꽃가루)의 성질은 보통이고[平] 맛이 달며[甘] 독이 없다. 몸에 있는 9개의 구멍에서 피가 나오는 것을 멎게 하고 어혈을 없앤다. 대변에 피가 섞여 나오는 것, 여성의 부정기 자궁출혈, 자궁에서 분비물이 나오는 것, 아침통[兒枕急痛], 하혈(下血), 유산을 치료한다.

한방 효능 출혈을 멎게 한다. 어혈을 없앤다. 배뇨 장애를 해소한다.

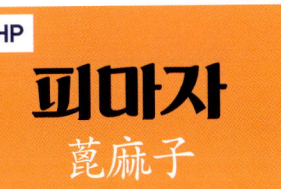 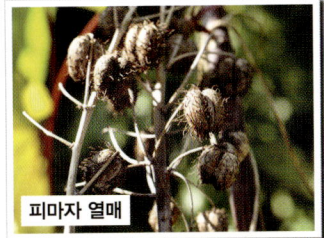 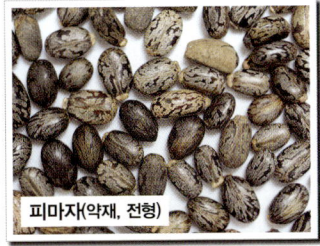

피마자(*Ricinus communis* Linné)의 씨

동의보감의 효능 비마자(萆麻子, 피마자 씨)의 성질은 보통이고[平] 맛은 달고[甘] 매우며[辛] 독이 조금 있다. 수창(水脹)으로 배가 그득한 것을 낫게 하고 출산을 쉽게 한다. 헌데와 상한 데, 옴, 문둥병을 낫게 한다. 수징(水癥), 부종(浮腫), 시주(尸疰), 악기(惡氣)를 없앤다.

한방 효능 사하시키고 기가 막힌 것을 통하게 한다. 종기를 가라앉히고 상처의 독기를 배출시킨다.

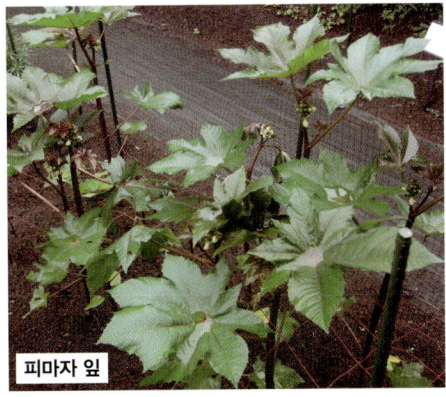

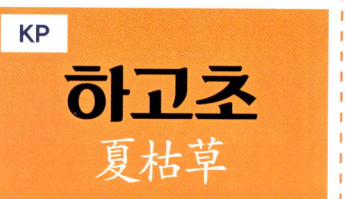
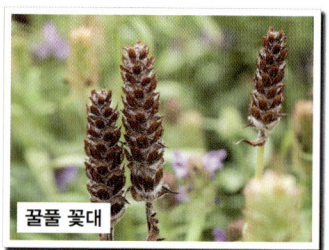
꿀풀 꽃대
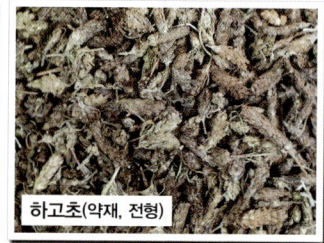
하고초(약재, 전형)

꿀풀(*Prunella vulgaris* Linné var. *lilacina* Nakai)의 꽃대[花穗, 이삭 모양으로 피는 꽃]

동의보감의 효능 하고초(夏枯草, 꿀풀 꽃대)의 성질은 차고[寒] 맛은 쓰고[苦] 매우며[辛] 독이 없다. 추웠다 열이 났다 하는 것, 나력(瘰癧), 서루(鼠瘻), 머리의 피부질환을 치료한다. 배 속에 생긴 덩어리를 깨뜨리고 영류로 기가 몰린 것을 흩으며 눈 아픈 것[目疼, 목동]을 낫게 한다.

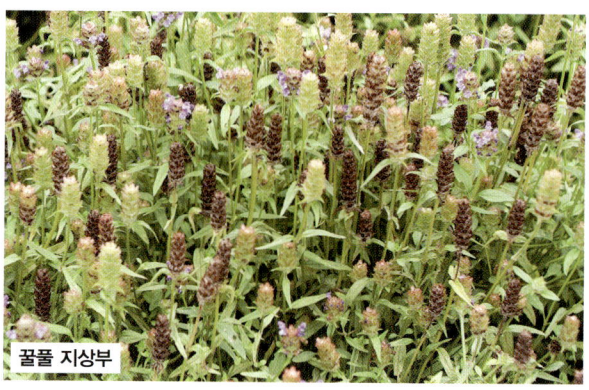
꿀풀 지상부

한방 효능 간화(肝火)를 식힌다. 눈을 밝게 한다. 뭉친 것을 풀고 종기를 가라앉힌다.

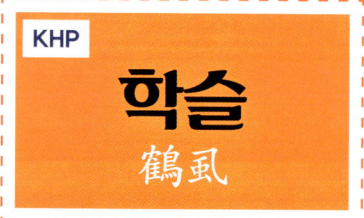
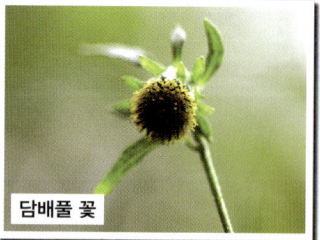
담배풀 꽃
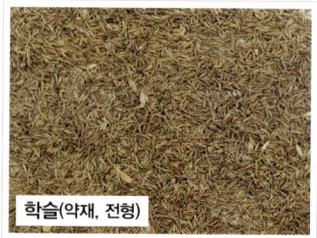
학슬(약재, 전형)

담배풀(*Carpesium abrotanoides* Linné)의 열매

동의보감의 효능 학슬(鶴虱, 담배풀 열매)의 성질은 보통이고[平](서늘하다[凉]고도 한다) 맛은 쓰며[苦] 독이 조금 있다. 오장(五藏)에 있는 충과 회충을 죽이며 말라리아를 낫게 한다. 피부가 헐어 아프고 가려우며 벌겋게 부어 곪는 데 붙인다.

한방 효능 기생충을 죽이고 배가 더부룩하거나 아픈 병증인 적취를 가라앉힌다.

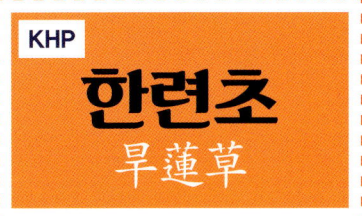
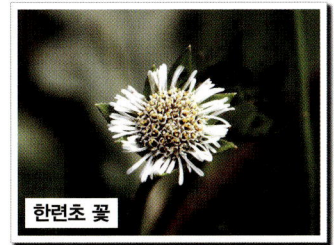
한련초 꽃
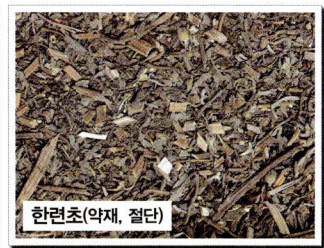
한련초(약재, 절단)

한련초(*Eclipta prostrata* Linné)의 전초

동의보감의 효능 예장(鱧腸, 한련초 전초)의 성질은 보통이고[平] 맛은 달며[甘] 시고[酸] 독이 없다. 대변에 피가 섞여 나오는 이질 그리고 침이나 뜸을 놓은 자리가 헐어 터져서 피가 나오는 것을 낫게 한다. 수염과 머리카락을 자라게 하고 모든 헌데에 붙인다.

한방 효능 간(肝)과 신(腎)을 보양한다. 혈열(血熱)을 식히고 지혈한다.

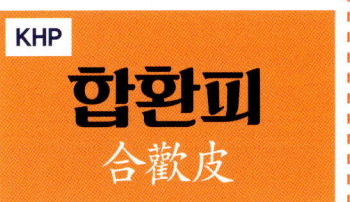
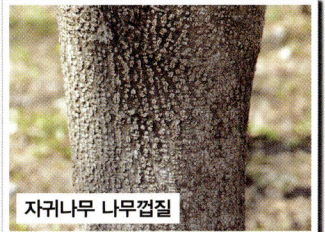
자귀나무 나무껍질
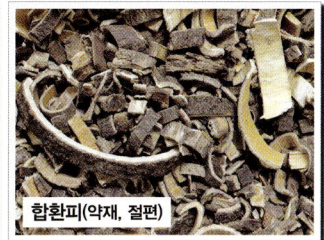
합환피(약재, 절편)

자귀나무(*Albizzia julibrissin* Durazzini)의 줄기껍질

동의보감의 효능 합환피(合歡皮, 자귀나무 줄기껍질)의 성질은 보통이며[平] 맛은 달고[甘] 독이 없다. 주로 오장(五藏)을 편안하게 하고 마음을 안정시키며 근심을 없애고 즐겁게 한다.

한방 효능 기운이 울체된 것을 풀어주고 정신을 안정시킨다. 혈액순환을 촉진하고 종기를 가라앉힌다.

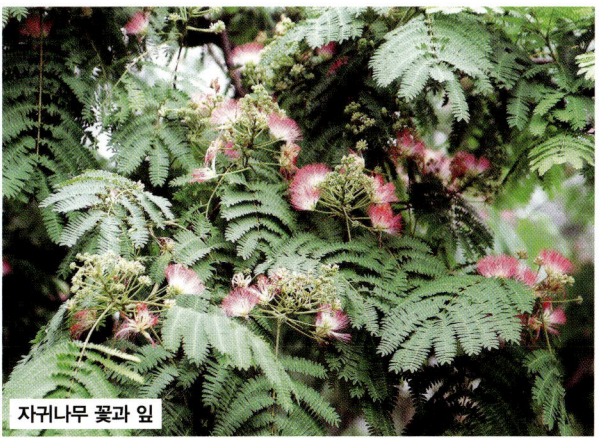
자귀나무 꽃과 잎

KHP 해송자 海松子

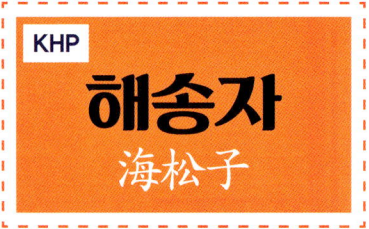
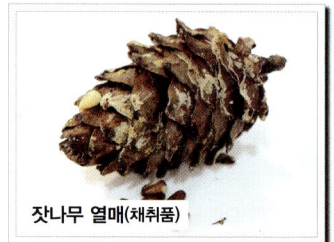
잣나무 열매(채취품)
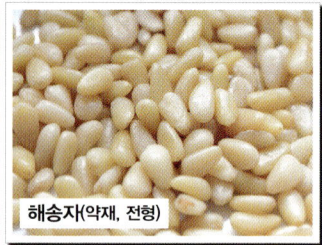
해송자(약재, 전형)

잣나무(*Pinus koraiensis* Siebold et Zuccarini)의 씨

동의보감의 효능 해송자(海松子, 잣)의 성질은 조금 따뜻하고 [小溫] 맛이 달며[甘] 독이 없다. 산후(産後)에 뼈마디에 바람이 들어오는 것 같고 시린 감이 있는 증상, 몸과 팔다리가 마비되고 감각과 동작이 자유롭지 못한 증상, 어지럼증을 치료한다. 피부를 윤기 있게 하고 오장(五藏)을 살찌우며 야위고 기운이 없는 것을 보한다[본초].

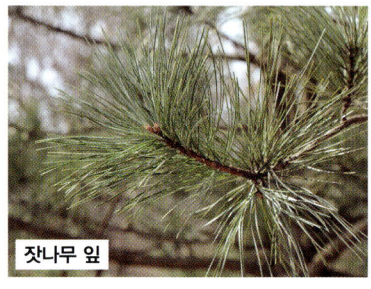
잣나무 잎

한방 효능 건조한 것을 촉촉하게 한다. 혈열(血熱)을 식힌다. 풍(風)을 제거한다.

KP 행인 杏仁

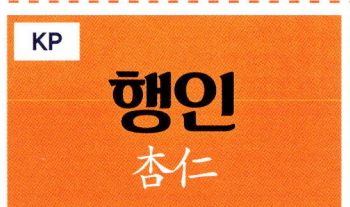
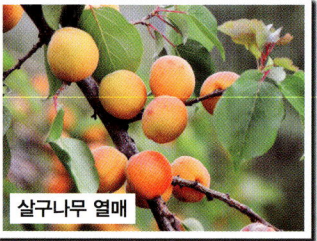
살구나무 열매
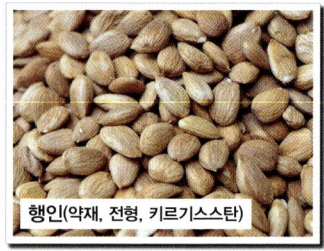
행인(약재, 전형, 키르기스스탄)

살구나무(*Prunus armeniaca* Linné var. *ansu* Maximowicz)의 잘 익은 씨

동의보감의 효능 행핵인(杏核仁, 살구나무 씨)의 성질은 따뜻하며[溫] 맛이 달고[甘] 쓰며[苦] 독이 있다(독이 조금 있다고도 한다). 기침을 하면서 기운이 치밀어 올라 숨이 차는 증상을 낫게 한다. 폐기(肺氣)로 숨이 가쁜 것[喘促, 천촉]을 치료한다. 땀을 약간 나가게 하며 개의 독[狗毒]을 푼다.

한방 효능 치밀어 오른 기(氣)를 내리고 담(痰)을 녹인다. 기침과 천식을 멎게 한다. 대변이 잘 나오게 한다.

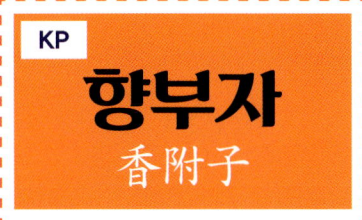
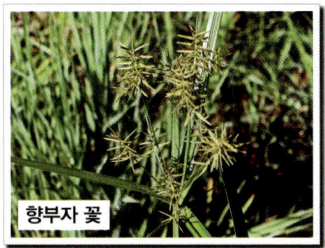
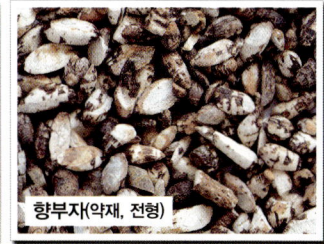

향부자(*Cyperus rotundus* Linné)의 뿌리줄기로서 가는 뿌리를 제거한 것

동의보감의 효능 사초근(莎草根, 향부자 뿌리줄기)의 성질은 약간 차고[微寒] 맛은 달며[甘] 독이 없다. 기를 강하게 내리고 가슴속의 열을 없앤다. 오래 먹으면 기운이 나고 상쾌하게 하며 속이 답답한 것을 풀어준다. 통증을 멈추며 월경을 고르게 하고 숙식(宿食)을 내려가게 한다.

한방 효능 간기(肝氣)가 뭉친 것을 해소한다. 기(氣)를 통하게 하고 배 속을 편안하게 한다. 월경을 순조롭게 하고 통증을 멎게 한다.

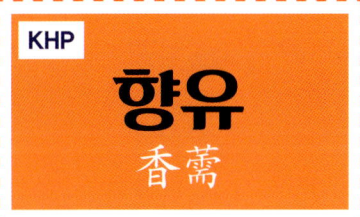
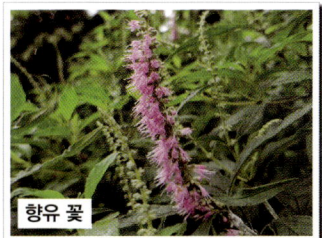
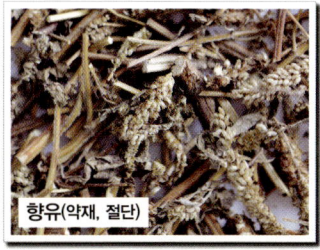

향유(*Elsholtzia ciliata* Hylander)의 꽃이 필 때의 전초

동의보감의 효능 향유(香薷, 향유 전초)는 성질이 약간 따뜻하고[微溫] 맛이 매우며[辛] 독이 없다. 곽란(霍亂)으로 배가 아프면서 토하고 설사하는 데 주로 쓴다. 몸이 부은 것을 내리게 하고 더위 먹은 것을 낫게 한다. 위기(胃氣)를 따뜻하게 하고 가슴이 답답하면서 열나는 것을 없앤다.

한방 효능 땀을 내어 더위를 가시게 한다. 습기를 없애고 소변을 잘 나오게 한다.

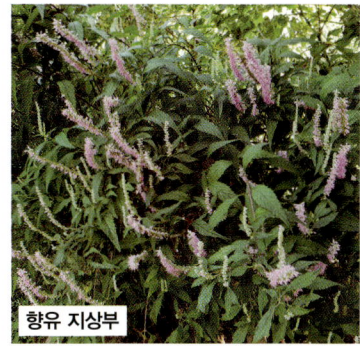

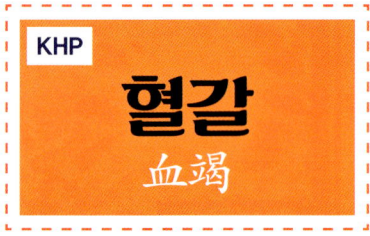 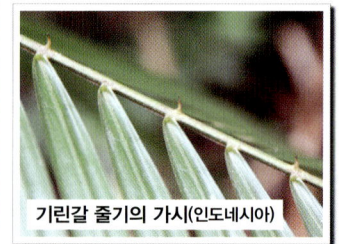 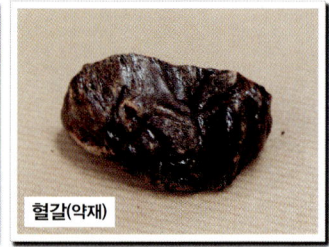

기린갈 줄기의 가시(인도네시아) / 혈갈(약재)

기린갈(麒麟竭, *Daemonorops draco* Blume)의 열매에서 삼출된 수지(樹脂, 식물체로부터의 분비물 또는 상처로부터의 유출물)를 가열 압착하여 만든 덩어리

동의보감의 효능 혈갈(血竭, 기린갈 열매에서 삼출된 수지를 가열 압착하여 만든 덩어리)은 피부가 헐어 아프고 가려우며 벌겋게 부어 곪는 것과 개선에 주로 쓴다. 쇠붙이에 다친 상처를 치료한다. 지혈시키고 진통시키며 살을 돋게 한다. 다만 성질이 급하기 때문에 많이 사용할 수 없다. 많이 사용하면 오히려 고름이 생기게 된다.

한방 효능 혈액순환을 촉진하고 통증을 없앤다. 어혈을 없애고 지혈시킨다. 새살을 돋게 하고 상처를 아물게 한다.

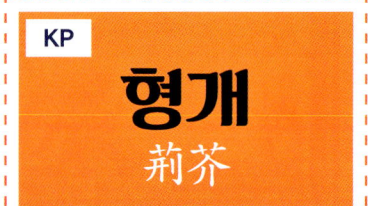 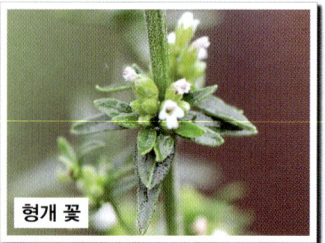 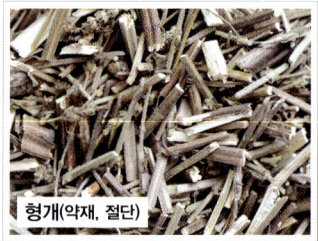

형개 꽃 / 형개(약재, 절단)

형개(*Schizonepeta tenuifolia* Briquet)의 꽃이삭[花穗, 화수]

동의보감의 효능 형개(荊芥, 형개 꽃이삭)는 성질이 따뜻하고[溫] 맛이 매우면서[辛] 쓰며[苦] 독이 없다. 악풍(惡風), 적풍(賊風), 온몸에 감각이 없는 것, 상한(傷寒)으로 머리가 아픈 것, 근육과 뼈가 욱씬욱씬 쑤시는 것을 치료한다. 혈로(血勞), 풍기(風氣)에 효과가 있으며 나력(瘰癧), 창양(瘡瘍)을 낫게 한다.

한방 효능 땀을 내어 체표에 있는 사기(邪氣)를 내보내고 풍사(風邪)를 내보낸다. 발진을 잘 돋게 한다. 창만(脹滿)을 없앤다.

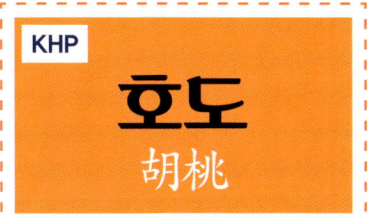
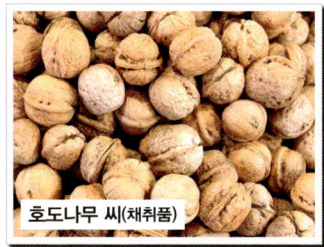
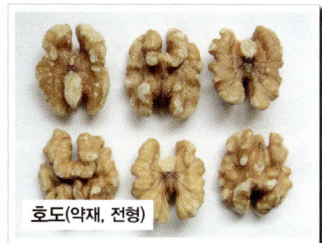

호도나무(*Juglans regia* Linné)의 씨

동의보감의 효능 호도(胡桃, 호두)의 성질은 보통이며[平](뜨겁다[熱]고도 한다) 맛이 달고[甘] 독이 없다. 경맥(經脈)을 통하게 하고 혈맥(血脈)을 윤활하게 한다. 귀밑머리[鬢髮, 빈발]를 검게 하며 몸을 살찌게 하고 튼튼하게 한다.

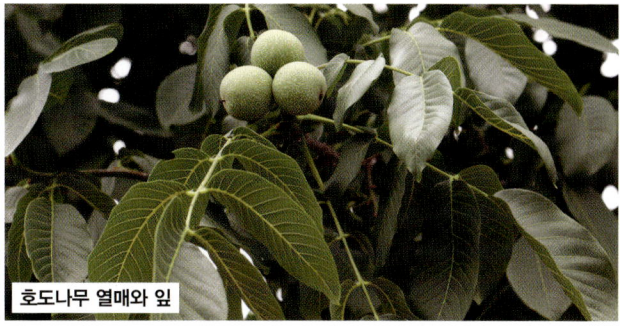

한방 효능 신(腎)을 보한다. 폐(肺)를 따뜻하게 한다. 대변이 잘 나오게 한다.

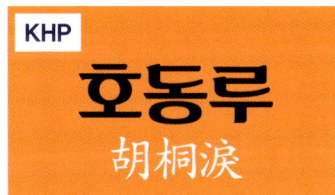
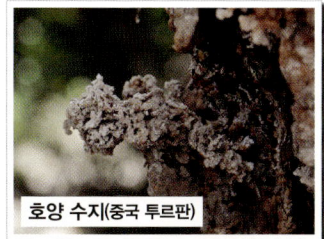
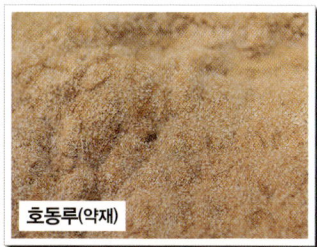

호양(胡楊, *Populus diversifolia* Schrenk)의 수지(樹脂, 식물체로부터의 분비물 또는 상처로부터의 유출물)가 땅속에 오랫동안 묻혀서 이루어진 것

동의보감의 효능 호동루(胡桐淚, 호양 수지)의 성질은 매우 차며[大寒] 맛은 짜고[鹹] 쓰며[苦] 독이 없다. 심한 열독으로 명치가 답답하고 그득한 데 주로 쓴다. 풍열(風熱)로 치아가 아픈 것을 멎게 하고 소나 말의 급황병(急黃病)을 낫게 한다.

한방 효능 열독(熱毒)을 해소한다. 가래를 녹이고 혹처럼 단단한 것을 풀어준다.

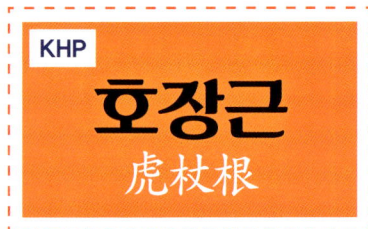 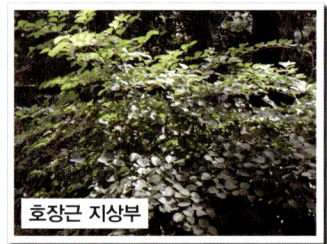 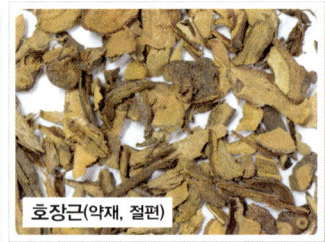

호장근(*Polygonum cuspidatum* Siebold et Zuccarinii)의 뿌리줄기 및 뿌리

동의보감의 효능 호장근(虎杖根, 호장근 뿌리줄기 및 뿌리)의 성질은 약간 따뜻하고[微溫](보통이다[平]고도 한다) 맛은 쓰며[苦] 독이 없다. 몰려 있는 피와 배 속에 생긴 덩어리를 깨뜨린다. 월경을 통하도록 하며 산후의 어혈을 없애고 고름을 내보낸다. 피부에 얇게 생긴 헌데, 옹독(癰毒), 다쳐서 생긴 어혈에 주로 쓴다. 소변을 잘 나오게 하고 오림(五淋)을 낫게 한다.

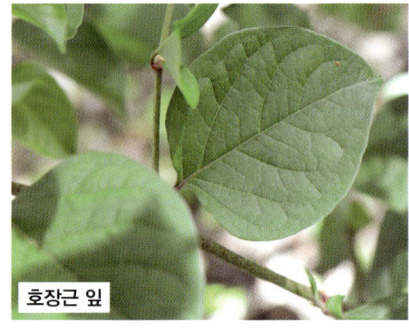

한방 효능 습기를 배출하고 황달을 가라앉힌다. 열독(熱毒)을 해소한다. 어혈을 없애고 통증을 멎게 한다. 기침을 멎게 하고 가래를 없앤다.

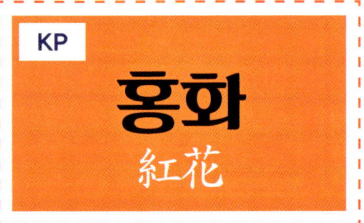 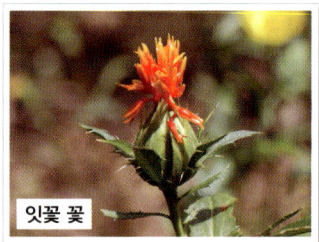 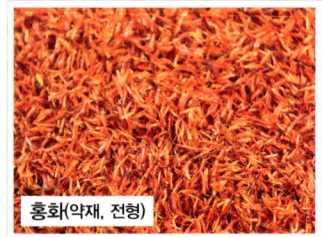

잇꽃(*Carthamus tinctorius* Linné)의 관상화

동의보감의 효능 홍람화(紅藍花, 잇꽃 관상화)의 성질은 따뜻하고[溫] 맛은 매우며[辛] 독이 없다. 산후에 출혈이 심하여 정신이 흐리고 혼미해지는 증상을 낫게 한다. 배 속에 궂은 피[惡血]가 다 나가지 못하여 쥐어짜듯이 아픈 것, 태아가 배 속에서 죽은 것에 쓴다.

한방 효능 혈액순환을 촉진하여 월경이 잘 나오게 한다. 어혈을 없애고 통증을 멎게 한다.

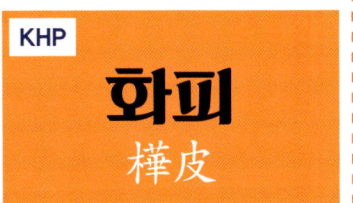
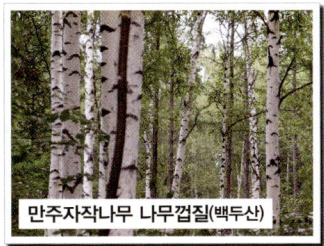
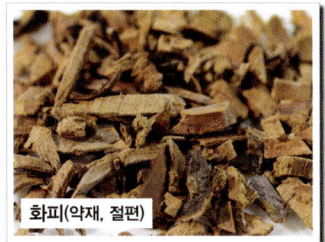

화피 (樺皮) KHP

만주자작나무(*Betula platyphylla* Suk.)의 나무껍질

동의보감의 효능 화목피(樺木皮, 만주자작나무 나무껍질)의 성질은 보통이며[平] 맛은 쓰고[苦] 독이 없다. 황달(黃疸), 젖멍울[乳癰, 유옹], 폐풍창(肺風瘡)과 소아 마마, 홍역을 낫게 한다.

한방 효능 열기를 식히고 습기를 배출한다. 담(痰)을 제거하고 기침을 멎게 한다. 독성을 없앤다.

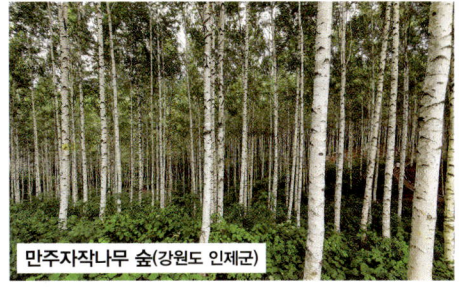

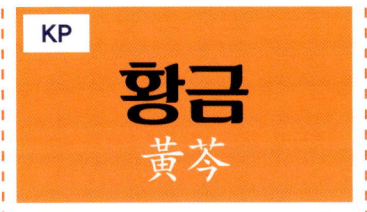
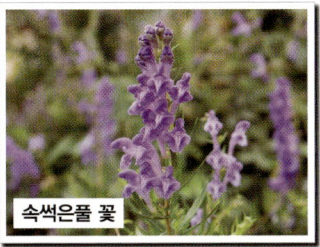
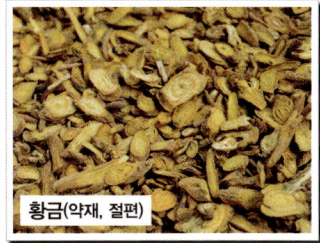

황금 (黃芩) KP

속썩은풀(*Scutellaria baicalensis* Georgi)의 뿌리로서 그대로 또는 주피를 제거한 것

동의보감의 효능 황금(黃芩, 속썩은풀 뿌리)의 성질은 차고[寒] 맛은 쓰며[苦] 독이 없다. 열독(熱毒), 몸이 허약하여 뼛속이 후끈후끈 달아오르는 것, 추웠다 열이 났다 하는 것을 치료하고 열로 나는 갈증을 푼다. 황달(黃疸), 이질, 설사, 담열(痰熱), 위열(胃熱)을 치료하고 소장을 잘 통하게 한다. 젖멍울[乳癰, 유옹], 등에 종기가 난 것, 피부가 헐어 아프고 가려우며 벌겋게 부어 곪는 것, 유행성 열병[天行熱疾]을 낫게 한다.

한방 효능 열기를 식히고 습기를 말린다. 화독(火毒)을 없앤다. 출혈을 멎게 한다. 태아를 안정시킨다.

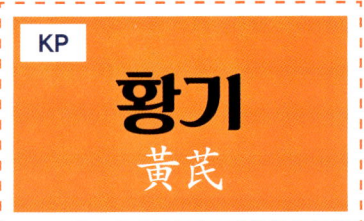
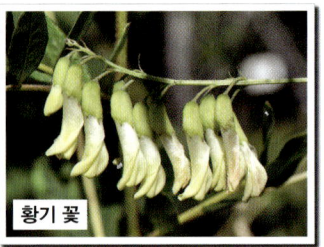
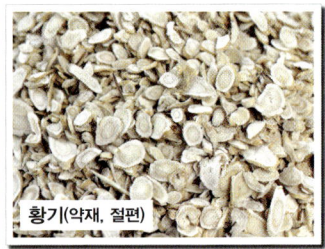

황기(*Astragalus membranaceus* Bunge)의 뿌리로서 그대로 또는 주피를 제거한 것

동의보감의 효능 황기(黃芪, 황기 뿌리)의 성질은 약간 따뜻하고[微溫] 맛은 달며[甘] 독이 없다. 허손(虛損)으로 몹시 야윈 데 쓴다. 기를 돕고 살찌게 하며 추웠다 열나는 것을 멎게 한다. 신(腎)이 약해서 귀가 먹은 것을 치료한다. 옹저를 없애고 오래된 헌데에서 고름을 빼내며 아픈 것을 멎게 한다. 또한 소아의 온갖 병과 여성의 부정기 자궁출혈, 자궁에서 분비물이 나오는 것 등 여러 질병을 치료한다.

한방 효능 기(氣)를 보하고 양기(陽氣)를 끌어 올린다. 체표를 튼튼하게 하여 땀을 멎게 한다. 소변을 잘 나오게 하고 부종을 가라앉힌다. 진액 생성을 촉진하고 혈열(血熱)을 식힌다. 기운이 잘 소통되도록 하여 저리고 아프거나 마비되는 증상을 풀어준다. 독기를 제거하고 고름이 잘 배출되게 한다. 상처를 아물게 하고 새살이 나게 한다.

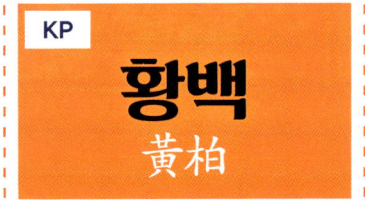
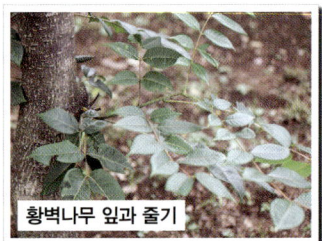
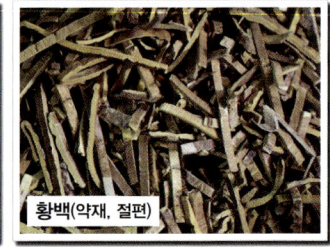

황벽나무(*Phellodendron amurense* Ruprecht)의 줄기껍질로서 주피를 제거한 것

동의보감의 효능 황벽(黃蘗, 황벽나무 줄기껍질)의 성질은 차며[寒] 맛이 쓰고[苦] 독이 없다. 오장(五藏)과 위와 대소장[腸胃]에 열이 맺힌 것과 황달(黃疸), 치질[腸痔], 장치을 주로 치료한다. 설사, 이질, 여성의 부정기 자궁출혈, 적백대하, 여성의 음부가 허는 것을 치료한다. 감충(疳蟲)을 죽이고 옴과 버짐, 입안이 헌 것을 낫게 한다. 몸이 허약하여 기침과 미열이 나며 식은땀이 흐르고 뼛속이 달아오르는 증상을 치료한다.

한방 효능 열기를 식히고 습기를 말린다. 뼛속이 후끈 달아오르는 골증열(骨蒸熱)을 해소한다. 독을 풀어주고 상처를 낫게 한다.

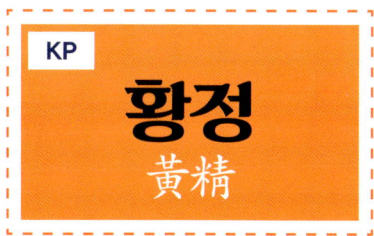

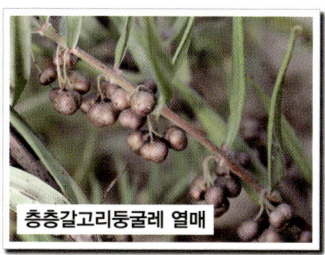
층층갈고리둥굴레 열매

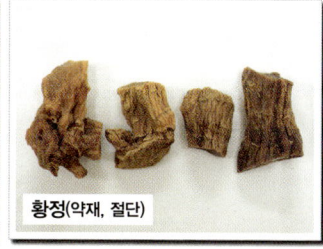
황정(약재, 절단)

층층갈고리둥굴레(*Polygonatum sibiricum* Redoute), 진황정(*Polygonatum falcatum* A. Gray)의 뿌리줄기로서 찐 것

동의보감의 효능 황정(黃精, 층층갈고리둥굴레, 진황정 뿌리줄기)의 성질은 보통이고[平] 맛이 달며[甘] 독이 없다. 중초를 보하고 기를 돕는다[補中益氣]. 오장(五臟)을 편안하게 하고 오로칠상(五勞七傷)도 보한다. 근육과 뼈를 튼튼하게 하고 비위(脾胃)를 보하며 심폐를 윤택하게 한다.

한방 효능 기(氣)를 보하고 진액 생성을 촉진한다. 비(脾)를 건강하게 한다. 폐를 촉촉하게 한다. 신기(腎氣)를 보충한다.

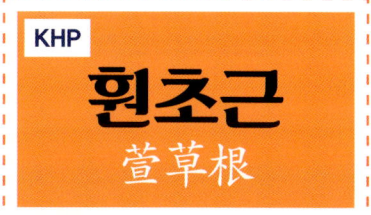

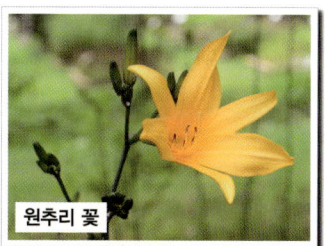
원추리 꽃

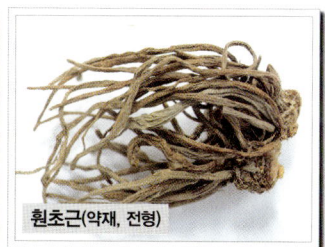
훤초근(약재, 전형)

원추리(*Hemerocallis fulva* Linné)의 뿌리 및 뿌리줄기

동의보감의 효능 훤초근(萱草根, 원추리 뿌리 및 뿌리줄기)의 성질은 서늘하고[凉] 맛은 달며[甘] 독이 없다. 소변이 붉으면서 잘 나오지 않는 것과 답답하고 열나는 데 주로 쓴다. 사림(沙淋)을 치료하고 몸이 붓는 것을 내린다. 술 중독으로 인한 황달[酒疸]을 낫게 한다.

한방 효능 열기를 식히고 습기를 배출한다. 혈열(血熱)을 식히고 지혈한다. 독을 풀어주고 종기를 가라앉힌다.

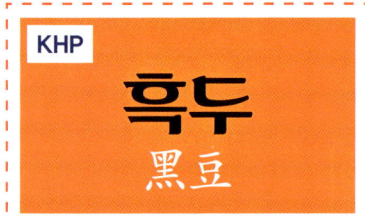
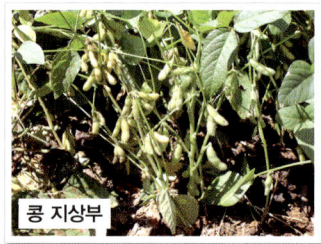
콩 지상부
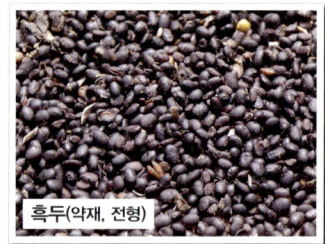
흑두(약재, 전형)

KHP 흑두 黑豆

콩(*Glycine max* Merrill)의 씨(검은색)

동의보감의 효능 대두(大豆, 콩)는 성질이 보통이고[平] 맛은 달며[甘](짜다[鹹]고도 한다) 독이 없다. 오장(五藏)을 보하고 중초(中焦)와 십이경맥을 도와준다. 속을 고르게 하고 위와 대소장[腸胃]을 따뜻하게 한다. 오래 먹으면 몸무게가 늘어난다[본초].

한방 효능 정기(精氣)를 보충하고 눈을 밝게 한다. 혈열(血熱)을 식히고 풍(風)을 제거한다. 소변을 잘 나오게 한다. 독성을 없앤다.

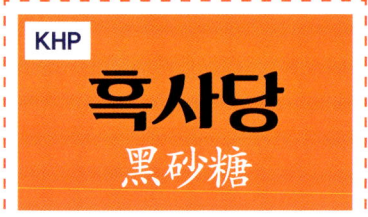
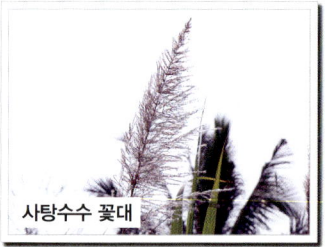
사탕수수 꽃대
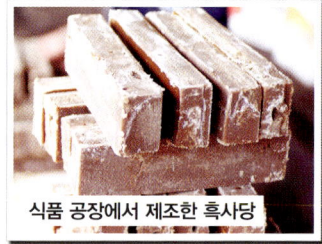
식품 공장에서 제조한 흑사당

KHP 흑사당 黑砂糖

사탕수수(*Saccharum officinarum* L.)의 경즙(莖汁)을 건조시키어 얻은 조결정체

동의보감의 효능 사당(沙糖, 사탕수수 즙을 달인 것)은 성질이 차고[寒] 맛은 달며[甘] 독이 없다. 심열(心熱)로 입이 마른 데 주로 쓴다. 약효는 유당[石蜜, 석밀, 우유즙에 설탕을 타서 끓여 만든 것]과 같지만 더 차고 순하다. 사탕수수 즙을 달여 만든 것인데 모래와 비슷하므로 사당(沙糖)이라고 한다[입문].

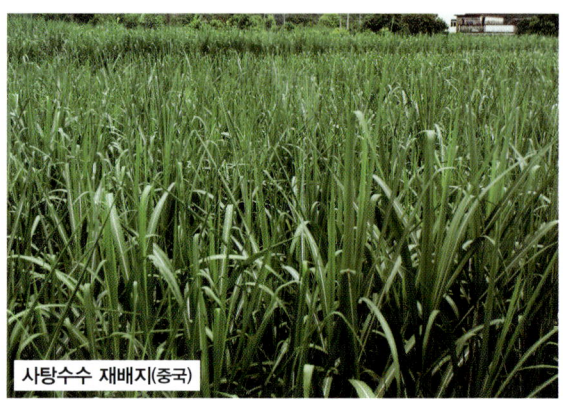
사탕수수 재배지(중국)

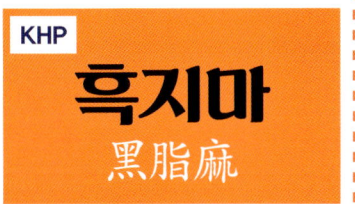
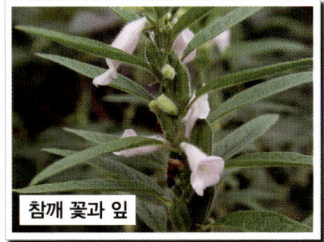
참깨 꽃과 잎
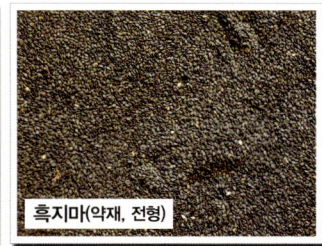
흑지마(약재, 전형)

참깨(*Sesamum indicum* Linné)의 씨(검은색)

동의보감의 효능 호마(胡麻, 검은 참깨)는 성질이 보통이고[平] 맛은 달며[甘] 독이 없다. 기력(氣力)을 도와주고 살찌게 한다. 골수와 뇌를 충실하게 한다[塡髓腦]. 근육과 뼈를 튼튼하게 하며 오장을 윤택하게 한다[潤五藏][본초].

백유마(白油麻, 흰 참깨)는 성질이 매우 차고[大寒] 독이 없다. 위와 대소장[腸胃]을 미끄럽게 하고 혈맥(血脈)을 통하게 한다. 풍기(風氣)를 잘 운행시키고 피부를 윤기 있게 한다[본초].

한방 효능 간(肝)과 신(腎)을 보한다. 정(精)과 혈(血)을 보충한다. 대변이 잘 나오게 한다.

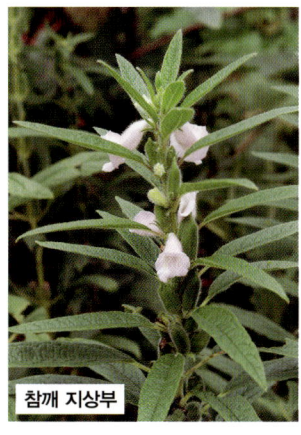
참깨 지상부

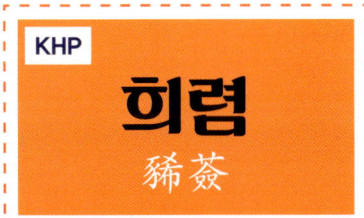
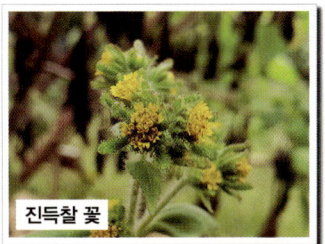
진득찰 꽃
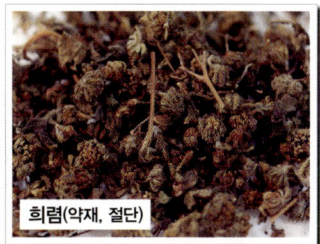
희렴(약재, 절단)

털진득찰(*Siegesbeckia pubescens* Makino), 진득찰(*Siegesbeckia glabrescens* Makino)의 지상부

동의보감의 효능 희렴(豨薟, 진득찰, 털진득찰 지상부)의 성질은 차고[寒] 맛은 쓰며[苦] 독이 조금 있다. 열닉(熱䘌)으로 가슴속이 답답한 데 주로 쓴다. 몸과 팔다리가 마비되고 감각과 동작이 자유롭지 못한 병증을 치료한다. 복용법은《신농본초경》에 상세히 씌어 있다[詳見本經].

한방 효능 풍사(風邪)와 습사(濕邪)를 없앤다. 관절을 편안하게 한다. 독성을 없앤다.

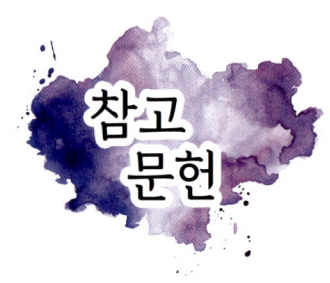

[한국 도서]

박종철, 생약 한약 기능식품 통섭사전, 푸른행복(2011)
박종철, 일본 약용식물 한방약 도감, 푸른행복(2011)
박종철, 약이 되는 열대과일, 푸른행복(2013)
박종철, 중국 약용식물과 한약, 푸른행복(2014)
박종철, 향신료 백과, 푸른행복(2014)
박종철, 약초 한약 대백과, 푸른행복(2015)
박종철, 한국의 약초, 푸른행복(2018)
박종철, 세계의 약초 어디에 있는가, 신일서적(2019)
박종철, 동의보감 속 우리약초, 푸른행복(2020)
박종철, 세계의 약초와 향신료, 푸른행복(2020)
박종철, 유럽의 약초와 식물원, 푸른행복(2020)
박종철, 동의보감 무병장수 약초, 푸른행복(2021)
박종철, 동의보감 한방약초, 푸른행복(2021)
박종철, 중국 인도 동남아의 약초와 식물원, 푸른행복(2021)
배기환, 천연약물도감, 교학사(2019)
본초학공동교재편찬위원회, 본초학, 도서출판 영림사(2020)
안덕균, 한국본초도감, 교학사(2008)
주영승, 운곡본초도감, 도서출판 우석(2018)
최고야, 한약학명목록(관속식물편), 도서출판 우석(2013)
최고야·주영승, 본초감별검색집, 도서출판 우석(2020)
허준, 동의보감, 여강출판사(1994)

허준, 원본동의보감, 남산당(2014)

허준박물관, 세계의 약초 특별전(박종철 개인전) 도록, 허준박물관(2019)

[그 밖의 자료]

국가표준식물목록 홈페이지(www.nature.go.kr/main/Main.do)

식품의약품안전처 홈페이지(www.mfds.go.kr)

위키피디아 홈페이지(www.wikipedia.org)

Korea Institute of Oriental Medicine. Defining Dictionary for Medicinal Herbs[Korean, 'Hanyak Giwon Sajeon'](2019). Published on the Internet; http://boncho.kiom.re.kr/codex/ (accessed 2021-4-06)

조선민주주의인민공화국 약전위원회, 조선민주주의인민공화국 약전 제7판, 의학과학출판사, 평양(2011)

中華本草編委會, 中華本草, 上海科學技術出版社(1999)

國家藥典委員會, 中華人民共和國藥典, 中國醫藥科技出版社(2010)

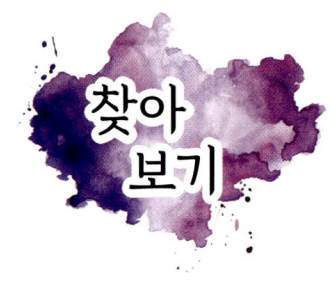

찾아보기

ㄱ

가구자 • 58
가시알로에 • 72
가시연꽃 • 341
가죽나무 • 403
가지과 • 253
가회톱 • 367
갈근 • 340
갈대 • 350
갈조화 • 15
갈화 • 14
감국(화) • 340
감람과 • 103, 205
감초 • 17
갓 • 27
강진향 • 22
강향(단) • 21
강활 • 341
강황 • 24, 394
개구리밥 • 372
개똥쑥 • 415
개맨드라미 • 414
개미취 • 400
개사철쑥 • 415
개암풀열매 • 123
개자 • 27
갯실새삼 • 418
검인 • 341
겨자 • 28, 29
결명(자) • 342

결명차 • 342
경천 • 342
계관화 • 343
계지 • 30
계피 • 212
고란초과 • 42, 160
고량강 • 33
고련(근)피 • 36, 37
고본(뿌리) • 39, 41
고삼 • 343
곡궐 • 42
곡정초 • 344
골쇄보 • 42
골풀 • 357
과루근 • 345
과루자 • 50
과체 • 344
곽향 • 45
관중 • 345
관화육종용 • 220
괄루근 • 345
괄루인 • 48
광과감초 • 17
광귤나무 • 250
광목향 • 101
광서아출 • 170
괴각 • 346
괴실 • 346
괴화 • 52
구기자(나무) • 253, 346

구등 • 241
구릿대 • 369
구맥 • 347
구명장이버섯과 • 124, 127
구자 • 56
구척 • 59
구척과 • 59
국화 • 347
국화과 • 100, 173, 196, 202, 262, 265
궁궁 • 413
권백 • 348
귀전우 • 348
귤(자)인 • 63
귤나무 • 62, 411, 415
귤피 • 411
귤핵 • 62
금령자 • 271
금모구척 • 59
금불초 • 382
금앵자 • 65
기린갈 • 426
기원식물의 해설 • 50, 54, 78, 83, 85, 101, 105, 110, 116, 125, 128, 151, 154, 158, 161, 164, 169, 171, 175, 182, 207, 214, 218, 230, 245, 248, 251, 254, 263, 271, 280, 289, 296, 303, 312, 316
기호 • 202

길경 • 349
길짱구 • 261
까마중 • 391
꼭두서니 • 414
꼭두서니과 • 240
꾸지나무 • 403
꿀풀 • 422
꿀풀과 • 45, 74, 221, 231, 291
꿩의비름 • 342

ㄴ

낙석(등) • 349
남가새 • 412
낭아 • 392
내복자 • 68
노근 • 350
노회 • 71
녹각사 • 140
녹나무 • 401
녹나무과 • 30, 190, 209, 301
녹두 • 350
녹장근 • 296
누로 • 351
능소화 • 351

ㄷ

다닥냉이 • 407
닥나무 • 403
단삼 • 74
단향 • 112
단향과 • 112
담배풀 • 422
담죽엽 • 352
당귀 • 352
대계 • 353
대두 • 432
대두황권 • 353
대맥 • 360
대복피 • 354

대산 • 354
대엽구등 • 241
대엽백부 • 118
대조 • 355
대청엽 • 77
대추(나무) • 355
대풍자 • 81
대황 • 355
대회향 • 331
댑싸리 • 409
도꼬로마 • 373
도꼬마리 • 262
도라지 • 349
도인 • 356
도코로마 • 373
도핵인 • 356
독활 • 356
동과씨 • 86
동과인 • 85
동과자 • 84
동규자 • 357
동상엽 • 150
동아 • 84
두구 • 214, 280
두릅나무과 • 310
두충 • 87
두충과 • 87
들깨 • 399
들현호색 • 318
등심초 • 357
딱총나무 • 406
뚝갈 • 294
띠 • 361

ㄹ

라복자 • 70
량강뿌리 • 35
련꽃잎 • 306
로회 • 73

롱안열매살 • 195

ㅁ

마 • 375
마늘 • 354
마디풀 • 420
마디풀과 • 77
마른지황 • 155
마삭줄 • 349
마인 • 358
마자 • 358
마전과 • 106
마치현 • 358
마타리 • 294
마타리과 • 294
마편초 • 90
마편초과 • 90
마화진교 • 410
마황 • 93
마황과 • 93
만생백부 • 118
만주자작나무 • 429
만형실 • 359
만형자 • 359
말초리풀 • 92
매실나무 • 184
매화선열매 • 186
맥문동 • 359
맥아 • 360
맨드라미 • 343
멀구슬나무 • 36, 269
멀구슬나무과 • 36, 269
모과(나무) • 360
모근 • 361
모란 • 362
모시대 • 407
모시풀 • 402
모창출 • 265
목과 • 360

목근(피) • 361
목단(피) • 362
목련과 • 332
목별(자) • 97
목적 • 362
목적마황 • 93
목통 • 363
목해 • 98
목향 • 100
몰약(수) • 103
무 • 68
무궁화나무 • 361
무이 • 363
무환자나무과 • 177, 193
물푸레나무 • 411
미국자리공 • 378
미나리아재비과 • 325
민들레 • 420
민족도리풀 • 163
밀몽화 • 106

ㅂ

바디나물 • 405
바위솔 • 390
박과 • 48, 84, 97
박새 • 387
박하 • 364
반하 • 364
방기 • 109
방아풀 • 47
방풍 • 365
배초향 • 45
백과 • 365
백과자 • 85
백국화 • 347
백급 • 366
백단향 • 112
백두구 • 115
백두옹 • 366

백렴 • 367
백목련 • 385
백목향 • 289
백미(꽃) • 367
백복령 • 125
백복신 • 128
백부(근) • 118, 119
백부과 • 118
백부자 • 368
백선(피) • 368
백실 • 369
백엽 • 285
백유마 • 433
백자 • 167
백자인 • 369
백지 • 369
백질려 • 412
백촉규화 • 283
백출 • 370
백편두 • 370
백합 • 371
백합과 • 56, 71, 256, 272
벌사상자 • 374
범부채 • 373
벼과 • 246
변두 • 370
보골지 • 121
보리 • 360
복령 • 124, 127
복분자(딸기) • 371
복숭아나무 • 356
복신 • 127
봉아출 • 170
부들 • 421
부처손 • 348
부추 • 56
부평 • 372
북창출 • 265
비마자 • 421

비자(나무) • 372
비파나무 • 130
비파엽 • 130
비해 • 373
빈랑(자) • 133, 354
뻐꾹채 • 351
뽕나무 • 146, 149, 379
뽕나무겨우살이 • 378
뽕나무과 • 146, 149
뽕잎 • 151

ㅅ

사간 • 373
사군자 • 137
사군자과 • 137
사당 • 432
사사 • 217
사삼 • 374
사상자 • 374
사인 • 140
사철쑥 • 398
사초근 • 425
사탕수수 • 432
삭조 • 406
산계초 • 301
산련풀뿌리 • 327
산뽕나무 • 149
산사(나무) • 375
산사자 • 375
산수유(나무) • 143
산쑥 • 173
산약 • 375
산자고 • 376
산조(인) • 376
산초(나무) • 377
산형과 • 39, 329
살구나무 • 424
삼 • 358
삼각엽황련 • 325

삼릉 • 377
삼지구엽초 • 396
삽주 • 268, 370
상근백피 • 379
상기생 • 378
상륙 • 378
상백피 • 379
상산 • 379
상상기생 • 378
상심(자) • 146, 147
상엽 • 149
새모래덩굴과 • 109
생강 • 380
생강과 • 24, 33, 115, 140, 170,
　　225, 275, 278
생지 • 154
생지황 • 152
서양민들레 • 420
서양측백나무 • 286
서여 • 375
서울족도리풀 • 163
서점근 • 197
석곡 • 380
석란 • 161
석류(나무) • 156, 381
석류나무과 • 156
석류피 • 156
석위 • 160
석창포 • 381
석호 • 187
선복화 • 382
선지황 • 154
세뿔석위 • 160
세신 • 163
소계 • 382
소모오수유 • 187
소목 • 383
소방목 • 383
소자 • 232

소회향 • 330
속새 • 362
속썩은풀 • 429
솔뿌리혹 • 126
솔풍령 • 126
솜대 • 246, 408
쇄양 • 167
쇄양과 • 167
쇠무릎 • 393
쇠비름 • 358
수련과 • 304
숙지황 • 383
순비기나무 • 359
술패랭이꽃 • 347
숭람 • 77
쉽싸리 • 291
승마 • 384
시호 • 384
신이 • 385
실고사리 • 307
실고사리과 • 307
십자화과 • 27, 68, 77, 199
쌍변괄루 • 48
쑥 • 173

ㅇ

아욱 • 357
아욱과 • 281
아출 • 170
악실(근) • 197, 392
안식향(나무) • 385
알로에 • 71
애기석위 • 160
애엽 • 173
야자과 • 133, 243
약난초 • 376
약모밀 • 386
약수유 • 189
약쑥 • 176

양귀비과 • 318
양제근 • 386
양춘사 • 140
어성초 • 386
엄나무 • 312
엉겅퀴 • 353
여뀌과 • 78
여로 • 387
여지(핵) • 177
연교 • 387
연꽃 • 304, 388
연실 • 388
연자육 • 388
연호색 • 318
열당과 • 217
영실 • 388
영하구기 • 253
예장 • 423
예지자 • 180
오가피 • 389
오갈피나무 • 389
오디 • 148
오매 • 184
오미자 • 389
오수유 • 187
오약 • 190
오이풀 • 410
온울금 • 170
와송 • 390
왕느릅나무 • 363, 395
왕대 • 246, 408
왕불류행 • 390
요고본 • 39
요람 • 77
요엽후박 • 332
용규 • 391
용담 • 391
용아초 • 392
용안(육) • 193

우방근 • 196
우방자 • 392
우슬 • 393
우엉 • 196, 392
우웡뿌리 • 198
욱리인 • 393
운대자 • 199
운련 • 325
운목향 • 101
운향과 • 62, 187, 250
울금 • 394
원지 • 394
원추리 • 431
위령선 • 395
위모 • 348
유계 • 31
유기노 • 202
유백피 • 395
유채(자) • 199, 200
유피 • 395
유향(나무) • 205
육계 • 30, 209
육두구 • 213
육두구과 • 213
육종용 • 217
율무 • 397
율초 • 396
으름덩굴 • 180, 363
으름덩굴과 • 180
으아리 • 395
은행(나무) • 365
음나무 • 310
음양곽 • 396
의성개나리 • 387
의이인 • 397
이나무과 • 81
이스라지 • 393
익모초 • 221, 416
익지(인) • 225, 227

인도자단 • 229
인동(덩굴) • 397
인삼 • 398
인진호 • 398
일본목련 • 332
일엽초 • 162
임자 • 399
임하부인 • 182
잇꽃 • 428

ㅈ

자귀나무 • 423
자근 • 399
자단(향) • 228
자동피 • 312
자란 • 366
자리공 • 378
자바백두구 • 115
자소(엽) • 400
자소자 • 231
자완 • 400
자위 • 351
자초 • 399
작약 • 401
작엽하초 • 390
잔나비걸상과 • 128
잔대 • 374
잣나무 • 424
장구채 • 390
장뇌 • 401
장미과 • 65, 130, 184
장엽대황 • 355
재쑥 • 407
저(근)백피 • 403
저근 • 402
저령 • 402
저마근 • 402
저실(자) • 403
적복령 • 125

적소두 • 404
적전 • 404
전호 • 405
절굿대 • 351
절패모 • 405
접골목 • 406
접시꽃 • 281
정공등 • 406
정력자 • 407
정자 • 235
정향 • 234
정향나무과 • 234
제니 • 407
제모 • 258
조(구)등 • 240
조각자(나무) • 237, 408
조릿대풀 • 352
조뱅이 • 382
조선삽주 • 268
조협 • 408
족두리풀뿌리 • 166
종려(피) • 243
주름소엽 • 231
주염나무가시 • 239
주엽나무 • 237, 408
죽력 • 408
죽여 • 246
중국고본 • 39
중국패모 • 405
중국현삼 • 314
중국황련 • 325
중마황 • 93
쥐방울덩굴과 • 163
즙채 • 386
지각 • 250
지골피 • 253
지모 • 256
지부자 • 409
지실 • 409

지유 • 410
지치 • 399
지황 • 152, 383
직립백부 • 118
진교 • 410
진득찰 • 433
진피 • 411
진황정 • 431
질경이 • 259, 412
질경이과 • 259
질경이택사 • 417
질려자 • 412
징가 • 303
짚신나물 • 392
찔레꽃 • 388

ㅊ

차전자 • 412
차전초 • 259
차조기열매 • 233
차즈기 • 231, 400
참깨 • 433
참나리 • 371
참당귀 • 352
참대속껍질 • 248
참마 • 375
참소리쟁이 • 386
참여로 • 387
참외 • 344
창과감초 • 17
창이자 • 262
창출 • 265
창포 • 381
천군자 • 138
천궁 • 413
천근 • 414
천련(자) • 36, 269
천마 • 404, 413
천문동 • 272

천초근 • 414
철마편 • 91
철피석곡 • 380
청귤피 • 415
청상자 • 414
청풍등 • 110
청피 • 415
청호 • 415
초과 • 275
초두구 • 278
초마황 • 93
초피나무 • 377
초호 • 415
촉규화 • 281
촉초 • 377
총백 • 416
축사(인) • 141, 142
충울자 • 416
충위자 • 416
측백나무 • 284, 369
측백나무과 • 284
측백엽 • 284
층층갈고리둥굴레 • 431
층층나무과 • 143
치자(나무) • 417
칡 • 14, 340
칡꽃 • 16
침수향 • 289
침향(나무) • 287

ㅋ

콩 • 353, 432
콩과 • 14, 17, 21, 52, 121, 228, 237, 322
큰노랑꽃자리풀씨 • 324
큰잎용담 • 410

ㅌ

택란 • 291

택사 • 417
탱자나무 • 409
탱자선열매 • 252
털마삭줄 • 349
털진득찰 • 433
털질경이 • 259, 412
토곽향 • 46
토사자 • 418
통초 • 363, 418
통탈목 • 418

ㅍ

파 • 416
파고지 • 122
파극천 • 419
파두 • 419
팔월찰 • 182
팥 • 404
팥꽃나무과 • 287
패랭이꽃 • 347
패모 • 405
패장 • 294
편두 • 370
편축 • 420
포공영 • 420
포공초 • 420
포황 • 421
피마자 • 421
필발 • 298
필징가 • 301

ㅎ

하고초 • 422
하귤 • 250
하눌타리 • 50
하늘타리 • 48, 345
하엽 • 304
하엽체 • 305
학슬 • 422

한련초 • 423
한삼덩굴 • 396
할미꽃 • 366
합지수 • 103
합환피 • 423
해금사 • 307
해남대풍자 • 81
해남사인 • 141
해남초두구 • 279
해동피 • 310
해송자 • 424
행(핵)인 • 424
향부자 • 425
향유 • 425
현삼 • 314
현삼과 • 152, 314
현호색 • 318
혈갈 • 426

형개 • 426
호도(나무) • 427
호동루 • 427
호로파 • 322
호마 • 433
호양 • 427
호장근 • 428
호초 • 338
호파 • 323
홍람화 • 428
홍화 • 428
화구등 • 240
화목피 • 429
화살나무 • 348
화피 • 429
황금 • 429
황기 • 430
황련 • 325

황백 • 430
황벽(나무) • 430
황정 • 431
황해쑥 • 173
홰나무꽃망울 • 55
회향 • 329
회화나무 • 52, 346
후박 • 332
후추 • 336
후추과 • 298, 301, 336
후피 • 335
흰초근 • 431
흑과구기 • 255
흑두 • 432
흑사당 • 432
흑삼릉 • 377
흑지마 • 433
희렴 • 433

A

Acanthopanax sessiliflorum • 389
Achyranthes japonica • 393
Aconitum koreanum • 368
Acorus gramineus • 381
Adenophora remotiflorus • 407
Adenophora triphylla var.
　　japonica • 374
Agastache rugosa • 45
Agastachis Herba • 46
Agrimonia pilosa • 392
Ailanthus altissima • 403
Akebia quinata • 180, 363
Akebiae Fructus • 182
Albizzia julibrissin • 423
Alisma orientale • 417
Allii Tuberosi Semen • 58
Allium fistulosum • 416
Allium sativum • 354
Allium tuberosum • 56
Aloe • 72
Aloe africana • 71
Aloe barbadensis • 71
Aloe ferox • 71, 72
Aloe spicata • 71
Aloe Wood • 289
Alpina Katsumadai Seed • 279
Alpinia hainanensis • 279
Alpinia katsumadai • 278
Alpinia officinarum • 33
Alpinia Officinarum Rhizome • 34
Alpinia oxyphylla • 225
Alpiniae Katsumadai Semen • 279
Alpiniae Officinari Rhizoma • 34
Alpiniae Oxyphyllae Fructus • 226
Althaea Flower • 283
Althaea rosea • 281
Althaeae Flos • 282
Amomi Fructus • 141

Amomi Fructus Rotundus • 116
Amomi Tsao-ko Fructus • 277
Amomum compactum • 115
Amomum Fruit • 141
Amomum kravanh • 115
Amomum longiligulare • 141
Amomum tsao-ko • 275
Amomum Tsao-ko Fruit • 277
Amomum villosum • 140
Amomum villosum var.
　　xanthioides • 140
Ampelopsis japonica • 367
Anemarrhena asphodeloides • 256
Anemarrhena Rhizome • 257
Anemarrhenae Rhizoma • 257
Angelica dahurica • 369
Angelica decursiva • 405
Angelica gigas • 352
Aquilaria agallocha • 287
Aquilaria malacensis • 287
Aquilaria sinensis • 289
Aquilariae Lignum • 288
Aralia continentalis • 356
Araliaceae • 310
Arctii Radix • 197
Arctium lappa • 196, 392
Areca • 135
Areca catechu • 133, 354
Arecae Semen • 135
Aristolochiaceae • 163
Artemisia annua • 415
Artemisia anomala • 202
Artemisia apiacea • 415
Artemisia argyi • 173
Artemisia capillaris • 398
Artemisia montana • 173
Artemisia princeps • 173
Artemisiae Anomalae Herba • 204
Artemisiae Argyi Folium • 175

Asiasari Radix et Rhizoma • 164
Asiasarum heterotropoides var.
　　mandshuricum • 163
Asiasarum Root and Rhizome • 164
Asiasarum sieboldii var.
　　seoulense • 163
Asparagi Tuber • 273
Asparagus cochinchinensis • 272
Asparagus Tuber • 274
Aster tataricus • 400
Astragalus membranaceus • 430
Atractylodes chinensis • 265
Atractylodes japonica • 268, 370
Atractylodes koreana • 268
Atractylodes lancea • 265
Atractylodes Rhizome • 267
Atractylodis Rhizoma • 267
Aucklandia lappa • 100
Aucklandiae Radix • 101
Aurantii Fructus Immaturus • 251

B

Belamcanda chinensis • 373
Benincasa cerifera • 84
Benincasa hispida • 85
Benincasae Semen • 85
Betula platyphylla • 429
Bitter Cardamon • 226
Black Pepper • 337
Bletilla striata • 366
Boehmeria nivea • 402
Boswellia carterii • 205
Brassica campestris subsp. napus
　　var. nippo-oleifera • 199
Brassica juncea • 27
Brassicae Campestris Semen • 200
Brassicae Semen • 28
Breea segeta • 382
Broussonetia kazinoki • 403

Broussonetia papyrifera • 403
Buddleja officinalis • 106
Buddlejae Flos • 108
Bupleurum falcatum • 384
Burseraceae • 103, 205

C

Caesalpinia sappan • 383
Campsis grandiflora • 351
Cannabis sativa • 358
Carpesium abrotanoides • 422
Carthamus tinctorius • 428
Cassia obtusifolia • 342
Cassia tora • 342
Celosia argentea • 414
Celosia cristata • 343
Chaenomeles sinensis • 360
Chrysanthemum indicum • 340
Chrysanthemum morifolium • 347
Cibotii Rhizoma • 61
Cibotium barometz • 59
Cibot Rhizome • 61
Cimicifuga heracleifolia • 384
Cinnamomi Cortex • 210
Cinnamomi Ramulus • 31
Cinnamomum camphora • 401
Cinnamomum cassia • 30, 209
Cinnamon Bark • 210
Cirsium japonicum var. ussuriense • 353
Cistanche deserticola • 217
Cistanche salsa • 220
Cistanche tubulosa • 220
Cistanchis Herba • 218
Citri Semen • 63
Citrus aurantium • 250
Citrus aurantium subsp. natsudaidai • 250
Citrus aurantium var. daidai • 250

Citrus natsudaidai • 250
Citrus reticulata • 62
Citrus unshiu • 62, 411, 415
Clematis mandshurica • 395
Clove • 235
Cnidium monnieri • 374
Cnidium officinale • 413
Coix lacryma-jobi var. mayuen • 397
Combretaceae • 137
Commiphora molmol • 103
Commiphora myrrha • 103
Commiphora simplicifolia • 104
Compositae • 100, 173, 196, 202, 262, 265
Coptidis Rhizoma • 327
Coptis chinensis • 325
Coptis deltoidea • 325
Coptis japonica • 325
Coptis japonica var. dissecta • 328
Coptis Rhizome • 327
Coptis teeta • 325
Cornaceae • 143
Corni Fructus • 144
Cornus Fruit • 145
Cornus officinalis • 143
Corydalis remota • 320
Corydalis ternata • 318
Corydalis Tuber • 320
Corydalis yanhusuo • 318
Crataegus pinnatifida • 375
Cremastra appendiculata • 376
Croton tiglium • 419
Cruciferae • 27, 68, 77, 199
Cubebae Fructus • 303
Cucumis melo • 344
Cucurbitaceae • 48, 84, 97
Cupressaceae • 284
Curcuma kwangsiensis • 170

Curcuma longa • 24, 394
Curcuma Longa Rhizome • 25
Curcuma phaeocaulis • 170
Curcuma wenyujin • 170
Curcuma zedoaria • 171
Curcumae Longae Rhizoma • 25
Curcumae Rhizoma • 171
Cuscuta chinensis • 418
Cynanchum atratum • 367
Cynomoriaceae • 167
Cynomorii Herba • 168
Cynomorium Herb • 169
Cynomorium songaricum • 167
Cyperus rotundus • 425

D

Daemonorops draco • 426
Dalbergia odorifera • 21
Dalbergiae Odoriferae Lignum • 22
Dendrobium candidum • 380
Descurainia sophia • 407
Dianthus chinensis • 347
Dianthus superbus var. longicalycinus • 347
Dichroa febrifuga • 379
Dicksoniaceae • 59
Dictamnus dasycarpus • 368
Dimocarpus longan • 193
Dioscorea batatas • 375
Dioscorea japonica • 375
Dioscorea tokoro • 373
Dolichos lablab • 370
Drynaria fortunei • 42
Drynaria quercifolia • 42
Drynaria Rhizome • 43
Drynariae Rhizoma • 43
Dryopteris crassirhizoma • 345

E

Echinops setifer • 351
Eclipta prostrata • 423
Elsholtzia ciliata • 425
Ephedra equisetina • 93
Ephedra Herb • 95
Ephedra intermedia • 93
Ephedra sinica • 93
Ephedraceae • 93
Ephedrae Herba • 95
Epimedium koreanum • 396
Equisetum hyemale • 362
Eriobotrya japonica • 130
Eriobotrya Leaf • 131
Eriobotryae Folium • 131
Eriocaulon sieboldianum • 344
Erycibe obtusifolia • 406
Eucommia Bark • 89
Eucommia ulmoides • 87
Eucommiaceae • 87
Eucommiae Cortex • 89
Euonymus alatus • 348
Euryale ferox • 341
Evodia Fruit • 188
Evodia rutaecarpa • 187
Evodia rutaecarpa var. bodinieri • 187
Evodia rutaecarpa var. officinalis • 187
Evodiae Fructus • 188

F

Fennel • 330
Flacourtiaceae • 81
Foeniculi Fructus • 330
Foeniculum vulgare • 329
Forsythia viridissima • 387
Fraxinus rhynchophylla • 411
Fresh Rehmania Root • 154
Fritillaria thunbergii • 405

G

Gardenia jasminoides • 417
Gastrodia elata • 404, 413
Gentiana macrophylla • 410
Gentiana scabra • 391
Gentiana straminea • 410
Ginkgo biloba • 365
Gleditsia japonica • 237, 408
Gleditsia sinensis • 237, 408
Gleditsia Spine • 239
Gleditsiae Spina • 239
Glycine max • 353, 432
Glycyrrhiza glabra • 17
Glycyrrhiza inflata • 17
Glycyrrhiza uralensis • 17
Glycyrrhizae Radix et Rhizoma • 18
Gramineae • 246
Granate Bark • 157
Granati Cortex • 157

H

Haloxylon ammodendron • 217
Hemerocallis fulva • 431
Hibiscus syriacus • 361
Hordeum vulgare var. hexastichon • 360
Houttuynia cordata • 386
Humulus japonicus • 396
Hydnocarpi Semen • 82
Hydnocarpus anthelmintica • 81
Hydnocarpus hainanensis • 81, 82
Hylotelephium erythrostictum • 342

I

Imperata cylindrica var. koenigii • 361
Inula helenium • 101
Inula japonica • 382
Isatidis Folium • 78
Isatis indigotica • 77

J

Juglans regia • 427
Juncus effusus • 357

K

Kalopanacis Cortex • 312
Kalopanax Bark • 312
Kalopanax pictus • 310
Kochia scoparia • 409

L

Labiatae • 45, 74, 221, 231, 291
Lardizabalaceae • 180
Lauraceae • 30, 190, 209, 301
Leguminosae • 14, 17, 21, 52, 121, 228, 237, 322
Leonuri Herba • 222
Leonurus Herb • 222
Leonurus japonicus • 221, 416
Lepidium apetalum • 407
Licorice • 18
Ligustici Tenuissimi Rhizoma et Radix • 40
Ligusticum jeholense • 39
Ligusticum sinense • 39
Ligusticum tenuissimum • 39
Liliaceae • 56, 256, 272
Lilium lancifolium • 371
Lilliaceae • 71
Lindera Root • 191
Lindera strichnifolia • 190
Linderae Radix • 191
Liriope platyphylla • 359
Litchi chinensis • 177
Litchi Semen • 178

Lithospermum erythrorhizon • 399
Litsea cubeba • 301
Loganiaceae • 106
Longan Arillus • 194
Lonicera japonica • 397
Lophatherum gracile • 352
Loranthus parasticus • 378
Lycii Radicis Cortex • 254
Lycium barbarum • 253
Lycium chinense • 253, 346
Lycium Root Bark • 254
Lycium ruthenicum • 255
Lycopi Herba • 293
Lycopus Herb • 293
Lycopus lucidus • 291
Lygodii Spora • 308
Lygodium japonicum • 307

M

Magnolia Bark • 333
Magnolia denudata • 385
Magnolia officinalis • 332
Magnolia officinalis var. biloba • 332
Magnolia ovobata • 332
Magnoliaceae • 332
Magnoliae Cortex • 333
Malva verticillata • 357
Malvaceae • 281
Melandrium firmum • 390
Melia azedarach • 36, 269
Melia toosendan • 36, 269
Meliaceae • 36, 269
Meliae Cortex • 37
Meliae Fructus • 271
Menispermaceae • 109
Mentha arvensis var. piperascens • 364
Momordica cochinchinensis • 97
Momordicae Semen • 98

Moraceae • 146, 149
Mori Folium • 150
Mori Fructus • 147
Morinda officinalis • 419
Morus alba • 146, 149, 379
Morus bombycis • 149
Mume Fructus • 186
Mume Fruit • 186
Mustard Seed • 28
Myristica fragrans • 213
Myristicaceae • 213
Myristicae Semen • 214
Myrrh • 104
Myrrha • 104
Myrtaceae • 234

N

Nelumbinis Folium • 305
Nelumbo nucifera • 304, 388
Nitraria sibirica • 167
Nutmeg • 214
Nymphaeaceae • 304

O

Olibanum • 207
Orobanchaceae • 217
Orostachys japonicus • 390
Ostericum koreanum • 341

P

Paeonia lactiflora • 401
Paeonia suffruticosa • 362
Palmae • 133, 243
Panax ginseng • 398
Papaveraceae • 318
Patrinia scabiosaefolia • 294
Patrinia villosa • 294
Patriniae Radix • 296
Perilla fruit • 232

Perilla frutescens var. acuta • 231, 400
Perilla frutescens var. crispa • 231
Perilla frutescens var. japonica • 399
Perillae Fructus • 232
Peucedanum decursivum • 405
Phellodendron amurense • 430
Phragmites communis • 350
Phyllostachyos Caulis in Taeniam • 248
Phyllostachys bambusoides • 246, 408
Phyllostachys nigra var. henonis • 246, 408
Phytolacca americana • 378
Phytolacca esculenta • 378
Pinellia ternata • 364
Pinus koraiensis • 424
Piperaceae • 298, 301, 336
Piper cubeba • 301
Piperis Longi Fructus • 299
Piperis Nigri Fructus • 337
Piper longum • 298
Piper nigrum • 336
Plantaginaceae • 259
Plantaginis Herba • 260
Plantago asiatica • 259, 412
Plantago depressa • 259, 412
Platycodon grandiflorum • 349
Polygala tenuifolia • 394
Polygonaceae • 77
Polygonatum falcatum • 431
Polygonatum sibiricum • 431
Polygonum aviculare • 420
Polygonum cuspidatum • 428
Polygonum tinctorium • 77
Polypodiaceae • 42, 160
Polyporaceae • 124, 127
Polyporus umbellatus • 402

Poncirus trifoliata • 409
Populus diversifolia • 427
Poria • 125
Poria cocos • 124, 127
Poria Sclerotium • 125
Poria Sclertum Cum Pini Radix • 128
Portulaca oleracea • 358
Prunella vulgaris var. lilacina • 422
Prunus armeniaca var. ansu • 424
Prunus japonica • 393
Prunus mume • 184
Prunus persica • 356
Psoralea corylifolia • 121
Psoraleae Semen • 122
Pterocarpus indicus • 229
Pterocarpus santalinus • 228
Pueraria Flower • 15
Pueraria lobata • 14, 340
Puerariae Flos • 15
Pulsatilla koreana • 366
Punica granatum • 156, 381
Punicaceae • 156
Pyrrosia hastata • 161
Pyrrosia lingua • 160
Pyrrosia petiolosa • 160
Pyrrosia tricuspis • 160
Pyrrosiae Folium • 161

Q

Quisqualis Fructus • 138
Quisqualis indica • 137

R

Ranunculaceae • 325
Raphani Semen • 69
Raphanus sativus • 68
Raphanus Seed • 69
Rehmannia glutinosa • 152, 383
Rehmanniae Radix Recens • 154
Rhaponticum uniflorum • 351
Rheum palmatum • 355
Ricinus communis • 421
Rosa Fruit • 67
Rosa laevigata • 65
Rosa multiflora • 388
Rosaceae • 65, 130, 184
Rosae Laevigatae Fructus • 67
Round Amomum Fruit • 116
Rubia akane • 414
Rubiaceae • 240
Rubus coreanus • 371
Rumex japonicus • 386
Rutaceae • 62, 187, 250

S

Saccharum officinarum • 432
Salvia miltiorrhiza • 74
Salvia Miltiorrhiza Root • 75
Salviae Miltiorrhizae Radix • 75
Sambucus williamsii var. coreana • 406
Sanguisorba officinalis • 410
Santalaceae • 112
Santali Albi Lignum • 113
Santalini Lignum Rubrum • 229
Santalum album • 112
Sapindaceae • 177, 193
Saposhnikovia divaricata • 365
Schisandra chinensis • 389
Schizaeaceae • 307
Schizonepeta tenuifolia • 426
Scrophularia buergeriana • 314
Scrophularia ningpoensis • 314
Scrophularia Root • 315
Scrophularia suegeriana • 317
Scrophulariaceae • 152, 314
Scrophulariae Radix • 315
Scutellaria baicalensis • 429
Selaginella tamariscina • 348
Sesamum indicum • 433
Siegesbeckia glabrescens • 433
Siegesbeckia pubescens • 433
Sinomeni Caulis et Rhizoma • 110
Sinomenium acutum • 109
Sinomenium Stem and Rhizome • 110
Solanaceae • 253
Solanum nigrum • 391
Sophora flavescens • 343
Sophora Flower • 54
Sophora japonica • 52, 346
Sophorae Flos • 53
Sparganium stoloniferum • 377
Spirodela polyrrhiza • 372
Stemona japonica • 118
Stemona sessilifolia • 118
Stemona tuberosa • 118
Stemonaceae • 118
Stemonae Radix • 119
Styrax benzoin • 385
Syzygii Flos • 235
Syzygium aromaticum • 234

T

Taraxacum officinale • 420
Taraxacum platycarpum • 420
Tetrapanax papyriferus • 418
Thuja occidentalis • 286
Thuja orientalis • 284, 369
Thujae Orientalis Folium • 285
Thymelaeaceae • 287
Torilis japonica • 374
Torreya nucifera • 372
Trachelospermum asiaticum • 349
Trachelospermum jasminoides var. pubescens • 349

Trachycarpi Petiolus • 245
Trachycarpus fortunei • 243
Tribulus terrestris • 412
Trichosanthes kirilowii • 48, 345
Trichosanthes rosthornii • 48
Trichosanthes Seed • 50
Trichosanthis Semen • 50
Trigonella foenum-graecum • 322
Trigonellae Semen • 323
Typha orientalis • 421

Ulmus macrocarpa • 363, 395
Umbelliferae • 39, 329
Uncaria macrophylla • 241
Uncaria rhynchophylla • 240
Uncaria sinensis • 240
Uncariae Ramulus cum Uncus • 241

Valerianaceae • 294
Veratrum nigrum var. ussuriense • 387
Veratrum oxysepalum • 387
Verbena officinalis • 90
Verbenaceae • 90
Verbenae Herba • 91
Vigna angularis • 404
Vigna radiatus • 350
Vitex rotundifolia • 359

Xanthii Fructus • 263
Xanthium Fruit • 263
Xanthium strumarium • 262

Zanthoxylum piperitum • 377
Zanthoxylum schinifolium • 377
Zedoary • 171
Zingiber officinale • 380
Zingiberaceae • 24, 33, 115, 140, 170, 225, 275, 278
Zizyphus jujuba var. inermis • 355
Zizyphus jujuba var. spinosa • 376

| 저자의 주요 저서 |

실크로드 지역을 포함하는
중국 인도 동남아의 약초와 식물원

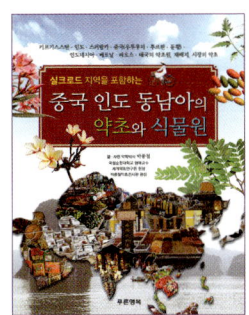

이 책은 동서양을 이어주던 실크로드 지역(중앙아시아 키르기스스탄, 중국의 우루무치, 투르판, 둔황)과 인도, 스리랑카의 남아시아 그리고 인도네시아, 베트남, 라오스, 태국, 캄보디아, 필리핀의 동남아시아 약초를 찾아 그 효능을 정리하고 직접 촬영한 사진을 실은 서적이다.
인도의 네루 열대식물원, 스리랑카의 로열 식물원, 인도네시아의 보고르 식물원, 베트남의 사이공 식물원, 중국의 투르판 사막식물원 등 아시아 주요 약초원 16곳 그리고 중앙아시아, 동남아시아, 남아시아의 약초 재배지와 시장 32곳에서 찾은 약초의 사진과 약효, 현지 자료를 정리하였다. 관심 있는 독자들이 개인적으로 찾아갈 수 있도록 이들 장소의 주소, 홈페이지와 지도도 함께 실었다.

박종철 지음 / 472쪽 / 4×6배판 / 올 컬러 / 값 29,800원

허준이 한글 이름으로 정리한
동의보감 속 우리약초

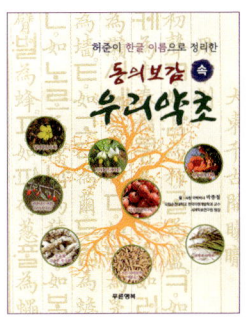

이 책은 우리나라의 의약품 공정서인 《대한민국약전(KP)》과 《대한민국약전외한약(생약)규격집(KHP)》에 수록된 약재 중에서 《동의보감》 탕액편에 조선시대의 한글 이름으로 기록된 약재를 찾아 처음으로 선보이는 책이다. 조선시대에 사용했던 한글 약초명이 현재 어떻게 변해왔는지 그 내용을 찾아보는 것도 중요한 자료라고 여겨 이 같은 책자 발간을 기획하게 되었다.
저자가 직접 촬영한 풍부한 약초, 약재 사진과 《동의보감》의 효능, 원문은 물론 약효해설, 《북한약전》의 효능, 약용법 등을 담았다.

박종철 지음 / 724쪽 / 4×6배판 / 올 컬러 / 값 48,000원

병들지 않고 건강하며 오래 살게 하는 약초 수록
동의보감 무병장수 약초

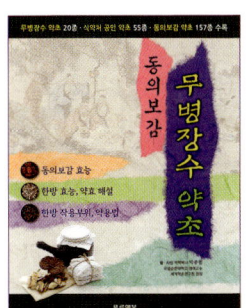

'원기를 보충해서 늙은이를 젊어지게 하고 온갖 병을 낫게 한다', '오랫동안 먹으면 몸이 가벼워지고 오래 살게 되며 얼굴이 젊은이와 같이 된다'.
《동의보감》에 쓰여진 한약처방의 약효다. 이처럼 병들지 않고 건강하게 오래 살 수 있는 한약이 《동의보감》에 소개되어 있다. 장수할 수 있고 몸이 가뿐해진다는 점은 우리 모두의 관심을 끄는 부분이기에 이 부분이 기술되어 있는 《동의보감》 속의 무병장수 약초의 효능, 약미와 약성, 작용부위, 약효해설, 식용 여부를 1부에 소개한다.
2부에서 55종의 건강약초의 한방효능, 북한의 약효, 약용법 그리고 3부에서는 157종의 《동의보감》 약초의 효능도 함께 소개하여 독자 여러분들의 건강관리에 도움이 되도록 했다.

박종철 지음 / 384쪽 / 4×6배판 / 올 컬러 / 값 26,800원

| 저자의 주요 저서 |

한글 이름 약초 188종
동의보감 한방약초

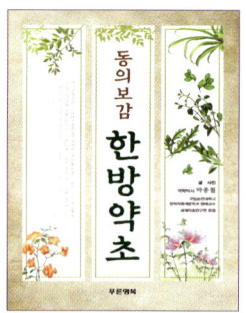

저자는 우리나라 의약품 공정서에 수록된 약재와 약초의 사진을 촬영하고 그 효능을 조사하는 작업을 꾸준히 해왔다.
우리나라의 두 가지 의약품 공정서인 《대한민국약전(KP)》과 《대한민국약전외한약(생약)규격집(KHP)》에 수록된 약재 중에서 《동의보감》에 조선시대의 한글 이름으로 기록된 약재와 약초를 찾아 정리했다.
약초와 비교 약초의 사진 그리고 약재의 기원, 《동의보감》의 효능, 한방 약미와 약성, 한방 효능, 약효해설, 《북한약전》의 효능, 약용법, 주의사항 등을 담았다.

박종철 지음 / 784쪽 / 4×6판 / 올 컬러 / 값 29,800원

식약처가 공인한 542종 한약(생약)·약용식물
약초 한약 대백과

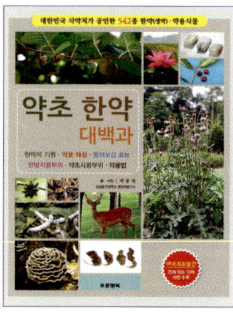

국내 최초로 대한민국 식품의약품안전처(식약처)에서 인정하는 모든 한약(생약)의 효능을 정리하고 해당 한약과 약용식물의 사진을 함께 게재하여 우리나라에서 처음으로 선보이는 책이다.
정부의 두 가지 공정서[대한민국약전, 대한민국약전외한약(생약)규격집]에 수재된 542종 한약(생약)의 명칭과 약용식물명, 기원, 그리고 이들의 한방 성미(性味)와 귀경(歸經)을 정리하고 약효해설과 약용법을 실어 독자 여러분들께 정확한 한방 정보를 제공하고자 했다. 각 한약의 《동의보감》과 《방약합편》 수재 여부도 조사하여 자료로서 활용도가 높도록 하였다.
각 항목마다 저자가 직접 촬영한 생생한 약용식물 사진은 물론 한약 사진도 함께 곁들였다. 즉 식약처에서 인정하는 한약의 식물학적 특성을 시각적으로 보여주기 위해 살아있는 식물의 다양한 모습을 풍부하게 실어 편집한 것이다.

박종철 지음 / 1,192쪽 / 4×6배판 / 올 컬러 / 값 86,000원

우리나라와 세계에서 사용되는 약초와 약이 되는 향신료 식물, 열대식물 수록
동의보감 속 세계 약초

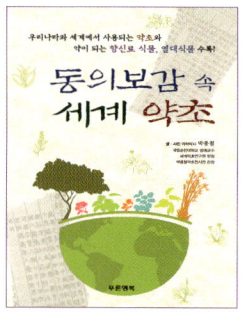

이 책은 '세계의 약초 특별전'에서 전시된 다양한 약초와 향신료·열대과일의 효능 및 이용법 등을 상세한 사진과 함께 수록하고 있다.
책에서 소개하는 식물은 육종용, 쇄양, 유향, 침향, 몰약, 아위 같은 세계의 희귀 약재와 가시오갈피나무, 강황, 만삼, 바위솔, 참당귀 등의 약초 그리고 레몬그라스, 월계수, 재스민 같은 향신료와 나한과, 두리안, 백향과 등의 열대과일이다.
또한 이 책에서는 체코의 카를대학교 식물원, 오스트리아의 잘츠부르크대학교 식물원, 크로아티아의 자그레브 식물원, 인도네시아의 보고르 식물원을 포함하여 12개 나라의 식물원 23곳도 소개하고 있다.

박종철 지음 / 336쪽 / 신국판 / 올 컬러 / 값 22,000원

약용식물원·한약시장과 재배지·한의약대학 수록
중국약용식물과 한약

이 책을 통해 중국에서 접할 수 있는 한약에서부터 희귀한 남방 약용식물에 이르기까지 주요 재배지와 약용식물원, 한약시장 등 한약의 전반을 이루는 현장을 만날 수 있다. 더불어 중국의 한약전시관, 한의약대학, 한방약국, 한약축제 등을 찾는 여정도 수록하였다.
시솽반나 열대식물원, 시솽반나 남약원, 하이난성 약용식물원 등 약용식물원 17곳, 막대한 한약 물동량을 실감케 하는 안궈 한약시장, 광저우 한약시장을 포함한 8군데의 한약시장 그리고 감초, 마황, 삼칠, 서양삼, 대황 등 19곳의 한약 재배지를 안내하였다. 티베트의 전통의약책인 《사부의전》을 비롯한 장(藏)문화 3곳도 티베트 인근 지역에서 그리고 일본과 한국의 전시관을 통해 만날 수 있다.

박종철 지음 / 568쪽 / 4×6배판 / 올 컬러 / 값 29,800원

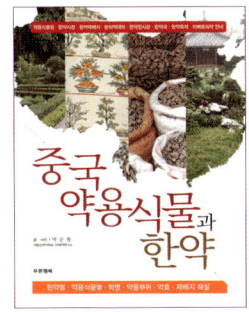

대표적인 일본의 약용식물원과 한방약 자료 총망라
일본 약용식물 한방약도감

이 책은 일본의 대표적인 약용식물원과 한방약자료관, 전시 중인 희귀식물 등을 도감 형식으로 소개하여 일본의 자연 식물을 관찰하고 여행을 겸할 수 있도록 하였다. 저자가 수년 동안 현지에서 직접 촬영한 수천 장의 사진 중 800여 장을 추리고 자료를 정리하였으며, 일본 약용식물원이나 한방자료관 탐방 및 연구를 위한 지침서 또는 안내서가 거의 없는 실정에서 자료로서의 가치가 크다고 하겠다.
아울러 이 책에 나오는 20여 곳을 직접 찾아갈 수 있도록, 각 약용식물원이나 한약자료관 등의 인터넷 홈페이지 주소와 약도를 게재하였다. 특히 일본 한방 관련 기관과 약대 홈페이지를 게재하여 독자들이 일본 한약 자료 등을 쉽게 찾아볼 수 있도록 하였다.

박종철 지음 / 448쪽 / 4×6배판 / 올 컬러 / 값 28,000원

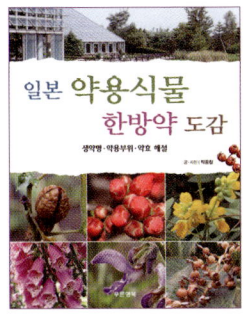

프랑스 파리에서 핀란드 헬싱키까지 식물원, 궁전, 공원, 시장의 약초
유럽의 약초와 식물원

이 책은 유럽의 식물원, 궁전과 정원, 길거리에서 자라는 약초들의 사진과 효능 그리고 그곳 자료를 정리하여 제작한 서적이다. 찾은 나라는 서유럽의 프랑스, 스위스, 오스트리아, 독일, 벨기에, 동유럽의 체코, 남유럽의 크로아티아, 스페인 그리고 북유럽의 핀란드, 스웨덴, 노르웨이, 덴마크, 에스토니아의 13곳이다. 체코의 카를대학교 식물원을 포함한 12곳의 식물원, 프랑스의 헝지스 국제시장을 포함한 6곳의 시장, 오스트리아의 헬브룬 궁전을 포함한 12곳의 궁전과 정원 그리고 알프스와 유럽 길거리에서 자라는 약초의 사진을 촬영하고 그곳 자료를 조사하여 책자에 게재했다. 관심 있는 독자들이 개인적으로 찾아갈 수 있는 길라잡이 역할을 하고자 이들 장소의 주소, 홈페이지와 지도도 함께 실었다.

박종철 지음 / 404쪽 / 4×6배판 / 올 컬러 / 값 26,800원

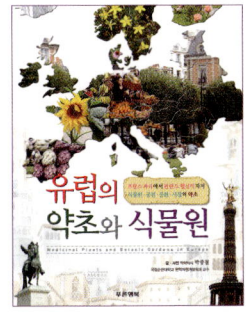

| 저자의 주요 저서 |

요리와 약으로 쓰는
향신료 백과

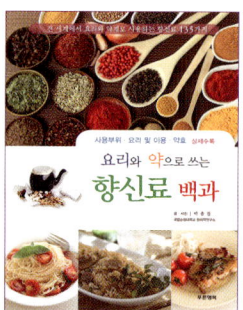

전 세계에서 요리와 약재로 사용하는 향신료 135가지에 대하여 사용부위, 요리 및 이용법, 약효에 대해 상세히 수록한 향신료 백과이다. 우리나라에서 처음으로 선보이는 향신료 효능 전문서적으로서, 저자가 10여 년 동안 수집한 방대한 사진 자료를 곁들여 상세하게 해설을 함으로써 '향신료 도감'으로서도 손색이 없다.
총 3개의 장으로 구성된 이 책에는 97종의 향신료와 38종의 향기가 나는 한약 등 135종의 향(香)식물을 수록하였고, 각 식물들의 재배지, 효능, 요리법, 약용법을 소개했다. 또한 국내, 국외의 향신료와 허브를 화보로 편집하여 시각적인 이해도 도왔다. 아울러 향이 있는 식물 중에는 식품으로 사용하지 않는 약용식물과 향기가 나는 한약(방초, 芳草)도 함께 게재하여 가급적 다양한 한방 정보를 제공하고자 했다.

박종철 지음 / 496쪽 / 4×6배판 / 올 컬러 / 값 32,000원

식약처가 인정하는 463종 약초의 약효·동의보감 효능·약용법을 정리한
한국의 약초

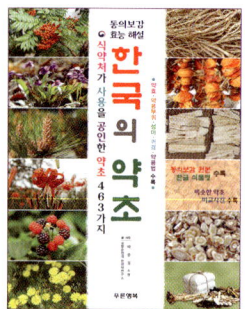

이 책은 우리나라에서 처음으로, 식약처에서 공인하는 약용식물 가운데 국내에서 자라는 약초 463종의 효능을 정리하고, 각 약용식물과 그 한약 사진을 함께 게재한 서적이다. 그리고 한자로 된 약초의 한방 효능을 모두 우리말로 알기 쉽게 해석하여 병기한 점이 이 책의 가장 큰 특징이자 자랑이다.
의약품 공정서에 수재된 한약(생약) 가운데 우리나라에서 자라는 약초의 기원, 한방 효능, 한방 성미(性味)와 귀경(歸經), 약효해설 그리고 약용법을 실어 독자 여러분들께 정확한 한방 정보를 제공하고자 한 것이다. 각 한약은 《동의보감》 효능의 번역문과 원문도 소개하여 자료로서의 활용도를 높였다.

박종철 지음 / 1,048쪽 / 4×6배판 / 올 컬러 / 값 58,000원

건강에 좋고 영양성분도 풍부한
약이 되는 열대과일

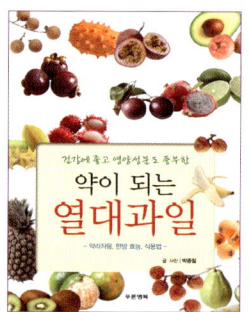

필리핀, 베트남, 태국, 인도네시아, 캄보디아, 라오스, 미얀마, 프랑스, 스페인, 일본, 그리고 한반도 등에서 건강에 좋은 데다가, 영양성분도 풍부한 열대과일 81종을 조사하여 저술한 책이다. 열대과일의 약리작용과 한방 효능, 그리고 식용법을 저자가 직접 촬영한 사진과 함께 알기 쉽게 소개하고 있다. 각 나라마다 부르는 열대과일의 이름도 소개하고 있다.
우리나라에서 처음으로 선보이는 열대과일의 효능을 설명한 이 책을 통해 식품 분야는 물론 한의약 분야의 학생을 포함한 과학자와 실무에 종사하는 분들께도 도움이 되길 바란다.

박종철 지음 / 408쪽 / 4×6배판 / 올 컬러 / 값 28,600원